MONOGRAPHIEN AUS DEM GESAMTGEBIETE DER NEUROLOGIE UND PSYCHIATRIE
HERAUSGEGEBEN VON
M. MÜLLER - BERN · H. SPATZ - FRANKFURT · P. VOGEL - HEIDELBERG
HEFT 98

DIE ARCHITEKTONIK DES MENSCHLICHEN STIRNHIRNS

ZUGLEICH EINE DARSTELLUNG DER PRINZIPIEN SEINER GESTALTUNG ALS SPIEGEL DER STAMMESGESCHICHTLICHEN DIFFERENZIERUNG DER GROSSHIRNRINDE

VON

DR. MED. FRIEDRICH SANIDES
PRIVATDOZENT FÜR NEUROANATOMIE AN DER UNIVERSITÄT FRANKFURT AM MAIN

MIT 75 ABBILDUNGEN UND 48 TAFELN

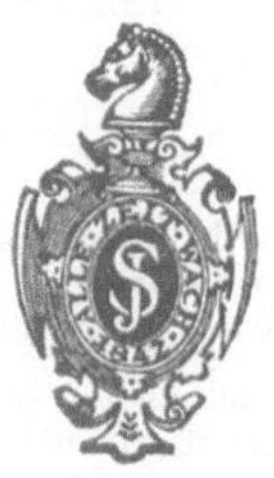

Springer-Verlag Berlin Heidelberg GmbH
1962

Aus der Frankfurter Forschungsstelle für Gehirnpathologie und Psychopathologie (Leiter: Prof. Dr. K. KLEIST †) und dem Institut für Hirnforschung und allgemeine Biologie Neustadt/Schwarzwald (Direktor: Prof. Dr. O. VOGT †)

Die Arbeit hat der Medizinischen Fakultät der Universität Frankfurt am Main als Habilitationsschrift vorgelegen.

ISBN 978-3-540-02886-4 ISBN 978-3-642-86210-6 (eBook)
DOI 10.1007/978-3-642-86210-6

Ursprünglich erschienen bei Springer-Verlag OHG. Berlin · Göttingen · Heidelberg 1962
Softcover reprint of the hardcover 1st edition 1962
Library of Congress Catalog Card Number 62-18592

Dem Andenken meines hochverehrten Lehrers

PROFESSOR KARL KLEIST

Vorwort

Die vorgelegten Untersuchungen über das menschliche Stirnhirn wurden zu Beginn des Jahres 1958 unter dem greisen Forscherehepaar Cécile und Oskar Vogt im Institut für Hirnforschung und allgemeine Biologie in Neustadt im Schwarzwald begonnen. Sie nahmen also ihren Ausgang an jener Lehrstätte, die zur hohen Schule der strengen deutschen architektonischen Erforschung des Gehirns geworden war. Ihre Fortsetzung und Abschluß fanden diese Untersuchungen an der Frankfurter Forschungsstelle für Gehirnpathologie und Psychopathologie unter Karl Kleist, dem großen Psychiater und Hirnpathologen, der ja neben seiner systematischen Bearbeitung der Psychosen einen großen Teil seines umfassenden Lebenswerkes Fragen der Zuordnung der Hirnfunktionen gewidmet hat und zum großen Anreger der architektonischen Erforschung der Hirnrinde geworden ist. Der Deutschen Forschungsgemeinschaft gilt mein besonderer Dank, daß sie meine wissenschaftlichen Arbeiten an der Frankfurter Forschungsstelle ermöglichte.

Beide Lehrer, Oskar Vogt und Karl Kleist, sollten den Abschluß meiner Frontalhirnarbeit, an der sie tätigen Anteil genommen hatten — wofür ich ihnen sehr viel Dank schulde —, nicht mehr erleben. Mit ihnen starben die letzten großen Vertreter einer großen Epoche der deutschen Hirnforschung.

Die dargestellten Ergebnisse wurden im wesentlichen noch mit den alten Mitteln der Architektonik gewonnen. Immerhin wurden diese zu der noch ausstehenden Synthese von Cyto- und Myeloarchitektonik verwendet. Wenn es jedoch gelungen ist, dem spröden Forschungsgegenstand, wie ich hoffe, neue Seiten abzugewinnen, so war dies nur möglich, weil von vornherein in der Hirnrinde das innewohnende Entwicklungsproblem gesehen worden ist. Das biologische Rüstzeug für solche Anwendung des Entwicklungsgedankens danke ich aber in hohem Maße Professor Otto Mangold, dem Speman-Schüler, unter dem ich in den Jahren 1952 und 1953 im Heiligenberg-Institut entwicklungsphysiologischen Studien habe nachgehen können.

Auch mit dem im Folgenden Dargestellten ist nur eine Etappe auf dem Wege der Hirnrindenforschung erreicht. Der eingeschlagene Forschungsweg wird jedoch im Rahmen des Max-Planck-Institutes für Hirnforschung, Frankfurt am Main, weiter verfolgt werden, der Weg, die Architektonik der menschlichen Großhirnrinde aus ihrem phylo- und ontogenetischen Werden zu begreifen und so zugleich Brücken zu benachbarten Forschungsrichtungen zu schlagen.

Mammolshain über Kronberg/Taunus, im Mai 1962

Friedrich Sanides

Inhalt

Einführung 1

Methodik 7

I. Allgemeine Architektonik 8
a) Die Grundschemata von BRODMANN u. VOGT 8
b) Das Golgi-Bild 12
c) Ergebnisse der Kombinationsfärbung nach KLÜVER u. DE BARRERA 16

II. Architektonik und Windungsbild 18
a) Die Beeinflussung des architektonischen Rindenbildes durch die Krümmungen der Großhirnoberfläche 18
b) Die topistischen Grenzen und das Windungsbild 26
c) Die Architektonik in ihrer Beziehung zu den Phasen der Windungsbildung . . 40

III. Die Stirnhirnrinde 65
a) Windungsbild 65
b) Die rhinencephalen Grenzgebiete einschließlich Insel 71
c) Physiologie 78
d) Die neue cyto-myeloarchitektonische Felderkarte und das Windungs-Gradationsprinzip 94
1. Die dorsale paralimbische Zone 105
2. Die frontomotorische Zone 116
3. Die paramotorische Zone 133
4. Die frontoperculare Zone 137
5. Die paroperculare Zone 151
6. Die ventrale paralimbische Zone 155
7. Die orbitomediane Zone 158
8. Die frontopolare Zone 160
9. Die präcommissurale Zone 164
e) Beschreibung der cyto- und myeloarchitektonischen Felderabbildungen R 1—R 51 169

IV. Besprechung 176

Zusammenfassung 190

Literatur 193

Sachverzeichnis 198

Tafelteil Abb. R_1—R_{51} 203

Was unser Geist der Wirrnis abgewinnt,
kommt irgendwann Lebendigem zugute;
wenn es auch manchmal nur Gedanken sind,
sie lösen sich in jenem großen Blute,
das weiterrinnt ...

R. M. RILKE

Einführung

Das erste entscheidende Werk der modernen Architektonik der Hirnrinde, BRODMANNS „Vergleichende Lokalisationslehre der Großhirnrinde", erschien im Jahre 1909 — also vor etwas mehr als einem halben Jahrhundert. Als Mitarbeiter von O. VOGT und auf dessen Anregung hatte BRODMANN dieses umfassende Werk in achtjähriger Arbeit vollendet, das dem Zellaufbau der gesamten Großhirnrinde in vergleichend-morphologischer Sicht gewidmet war. Über sechs Säugetierordnungen hin hatte BRODMANN seine architektonischen Untersuchungen bis zum Menschen durchgeführt und die gesetzte Aufgabe erfüllt, nämlich „*die topographische Lokalisation*, d. h. die örtliche Zerlegung der Großhirnrinde in strukturelle Rindenfelder, oder, was dasselbe heißt, die Einteilung nach flächenhaft ausgedehnten, regionär umschriebenen, in sich einheitlich, unter sich verschiedenartig gebauten räumlichen Bezirken der Hemisphärenoberfläche".

So fand MEYNERTS schon im Jahre 1868 gefaßte Konzeption einer Organologie der menschlichen Hirnrinde eine erste Verwirklichung. MEYNERT selbst hatte dazu noch den Grundstein gelegt, insbesondere durch seine grundsätzliche Scheidung einer „Rinde mit grauer Oberfläche", die sich später als dem Neocortex entsprechend erwies, von einer „Rinde mit weißer Oberfläche", die sich als dem Palaeo- und Archicortex entsprechend erwies. Als Wegbahner einer solchen Organologie seien ferner noch BETZ, ELLIOT SMITH und CAMPBELL erwähnt. Der letztere hat auf Grund cyto- und myeloarchitektonischer Studien im Jahre 1905 Hirnkarten von Menschen mit etwa 20 Rindenfeldern vorgelegt, die in ausgezeichneten zeichnerischen Reproduktionen cyto- und myeloarchitektonisch einzeln dargestellt waren. Diese Befunde haben bis heute ihre Richtigkeit und ihren Wert behalten als wesentliche Meilensteine auf dem seit MEYNERT eingeschlagenen Wege der Hirnrindenforschung. Nur konnte BRODMANN, gestützt auf seine vergleichend-morphologischen Befunde in der Säugerreihe, in seiner Gliederung der menschlichen Großhirnrinde viel weiter gehen. Und seine beim Menschen über 50 Rindenfelder umfassende Hirnrindenkarten erwiesen sich als eine bis heute bewährte Grundlage der neurophysiologischen Reiz-, Ableitungs- und Abtragungsversuche von Forschern in aller Welt (Abb. 6a u. b).

O. VOGT, damals Leiter des neurobiologischen Institutes der Universität Berlin, an dem BRODMANN seine so erfolgreichen cytoarchitektonischen Arbeiten durchführte, hatte sich selbst die noch weniger erforschte Myeloarchitektonik der menschlichen Hirnrinde zur Aufgabe gesetzt, nachdem er im Jahre 1903 ebenso wie BRODMANN seine erste grundlegende Arbeit zur Rindenarchitektonik in dem von ihm herausgegebenen Journal für Psychologie und Neurologie (Bd. II) publiziert hatte. Als einzigartiger Vorläufer dieser Architektonik ist ELLIOT SMITH zu nennen, der mit der einfachst denkbaren Methodik, nämlich mit der makroskopischen Betrachtung des frischen Rindenquerschnittes, unter Beachtung des Verhaltens der beiden intracorticalen horizontalen Markstreifen (Baillargersche Streifen) zueinander und zu den aus dem Mark eindringenden Radiärfasern, bereits zu etwa 50 Rindenfeldern der gesamten menschlichen Großhirnrinde gelangte, die sich weitgehend bestätigt haben.

O. Vogt legte nun im Jahre 1910 als erstes Ergebnis seiner systematischen mikroskopisch-myeloarchitektonischen Forschung eine Gliederung der menschlichen Frontalhirnrinde vor, die unter Einschluß des Gyrus cinguli zu 66 wohl unterschiedenen Feldern gelangte (Abb. 8). Die dort erstmalig niedergelegten, sehr fein differenzierten Schemata des Markfaserverhaltens, die zur Grundlage jeder Myeloarchitektonik überhaupt geworden sind, werden uns noch im Hauptteil unserer Arbeit zu beschäftigen haben.

Vogt veröffentlichte weiter im Jahre 1911 eine myeloarchitektonische Gliederung des menschlichen Parietallappens und 1919, gemeinsam mit C. Vogt, innerhalb der umfassenden Arbeit „Allgemeinere Ergebnisse unserer Hirnforschung" (108) eine architektonische Gliederung des Allocortex, d. h. jener Rindenanteile des Althirns, die gemeinhin als sogenanntes Rhinencephalon (Palaeocortex + Archicortex) zusammengefaßt werden. So kam Vogt in diesem Rechenschaftsbericht auf Grund seiner seitherigen und unveröffentlichter architektonischer Arbeiten zu einer Gliederung der gesamten Großhirnrinde in etwa 200 Rindenfelder.

In diesem Werk wurden darüber hinaus in hervorragender Weise die aus den eigenen systematischen Untersuchungen am Tier- und Menschenhirn entwickelten Gesetze der Rindenarchitektonik dargestellt, wobei die cytoarchitektonischen Darlegungen von Brodmanns vergleichend-morphologischen und ontogenetischen Forschungsergebnissen ihren Ausgang nahmen. Das Werk gipfelte schließlich in der Mitteilung neuer Reizversuche an der operativ freigelegten Großhirnrinde von 150 Meerkatzen, die den physiologischen Wert der architektonischen Rindenfelderung klar erwiesen. In dieser Auswertung reizphysiologischer Ergebnisse am Affengehirn ist ein Gipfelpunkt der Erforschung der Hirnrinde der Primaten überhaupt zu sehen, denn hier fand erstmalig, von *einem* schöpferischen Geist bewältigt, die Anwendung hochdifferenzierter Reizversuche in Verbindung mit der verfeinerten architektonischen Felderforschung am gleichen Versuchstier statt. Auf die wesentlichen Ergebnisse dieser Arbeit wird noch zurückzukommen sein. Neurophysiologisches Experimentieren und architektonisches Forschen sind seither getrennte Wege gegangen und nie wieder in dieser Vollendung in einer Person vereinigt worden.

In den folgenden Jahrzehnten wurden von Vogts Mitarbeitern auch cytoarchitektonische Untersuchungen durchgeführt, die zu dem Ergebnis einer mindestens gleichen Zahl architektonischer Felder kamen und zu einer grundsätzlichen Übereinstimmung der Felderungsergebnisse beider Arten der Architektonik auch in bezug auf die Umgrenzung des einzelnen Feldes. Später wurde von Beck, Strasburger und Hopf noch die myeloarchitektonische Gliederung des Temporallappens durchgeführt. Letzterer hat darüber hinaus in verschiedenen Arbeiten die Myeloarchitektonik auf eine praktische Methodik reduziert, die die Felderbestimmung schon weitgehend mit der Lupe am gefärbten Hirnschnitt gestattet [*49*, *50 u. 51*].

Ein weiteres Zentrum erstand der Erforschung der Hirnrinde in Wien mit v. ECONOMO, der im Jahre 1925 gemeinsam mit KOSKINAS[1] sein groß angelegtes Tafelwerk der Cytoarchitektonik der gesamten Hirnrinde des Menschen vorlegte [*33*]. Die auf Grund zwölfjähriger Forschung erzielten Felderkarten des menschlichen Großhirns ähneln in vieler Beziehung denen von BRODMANN. Erstmals kam es jedoch hier zu einer photographischen, vollendet durchgeführten Wiedergabe sämtlicher gefundener Felder auf 112 40 × 40 cm großen Tafeln im Maßstab 100:1, der die einzelne Nervenzelle noch erkennen läßt und für das cytoarchitektonische Arbeiten der geeignetste ist. In dem nicht minder wertvollen Textband fanden nicht nur sämtliche Felder eine sehr genaue Beschreibung ihrer Eigenschaften, sondern darüber hinaus leistete v. ECONOMO hier die eingehendste gedankliche systematische Durchdringung seines cytoarchitektonischen Erfahrungsschatzes überhaupt. Auch auf dieses Werk werden wir daher noch öfter zurückzukommen haben.

Ähnlich wie BRODMANN nach endlicher Erlangung der geeigneten Forschungsstätte an der Deutschen Forschungsanstalt für Psychiatrie in München, wurde v. ECONOMO bald nach der Eröffnung seiner eigenen Hirnforschungsabteilung der Psychiatrischen Klinik in Wien im Jahre 1931 viel zu früh dahingerafft, beide inmitten vielverheißender hirnforscherischer Aufgaben und großer Zielsetzungen.

Noch ein weiteres klassisches Werk dieser Phase der Rindenarchitektonik ist hier zu erwähnen. Es handelt sich um die von PFEIFER aufgebaute Angioarchitektonik, die er an mittels eigens entwickelter Tusche-Injektionstechnik hergestellten vollkommenen Gefäßinjektionspräparaten darstellte. PFEIFER fand mit dieser Methodik eine solche Differenzierung der feineren Gefäßmorphologie der Hirnrinde, daß auch im Gefäßbild eine topistische Gliederung derselben durchgeführt werden konnte, die beim Macacus rhesus fast die gleiche Zahl wohlcharakterisierter Felder wie beim Menschen ergab. Leider kam eine angioarchitektonische Gliederung der gesamten Hirnrinde des Menschen nicht mehr zur Durchführung. Jedoch stellt die Angioarchitektonik PFEIFERS im ganzen ein sehr fruchtbares architektonisches Forschungsgut dar, dessen Erfahrungen wir auch auswerten werden.

Erst nach Abschluß meiner Studien wurde mir der 1955 in Moskau herausgekommene russische „Atlas der Cytoarchitektonik der Großhirnrinde des Menschen" zugänglich [*93*]. Er umfaßt ein Tafelwerk von 203 ausgezeichnet reproduzierten Tafeln der gesamten menschlichen Großhirnrinde, die ebenfalls im Maßstab von 100:1 wie die Tafeln des v. Economoschen Werkes wiedergegeben worden sind, und einen Textband von 278 Seiten mit Behandlung der einzelnen Regionen und genauer Beschreibung der wiedergegebenen Felder. Es handelt sich dabei um ein Gemeinschaftswerk, das unter der Leitung von fünf Autoren steht, an deren Spitze SARKISSOW u. FILIMONOFF nominieren, beide Schüler O. VOGTS, der bekanntlich in den Zwanziger Jahren das Moskauer Hirnforschungsinstitut begründet hat. Das Werk hält sich an die Brodmannsche Felder-Nomenklatur, geht aber in seiner Gliederung weit darüber hinaus (s. Abb. 11). Sein besonderer Vorzug ist eine eingehende und eigenwertige Behandlung der palaeo- und archicorticalen Rindenabschnitte unter besonderer Herausarbeitung von Über-

[1] Da wir dieses Werk sehr oft zu zitieren haben, sei es gestattet, weiterhin nur den ersten der beiden Autoren zu nennen.

gangsfeldern zum Neocortex. Wir werden bei Behandlung unserer Felderungsergebnisse auf dieses Werk eingehen.

Als hierher gehöriges Werk ist noch FLECHSIGS Myelogenese zu nennen, wenn es sich auch hierbei nicht um ein im engeren Sinne architektonisches Werk handelt. Diese auf MEYNERTS Erkenntnis der zeitlich differenten Markreife der Rindengebiete zurückgehende myelogenetische Gliederung der Großhirnrinde benutzt insbesondere die darin perinatal auftretenden Differenzen. Wenn auch die diffuse Ausbreitungsart der Markreifung selbst eines primären Sinnesfeldes wie der Area striata keine topistische Umgrenzung mittels dieser Methode gestattet, so kann sie doch für regionäre Gliederungen und Zusammenfassungen von Nutzen sein und weiterhin für die Aufdeckung der Beziehungen zum Reifen der Funktionen, worauf insbesondere v. MONAKOW hingewiesen hat. In dieser Richtung würde auch die von DE CRINIS entwickelte Untersuchung der Cytodendrogenese Bedeutung gewinnen können[*27*]. Beide methodische Richtungen scheinen uns daher geeignet, die Architektonik fruchtbar zu ergänzen.

Nur Einzelgebiete der Rindenarchitektonik haben mittlerweile von Forschern auch außerhalb der hier geschilderten Forschungszentren ihre Bearbeitung und Vertiefung erfahren. Soweit sie die Frontalrinde betreffen, wird auf sie an gegebener Stelle eingegangen werden.

Im großen ist hiermit der Stand der architektonischen Hirnrindenforschung am Menschen umrissen. Vor uns liegt also das Forschungsgut von über einem halben Jahrhundert einer vorwiegend analytischen Phase dieses Sonderzweiges der medizinischen Wissenschaft. Die Stunde der Hirnrindenforschung drängt nunmehr zur Synthese, zu Ergänzung und fruchtbarem Austausch mit den benachbarten Forschungsrichtungen wie der Neurophysiologie und der Neuropathologie. Die Verbindung zur Neuropathologie in Form einer „Pathoarchitektonik" ist insbesondere das Anliegen von KLEIST und seinen Schülern und hat gerade in den letzten Jahren schon fruchtbare Ergebnisse erbracht (HOEFT 1957, HOPF 1957, KLEIST 1959, 1960).

Die Einbeziehung des neurophysiologischen Forschungsgutes über die Hirnrinde wird sich insbesondere mit führenden amerikanischen Forschern zu beschäftigen haben, auch mit deren Einwänden, denn von dieser Seite sind der hochdifferenzierten architektonischen Arbeitsrichtung, wie sie die Vogtsche Schule verkörpert, heftige Angriffe erwachsen. Sie wird sich auch mit allen anderen Gegnern der heutigen Architektonik zu beschäftigen haben, um ihre Argumente zu prüfen, sie gegebenenfalls zu berücksichtigen oder zu widerlegen.

Für die vorliegende Bearbeitung der Frontalrinde ergab sich aus dieser Situation folgende spezielle Aufgabenstellung: Es galt die Widersprüche aufzuklären, die zwischen der cytoarchitektonischen Felderung des Stirnhirns durch BRODMANN (Abb. 6) und ECONOMO (Abb. 7) einerseits und der myeloarchitektonischen Felderung durch O. VOGT (Abb. 8) andererseits bestehen. Dabei konnte es nicht genügen, nur eine neuerliche sorgfältige cytoarchitektonische Gliederung eines Frontallappens durchzuführen und deren Ergebnisse aus formal-topographischer Analogie mit den Felderbezeichnungen der Vogtschen myeloarchitektonischen Stirnhirngliederung zu versehen. Dieses Vorgehen ist in keiner Weise ausreichend, denn eine hochgradige individuelle Variabilität der Größe und Form der einzelnen Felder und bis zu einem gewissen Grade ihrer gegenseitigen Zuordnung sind jedem erfahrenen Architektoniker geläufig. So konnte die Arbeit von NGOWYANG über das Stirnhirn (Abb. 9), der dieses Vorgehen zugrunde lag, trotz wertvoller sonstiger Ergebnisse, die wir in Verbindung mit unseren eigenen Ergebnissen behandeln werden, dieses Problem nicht lösen. Nein, es mußte am gleichen Gehirn cyto- und myeloarchitektonisch an Nachbarschnitten gefeldert und Schnitt für Schnitt die Kongruenz der Feldergrenzen und damit die Übereinstimmung der Felder im Markfaserbild und im Zellbild geprüft werden.

Daß dieses Vorgehen bislang noch wenig zur Durchführung kam, hat zweierlei Gründe: zunächst einen technischen, der darin besteht, daß die ideale Markscheidenfärbung nach WEIGERT-PAL-KULSCHITZKY durch die Chromierung der Hirnblöcke in Müllerscher Lösung eine Anwendung anderer Färbungen am gleichen Block, also auch an Nachbarschnitten, worauf es ankäme, ausschließt. Es bleibt also nur die Möglichkeit, die nicht so leistungsfähige Markscheidenfärbung nach HEIDENHAIN alternierend mit der Zellfärbung mittels Kresylviolett anzuwenden. Solche Schnittserien liegen in der Vogtschen Sammlung in Neustadt und in der Kleistschen Sammlung in Frankfurt vor und wurden der Untersuchung zugrunde gelegt. Das Einarbeiten in die myeloarchitektonische Methode geschah jedoch an Schnittserien, die nach WEIGERT-PAL-KULSCHITZKY gefärbt waren. Erst nach genauer Aneignung der Kenntnis der Rindenfelder an diesen Präparaten gelingt es auch mit genügender Sicherheit, die Felder in Heidenhain-Schnitten wiederzuerkennen, wie HOPF in seiner Arbeit über den Schläfenlappen bereits feststellte [*49*].

Der andere Grund, daß bisher nur selten kombiniert cyto- und myeloarchitektonisch zugleich gefeldert worden ist, liegt in der Schwierigkeit *jeder* der beiden Untersuchungsmethoden an sich, die längeren Einarbeitens zu ihrer Beherrschung bedürfen. Die Myeloarchitektonik bietet dabei den Vorteil, daß man ihre Felder mit der Lupe unmittelbar *nebeneinander* vergleichen kann[1], während die Cytoarchitektonik, die die Felder erst bei annähernd 100facher Vergrößerung optimal erfassen läßt, auf das *Nacheinander* der Felderbetrachtung angewiesen ist, was eine besondere Beanspruchung und wohl auch Begabung des optischen Gedächtnisses erfordert. Die Cytoarchitektonik muß sich daher schon als Untersuchungsmethode der photographischen Wiedergabe der Felder bedienen, um eben ein Nebeneinander des Vergleichens doch noch bis zu einem gewissen Grade zu ermöglichen. Andererseits wirkt sich der Umstand, daß weder die von uns anwendbaren Zellfärbungen noch die Markfaserfärbungen genormte, völlig gleichbleibende Ergebnisse liefern (wie es allein mit histochemischen Färbemethoden möglich wäre), sondern im Tonwert sehr verschieden ausfallen, zuungunsten der Markscheidenfärbung aus, die gerade aus der Verschiebung der Tonwerte einen großen Teil ihrer Schlüsse zieht. Das bedeutet, daß wir eine absolute Felderbestimmung am cytoarchitektonischen Bild auf Grund seiner durch Farbtonwerte bei einiger Übung wenig gestörten Beurteilung der Zelldichte, Zellanordnung und Zellform in den einzelnen Schichten sicherer durchführen können als bei mindestens einem Teil der myeloarchitektonischen Felder, die sicherer aus dem Felder*zusammenhang* eines Präparates, d. h. ihrem relativen gegenseitigen Verhalten bestimmt werden können.

[1] Dieses Arbeiten bei Lupenvergrößerung, wie es unsere myeloarchitektonischen Rindenbilder R 42—51 (s. Tafeln am Ende des Textes) widerspiegeln, muß jeweils aber doch zur Prüfung des Einzelfeldes bei mikroskopischer Vergrößerung gesichert werden.

Das alles läßt bereits erkennen, wie fruchtbar eine Zusammenschau des architektonischen Verhaltens von Zellen und Markfasern der Rinde werden kann.

Eine brauchbare Färbung, die Markfasern und Zellbild zugleich zur Darstellung bringt, liegt jetzt in der Färbung von KLÜVER u. BARRERA mit Luxol-Fast-Blue und Nachfärbung mit Kresylviolett vor. Obwohl sich hier die Markscheiden lichtblau darstellen, also sehr viel heller als bei den bisherigen Hämatoxylinmethoden, war von vornherein nicht zu erwarten, daß sich damit die getrennten Färbungen des Zell- und Markfaserbildes für die Rinde würden ersetzen lassen. Denn dazu überlagern sich die Zell- und Faserelemente hier gegenseitig zu sehr, um die hochdifferenzierte architektonische Gliederung auch am Kombinationsbild sicher zu gewährleisten. Wir konnten jedoch nutzbringend diese Färbungen dazu verwenden, an Nachbarschnitten im bereits cyto- und myeloarchitektonisch gegliederten Bereich Beziehungen der Zell- und Markfaserschichten zueinander zu überprüfen, gerade auch in bezug auf uns anfechtbar erscheinende Angaben v. BONINS. Bedauerlicherweise entziehen sich diese kombiniert gefärbten Präparate infolge der dichten Überlagerung der Rindenelemente, die sich nur im Spiel der Mikrometerschraube scheiden lassen, der photographischen Wiedergabe.

Leider müssen wir noch auf eine Ergänzung unserer Zell- und Markfaserbilder durch eine Neurofibrillen-Darstellung verzichten, da die bisherigen ausreichend leistungsfähigen Imprägnationsmethoden den routinemäßigen Einbau in unsere Hirnschnittserien noch nicht gestatten. Eine topistisch, d. h. feldermäßig ausgewertete Fibrilloarchitektonik oder Synaptologie (O. VOGT) ist also noch eine zu erfüllende Forderung für weitere synthetische Erkenntnisse.

Die vorliegende Arbeit unternimmt jedoch einen Brückenschlag noch in einer anderen Richtung, die sich dem Verfasser während der Bearbeitung als notwendig und fruchtbar erwiesen hat. Es ist die Beziehung der Architektonik zum *Windungsbild*, also zur makroskopischen Gliederung der Hemisphärenoberfläche, und zur Windungs*bildung*, die hier untersucht und bestimmt werden soll.

Die Erforschung des Windungsbildes, seiner Gesetzmäßigkeit, seiner Variabilität und seiner vergleichenden Morphologie hatte ihren Höhepunkt schon *vor* der Jahrhundertwende. Sie ist an die Namen von LEURET, GRATIOLET, BROCA, RETZIUS, HERVÉ, EBERSTALLER, ARIËNS-KAPPERS, LANDAU u. a. gebunden.

Dieses grob morphologische Windungsbild, in das man allmählich durch die Erkenntnis der Haupt- und Nebenfurchen Ordnung brachte, nicht zuletzt durch die vergleichende Betrachtung des noch übersichtlicher gestalteten, da windungsärmeren, Anthropoidengehirns (LEUERT), lag damals der Erforschung der Funktion und der Lokalisation zugrunde. Entscheidende Entdeckungen, wie die der motorischen Sprachregion durch BROCA und jene der sensorischen Sprachregion durch WERNICKE oder der motorisch erregbaren Rinde durch FRITSCH und HITZIG orientierten sich damals ganz und mit Erfolg nach dem Windungsverlauf. Die Frage der Beziehung von Sonderbegabungen, aber auch von negativen Anlagen zum Windungsbild wurden damals in Angriff genommen.

Gegen die Alleinherrschaft dieser Vorstellungen hatte die Architektonik, die das tatsächliche Substrat der höheren Nerventätigkeit in der mikroskopischen Struktur der Hirnrinde erschloß, anzukämpfen. So kam es, daß sie gewissen, schon von Anfang an von ihr nachgewiesenen Beziehungen zum Windungsbild, insbesondere der Übereinstimmung eines Teiles ihrer Feldergrenzen mit bekannten Furchen, keine besondere Beachtung schenkte und den Ursachen solcher Gemeinsamkeiten nicht nachspürte. Vielmehr setzte sie sich naturgemäß immer wieder dagegen zur Wehr, daß ihre feineren mikroskopischen Gliederungen durch das grobe Windungsbild als Mittel der Lokalisation ersetzt würden. So gilt es auch hier eine wohl verständliche, jedoch unfruchtbare Isolierung der Architektonik zu überwinden.

Methodik

Den Untersuchungen liegen Serienschnitte von formolfixierten, in Paraffin eingebetteten Gehirnen des Neustädter Institutes und der Frankfurter Forschungsstelle zugrunde, die in bestimmter Folge alternierend mit Kresylviolett und Hämatoxylin (nach HEIDENHAIN-WOELCKE) gefärbt sind, so daß immer benachbarte Zell- und Markfaserbilder zur vergleichenden architektonischen Bearbeitung zur Verfügung standen.

Als Normalfall, dem auch unsere Felderkarten und der größte Teil der Rindenabbildungen zugrundeliegen, wurde die linke Hemisphäre von A 58 verwendet, das Gehirn eines 24jährigen der Vogtschen Sammlung, der durch Unglücksfall ums Leben kam. Aus dem Neustädter Institut wurde außerdem eine Sagittalserie (A 43) und eine Horizontalserie (A 66) bearbeitet. Aus der Frankfurter Forschungsstelle wurden die Frontalschnittserien der Fälle Krä. und Ku. herangezogen.

Für die gesetzte Aufgabe kam es insbesondere auf die an derselben Hemisphäre durchgeführten Zell- und Markscheidenfärbungen an. Es wurde jedoch auch auf die als Markscheidenfärbung an sich bessere Färbung nach WEIGERT-PAL-KULSCHITZKY zurückgegriffen, die durch die vorausgegangene Chromierung in Müllerscher Lösung andere Färbungen leider ausschließt. An so gefärbten Hemisphären wurde eine Frontalschnittserie, Ri 61, der Frankfurter Forschungsstelle und eine Sagittalschnittserie des Edinger-Institutes herangezogen. Darüber hinaus wurde innerhalb der Frontalserie Krä. zur Nachprüfung bestimmter Fragen die Kombinationsfärbung nach KLÜVER u. DE BARRERA angewendet, die Markscheidendarstellung und Nißlbild am gleichen Präparat verbindet.

Die architektonische Nomenklatur geht auf C. und O. VOGTS „Allgemeinere Ergebnisse unserer Hirnforschung“ zurück, cytoarchitektonisch z.T. auf BRODMANN und zum anderen Teil auf v. ECONOMO. Man hat den Arbeiten der Vogtschen Schule zum Vorwurf gemacht, daß sie durch ein Übermaß von Abkürzungsformeln das Verständnis erschwerten. Das soll nach Möglichkeit berücksichtigt werden. Abkürzungen werden daher im allgemeinen erst zur Anwendung gebracht, nachdem der betreffende Begriff im Laufe seiner Verwendung genügend geläufig geworden ist oder nachdem dieselben in Abbildungen genügend geklärt sind. Das gilt z. B. für EBERSTALLERS Abkürzungen der Frontalwindungen und -furchen, wobei zu beachten ist, daß die Windungen stets durch große Lettern, die Furchen aber durch kleine Lettern abgekürzt werden.

Betreffs der Felderbezeichnungen von BRODMANN u. VOGT, die beide numerisch sind und oft zur Gegenüberstellung kommen, haben wir folgende Unterscheidung durchgeführt: An die Brodmannschen Felderbezeichnungen wurde ein BR mit Apostroph gefügt und an die Vogtschen ein V mit Apostroph. So entspricht z. B. Area *44 BR'* der Area *56 V'* + Area *57 V'*.

Zu den Abbildungen ist zu sagen, daß die großen, ganzseitigen cytoarchitektonischen Rindenbilder im Maßstab 80 : 1 wiedergegeben sind (mit Ausnahme von R 38), da die für architektonische Zwecke ideale 100fache Vergrößerung des Nißlbildes sich bei den breiten Rinden nicht hätte durchführen lassen, und die Einheitlichkeit zur Vergleichbarkeit der Felder notwendig ist. Im übrigen sind die Vergrößerungen bei den Legenden der Abbildungen im einzelnen angegeben.

Wir haben zwischen Abbildungen im Text unterschieden und den mit dem Buchstaben „R“ versehenen, größtenteils ganzseitigen *Rindenaufnahmen* auf den Tafeln am *Ende* des Textes.

I. Allgemeine Architektonik

a) Die Grundschemata von Brodmann und Vogt

„Unter Architektonik möchten wir die Lehre von jenen örtlichen Veränderungen des strukturellen *Gesamtbildes* verstanden wissen, welche durch schon bei schwachen Vergrößerungen klar zu erkennende Modifikation in der *Anordnung*, der *Zahl* und der *groben Form* der in spezifisch gefärbten Präparaten sichtbaren strukturellen Elemente zustandekommen", lautete die Definition Vogts, die er seinen architektonischen Arbeiten zugrundelegte, und die heute noch als verbindliche Grundlage jeder Architektonik gelten kann. Die Darstellung der Regeln der allgemeinen Architektonik hat weiterhin ihren Ausgang zu nehmen von dem Grundschema der „isocorticalen" Großhirnrinde, wie es Vogt erstmals in seiner Frontalhirnarbeit 1910 zur Darstellung brachte, indem er den Brodmannschen cytoarchitektonischen Grundtypus seinem selbst entwickelten myeloarchitektonischen Bautypus zur Seite stellte und damit die Schichtenkoinzidenz durchführte (Abb. 1). Zunächst gilt es, das Geltungsbereich dieses Grundschemas zu umreißen. Brodmann suchte zu zeigen, daß der sechsschichtige „tectogenetische Grundtypus"[1] Ausgangsform der Schichtung des Neocortex für die ganze Mammalierreihe ist, und daß er fetal auch von jenen neocorticalen Feldern durchlaufen wird, die eine Schichtenvermehrung oder Schichtenverminderung im reifen Gehirn erfahren. Er nannte diese neocorticalen Felder „homogenetische" Formationen im Gegensatz zu den „heterogenetischen" Formationen, bei denen ein „sechsschichtiges" embryonales Stadium nicht nachweisbar ist, und die im wesentlichen dem sogenannten Rhinencephalon entsprechen, also dem Palaeo- und Archicortex nach Kappers.

Die Untergliederung der Hemisphärenwand in einen stammesgeschichtlich älteren Abschnitt, „old Pallium", und in einen stammesgeschichtlich jüngeren Abschnitt, das Neopallium, geht ursprünglich auf Elliot Smith zurück. Kappers unterteilte die alte Rinde weiter in den phylogenetisch noch älteren Palaeocortex (die basale Riechrinde), der Endstation von olfactorischen Bahnen zweiter Ordnung ist, und den Archicortex (das ist in erster Linie die Ammonsformation), der Endstation von noch abgeleiteteren olfactorischen Bahnen neben anderen Afferenzen ist.

Edinger ist es gewesen, der über die Rinde hinaus die Untergliederung des gesamten Säugetiergehirns in ein Palaeencephalon und ein Neencephalon durchgeführt hat, wobei der Palaeocortex und der Bulbus olfactorius den vordersten, telencephalen Teil des ersteren darstellen. Zum Palaeencephalon gehören dann weiterhin der Hirnstamm mit Ausnahme des Neothalamus und Teilen der Brücke und der unteren Olive, die neencephal sind. Auch das Kleinhirn gliedert sich in palaeencephale und neencephale Teile. Erstere, Wurm und Flocke, hat Edinger auch als „Palaeocerebellum" den neencephalen Kleinhirnhemisphären als „Neocerebellum" gegenübergestellt.

Brodmann unterschied weiterhin unter den homogenetischen, neocorticalen Rindenformationen als „*homotypisch*" jene Felder, die im reifen Gehirn den Sechs-Schichtenbau festhalten, und als *heterotypisch* jene, die den Sechs-Schichtentypus überwachsen, entweder in Form eines Schichtenverlustes wie die motorische

[1] Die Sechs-Schichtung der Großhirnrinde wurde an sich schon von B. Lewis 1878 erkannt.

Rinde, die durch „Verpyramidisierung" (v. ECONOMO)[1] die innere Körnerschicht (*IV*) „verliert", oder in Form einer Schichtenvermehrung, wie die Area striata, bei der es zu einer Teilung der inneren Körnerschicht komme, Hand in Hand mit einem Vorherrschen der Körnerzellen überhaupt gegenüber den Pyramidenzellen, der sogenannten „Verkörnelung" (v. ECONOMO) der Rinde.

Da die beiden Begriffspaare homogenetisch bzw. heterogenetisch und homotypisch bzw. heterotypisch wegen ihrer Ähnlichkeit leicht zu Verwechslungen Anlaß geben können, haben sich für das erste Begriffspaar die von VOGT geprägten Begriffe des *isogenetischen Cortex*, kurz **Isocortex** (anstatt homogenetisch) und des *allogenetischen Cortex*, kurz **Allocortex** (anstatt heterogenetisch) allgemein durchgesetzt. Unter dem Sammelbegriff Allocortex sind also jene embryonal von vornherein ganz anders angelegten palaeo- und archicorticalen Rinden im Gegensatz zu dem neocorticalen Isocortex verstanden, der beim Menschen die ganz überwiegende Mehrheit der Rindenoberfläche ausmacht. Es sei aber schon hier erwähnt, daß es zwischen allo- und isocorticalen Gebieten Übergangsformationen gibt.

Der architektonische Begriff „Isocortex" und der genetische Begriff „Neocortex" stimmen überein, ebenso wie sich der architektonische Begriff „Allocortex" weitgehend mit der genetischen Konzeption „Palaeocortex + Archicortex" deckt. Dies ist wichtig, weil es zeigt, daß man von ganz verschiedenen Seiten her zu annähernd denselben Abgrenzungen gelangt ist.

Wir kommen nun zur Beschreibung der Grundschemata des Isocortex (Abb. 1). Dabei wenden wir die von VOGT eingeführte Unterscheidung der Zellschichten durch Bezeichnung mit *römischen* Ziffern von den Markfaserschichten durch Bezeichnung mit *arabischen* Ziffern an. Diese Unterscheidung der Bezeichnungen ist schon deshalb nötig, weil es auch Rindenfelder gibt, in denen nicht alle Zell- und Faserschichten wie im Grundschema gegenseitig zur Deckung kommen.

Im *Zellbild* ist die *I.* Schicht, Molekularschicht oder Zonalschicht genannt, fast nervenzellfrei und besitzt Gliakerne in mäßiger Zahl. An ihrer Oberfläche befindet sich die Membrana limitans gliae, in der ein Trabekelwerk von Gliastützfasern mit fußartigen Verbreiterungen endigt.

Die *II.* Schicht stellt die äußere Körnerschicht dar. Es handelt sich dabei um dicht gelagerte kleinste Nervenzellen mit spärlichem Protoplasmasaum von rundlicher oder aber auch dreieckig- bis sternförmiger und Pyramidengestalt, sog. Zwergpyramiden. Charakteristisch ist eine gewisse Neigung zu Gruppenbildung.

Die *III.* Schicht ist die Pyramidenschicht. Sie besteht aus größeren pyramidenförmigen Nervenzellen, die streng mit den Spitzendendriten nach der Oberfläche ausgerichtet sind. Sie staffeln sich nach innen zu immer größer werdenden Pyramiden, die sich nach ihrer Größe in zwei oder drei Unterschichten gliedern lassen, wovon die mittlere Schicht *(IIIb)* meist relativ licht ist. In schmalen Rindenabschnitten, wie wir sie vor allem am Stirnpol und orbital finden, sind in der Regel nur zwei Unterschichten, eine kleinerzellige und eine größerzellige, zu unterscheiden. Es hat sich uns dabei als angemessen und zweckmäßig erwiesen, hier die kleinzellige, äußere Unterschicht als *IIIa* zu bezeichnen, und die größerzellige innere als *IIIc*, wobei also *IIIb* als die Unterschicht mit den mittleren Zellgrößen wegfällt.

Hierauf folgt als *IV.* Schicht die innere Körnerschicht, deren Körner meist dichter gelagert sind als in der *II.* Schicht und außerdem weniger Zwergpyramiden enthalten. Diese Schicht unterliegt den stärksten topistischen Veränderungen.

---

[1] Unter „Verpyramidisieren" hat v. ECONOMO anschaulich das weitgehende Vorherrschen der Pyramidenform unter den Nervenzellen des Rindenbildes dieser motorischen Felder geschildert, womit das Vorkommen anderer Nervenzellformen, insbesondere der Spindelzellen in der *VI.* Schicht nicht in Abrede gestellt ist.

Die *V.* Schicht wird die ganglionäre Schicht genannt. Sie ist ebenfalls aus Pyramidenzellen zusammengesetzt, und zwar enthält sie die größten Nervenzellen der Hirnrinde überhaupt, so insbesondere in der caudalen Frontalrinde. Es gibt aber auch Felder, in denen sie kleinere Pyramiden enthält als die *IIIc*. Sie gliedert sich meist in zwei Unterschichten *Va* und *b* von topistisch wechselnder Zellgröße und Dichte.

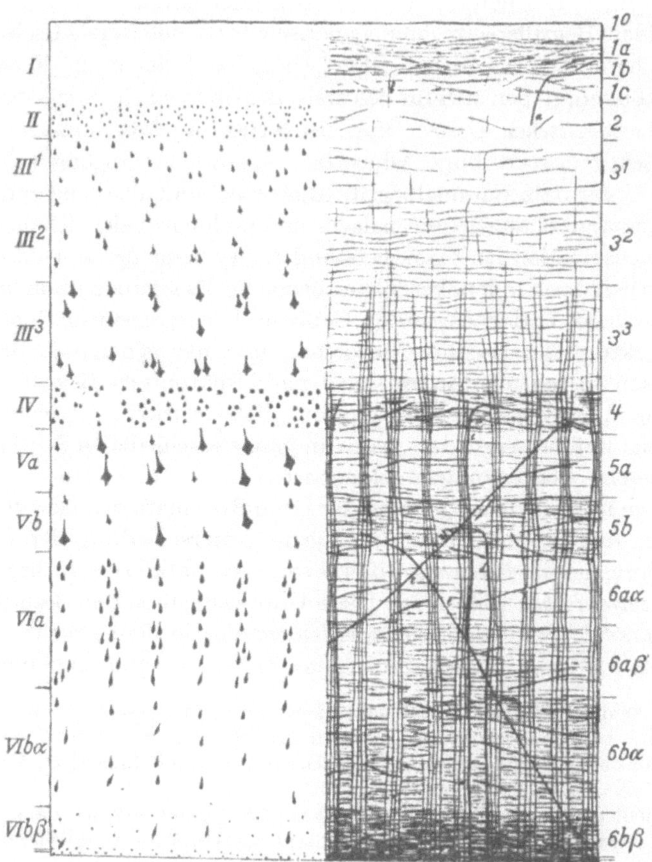

Abb. 1. Cytoarchitektonisches und myeloarchitektonisches Grundschema (nach O. VOGT)

Die *VI.* Schicht ist die Spindelzellenschicht. Sie wird überwiegend aus Spindelzellen zusammengesetzt, wobei eine äußere dichter- und größerzellige Unterschicht *(VIa)* von einer inneren lichter- und kleinerzelligen Unterschicht *(VIb)* zu unterscheiden ist. Die letztere lockert sich allmählich nach dem Mark zu auf.

Die *VIb* ist von O. VOGT auch als *VII.* Schicht angesprochen worden, wofür sprechen könnte, daß sie sich nicht von dem fetalen Rindenband selbst, sondern von der fetalen Zwischenschicht ableitet (v. ECONOMO). Auf der anderen Seite hat sie mit ihrer wechselnden Ausprägung und selten deutlicher Abgrenzbarkeit doch immer einen Übergangscharakter, was übrigens auch in folgender eigener Beobachtung zum Ausdruck kommt: Silberimprägnationen der Großhirnrinde sind in ihren Ergebnissen oft dadurch beeinträchtigt, daß die an plasmatischer Glia besonders reiche Grundsubstanz der Rinde sich relativ stärker anfärbt als im Marklager. Auch in dieser Anfärbung der Grundsubstanz zeigt nun *VIb* einen ausgesprochenen Übergangscharakter.

Wir kommen nun zu dem *myeloarchitektonischen* Grundschema (Abb. 1 rechts) und müssen dazu ein paar Grundzüge der Myeloarchitektonik erklären. Wir unterscheiden hier Radiärfasern verschiedenen Kalibers, die in Radiärbündel geordnet, sog. „Radii", senkrecht zur

Rindenoberfläche verlaufen, wobei wir ihnen nicht ansehen können, ob sie aus dem Marklager stammen oder ob sie ins Marklager münden. Die daneben vorkommenden Schrägfasern, welche, eine Unterart der Radiärfasern, sehr allmählich in Horizontalfasern umbiegen, werden nach CAJAL grundsätzlich als zentripetale Fasern angesehen. Parallel zur Oberfläche verlaufen die Horizontalfasern, die in der *I*. Schicht als „Tangentialfasern" bezeichnet werden. An diesen Horizontalfasern ist die von VOGT auch in *subcorticalen* Grisea bewährte Unterscheidung feinerer Grundfasern wesentlich, die eine Art „Grundfaserfilz" bilden können, von stärkeren Einzelfasern, die sich davon abheben.

Die *1*. Schicht (Lamina zonalis), die sich aus Tangentialfasern zusammensetzt, kann drei oder vier schmale Unterschichten besitzen, wovon die äußerste fast faserlos ist, die nächste nur Grundfasern besitzt und erst die beiden innersten Unterschichten daneben Einzelfasern topistisch verschiedenen Kalibers besitzen.

Die *2*. Schicht heißt wegen ihrer Faserarmut Lamina dysfibrosa.

Die *3*. Schicht, die Lamina suprastriata, hat in der Regel nach der Tiefe zu einen zunehmenden Gehalt an Grundfasern; sie gliedert sich danach in drei Unterschichten. In der äußersten Unterschicht besteht jedoch in einigen architektonischen Feldern eine Anreicherung von Einzelfasern, der „Kaes-Bechterewsche Streifen". Außerdem enden an der Grenze der inneren zur mittleren Unterschicht die Radiärfaserbündel und setzen sich nur noch in Form einzelner Fasern fort.

Dieses Verhalten der Radii, das im Isocortex die Regel ist, wird von C. und O. VOGT „*euradiär*" genannt. Im Allocortex und in seinen Übergangsgebieten zum Isocortex kommt ein andersartiges Verhalten der Radii vor:

1. das „supraradiäre" Verhalten, wobei die Radii sich in die *2*. und *1*. Schicht verfolgen lassen und

2. das „infraradiäre" Verhalten, wobei die Radii bereits zwischen den Schichten *5a* und *5b* enden.

Die *4*. Schicht wird durch den „*äußeren* Baillargerschen Streifen" gebildet, der z.T. durch einen Grundfaserfilz gebildet wird und zum anderen Teil aber durch Einzelfasern verstärkt ist. Darauf folgt als *5a* die wieder faserärmere „Lamina intrastriata", an die sich als *5b* der „innere Baillargersche Streifen" anschließt, der wieder aus einem Grundfaserfilz gebildet ist mit topistisch wechselnder Verstärkung durch Einzelfasern.

6aα, die „Lamina substriata", ist wieder faserärmer, und daran schließen sich drei Unterschichten der *6* mit nach der Tiefe stetig zunehmendem Markfasergehalt an.

Von den Beziehungen der Zell- zu den Faserschichten ist besonders bemerkenswert, daß sich die beiden Körnerschichten in diesem Punkt ganz verschiedenartig verhalten: Während die äußere Körnerschicht einer extrem markarmen Faserschicht entspricht, birgt die innere Körnerschicht trotz ihrer Zelldichte den äußeren Baillargerschen Streifen. Welche Bedeutung diese Verbindung hat, können wir erst erkennen, wenn wir, wie es im folgenden Kapitel geschehen soll, die Ergebnisse von *Golgi-Färbungen* einbeziehen, die jeweils das gesamte Neuron mit Axon und den gesamten dendritischen Aufzweigungen zur Darstellung bringen.

Abschließend haben wir zur Cyto- und Myeloarchitektonik noch zwei Begriffsbildungen VOGTS, die die Variationsbreite der Architektonik innerhalb eines geschlossenen Feldes betreffen, zu erklären. Es handelt sich um die „limitrophen Adaptationen", und die „fokalen Differenzierungen". Grundsätzlich gilt ja die Regel der Gleichartigkeit der Architektonik innerhalb eines Feldes und der sprungweisen Änderung seines Charakters an den Grenzen. Aber die Geschlossenheit des Feldcharakters ist nicht absolut, sondern derselbe unterliegt gewissen Schwankungen. Unter *limitropher Adaptation* wurde dabei von VOGT eine im Grenzgebiet zu beobachtende gewisse Annäherung an den Bau des jeweiligen Nachbarfeldes beschrieben. Diese Erscheinung ist jedoch nicht häufig und wurde später von VOGT bis auf eine besondere Region nicht mehr hervorgehoben, da es sich gezeigt hatte, daß es sich meist um eine selbständige Feldeinheit handelte, soweit nicht bei Grenzen im Furchengrund der Krümmungseinfluß die Annäherung vortäuschte. Nur in dem präkommissuralen Areal[1] beschrieben C. und O. VOGT in „Allgemeinere Ergebnisse unserer Hirnforschung" noch das Vorkommen der limitrophen Adaptation. Hier, im archicorticalen Grenzgebiet liegen jedoch besonders geartete Verhältnisse vor, auf die wir noch im Rahmen der allocorticalen Grenzgebiete der Frontalrinde näher eingehen werden.

C. und O. VOGT beschrieben dann unter den örtlichen Schwankungen des Feldcharakters noch „*fokale Differenzierungen*", also umschriebene Änderungen, wie sie besonders in der Größe und Dichte der Pyramidenzellen zu beobachten sind. Wir möchten hierzu die Beobachtung zählen, daß es häufig in der Unterschicht *IIIc* am Angulus, wo die Furchenwand in die Kuppe umbiegt, zum Vorkommen einer Gruppe besonders großer Pyramidenzellen kommt, was mit dem Krümmungseinfluß, den wir im Kapitel *IIa* des näheren behandeln werden, in keinem Zusammenhang steht.

b) Das Golgi-Bild

Für die Beschreibung des Golgi-Bildes ist, was die Zellelemente betrifft, eine Scheidung der Termini notwendig: Da es sich schwer vermeiden läßt, daß unter „Nervenzelle" bald das gesamte Neuron, bald nur der Teil des Neurons verstanden wird, der sich bei der Nißl-Färbung darstellt, werden wir diesen letzteren Teil, wo es auf die Unterscheidung ankommt, als „*Perikaryon*" bezeichnen.

Leider gehört es zur Eigenart der Golgi-Färbung, daß immer nur ein Teil der Neurone sich darstellt, und außerdem liegt hier noch keine feldermäßige (topistische) Überprüfung vor. Es läßt sich nur eine Art Grundplan beschreiben und zu dem cytomyeloarchitektonischen Grundschema in Beziehung bringen. Wir referieren dabei Forschungsergebnisse von CAJAL und LORENTE DE NO nach den zusammenfassenden Darstellungen in FULTON [*39*] und von v. BONIN [*14, 15*].

Aus den Silberimprägnationen geht zunächst folgende Bedeutung der Baillargerschen Streifen hervor: Der *äußere* wird von *afferenten* Fasern, insbesondere den spezifischen *Thalamusafferenzen* gebildet, während der *innere* Baillargersche Streifen ebenso wie der Kaes-Bechterewsche Streifen von *Assoziations-* und *Commissurenfasern* gebildet wird. Dagegen bevorzugen *intra*corticale Axone keine bestimmte Rindenschicht. Die *corticofugalen* Axone nehmen ihren Ausgang von Pyramiden- oder Spindelzellen. Die kommissuralen und Assoziationsaxone stammen von Zellen aus Schicht *III, V* und *VI*, woran in der *V* nicht die *großen* Pyramiden beteiligt sind, die den efferenten Projektionen vorbehalten sind.

v. BONIN hat sich gleich anderen auch um die Einfügung der deutschen architektonischen Ergebnisse in das neurofibrilläre Rindenbild bemüht, was seinen graphischen Ausdruck in einem Schema gefunden hat, das wir in Abb. 2 wiedergeben. In der Vertiefung unseres architektonischen Rindenbildes wollen wir zunächst die sieben in der schematischen Golgi-Darstellung (links) wiedergegebenen Neuronenarten beschreiben, und zwar können wir sie nach den beiden Golgitypen I und II

---

[1] Unter der Bezeichnung Area praecommissuralis wird der Gyrus subcallosus, der die mediane Fortsetzung des diagonalen Bandes darstellt und die Area adolfactoria (früher Area parolfactoria, BROCA), zusammenfaßt, die die mediane Fortsetzung des Gyrus olfactorius medialis darstellt (s. Abb. 73).

einteilen: Die Zellen vom Golgityp I senden ihre Axone durch das Marklager zu subcorticalen Zentren, während die Axone der Zellen vom Typ II innerhalb der Rinde verbleiben. Zum Golgityp I gehören die Pyramidenzellen, die Sternpyramiden und die Spindelzellen.

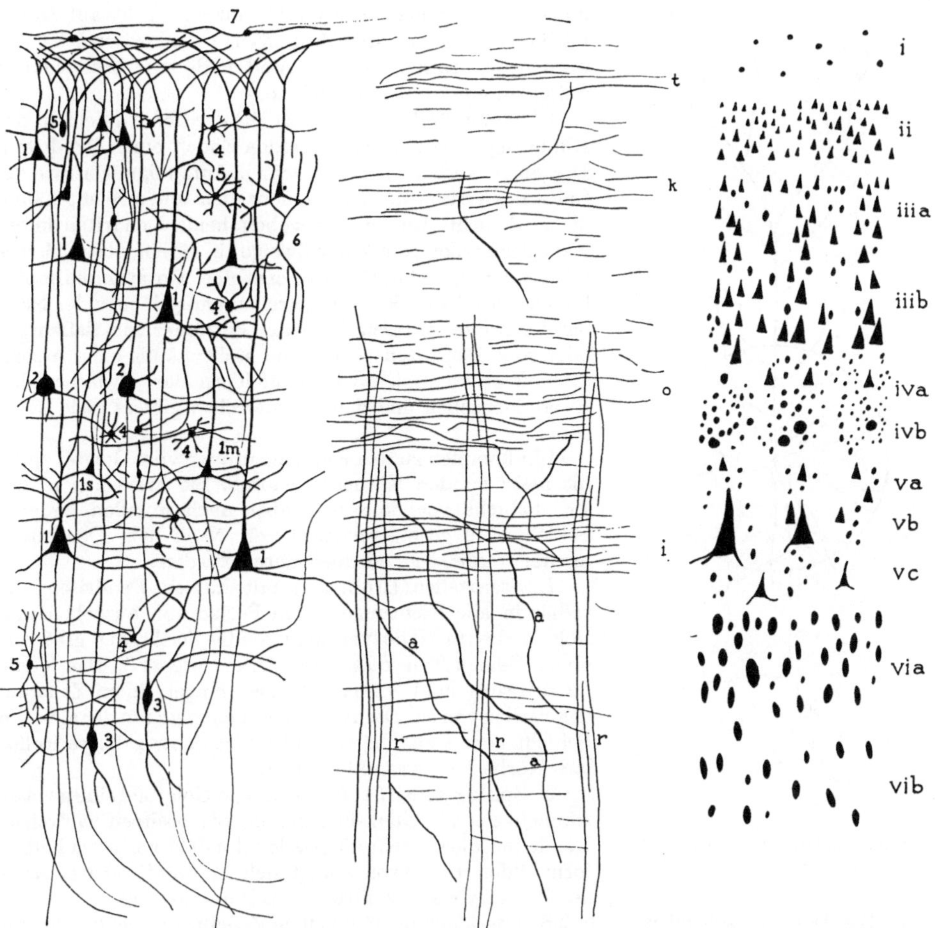

Abb. 2. Grundschema mit Gegenüberstellung eines vereinfachten Golgi-Bildes (links), des Markfaserbildes (Mitte) und des Zellbildes (rechts) nach v. BONIN (1950)

Die Pyramidenzellen (genauer Neurone mit pyramiden- besser kegelförmigem Perikaryon), wie sie in *III* und *V* vorherrschen (Abb. 2, 1), senden ihr von der Zellbasis ausgehendes Axon in das Marklager. Die großen Pyramiden und die Riesenpyramiden der *V* der motorischen Felder senden ihre Axone bekanntlich in die Pyramidenbahn. Ihre Spitzendendriten zweigen sich in der *I* auf, wo sie einen dendritischen Plexus bilden. Außerdem senden sie 4—8 basale Dendriten aus, die mit ihren vielfältigen Aufzweigungen und den zellnahen Seitenästen der Spitzendendriten das sog. „lokale dendritische Feld" der Zelle bilden (Abb. 3, S. T. BOK). Dieser von S. T. BOK geprägte Begriff besagt, daß es für jedes Neuron einen besonderen pericellulären Umkreis mit gesteigerter Dendritendichte gibt, was eine hohe Wahrscheinlichkeit von Synapsen mit diesen Raum durchlaufenden Axonen bedingt. Und zwar handelt es sich hierbei um *axodendritische* Synapsen im Gegensatz zu *axosomatischen*, die einen direkten Kontakt der afferenten Axonendigung mit dem Perikaryon selbst zur Voraussetzung haben.

Die Sternpyramiden (Abb. 2,2) stellen auch noch ziemlich große Zellen dar, deren Zellkörper gegenüber den echten Pyramiden etwas abgerundeter ist. Ihre basalen Dendriten bilden ein schmales, aber dichteres lokales dendritisches Feld. Spitzendendrit und Axon verhalten sich ähnlich wie bei den echten Pyramiden. Die Endigung des Axons ist allerdings noch unbekannt. v. Bonin hat diese Sternpyramiden nun in *IVa*, also eine Unterschicht von *IV* eingezeichnet. Diese überraschende Unterscheidung zweier Unterschichten *a* und *b* von *IV*, die v. Bonin auch im Nißlbild einträgt, geht auf Golgi-Färbungen Cajals und Lorente de Nos zurück. Wir werden deren Anschauungen und v. Bonins Weiterungen weiter unten darzustellen haben.

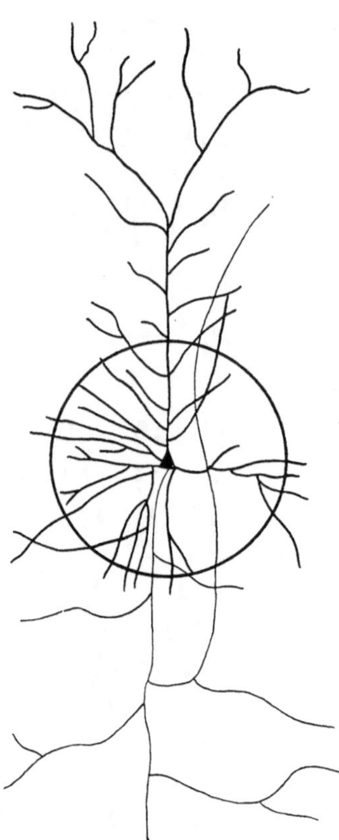

Abb. 3. Dendritisches Feld S. T. Boks nach v. Bonin (1950)

Die Spindelzellen (Abb. 2,3), die der tiefsten Schicht der Rinde angehören, zeigen an beiden Enden einen Dendriten. Der obere verhält sich mit seinen Aufzweigungen wie die Spitzendendriten der Pyramidenzellen und erreicht häufig die *I.* Schicht. Im übrigen geben beide Dendriten in der Nähe des Perikaryons kurze Zweige ab, die ein relativ kleines lokales dendritisches Feld in Form eines Rotationsellipsoids bilden. Das Axon der Spindelzellen entspringt in der Nähe der Wurzel des unteren Dendriten entweder vom Zellkörper oder vom Dendritenstamm und stellt häufig eine Assoziationsfaser zu anderen Rindenfeldern dar. Zwischen den Pyramidenzellen und den Spindelzellen gibt es viele Übergänge.

Wir kommen zu den Rindenneuronen vom Golgi-Typ II, die meist zu den Körnern gehören. Sie herrschen in der *IV.* Schicht vor, kommen aber auch in allen anderen Schichten in geringerer Zahl vor. Nach dem Dendritenmuster werden vier Formen unterschieden:

1. Sternzellen (Abb. 2,4) mit kurzen Dendriten, die radiär in alle Richtungen vom Perikaryon ausgehen und sich in dessen Nähe verzweigen (die Zeichnung gibt nur einen kleinen Teil dieser Dendriten wieder!). Das lokale dendritische Feld entspricht einer Kugel, deren Zentrum das Perikaryon ist. Das Axon bleibt entweder in der gleichen Schicht oder steigt höher und bildet dann z. T. pericelluläre Körbe um Pyramidenzellen.

2. Spinnenzellen (Abb. 2,5), die im Golgibild eine gewisse Ähnlichkeit mit Gliazellen haben. Sie besitzen zahlreiche Dendriten, die ein sehr dichtes lokales Feld von etwa Kugelform bilden. Das Axon zweigt sich in unmittelbarer Nähe des Perikaryons in zahlreiche Kollateralen auf.

3. Die Doppelbuschzellen (Abb. 2,6) mit kleinem, länglichem Zelleib, der senkrecht zur Oberfläche steht. Die an beiden Polen austretenden Dendriten bilden mit ihren Aufzweigungen ein dichtes Geflecht, so daß das lokale dendritische Feld etwa Zylinderform gewinnt. Das Axon der Doppelbuschzelle verläuft in der gleichen Schicht und endet korbartig um einen Spitzendendriten einer Pyramidenzelle oder am Perikaryon selbst.

4. Die Horizontalzellen Cajals (Abb. 2,7), die sich nur in der ***Molekularschicht*** finden. Sowohl ihre Dendriten als auch ihre Axone verlaufen horizontal, wobei die letzteren (die Tangentialfasern des Markfaserbildes bildend!) sich sehr weit erstrecken und Synapsen mit den Endverzweigungen der Spitzendendriten der Pyramidenzellen, der Sternpyramiden und der Spindelzellen haben. In der Fetalzeit finden sich in der Molekularschicht als Vorläufer dieser Zellen die Cajalschen Fetalzellen mit großem Zelleib. Es sind die ersten reifen Nervenzellen der Hirnrinde überhaupt, die jedoch nur eine *transitorische* Rolle spielen.

Wir haben uns nun mit der unserem cyto-myeloarchitektonischen Grundschema widersprechenden Tatsache zu beschäftigen, daß v. Bonin eine Teilung der äußeren Körnerschicht in eine *IVa* und *IVb* durchführt, indem er die sog.

Sternpyramiden, die im Nißl-Bild als mittlere Pyramiden imponieren, von der *III* als *IVa* abtrennt. Eine Teilung der *IV* hat sich für die Cytoarchitektonik nur in der Area striata als notwendig erwiesen. Dagegen ist es durchaus geläufig, daß kleine bis mittlere Pyramiden in felderspezifischer Häufigkeit zwischen die Körner der *IV* gestreut sind.

Wie wir oben schon erwähnten, geht diese Abtrennung einer *IVa* mit Sternpyramiden auf Ergebnisse von Cajal und Lorente de No mit der Golgi-Methode zurück. Sie wurden an embryonalen und jugendlichen Gehirnen gewonnen, da die Golgi-Methode nur hier vollständige Neurone mit Axon darstellt. Das allein schon stellt eine Einschränkung ihrer Übertragbarkeit dar. Darüber hinaus wurden sie primär an der Occipitalrinde gefunden, später an Teilen der Temporal- und Parietalrinde bestätigt, aber auch hier keineswegs für alle Regionen gesichert. v. Bonin hat nun diese Teilung der *IV* in Form seines Schemas (Abb. 2) verallgemeinert und in seinem architektonischen Beitrag zu dem von Bucy herausgegebenen, umfassenden Werk über die präcentrale motorische Rinde ohne eigene diesbezügliche Untersuchungen und — wie wir noch zeigen werden — ohne sonstige hinreichende Gründe auf die motorische Rinde übertragen zu können geglaubt[1].

An sich spiegelt sich in diesem scheinbaren Widerspruch eine von Cajal und Lorente de No entwickelte, durchaus verständliche, deren Forschungsergebnisse jedoch hier extrapolierende Auffassung der Rinde wider, die glaubt, ohne die strenge, topistisch aufgegliederte Architektonik, wie sie im Vogtschen Umkreis entwickelt worden ist, auskommen zu können. Diese Auffassung sieht in der Rinde das Funktionsgefüge, das durch afferente Axone, eine Vielzahl von Zwischenneuronen und efferente Neurone gebildet wird. Sie erkennt in dem äußeren Baillargerschen Streifen den afferenten Plexus, der die wesentlichsten Synapsen mit den Zwischenneuronen bildet. Ihre Schichteneinteilung, die diesem Plexus an sich in Übereinstimmung mit Vogts myeloarchitektonischem Schema die Nummer *4* zuteilt, übertragen sie daher in *jedem* Falle auch auf die Nervenzellschichten. Damit wird aber hier der Begriff der inneren Körnerschicht, die cytoarchitektonisch bis auf die Area striata keine Teilung erfährt, nicht mehr gewahrt. O. Vogts Vorgehen scheint uns da doch im Sinne einer vergleichenden Architektonik folgerichtiger. Wie oben bereits dargelegt, hebt er die nicht absolut herrschende Koinzidenz der Schichten seines myelo-cytoarchitektonischen Grundschemas selbst hervor und bringt sie in der unabhängigen römischen und arabischen Bezifferung der Schichten der Myelo- und Cytoarchitektonik zum Ausdruck. Vogt schreibt dazu, daß die Stria baillargeri externa in den granulären Schichten außer der äußeren Körnerschicht „in mehr oder weniger starker Ausdehnung noch das innerste Gebiet von *IIIc*" umfasse [*108* S. 317], während sie in der agranulären motorischen Rinde zu etwa drei Vierteln in die *IIIc* und zu etwa einem Viertel in die *Va* (Zellschichten!) zu liegen kommt. (Die Baillargerschen Streifen heben sich in dieser bei guter Färbung astriären Rinde allerdings nur bei starker färberischer Differenzierung hervor). Die Beziehungen zu den Zellschichten wurden dabei von Vogt durch Überfärbung der Markfaserfärbung mit „van Gieson"

[1] Die Ergebnisse der Golgi-Methode wurden zum großen Teil an der Maus gewonnen. Beim Vergleich mit am menschlichen Gehirn gewonnenen Präparaten stellte sich heraus, daß keine wesentlichen Unterschiede in der Anordnung der langen Axone der corticalen Neuronenketten bestehen, daß aber beim Menschen eine sehr viel größere Zahl kurzer Axone in das Rindenbild eingeschaltet ist. So erscheint das Rindenbild der Maus, wie Lorente de No feststellt, gewissermaßen als „Skelett" der menschlichen Rinde. Von dieser Seite besteht also keine grundsätzliche Einschränkung der Übertragbarkeit.

erschlossen. Für die Area temperopolaris hat VOGT übrigens die Inkongruenz der *4* (äußerer Baillargerscher Streifen) und der *IV* (äußere Körnerschicht) besonders beschrieben. Die obere Hälfte des Baillarger liegt bei hier sehr schmaler Körnerschicht in der *IIIc*, und für Feld *69 V'*, das verkörnelte Feld der sensiblen Rinde, gibt VOGT an, daß in ihm der sehr breite äußere Baillarger auch einen Teil der *IIIc* mitumfasse, und zwar denjenigen, in dem die locker gelagerten großen Pyramiden noch von Körnern durchsetzt sind.

Die Beziehungen der Zell- zu den Faserschichten bedürfen eben nicht nur von Region zu Region, sondern auch von Feld zu Feld der genauen Untersuchung.

c) Ergebnisse der Kombinationsfärbung nach KLÜVER u. DE BARRERA

Wir haben nun die Angaben von v. BONIN über die Frontalrinde mit Hilfe der jetzt zur Verfügung stehenden kombinierten Markscheiden-Nervenzellfärbung nach KLÜVER u. BARRERA (Luxol-Fast-Blue mit Überfärbung durch Kresylviolett) an unserer Kontrollserie Krä. einer näheren Überprüfung unterzogen. Und zwar sind wir so vorgegangen, daß wir an benachbarten Schnitten zu Nißl- und Heidenhain-Präparaten, an denen wir die cyto-myeloarchitektonische Felderung schon durchgeführt hatten, die kombinierte Färbung anwandten. An diesen lagen damit die Feldergrenzen durch die Gliederung der Nachbarschnitte bereits fest, und wir konnten uns auf dieser sicheren Grundlage den Schichtenbeziehungen der einzelnen Felder zuwenden.

Wir wollen dazu die einzelnen Angaben von v. BONIN unseren Untersuchungsergebnissen gegenüberstellen.

Auf Seite 333 schreibt er von einem Teil der agranulären motorischen Rinde, dem sog. Feld *4s*[1], daß sich die hier unseres Erachtens nur fokal gehäuften großen *IIIc*-Pyramiden im oberen Teil der Schicht *4* befänden. Wir stellten bereits fest, daß sich hier in der agranulären Rinde der äußere Baillarger in der Hauptsache in der *IIIc* befindet, aber etwa zu einem Viertel auch in der *Va*. Das gewinnt bei v. BONIN den Ausdruck, daß sich die *IV*. Zellschicht, die er um jeden Preis erhalten sehen will, aus Pyramiden zusammensetzt, die nach ihrer *architektonischen* Ordnung aber zu *IIIc* gehören. Daß der äußere Baillarger auch einen Teil der *V*. Zellschicht umfaßt, wird von ihm dabei nicht erkannt, sonst gewönne seine *IV*. Zellschicht ein recht komplexes Aussehen. Diese Feststellung O. VOGTS, daß der äußere Baillargersche Streifen in den agranulären Feldern auch einen kleinen Teil der *V*. Zellschicht umfaßt, haben wir überdies auch für die *dysgranulären* Felder, die sich oral an die *agranulärmotorische* Rinde anschließen, sichern können. So umfaßt in Feld *47 V'* der äußere Baillarger außer der angedeuteten *IV* die untere Hälfte von *IIIc* und einen kleinen Teil von *Va*.

Von Area *44* nach BRODMANN auf dem Operculum frontale, die die Vogtschen Felder *56* und *57* umfaßt, stellt v. BONIN wiederum fest, daß sie sehr große *IIIc*-Pyramiden im oberen Teil von Schicht *IV* enthalte. Beide Felder haben cytoarchitektonisch eine sehr großzellige *IIIc* und eine noch schwache *IV*, die in Area *57*, dem oralen Feld, schon etwas stärker ist. Die größten *IIIc*-Pyramiden sind nun in Feld *56* tatsächlich noch vom äußeren Baillarger überlagert, während

---

[1] Es handelt sich dabei um den sog. suppressor strip (HINES) am oralen Rand von BRODMANNS Feld *4*, zu dem wir noch weiter unten Stellung nehmen werden.

in Feld *57* mit seiner schon etwas breiteren *IV* nur einzelne *IIIc*-Pyramiden, also keine geschlossene Zellage, in den äußeren Baillarger zu liegen kommen. Die übrige *IIIc* liegt hier in dem, was wir seine „Abschattierung" nennen wollen. Aus dem Grundschema (Abb. 1) geht hervor, daß die *3c*-Schicht noch eine gesteigerte Horizontalfaserdichte gegenüber den oberen Unterschichten der *3* aufweist. Der Übergang des dichtfaserigen Baillargerschen Streifens ist nun meist kein ganz scharfer, sondern es kommt innerhalb der *3c* noch zu einer allmählich abnehmenden Faserdichte. In den unteren, dichteren Teil dieser Abschattierung kommt nun hier die *IIIc* zu liegen. Wir können also für Feld *44* BRODMANNS die Angaben v. BONINS im wesentlichen bestätigen, nur daß wir uns dadurch nicht veranlaßt sehen, die großen *IIIc*-Pyramiden cytoarchitektonisch von der *III* abzutrennen.

Auf S. 72 [*15*] setzt sich v. BONIN mit den Strasburgerschen Wiedergaben der Felder *45*, *47* und *55a* VOGTS, die er zu BRODMANNS Area *8* zusammenfassen will, auseinander und behauptet, sie seien einander sehr ähnlich. Es bestehen aber sehr charakteristische Unterschiede zwischen den Feldern, auf die wir noch eingehen werden. Seine weitere Feststellung zu diesen Strasburgerschen Felderabbildungen zeigt seine sachlich nicht begründete Folgerungsweise so treffend, daß wir die Stelle im Wortlaut wiedergeben: „The most important thing to learn from these studies is that the outer stripe of Baillarger is broad and has a sharp inner, but a blurred outer boarding. It is clear that what is conventionally called layer *IIIc* is still whithin the stripe of Baillarger."

Weiter unten erklärte v. BONIN, die konventionelle *IIIc* im Frontallappen „definitiv" als seine *IVa*, also innerhalb des äußeren Baillarger liegend. Die verwaschene äußere Grenze (blurred outer boarding) des äußeren Baillarger genügt ihm also, kurzerhand die ganze *IIIc*, die etwa ein Drittel der *III*. Schicht ausmacht, als innerhalb des äußeren Baillarger liegend zu betrachten und damit als *IVa* zu bezeichnen. Das gilt aber für kein granuläres und auch nur z. T. für die dysgranulären Frontalrindenfelder, wie unsere Untersuchungen ergeben haben. Für das dysgranuläre Feld *47* VOGTS erwähnten wir schon, daß nur die obere Hälfte von *IIIc* innerhalb des äußeren Baillarger liege, für die eine stärkere äußere Körnerschicht besitzenden Felder *45* und *55* ist es nur eine *unvollständige* Randlage von *IIIc*-Pyramiden, die noch innerhalb des äußeren Baillarger zu liegen kommen. Aber auch in die „verwaschene äußere Grenze", die etwa unserer oben beschriebenen Abschattierung des äußeren Baillarger entspricht, fällt nur ein Teil der *IIIc*-Pyramiden. *Es ergibt sich aus unserer Untersuchung grundsätzlich, daß, je breiter die innere Körnerschicht ist, um so geringfügiger jener Teil der IIIc-Pyramiden, der noch vom äußeren Baillarger überlagert wird. Das gilt insbesondere für die 3. Frontalwindung und für die frontopolaren Felder.*

Für das besonders charakteristische granuläre orbitale Feld *60* VOGTS, für das es kein Analogon bei BRODMANN gibt, ist noch als besonderes Ergebnis der Doppelfärbung zu berichten, daß der hier in topistisch typischer Prägung auffallend unscharf nach außen begrenzte äußere Baillarger (Abb. R 18) in seinem Grenzbereich, also in der hier besonders faserdichten Abschattierung, die feldspezifische lockere Lage der außergewöhnlich großen *IIIc*-Pyramiden mitumfaßt.

Abschließend können wir also feststellen, daß die von v. BONIN auch für die Frontalrinde *generell* behauptete Gültigkeit des von CAJAL und LORENTE DE NO an occipito-parieto-temporalen Feldern entwickelten Grundschemas, in diesem wesentlichen Punkt des äußeren Baillargerschen Streifens, der dem afferenten axonalen Plexus entspricht, von uns hiermit widerlegt ist. Die Gültigkeit für die agranuläre Rinde konnte, wie oben gezeigt wurde, nicht zur Debatte stehen, während die von uns bestätigte teilweise Gültigkeit für die dysgranulären und sehr schwach granulären Felder ohnedies zu erwarten gewesen war.

Es sei hier noch festgestellt, daß es gerade für die Auffassung der Großhirnrinde als Funktionsgefüge ein wesentlicher Unterschied ist, ob oder inwieweit die großen Pyramiden der *IIIc* innerhalb des *afferenten* axonalen Plexus zu liegen kommen und damit selbst *axosomatische* Synapsen bilden können, oder ob sie außerhalb desselben fallen und damit bloß die wegen der geringen Leitfähigkeit der Dendriten eine nur bahnende Wirkung vermitteln könnenden *axodendritischen* Synapsen haben. Letzteres wäre in jedem Fall gesichert, da das zum großen Teil von den basalen Dendriten der *IIIc*-Pyramiden gebildete lokale dendritische Feld gewissermaßen in den afferenten axonalen Plexus eintaucht.

II. Architektonik und Windungsbild

a) Die Beeinflussung des architektonischen Rindenbildes durch die Krümmungen der Großhirnoberfläche

Gegenüber allen subcorticalen Grisea besteht die Einzigartigkeit der Rindenarchitektonik bekanntlich in der strengen, sich gegenseitig durchdringenden Vertikal- und Horizontalordnung der sie aufbauenden Elemente, eine Ordnung, die im neocorticalen Isocortex gegenüber den palaeo- und archicorticalen Rinden noch eine äußerste Steigerung erfahren hat, wobei in sensorischen Gebieten die Horizontalordnung, in motorischen Gebieten die Vertikalordnung überwiegt. Da diese hochgetriebene morphologische Kombinatorik zweifellos ein Ausdruck der hochdifferenzierten Funktion ist, erscheint ihr Verhalten gegenüber den Krümmungen der Großhirnoberfläche in Furchen und Windungen besonders bedeutungsvoll.

Für die Architektonik stellten sich damit zwei Fragen:

1. Ändert sich gleichsam mechanisch ein architektonisch in seinem Bau umrissenes Feld unter dem Einfluß dieser Krümmung, d. h. welche Änderungen können wir auf den Windungsort zurückführen, also *topisch* erklären, und welche Änderungen sind sichere Veränderungen des architektonischen Gefüges an sich, also mit Vogt *topistisch* bedingt? (Davon ganz abzutrennen ist der Begriff der Somatotopik, der die räumliche Ordnung der Erregbarkeit nach Körperteilen innerhalb eines zentralen Griseum meint, wie sie besonders für die vordere und hintere Zentralwindung geläufig ist.)

2. Die andere Frage, die sich der Architektonik stellt, ist die, ob der tatsächlich hochgradig verschiedenartige Bau, den die Rinde an den verschiedenen Windungsorten bietet[1], womöglich auch Ausdruck von funktionellen Verschiedenheiten ist, die die architektonisch-topistische Gliederung überlagern. Dieser letzten Frage ist besonders v. Economo nachgegangen.

[1] Herrn Prof. Dr. H. Spatz verdanke ich den Hinweis, daß es Nissl gewesen ist, der als erster die Gesetzmäßigkeit der Verformung der Rindenschichten in Furche und Kuppe beschrieben und abgebildet hat. (F. Nissl: Die Neuronenlehre und ihre Anhänger. Jena: Fischer 1903.)

Zu der ersten Frage hat Vogt in seiner Mitteilung „Das Wesen der topischen architektonischen Differenzen des Isocortex cerebri“ [*108*] (S. 356) Stellung genommen. Zunächst wird die Nomenklatur der verschiedenen Windungsorte geklärt: Kuppe oder Culmen heißt die freie Windungsoberfläche, Angulus ihre Umbiegungsstelle in die Furchenwand, die im Furchengrund oder Fundus endet. Vogt bezeichnet dabei das architektonische Bild auf der Kuppe als am charakteristischsten für ein Feld. Am Angulus weist er auf Verschmälerung der äußeren Schichten und auf Verbreiterung der *VI* hin und auf die Tatsache, daß diese Veränderungen um so ausgesprochener sind, je schärfer die Krümmung ist. An einzelnen Anguli erführen gleichzeitig die Ganglienzellen der *V*. Schicht eine ausgesprochene Verschmälerung; ferner könne in den tiefen Rindenpartien eine Vermehrung der Radii stattfinden. Er hebt dann weiter die hochgradige Verschmälerung der *V*. und *VI*. Schicht im Furchengrund hervor, bei gleichzeitiger Abnahme des Faserreichtums in allen Schichten, am stärksten aber in den inneren, wozu noch die Verminderung der Radii um die Hälfte träte.

Abschließend stellt Vogt die Forderung auf, „diesem einschneidenden Einfluß der Furchen auf die Rindenarchitektonik stets Rechnung zu tragen“, um vor unrichtigen Schlüssen bewahrt zu bleiben. Insbesondere im Fundus und dessen Nähe bereite daher die Felderabgrenzung Schwierigkeiten. Wir möchten auf Grund der eigenen und der Erfahrungen vieler anderer Architektoniker den Sachverhalt dahin formulieren, daß der Furchengrund (Fundus) und nächstdem der Kuppenwinkel (Angulus) in ihrem architektonischen Bild am wenigsten felderspezifisch sind. Wenn dieser Sachverhalt auch meist von den architektonischen Forschern weitgehend berücksichtigt worden ist, allerdings meist ohne sich über die zugrunde liegenden Gesetzmäßigkeiten Rechenschaft abzulegen, so steht doch noch die eingehende Beschäftigung mit einem Hirnforscher von seiten der Architektonik aus, der diese Problematik in einzigartiger Weise geometrisch-statistisch durchdrungen hat. Es ist S. T. Bok, der gegenwärtige Leiter des Niederländischen Zentralinstitutes für Hirnforschung, der im Jahre 1929 eine ausführliche Studie über diesen Gegenstand veröffentlichte [*12*] und im Jahre 1959 diese und weitere Studien über die Hirnrinde, die, von der messenden mikroskopischen Beobachtung ausgehend, zur Ableitung von Gesetzmäßigkeiten und dem Aufbau von biologischen Theorien gelangen, in einer Monographie unter dem kennzeichnenden Titel „Histonomy of the cerebral cortex“ zusammenfaßte [*13*]. Die Auseinandersetzung mit den Bokschen Forschungsergebnissen ist schon deshalb nötig, weil der Autor aus seinen Schlußfolgerungen Angriffe gegen die gegenwärtige Architektonik ableitet.

Wir stellen das Boksche Schema des Schichtenverhaltens im Verlauf der Windungen an den Anfang (Abb. 4). Dieses empirisch erschlossene typische Schichtenverhalten wird nun von Bok an Hand von Schachbrettmustern, die er einer Krümmung unterwirft, geprüft. Es ergeben sich dabei nur ganz bestimmte Lösungsmöglichkeiten für die das Gewebe, hier das Schachbrett, zusammensetzenden Flächeneinheiten, die an Stelle von Gewebselementen stehen. Die Abb. 5, die aus der Bokschen Arbeit [*12*] stammt, veranschaulicht die vier Lösungen in bezug auf Form- und Flächenverhalten sowie Anordnung der Einzelelemente. Die erste Lösung (b) besteht darin, daß die Vierecke ihre ursprüngliche Form und ihre ursprüngliche Oberflächengröße behalten, wobei aber ihre Anordnung geändert ist.

(Es kommt jeweils zu einer stufenweisen Verschiebung der Vierecke gegen diejenige der Nachbarschicht.)

Die zweite Lösung (c) besteht darin, daß die Vierecke die ursprüngliche Anordnung und die ursprüngliche Höhe behalten, wobei aber ihre Breiten sich ändern, womit sich zugleich ihre Oberflächengrößen ändern, d. h. nach der Tiefe zunehmen.

Die dritte Lösung (d) besteht darin, daß die Vierecke ihre ursprüngliche Anordnung und Form beibehalten, aber ihre Oberflächengrößen ändern.

Die vierte Lösung (e) besteht darin, daß Anordnung und Oberflächengrößen der Vierecke konstant bleiben, aber ihre Form verändert wird.

Bok kommt an Hand dieser Ornamentenmuster zu dem Schluß, daß auch die Elemente der Rinde in den Rindenkrümmungen nicht zugleich ein konstantes Volumen, eine konstante Form und eine konstante Anordnung haben können, sondern mindestens eine dieser Eigenschaften müsse sich ändern. Und er stellt

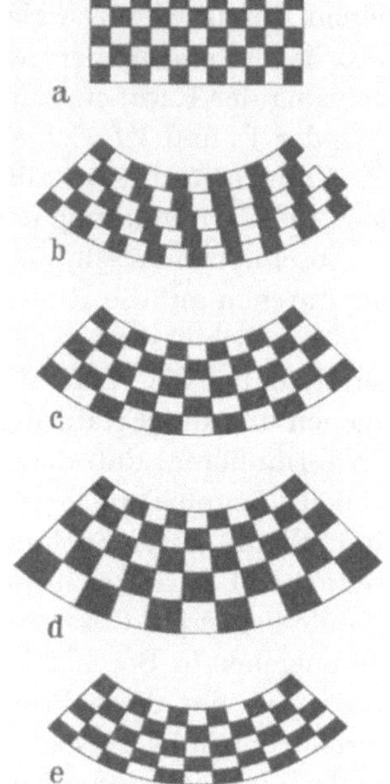

Abb. 4 Abb. 5

Abb. 4. Schema des Verhaltens der Rindenschichten in Furche und Kuppe nach S. T. Bok (1959)
Abb. 5. Schachbrettmuster des Krümmungsverhaltens nach S. T. Bok (1959).

den Satz auf, daß die Lösung der Abb. 5e, der konstant gehaltenen Anordnung (und das bedeutet auch der konstanten Schaltungsmöglichkeiten) und der konstant gehaltenen Volumina der Neurone in der Großhirnrinde in ihren natürlichen Krümmungen verwirklicht sind. Es würden auf Kosten der Form der Neurone diejenigen morphologischen Faktoren gewahrt, welche die Funktion der Rinde bestimmen. Bok belegt dies u. a. mit der photographischen Wiedergabe von Rindenausschnitten der *V*. Schicht von Kuppe, Furchenwand und Fundus einer Windung. In der Kuppe, wo die *V*. Schicht verbreitert ist, sind die Pyramiden schmäler und länger, in der ungekrümmten Furchenwand sind sie breitbasiger, und im Furchengrund wirken sie ganz flach, gleichsam wie um 90^0 gedreht. Bok will diese ganz geläufige extreme Verformung der Pyramiden und Spindeln der tiefen Schichten aber nicht durch Drehung entstanden wissen, kann aber den Beweis für diese Ansicht an Hand der gezeigten Abbildung nicht liefern.

Im übrigen entbehren seine gedanklichen Ableitungen durchaus nicht der Beweiskraft, und die *Anordnungs-* und *Volumenkonstanz* der neuronalen Elemente der Rinde als Grundlage der Wahrung ihres Funktionsgefüges über die Rindenkrümmungen hinaus ist sicher eine wesentliche Erkenntnis, nur müssen wir schon hier einen kleinen Einwand vorbringen: Bok spricht immer nur von Kuppe, Furchenwand und Fundus, nicht aber vom Angulus, der ja für den Krümmungswinkel ausschlaggebend ist. Das erklärt sich wohl damit, daß er so schmale Kuppen darstellt, daß bei ihm die beiden Anguli zu einem gemeinsamen Bogen verschmelzen. Darin liegt der Grund, daß er als gerade begrenzte Rindenstrecke immer nur die Furchenwand wählt. Wir haben aber auch häufig breite Kuppen, an denen auch *ungekrümmte* Rindenabschnitte zwischen den Anguli nachweisbar sind, und *deren* Verhalten geraden Furchenwandstrecken gegenüber hätte ebenso geprüft werden müssen, und erst bei gleichartigem Verhalten der Elemente auch solcher Abschnitte wäre der Beweis der Konstanz der die Funktion tragenden Struktur, um den es letzten Endes geht, *voll* erbracht. Es gibt nämlich gewisse Hinweise, daß innerhalb der generell geltenden Regel gewisse Variationen bestehen.

Zunächst müssen wir zu der hierzu von v. Economo formulierten Theorie Stellung nehmen. Dieser Hirnforscher hat sich von den extremen Wandlungen, die die gegenläufigen Krümmungen im Furchengrund und an der Windungskuppe bzw. am Angulus im cytoarchitektonischen Bild erzeugen, zu einer Organtheorie der Windung verleiten lassen, geht also gerade von der von Bok mittlerweile widerlegten Ansicht der grundsätzlichen Funktionsdifferenz der verschiedenen Windungsorte aus.

Der Kuppe wird dabei innerhalb eines architektonischen Feldes die mehr *effektorische* und der Furchenwand die mehr *receptorische* Rolle zugeschrieben, entsprechend der Verbreiterung der vorwiegend effektorischen *V.* und *VI.* Schicht insbesondere am Kuppenwinkel, die in Richtung auf den Furchengrund eine hochgradige Verschmälerung zugunsten der mehr receptorischen äußeren Schichten erfahren. Eine absolute Verbreiterung erfährt allerdings nur die *I*, und von den Zellschichten wahrt nur die *II.* ihre Breite, und diese ist, wie wir heute wissen, gerade die einzige, die mit den afferenten Fasern keine Synapsen bildet. Abgesehen von diesem Schönheitsfehler der v. Economoschen Theorie ist sie ja grundsätzlich hinfällig, da die Verschmälerung der bogenäußeren Schichten dadurch ausgeglichen wird, daß sie gegenüber den breiter werdenden bogeninneren Schichten einen weiteren Bogen beschreiben und, wie B. zeigen konnte, eine Volumenkonstanz entsprechender Schichtenabschnitte, verglichen mit der ungekrümmten Furchenwand, besteht.

Trotz allem gibt es einige Momente, die die Frage gewisser mit der Topik einhergehenden Änderungen des architektonischen Gefüges damit doch nicht abgetan erscheinen lassen.

So weist v. Economo mit Recht auf die bevorzugte Lage der primären sensorischen Rindenstätten in Furchenwänden hin. Es handelt sich um die sog. verkörnelte Rinde, die ein Übermaß von Körnern auf Kosten der Pyramiden besitzt. Es sind dabei nicht nur die Körnerschichten verbreitert und besonders zellreich, sondern auch die Pyramidenzellen und Spindelzellen der anderen Schichten sind besonders klein und daher den Körnern angenähert. Da die ganze Rinde bei schwacher Vergrößerung dadurch einen staubartigen Eindruck macht, hat v. Economo für diesen Rindentyp den Begriff *Koniocortex* geprägt. Dabei ist für den Koniocortex noch eine besonders schwache, zellarme *V.* Schicht charakteristisch, die im Rindenband gegenüber den dichteren angrenzenden Schichten *IV* und *VI* direkt als Lichtung imponiert — also einen Mangel der hier sonst lokalisierten großen effektorischen Pyramiden widerspiegelt.

Alles in allem entsprechen diese Eigenschaften dem Furchenwandtyp der Architektonik, besser noch der Annäherung an den Furchengrund, und sind das

Gegenteil vom Angulustyp der Architektonik, wie er auf schmalen Windungskuppen vorherrscht. Die Prädilektion dieser verkörnelten Felder für die Furchenwand, wie sie für die Area striata der Sehsphäre und Feld *3* BRODMANNS (Feld *69* VOGTS und *PB* v. ECONOMOS) der Tastsphäre, gilt, ist natürlich auffällig. Die Bindung der Area striata an die Fissura calcarina wird ja nur an ihren Rändern und am Occipitalpol durchbrochen, während Area *3* BRODMANNS auf der Hirnkonvexität ganz an die caudale Wand der Zentralfurche gebunden ist und nur an der Medianwand etwas an die Oberfläche tritt. Für die ebenfalls hochgradig verkörnelte Hörrinde gilt Ähnliches. Sie liegt bekanntlich auf den beiden Querwindungen in der Tiefe der Fissura Sylvii, die aber von v. ECONOMO nur als sekundäre Gebilde der dorsalen Wand der 1. Temporalwindung und zugleich als Brückenwindungen zum Lobus parietalis aufgefaßt werden.

Die Bevorzugung der Furchenwand durch diese Felder kann allerdings vergleichend-morphologisch noch unter einem ganz anderen Aspekt gesehen werden, nämlich unter dem ihrer „Suppression" von der Konvexität.

Wir haben es hier mit einer Konzeption von SPATZ zu tun (zuletzt 1961). Diese besagt, daß bei der heterochron erfolgenden Entwicklung die vorauseilenden (früheren) Hirnteile, das sind der Hirnstamm, Palaeo- und Archicortex, die Insel und die neocorticalen Primärgebiete, wie die Hörrinde, der größte Teil der Sehrinde, die viscerale (limbische) und die senso-motorische Rinde sowie das Palaeocerebellum von der Oberfläche nach innen rücken („Retraktion" und „Suppression"), wenn sich die jeweils später zur Entwicklung gelangenden Hirnteile an der Oberfläche ausbreiten („Prominenz"). Wenn man dieses Prinzip auf die Furchen-Windungsentstehung schlechthin übertragen wollte, so würden die Orte des Furchengrundes als frühere, die der Kuppe als spätere Gebiete erscheinen. Das würde bedeuten, daß das Wachstum im Bereich des Fundus beginnt, aber früher aufhört. Eine Nachprüfung dieser Vorstellung steht aber noch aus.[1]

Gemeinsam ist den Feldern des Koniocortex auch ihr Flachfeldcharakter; das will sagen: sie sind nicht nur schmal, sondern haben eine scharfe Grenze ihrer *VIb* gegenüber dem Mark. Die Unterscheidung von Flach- und Tiefenfeldern wurde von PFEIFER in der Angioarchitektonik entwickelt, da sie hier besonders prägnant zum Ausdruck kommt, indem nämlich Tiefenfelder mit lockerer Grenze zum Mark einen innigen Gefäßaustausch zwischen intensiver Rinden- und intensiver Markdurchblutung zeigen, während Flachfelder über einem schwächer durchbluteten Marklager liegen, das sich förmlich gegenüber dem Rindengefäßbild abriegelt. Ausgesprochene Tiefenfelder sind die präcentralen, motorischen Felder, was PFEIFER überzeugend mit der Art des Blutbedarfs ihrer tiefen effektorischen Schichten in Zusammenhang gebracht hat.

Die Unterscheidung von Tiefen- und Flachfeldcharakter hat sich mir aber auch als allgemeines Kennzeichen eines Feldes in der Cytoarchitektonik bewährt, und die Felder des Koniocortex lassen sich dem letzteren Charakter ohne weiteres zuordnen. Das ist aber eine Entsprechung zum allgemeinen Furchenwandcharakter, die, wie insbesondere das angioarchitektonische Bild zeigt, nicht durch Krümmungsverhältnisse erklärbar und funktionell nicht irrelevant ist. Nachzugehen wäre dieser Frage, indem man bei niederen Säugern prüft, ob diese primären Sinnesfelder auch hier, wo sie, da es sich noch um lissencephale Tiere handelt, auf der Konvexität liegen *müssen*, den Flachfeldcharakter in gleichem Maße verkörpern. Die Darstellungen BRODMANNS der Area striata in der Tierreihe erwecken durchaus den Eindruck. Wir hätten es dann bei der Affinität des Koniocortex zur Furchenwand zugleich mit einer

[1] Nach persönlicher Mitteilung von Prof. Dr. H. SPATZ.

Beziehung der Architektonik zur Windungs*bildung* zu tun, auf die wir später noch eingehen werden.

Ein besonders ausgesprochener Flachfeldcharakter ohne sonstige, wie uns scheinen will, ausreichende architektonische Besonderheiten gegenüber den beiden angrenzenden Kuppenfeldern, hat einen der cytoarchitektonischen Bearbeiter der Frontalrinde, NGOWYANG, veranlaßt, im Sulcus olfactorius eine besondere Area recta tenuilaminaris abzugrenzen. Die Beobachtung der hochgradigen Flachheit und scharfen Abgrenzung gegenüber dem Mark der Rinde dieser Furchenwände war auch von v. ECONOMO gemacht worden und kann von uns bestätigt werden, ohne daß wir uns, ebensowenig wie letzterer, zur Abgrenzung eines besonderen Feldes entschließen konnten. Wie dieser gesteigerte Furchenwandcharakter, der, wie wir feststellen konnten, noch auf den parallel verlaufenden benachbarten Sulcus rostralis der Medianebene übergreift, erklärt werden kann, ist nicht so leicht zu sagen. Es gibt da also noch eine Fülle von windungsindividuellen Bezügen zwischen Architektonik und Windungsort, die sich einer kollektiv-statistischen Bearbeitung widersetzen, ja Gefahr laufen, von ihr verdunkelt zu werden, wenn man sie nicht durch subtile Einzelbeobachtungen ergänzt.

Nachdem wir die cytoarchitektonischen, durch die Bokschen Untersuchungen angeschnittenen Probleme diskutiert haben, wollen wir uns seinen weiteren, in jedem Falle fruchtbaren Ausführungen über die Konstanten des Rindenverhaltens gegenüber Krümmungen zuwenden: Eine wesentliche Feststellung ist noch, daß die Anordnungs- und Volumenkonstanz der Rindenelemente auch im Falle einer in ihrer Längsrichtung (also in der Horizontale des Furchengrundes) gekrümmten Windung aufrechterhalten wird. Auch in bezug auf diese Krümmung gibt es eine innere und eine äußere Furchenwand; einmal ist Schicht *VI* die in bezug auf die Krümmung innere, das andere Mal Schicht *I*. Es ist nun tatsächlich sehr bemerkenswert, daß diese Furchenkrümmungen im vertikalen Schnitt gar nicht als Krümmungen erkannt werden können, und trotzdem die typische Schichtenverschiebung in der Art des Furchengrundes einerseits und in der Art des Angulus andererseits eintritt. Gegenüber solchen Täuschungen kann sich der Architektoniker also nur schützen, indem er grundsätzlich seine architektonischen Kennzeichen niemals am Einzelschnitt allein gewinnt, sondern immer aus Serienschnitten, an denen er sie fortlaufend kontrolliert, wie es schon zur festen Regel für die meisten heutigen Architektoniker geworden ist.

Eine gewisse Quelle für Ungenauigkeiten der Untersuchungen BOKS liegt nun darin, daß er die Brodmannschen Felderkarten als letztverbindliche Gliederung der Hirnrinde hinnimmt, obwohl sie ja immerhin etwa am Anfang der Epoche der Rindenarchitektonik gestanden haben und von BRODMANN mit Sicherheit selbst weiter differenziert worden wären, was ja z. B. seiner im Begleittext beschriebenen Untergliederung des Feldes *44* auf dem Operculum frontale in ein vorderes und hinteres Feld durch den Sulcus diagonalis entnommen werden kann. So glaubt sich BOK gegenüber interferierenden topistischen Felderänderungen dadurch gesichert, daß er sich bei seinen Untersuchungen in einem topographischen Bereich bewegt, das keine Feldergrenzen BRODMANNS aufweist. BOK pflegt nun bei seinen Messungen zwei benachbarte Kuppen ihrer gemeinsamen Furche gegenüberzustellen, d. h. ihren Furchenwänden und ihrem Furchengrund. Wir sind nun als Ergebnis unserer cyto-myeloarchitektonischen Studien zu der Einsicht gelangt, daß im Furchengrund oder dessen Nähe sich fast immer eine Grenze zweier architektonischer Einheiten befindet, die benachbarten Furchenwände und Kuppen *topistisch* also fast immer verschiedenartig sind. Zu ähnlichen Folgerungen kam schon BECK auf Grund seiner myeloarchitektonischen Untersuchung der dorsalen Schläfelappenrinde vom Schimpansen und Menschen [*8* u. *9*]. BOKS Voraussetzung, daß er sich in einem architektonisch gleichartigen Gebiet befindet, das also nur topischen, keinen topistischen Veränderungen unterliegt, ist demnach von vornherein unwahrscheinlich. Daß dem so ist, läßt sich sogar an einem seiner Fotos zeigen (BOK 1959, Fig. 18). Es handelt sich um einen unteren Furchenabschnitt eines Markfaserpräparates (WEIGERT-PAL-KULSCHITZKY), an dem für den myeloarchitektonisch Erfahrenen unschwer ein topistischer Unterschied der beiden Furchenwände zu erkennen ist, indem die linke im ganzen nicht nur viel markreicher, sondern auch in ihrer Horizontalschichtung andersartig, nämlich propeastriär ist, während die rechte Furchenwand nicht nur markärmer, sondern demgegenüber auch unistriär ist. Es handelt sich dabei offenbar um die präzentrale motorische Rinde (vgl. Abb. R 42 u. 43). Aber es bedürfte natürlich noch der Kontrolle an Nachbarschnitten, um den Befund zu sichern.

Was Bok in dieser Abbildung demonstrieren wollte, ist die Auswirkung der Volumen- und Anordnungskonstanz auf das Faserverhalten. Danach müssen in den bogenäußeren Schichten *V* und *VI*, die sich stark verschmälern, die horizontalen Fasern im Gegensatz zu den vertikalen Fasern (den Radii) stark zunehmen, weil das Verhältnis zwischen den horizontalen und den vertikalen Fasern sich dem Quadrat der Schichtdicke proportional ändert. In der Verlängerung der schmalen Furchenlichtung ist tatsächlich am Furchengrund eine Verdichtung der Horizontalfasern der tiefen Schichten zu erkennen, aber gleich rechts davon am Beginn der aufsteigenden Kurve der Furchenwand durchsetzt eine Auflichtung die Horizontalschichten bis zum Marklager und macht dann in der Furchenwand der breiter werdenden Rinde des neuen Feldes Platz. Solche Lichtungen, die wider die Boksche Regel meist sogar noch breiter und diffuser die Faserschichten des Furchengrundes auflichten, sind nun ein sehr häufiger Befund (vgl. die oben zitierten Feststellungen Vogts über die Änderungen des architektonischen Bildes am Fundus, in denen von Abnahme des Faserreichtums der Schichten gerade unter Einschluß der innersten Schichten die Rede war, abgesehen von der den Bokschen Erwartungen entsprechenden Verminderung der Radii). Wahrscheinlich hängt diese wesentliche Durchbrechung der von Bok entwickelten und sonst weithin gültigen Gesetzmäßigkeiten mit einem Grenzphänomen zusammen, das wir an Feldergrenzen im myeloarchitektonischen Bild beschrieben haben [*92*], und welches sehr viel deutlicher zu beobachten ist, wenn diese Grenzen sich nicht im Furchengrund befinden, sondern an schwachen Einsenkungen der Rindenoberfläche (Mulden oder Rinnen). Dies ist ein häufiges Vorkommnis, auf das wir gemeinsam mit dem Grenzphänomen im nächsten Kapitel zu sprechen kommen werden.

Im weiteren Verlauf seiner Untersuchung über den Einfluß der Rindenkrümmungen auf die Architektonik prüft Bok, welche Schicht bei den konkaven und konvexen Krümmungen jeweils ihre Breite gegenüber der Furchenwand wahrt, während ja die bogeninnen davon gelegenen Schichten einer Verbreiterung und die bogenaußen davon gelegenen Schichten einer Verschmälerung unterliegen. Diese Ebene der „isomorphen Krümmung" zeigt nun interessanterweise eine Tendenz, sich in derjenigen Körnerschicht zu lokalisieren, die in Hinsicht auf die Krümmung die *innere* ist, im Furchengrund, also in der *II*., und an Angulus oder Kuppe in der *IV*. Schicht. Und zwar wird diese Körnerschicht in über 80% der Fälle eingehalten, im Furchengrund strenger noch als am Angulus. Die andere Körnerschicht ist dann jeweils etwas dünner als die der Furchenwand. Daß es nur ausnahmsweise zur Verbreiterung einer Körnerschicht kommt, bewirkt, daß die Körner nicht verschmälert zu werden brauchen wie etwa die *V*-Pyramiden am Angulus. Auch die Notwendigkeit der Verbreiterung der Körner ist bei der geringen Verschmälerung ihrer Schicht nicht bedeutend.

Die krümmungsbedingte Transformation der Schichten hätte natürlich in den konkaven und konvexen Krümmungen der Rinde auch ganz anders gestaltet sein können. So wie sie sich verhält, resümiert Bok, ist sie bestimmt, 1. durch die *Volumenkonstanz* der die Rinde zusammensetzenden Elemente, 2. durch die *Anordnungskonstanz* dieser Elemente und 3. durch die möglichst *geringe Verformung* der *Körner*, was wahrscheinlich einem Widerstand dieser kleinsten Nervenzellen der Rinde gegenüber Formabweichungen entspringt.

Als förmliche Bestätigung des ausschlaggebenden Faktors der konstant gehaltenen Funktion für die Ordnung der Rindenelemente bei den krümmungsbedingten Transformationen kann übrigens gelten, daß die *I*. Schicht dem Gesetz der konstanten Schichtenvolumina nicht ganz unterworfen ist, sondern ihre Verbreiterung im Furchengrund und ihre Verschmälerung am Angulus hinter der Erwartung zurückbleibt. Die geringe Zahl neuronaler Elemente enthebt diese Schicht gewissermaßen dieser Notwendigkeit. Und Bok weist überdies darauf hin, daß diese Schicht systematisch und genetisch eine andere Bedeutung hat als die übrigen Rindenschichten, indem sie dem Randschleier des Neuralrohrs und der weißen Substanz des Rückenmarks entspricht.

Wir können den abschließenden Satz Boks darüber nur bekräftigen und möchten ihn daher wörtlich wiedergeben: „In diesem Gedankengang bilden die zellreichen Schichten *II—VI* die eigentliche Großhirnrinde, und muß die zellarme Schicht *I* als eine Art Deckschicht aufgefaßt werden, in der hauptsächlich assoziative Rindenfasern[1] ein Bett finden. Die Verteilung der eigentlichen (zellreichen) Rinde in fünf Schichten ist eine sekundäre Zergliederung, die der Absonderung der ersten (zellarmen) Schicht nicht analog gestellt werden darf [*12*] (S. 705).“

Bok hat nun auch Gefäßinjektionspräparate der menschlichen Hirnrinde auf ihr Verhalten gegenüber den Rindenkrümmungen geprüft und konnte hier zeigen, daß die Gefäßschlingen im Gegensatz zu den neuronalen Elementen im Prinzip eine konstante Form und eine konstante Größe zeigen, aber ihre Anordnungen in den Krümmungen ändern. Das gilt auch im Bereich der starken Zusammendrängung der *V.* und *VI.* Schicht im Furchengrund. Die Gefäßschlingen zeigen also eine Tendenz, ihre *Form* konstant zu halten als diejenige morphologische Eigenschaft, die ihre Funktion bestimmt. Bok folgert mit Recht, daß die verschiedenen in der Rinde befindlichen Gewebsarten sich unter Aufopferung *weniger* wichtiger morphologischer Eigenschaften jeweils auf solche Weise krümmen, daß die *Konstanz* ihrer *Funktion* gewährleistet sei.

Am Schluß dieses Kapitels kommt Bok zu der Behauptung, die bisherige Architektonik habe zum großen Teil krümmungsbedingte Veränderungen als Felder angesprochen, wobei er insbesondere Arbeiten Becks über die dorsale Temporalfläche und Roses über die Insel angreift. Wie weit diese Kritik der beiden Arbeiten stimmt, könnte nur an Hand der Präparate geprüft werden, wobei zugegeben werden muß, daß einige Argumente überzeugen (z. B. ist ein schmales Furchengrundfeld Roses in der Insel natürlich von vornherein auf Krümmungsbedingtheit verdächtig). Aber die Kritik Boks gegen die ganze Architektonik nach Brodmann ist natürlich in keiner Weise berechtigt, nachdem Vogt selbst sich der Problematik, wie wir zeigen konnten, durchaus bewußt war. So ist es auch ein nichts beweisender Analogieschluß, wenn Bok aus keinem anderen Grunde Vogts Feststellung von „omnilaminären Strukturdifferenzen“ und die Forderung solcher Differenzen (d. h. in allen Schichten eintretende Änderungen an der Grenze zweier Felder) angreift als dem, daß die Rindenkrümmungen auch Änderungen aller Schichten bewirken. Gerade ein der Vogtschen Architektonik durchaus nicht unkritisch gegenüberstehender Forscher aus der Cajalschen Forschungsrichtung wie Lorente de No hat dieses Vogtsche Postulat von seinem Standpunkt aus bekräftigt, da die corticalen Neurone in Ketten angeordnet seien und die Änderung *eines* Neurons daher Änderungen der, Zellen *aller* Schichten einschließenden, Neuronenketten nach sich ziehen müsse.

[1] Auf die Ausnahme der basalen Riechrinde und ihrer Grenzgebiete kommen wir bei der Orbitalrinde zu sprechen.

Wir glauben, damit die Bedeutung der Bokschen systematischen geometrisch-statistischen Durchdringung der Rindenarchitektonik für das architektonische Arbeiten gezeigt, aber auch auf die Grenzen der Methodik hinreichend hingewiesen zu haben.

b) Die topistischen Grenzen und das Windungsbild

Wie wir einleitend ausführten, war das Verhältnis der Rindenarchitektonik, als sie zu Anfang des Jahrhunderts auf den Plan trat, zur herrschenden Lehre

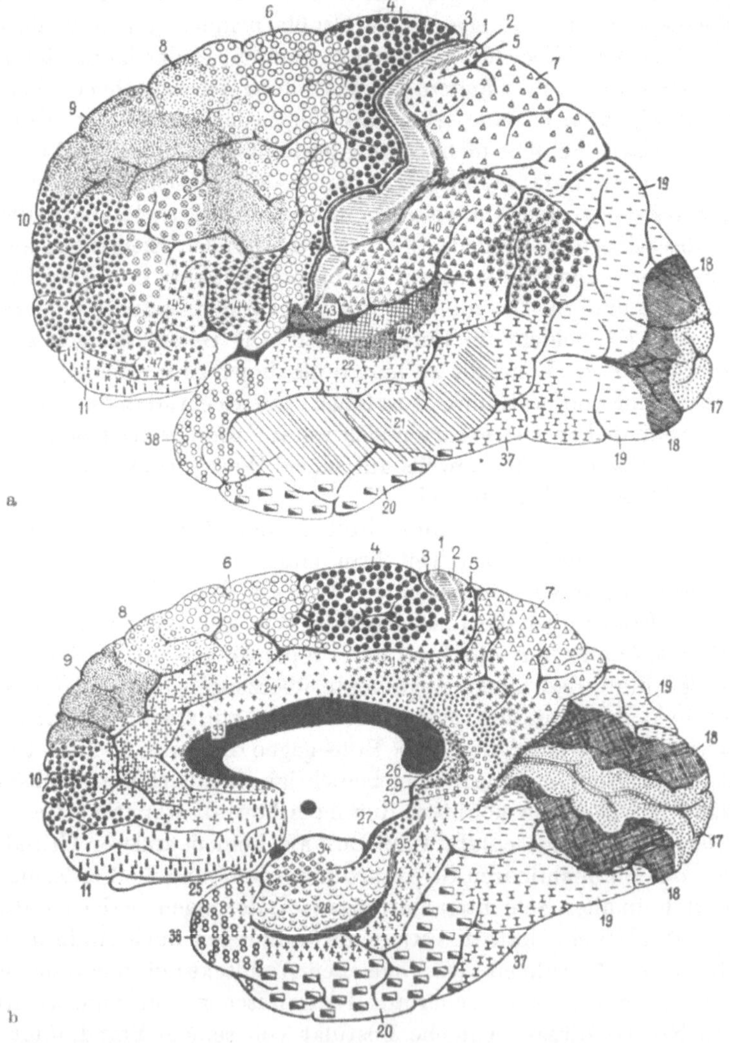

Abb. 6a u. b. Cytoarchitektonische Felderung des menschlichen Großhirns nach BRODMANN (1909)

vom Windungsbild als Mittel der Lokalisation ein durchaus gegnerisches. Wie fast immer, wenn eine neue Forschungsrichtung eine alte ablöst, besteht dabei die Gefahr, daß wertvolle Ergebnisse der alten Richtung zunächst vernachlässigt werden.

So war insbesondere BRODMANN, dessen cytoarchitektonisches Hauptwerk „Die vergleichende Lokalisationslehre der Großhirnrinde“ zu Anfang dieser Epoche

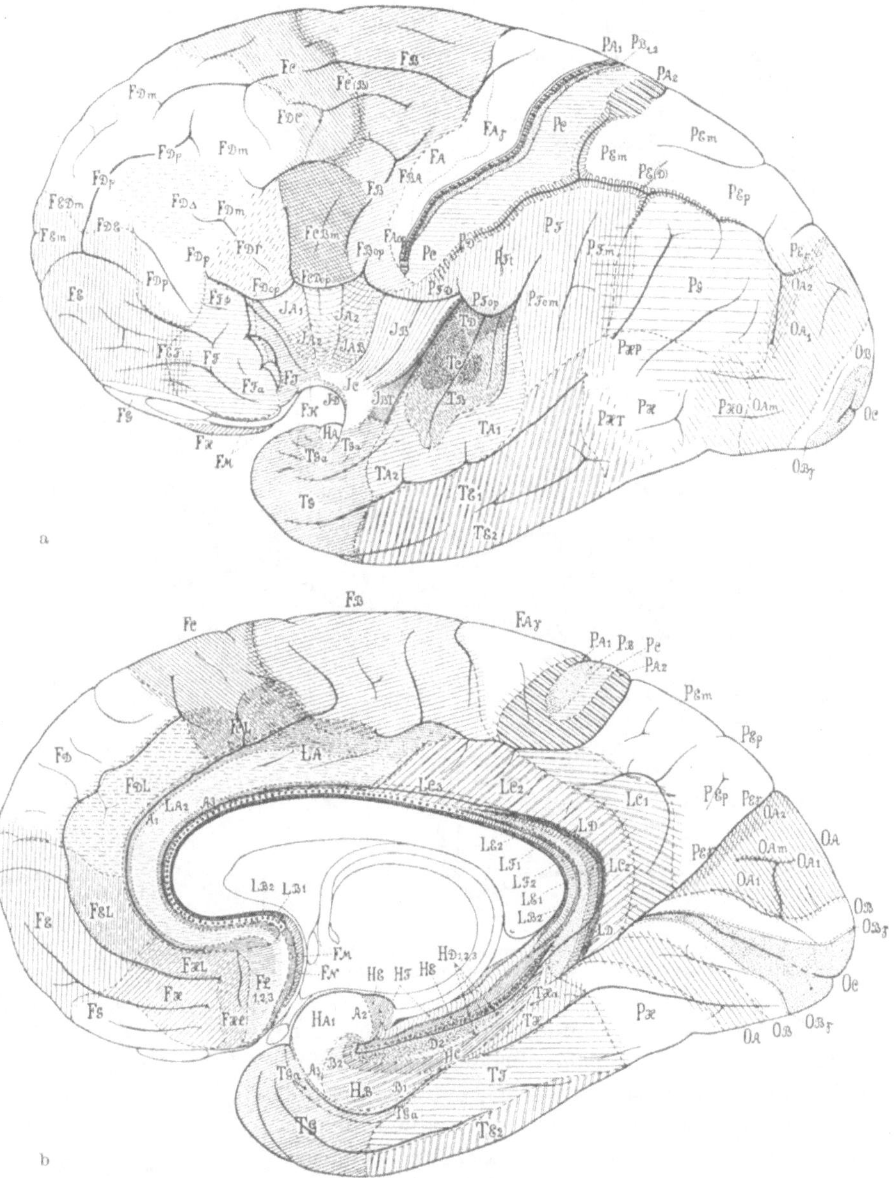

Abb. 7a u. b. Cytoarchitektonische Felderung des menschlichen Großhirns nach v. ECONOMO u. KOSKINAS (1925)

einen förmlichen Siegeszug antrat, stolz darauf, mit den Gliederungen des herkömmlichen Windungsbildes möglichst wenig gemein zu haben, wie man seinen Äußerungen über diesen Gegenstand entnehmen kann. Ja, seine neuen Felderkarten vom menschlichen Gehirn schienen dem auch ganz recht zu geben, da sie

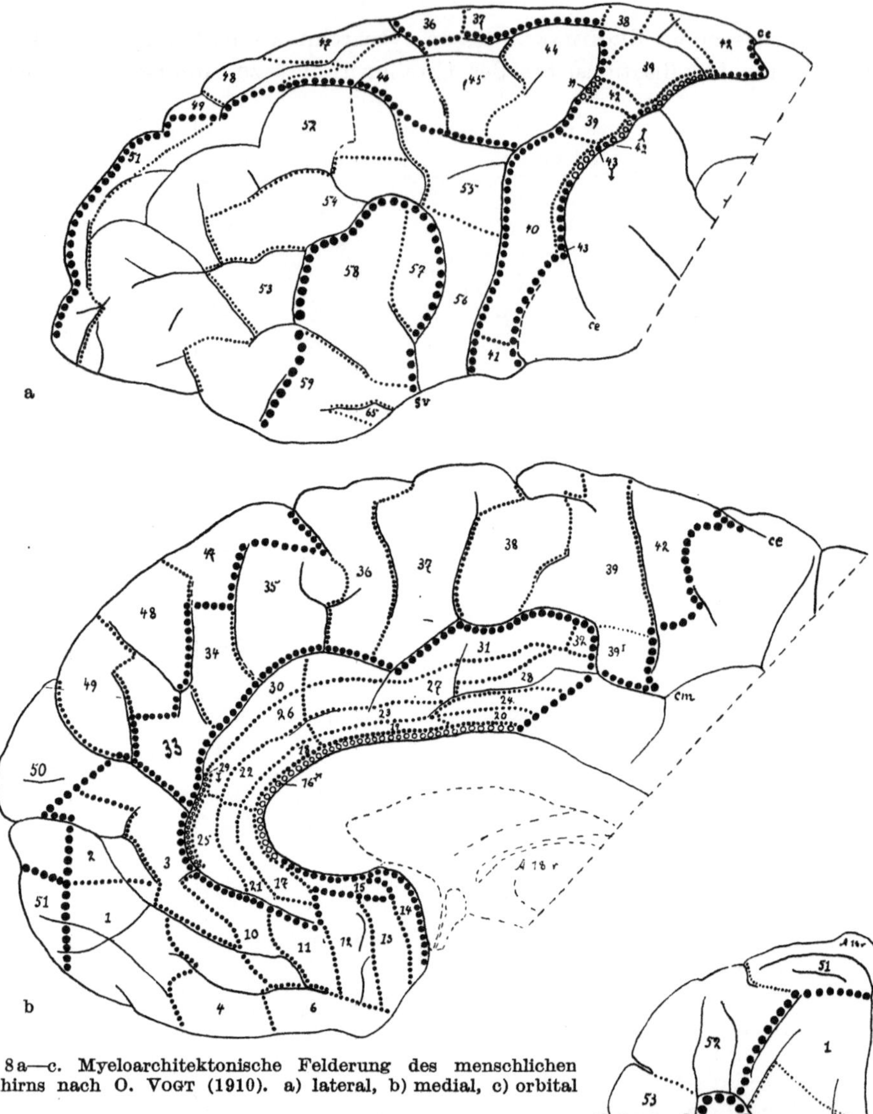

Abb. 8a—c. Myeloarchitektonische Felderung des menschlichen Stirnhirns nach O. Vogt (1910). a) lateral, b) medial, c) orbital

weithin die bis dahin geltenden Markierungen der Hauptfurchen und -windungen überspülten (Abb. 6). Auch die von v. Economo vorgelegte cytoarchitektonische Felderkarte ähnelte darin der Brodmannschen durchaus (Abb. 7). Es war der kleinere Teil der Felder, die beispielsweise im Frontalhirn Furchen als Grenzen aufwiesen. Außer der seit langem vergleichend-morphologisch und reizphysiologisch gesicherten caudalen Grenze der motorischen Region im Sulcus centralis waren es bei beiden Forschern auf der Konvexität nur die Felder der 3. Frontalwindung, die durch den Sulcus praecentralis, den Ramus ascendens und den Ramus horizontalis der Fissura Sylvii voneinander getrennt waren.

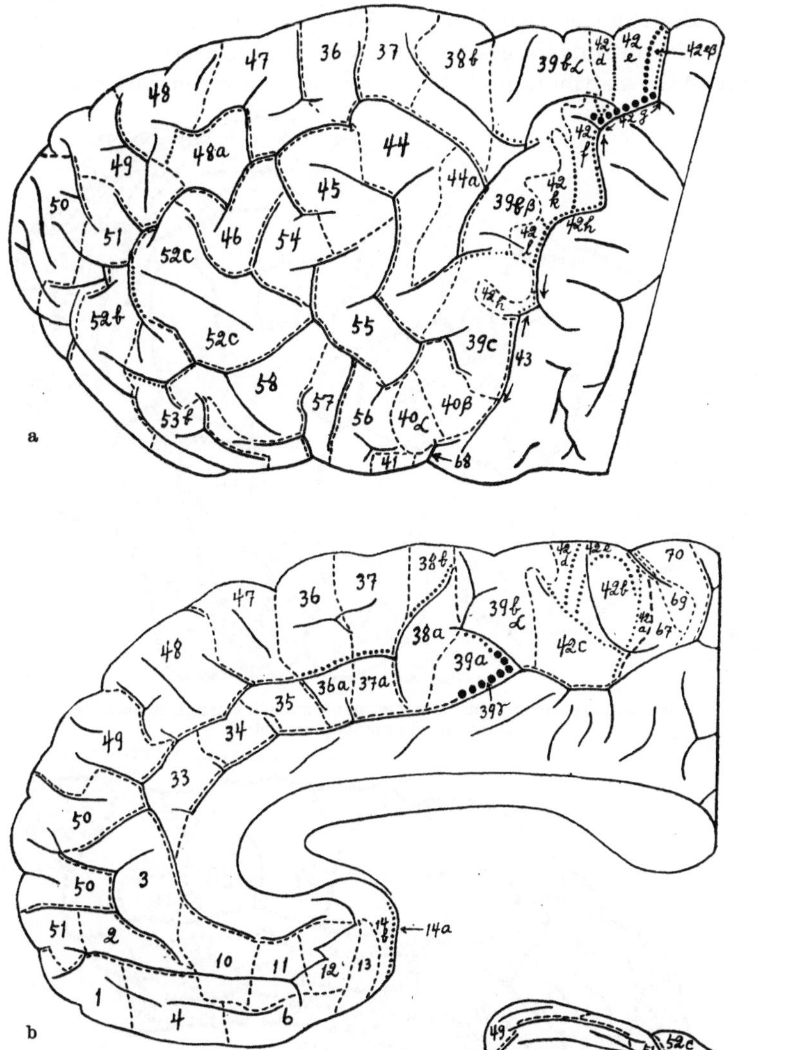

Abb. 9a—c. Cytoarchitektonische Felderung des menschlichen Stirnhirns nach NGOWYANG (1934). a) lateral, b) medial, c) orbital

Ein anderes Bild ergaben die ersten von O. VOGT vorgelegten myeloarchitektonischen Karten des Stirnhirns mit ihrer sehr viel gößerern Felderzahl (Abb. 8). Hier sind die Feldgrenzen sehr viel häufiger, insbesondere auch auf der 1. und 2. Frontalwindung, an Furchen gebunden. Dies steht wiederum in Übereinstimmung mit ELLIOT SMITH' Felderkarte, die er auf Grund seiner oben erwähnten makroskopischen Methodik entwickelt hatte. Ja, SMITH hatte sich die Aufklärung der Beziehungen zwischen den Feldergrenzen und den Furchen der Großhirnrinde direkt zur Aufgabe gesetzt, lautete doch der Untertitel seiner Arbeit „being an account of the distribution of the anatomically distinct cortical areas and their

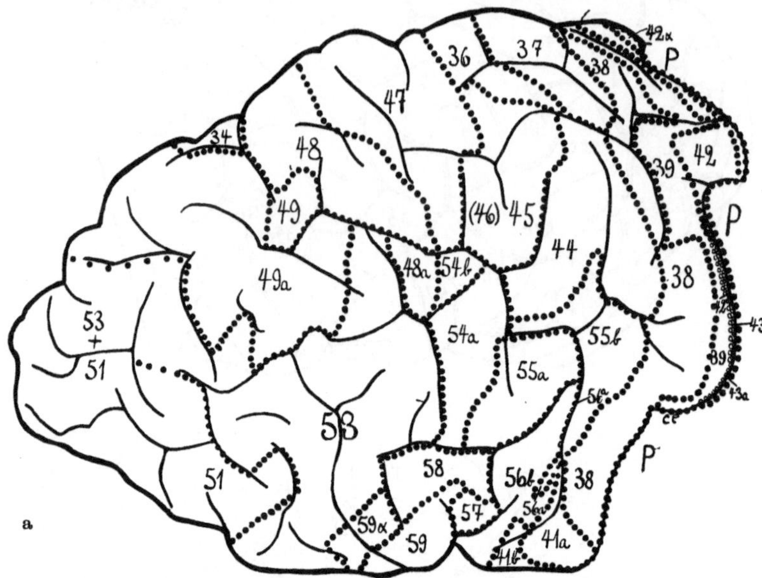

Abb. 10a—c. Myeloarchitektonische Felderung des menschlichen Stirnhirns nach STRASBURGER (1937). a) lateral, b) medial, c) orbital

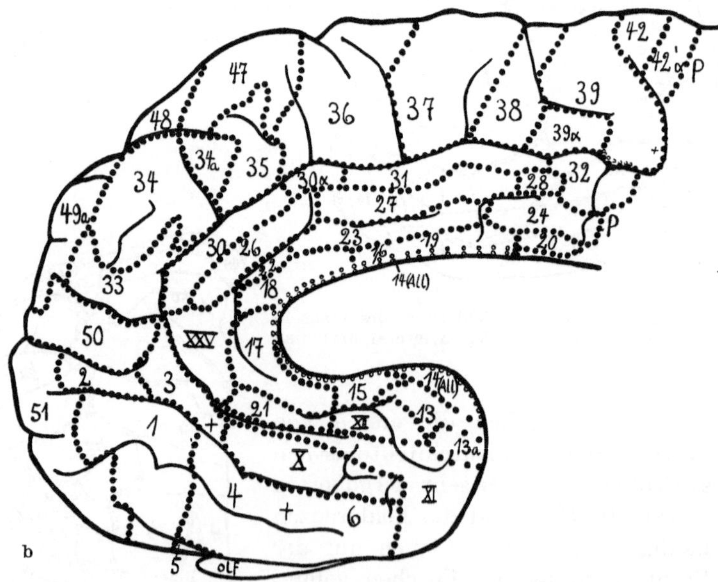

relationship to the cerebral sulci“ [*96b*]. Und das Resultat dieser Bearbeitung war, daß die große Mehrheit der von ihm gefundenen Feldergrenzen an den Fundus von Furchen oder dessen unmittelbare Nähe gebunden war. Diese grundlegenden Feststellungen von SMITH gerieten über den späteren großen architektonischen

Arbeiten in Vergessenheit, obwohl die Felderkarten der Vogt-Schule damit durchaus nicht im Widerspruch standen. Das gilt auch für die sorgfältige cytoarchitektonische Gliederung der Frontalrinde durch NGOWYANG (Abb. 9) und die nicht minder sorgfältige myeloarchitektonische Gliederung der Frontalrinde durch STRASBURGER (Abb. 10), die selbstverständlich an ganz anderen Gehirnen gewonnen wurden und auch in Form der Einschaltung von Zwischenfeldern oder Einsparung einzelner Felder ein durchaus eigenes Ergebnis zeitigten bei Übereinstimmung in den großen Linien. Der Einwand, daß seine Schüler der Faszination des Lehrers unterlegen seien, gilt hier sicher nicht, denn VOGT hatte ebenfalls auf die Furchenbeziehung der Feldergrenzen keinen Wert gelegt, sie überhaupt nur als Nebenbefund konstatiert. In dem diesem Gegenstand gewidmeten Kapitel seines Standardwerkes über die Rindenarchitektonik, den von uns schon mehrfach zitierten „Allgemeineren Ergebnissen unserer Hirnforschung", wird die Furchenbindung von Feldergrenzen durchaus als unwesentliche Erscheinung behandelt, die vor allem ohne Nutzen für die praktische Lokalisation sei. VOGT weist besonders auf die geringe Furchenbindung der Feldergrenzen im Cercopithecinen-Gehirn hin, die allerdings bei dessen Furchenarmut nicht weiter Wunder nimmt. Als Einwand macht er weiter geltend, daß innerhalb der Furchenwand zuweilen auch ein intrasulcales Feld liege, wie das oben erwähnte verkörnelte Feld *3b* BRODMANNS in der caudalen Furchenwand der Zentralfurche, außerdem sei die Grenze häufig zumindest nicht im Fundus der Furche gelegen. VOGT sieht sich jedoch zu der Bemerkung veranlaßt: „Immerhin bilden aber doch zumeist die Furchen Grenzlinien zwischen architektonischen Feldern" [*108*] (S. 378). Und das ist tatsächlich der unwiderlegliche Eindruck, den die architektonischen Karten VOGTS und seiner Schüler vermitteln.

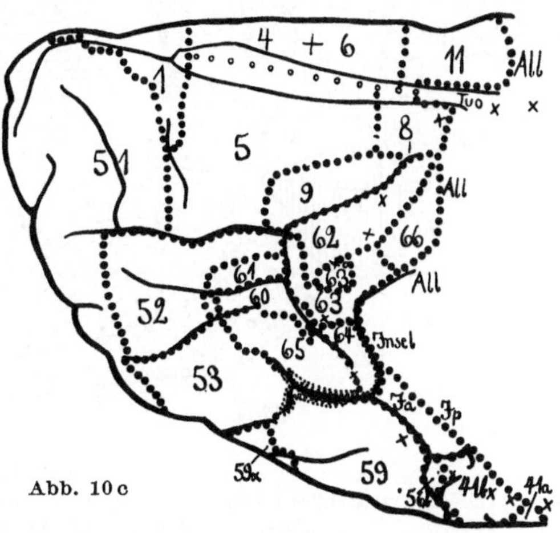

Abb. 10c

Der Grund, warum die Karten BRODMANNS und v. ECONOMOS in diesem sehr wesentlich erscheinenden Punkte — abgesehen von der geringeren Felderzahl — abweichen, scheint uns in der Frage des technischen Vorgehens begründet. Sowohl BRODMANN als auch v. ECONOMO haben, was ihnen von VOGT auch zum Vorwurf gemacht worden ist, nicht mit geschlossenen Hemisphärenschnittserien gearbeitet, sondern mit kleineren Blöckchen, deren Felderungsergebnisse nachträglich zum Ganzen rekonstruiert wurden. Diese Methode führt aber zu starken Anschnittverlusten und verhindert eine Kontinuität der Grenzfindung. Sie erschwert so eine ganz exakte Grenzbestimmung — wohl auch ein Grund dafür, daß die beiden Forscher zum großen Teil zu Arealen gelangten, die in unseren Augen Feldergruppen darstellen. Allerdings sind ihnen dadurch, wie wir noch zeigen werden, auch ein paar grundlegende Fehler in der Gliederung des Stirnhirns unterlaufen. *Eine sichere Felderbestimmung bleibt eben abhängig von dem zuverlässigen Auffinden der Grenzen.*

Bei der Vermehrung der Zahl der abgrenzbaren Areale gegenüber der Annahme BRODMANNS ist zu bedenken, daß dieser immerhin einen der ersten Schritte in ein Neuland tat und auch noch kein physiologisches Bedürfnis für eine weitergehende Parzellierung der Hirnrinde

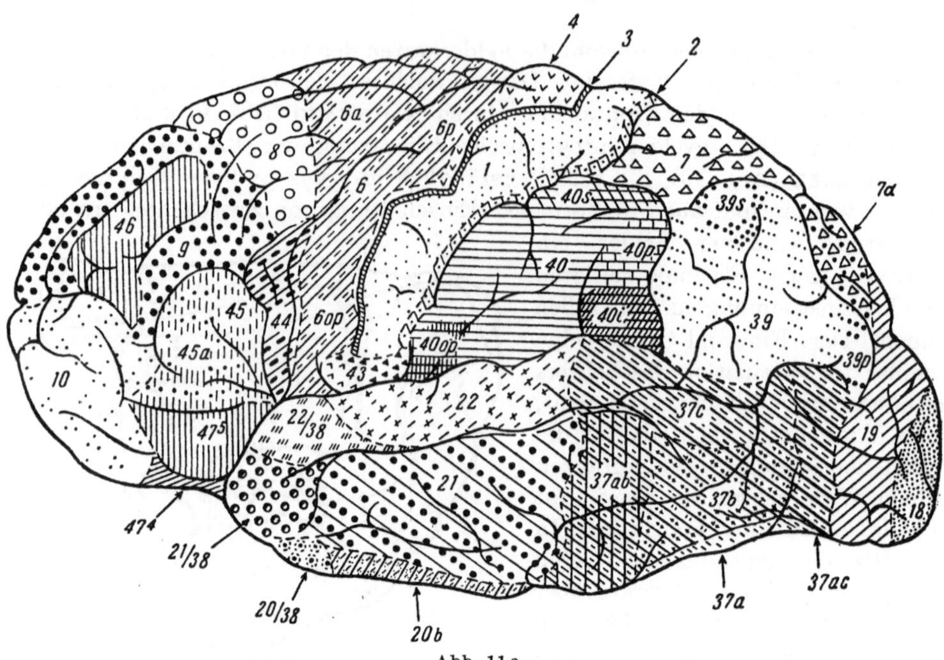

Abb. 11a

Abb. 11a—d. Cytoarchitektonische Felderung des menschlichen Großhirns nach SARKISSOW et al. (1955). a) lateral, b) medial, c) dorsal, d) frontopolar

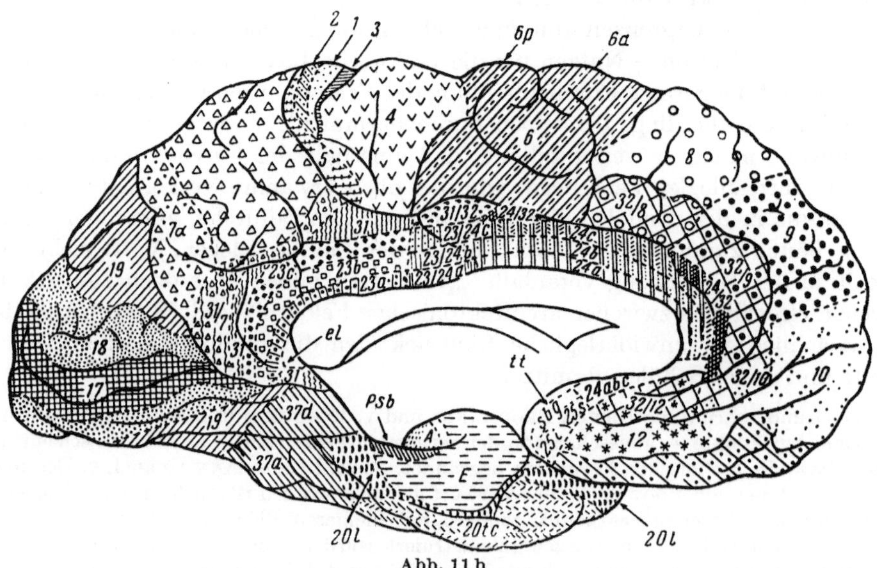

Abb. 11b

bestand. VOGT, der sich bei seinen Reizversuchen an Meerkatzen der cytoarchitektonischen Karten BRODMANNs bediente, hat dann auf Grund der Reizbeantwortungen bei seiner hochdifferenzierten Methodik sehr bald die cytoarchitektonischen Areale BRODMANNs auch cytoarchitektonisch weiter untergliedern müssen und können. Auf diese auch heute noch unübertroffenen Ergebnisse von VOGT werden wir noch im einzelnen zu sprechen kommen.

Auf diese Weise ist es geschehen, daß die von VOGT ergänzte Brodmannsche Felderung bei den neurophysiologisch interessierten Forschern aller Welt bekannt und anerkannt wurde und bis heute die Grundlage ihres Arbeitens geblieben ist.

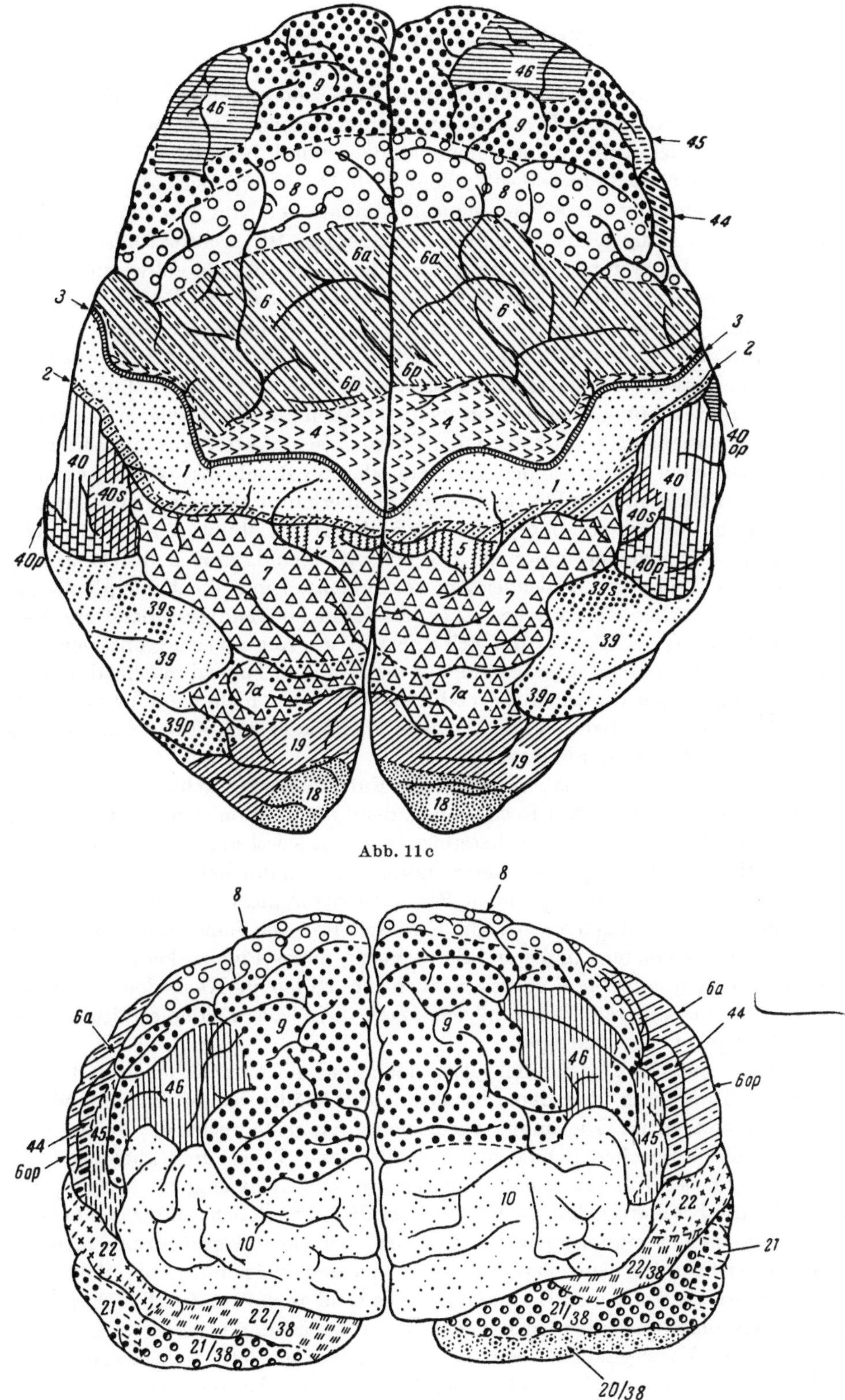

Abb. 11c

Abb. 11d

Übrigens ist v. Economo in Wirklichkeit auch schon zu einer weitergehenden Gliederung der Großhirnrinde als Brodmann gekommen, was seinen Hirnkarten auf den ersten Blick nicht zu entnehmen ist, denn durch besondere Schraffur sind darin nur seine 57 „Hauptfelder" gekennzeichnet; er unterscheidet aber noch weitere 50 regelmäßig zu beobachtende Modifikationen von arealem Charakter innerhalb dieser Hauptfelder, so daß er zu insgesamt 107 architektonischen Einheiten gelangt. Diese unterteilenden Felder, die gleichwohl als vollwertige Areae beschrieben werden, sind nur mit ihren *Buchstabensymbolen* in die Rindenkarten eingezeichnet; für sie werden also überhaupt keine Grenzen angegeben, sondern nur im Text ihre allgemeine räumliche Orientierung innerhalb des Hauptfeldes beschrieben. Dieses Vorgehen ist durchaus absichtsvoll und soll den Mangel sicher faßbarer Grenzen zum Ausdruck bringen. Ja auch für die große Masse seiner Hauptfelder postulierte v. Economo den Übergangscharakter. Nur am Rande der primärsensorischen Felder wie der A. striata oder am Rande der extrem gebauten allocorticalen Rindenfelder läßt er scharfe, ja überhaupt sicher faßbare Grenzen gelten, was in der Feststellung gipfelt, daß die Grenzziehung, bis auf die Ausnahmen der Primärfelder, innerhalb des neocorticalen Isocortex durchaus subjektiv sei, da Übergänge fließender Art vorherrschten und die Feldergliederung also „ein zwar etwas willkürliches, aber immerhin notwendiges Mittel zur Verständigung sei". Ganz offenbar hat sich v. Economo, so groß seine sonstigen Verdienste um die Cytoarchitektonik sind, aus der Not eine Tugend machend, um die Grenzfindung, da sie bei seiner Methodik erschwert ist, nicht bemüht und statt dessen das Axiom der Grenzenlosigkeit, des Fließenden, für die Hauptmasse des homotypischen Isocortex aufgestellt.

Dabei könnte, gewissermaßen aus großer Entfernung betrachtet, das Bild des homotypischen Isocortex ihm Recht geben, denn überall von seinen Rändern, sei es den allocorticalen, sei es den heterotypischen isocorticalen (verkörnelte sensorische Rinde und verpyramidisierte motorische Rinde) gehen, wie wir noch zeigen werden, auf die angrenzenden Regionen Strömungs-, um nicht zu sagen Differenzierungsrichtungen aus, die die Eigenschaften der Felder bestimmen. Nur eben zeigt bei genauerer, „näherer" Betrachtung dieses Fließen kein *stetiges* Gefälle, sondern ein *unstetiges*, gewissermaßen ein Fallen in Kaskaden von einer Feldergrenze zur anderen. Dieses „*Gradationsprinzip*" der Feldergestaltung wird uns noch eingehend beschäftigen.

Allerdings sind die Einzelstufen relativ klein und nicht immer leicht zu fassen, so daß die Täuschung über den Charakter des Gefälles bis zu einem gewissen Grade verständlich ist. Die immer wiederholten Angriffe gegen die Felderungsergebnisse der Vogtschen Schule beruhen auf dieser Täuschung, abgesehen davon, daß sie meist von Forschern stammen, die sich nicht eingehend genug mit Architektonik beschäftigt haben. Übrigens ist dieser Stufencharakter der Felderordnung im myeloarchitektonischen Bild, das bei Lupenvergrößerung mehrere Felder nebeneinander beurteilen läßt, besser zu demonstrieren (Abb. R 42—51) als im cytoarchitektonischen Bild, und so ist es wohl auch kein Zufall, daß die nur cytoarchitektonisch arbeitenden Forscher dieser Täuschung unterlegen sind.

Nach dieser Vorwegnahme, die das verschiedenartige Verhältnis der Architektoniker zu der Furchengebundenheit der Grenzen zum Ausgang hatte und seine grundsätzlichen Auswirkungen zeigen sollte, bleibt noch eine andere wesentliche

Beziehung der topistischen Grenzen zur Rindenoberfläche zu erörtern. Sie sei an Hand der eigenen Erfahrungen dargestellt. Im Laufe meiner am Neustädter Hirnforschungsinstitut unter Professor VOGT begonnenen, anfänglich *cyto*architektonischen Studien über die Frontalrinde fiel mir sehr bald eine häufige Bindung der Feldergrenzen an Mulden und Rinnen der Großhirnoberfläche, also an unvollständige Furchen auf. Hier kommt der störende Faktor der von BOK so klar herausgearbeiteten Schichtenverschiebungen und Zellverformungen nicht in Betracht, da es sich oft nur um oberflächliche Einkerbungen handelt, die die tieferen Schichten kaum beeinflussen. So kann man hier ohne störende Einflüsse auf die Architektonik die Felder sich unmittelbar begegnen sehen. Diese meine Erfahrung war in den Vogtschen Arbeiten nirgends schriftlich niedergelegt, sie wurden mir von ihm aber als ein häufiger Befund mündlich bestätigt. Es ist das natürlich auch ein Befund, der in den Felderkarten bisher keinen Niederschlag gefunden hat, da das feinere Oberflächenrelief der Hirnrinde hier nicht mit zur Darstellung kommt. Später erfuhr ich von HASSLER, daß es zu der Zeit, als noch im Vogtschen Institut vorwiegend Rindenarchitektonik betrieben wurde, dort Hausgespräch war, daß die Feldergrenzen häufig an diese schwächeren Einsenkungen gebunden sind. Bei genauerem Zusehen fand sich dann auch bei einem seiner Schüler, BECK, ein Hinweis auf diese Bindung. In der Zusammenfassung seiner Arbeit über die *myeloarchitektonische* Felderung des in der Sylviischen Furche gelegenen Teiles des Schläfelappens beim Schimpansen, in der er allgemeinarchitektonische Erfahrungen auch der Architektonik am Menschenhirn behandelt und die oben erwähnte Koinzidenz von Furchen und Feldergrenzen berührt („die Furchen bilden durchweg Feldergrenzen"), schreibt er im Anschluß daran (S. 408): „*Sehr oft kommt es an der Grenze zweier Felder zu einer seichten Einbuchtung der Rinde*. Man kann diese Einbuchtung sehr gut von Gefäßfurchen unterscheiden. *Diese Einbuchtungen betrachten wir als abortive Furchen.*" (Die Hervorhebungen stammen von BECK selbst.)

Diese Erfahrung der Muldenbindung der Grenzen konnte also getrennt *cyto-* wie *myeloarchitektonisch* gewonnen werden und ist von mir auch vergleichend cyto- und myeloarchitektonisch nachträglich an Nachbarschnitten gesichert worden. Ja mehr noch als das. Es gelang, sowohl im Zellbild als auch im Markfaserbild an diesen muldengebundenen Grenzen ein *Grenzphänomen* darzustellen, das gleichsam als schmale neutrale Zone die beiden angrenzenden Felder bis zu einem gewissen Grade voneinander trennt. Da diese Grenzphänomene mir der Ansatzpunkt geworden sind, der Frage der *Verursachung* der Bindung der Feldergrenzen an die Einsenkungen der Rindenoberfläche nachzugehen und damit der Frage der Windungs*bildung*, sollen sie in dem nächsten, diesem Gegenstande gewidmeten Kapitel besprochen werden.

Grundsätzlich ist hier noch festzustellen, daß sich bei unserem cyto-myeloarchitektonischen Arbeiten ein *vollkommenes Zusammenfallen* der cyto- und myeloarchitektonischen Grenzen und damit der umgrenzten architektonischen Einheiten ergeben hat. Dieser Befund konnte eben häufig durch den Nachweis eines Grenzphänomens noch gesichert werden. Dabei ist es so, daß manche Grenze sich leichter *cytoarchitektonisch* und manche sich besser *myeloarchitektonisch* sichern läßt, weswegen die gegenseitige Abstützung der Befunde besonders wertvoll ist. Solche Grenzen werden ja auch mehrmals an *verschiedenen* Tagen überprüft und erst bei nachträglicher Bestätigung des früher erhobenen Befundes endgültig ausgewertet.

Es ist wohl zweckmäßig, noch einmal die im vorigen Kapitel behandelten Einflüsse der Rindenkrümmung auf das architektonische Bild, wie sie von Bok ihre schärfste Herausarbeitung erfahren haben, unseren hier dargelegten Erfahrungen der Bindung der topistischen Feldergrenzen an Einsenkungen der Rindenoberfläche zu konfrontieren. Für die Mulden und Rinnen selbst kann der Einfluß als unerheblich und gut überblickbar betrachtet werden, links und rechts von diesen schwachen Einsenkungen finden wir uns aber auf der gleichartig gekrümmten oder auch ebenen Kuppe, oder im Falle einer intrasulcalen Mulde auf der ebenen Furchenwand. *Hier* gefundene architektonische Unterschiede können also nicht *topisch*, d. h. also nicht krümmungsbedingt sein, sondern müssen *topistischer* Natur sein. Wie steht es nun mit der Fehlermöglichkeit in bezug auf Grenzen in der Tiefe der Furchen ? Hier sind im Fundus die topischen Einflüsse oft so groß, daß Felderänderungen erst in einer gewissen Entfernung davon in der Furchenwand sicher erkannt werden können und der engere Fundus gleichsam als unbestimmbare Zone zwischen zwei Feldern imponiert, die auf den beiden Furchenwänden beginnen. Eben dies ist auf Grund unserer Erfahrungen eine sehr häufige Lokalisation der Feldergrenzen. (Übrigens haben neben Riegele und Strasburger auch der v. Economo-Schüler Stengel [*102*] die Furchengebundenheit topistischer Feldergrenzen konstatiert.) Und auch hier ist keine Täuschungsmöglichkeit im Sinne von Bok zu sehen, denn beide Furchenwände sind ja im Krümmungsverhalten im wesentlichen gleichartig, bis auf die oben erwähnte Einschränkung, wenn es sich um eine auch in ihrer Längsrichtung gekrümmte Windung handelt, und diese Täuschungsmöglichkeit wird ja dadurch ausgeschaltet, daß wir stets an fortlaufenden Schnitten feldern. Selbstverständlich werden dann auch die beiden Kuppen miteinander verglichen, und als topistisch gesichert werden Felder nur dann angesehen, wenn sowohl Furchenwand als auch Kuppe einerseits und Furchenwand und Kuppe andererseits sich architektonisch disparat verhalten.

Dieses regelhafte Grenzvorkommen schließt also wiederum eine krümmungsbedingte Täuschung im Sinne von Bok aus. In seinem Sinne wäre übrigens eher eine Feldergrenze am Angulus (wie wir sie kaum gefunden haben!) verdächtig gewesen, denn dann wären topisch verschiedenartige Rindenabschnitte als topistisch verschieden erklärt, was eine Täuschungsmöglichkeit einschließt. Nicht verwunderlich ist dagegen, daß Bok die Bemerkung Becks in der oben genannten Arbeit, daß der ab- und aufsteigende Schenkel der Furche häufig einen verwandten Bau zeige, angreift. Diese Verwandtschaft könnte allerdings topisch bedingt sein und die topistischen Unterschiede überlagern.

Hier ist der Platz, noch einmal auf v. Economos methodisches Vorgehen bei der architektonischen Gliederung einzugehen. Die Blöckchenmethode des Aufarbeitens der Hemisphären wurde von ihm ja höchst absichtsvoll gewählt, und zwar wurde die Hirnrinde systematisch so in Scheiben von 4—5 mm Dicke zerteilt, daß nach Möglichkeit senkrechte Schnittebenen der Windungen entstehen sollten, um die sonst unumgänglichen Schrägschnitte im Präparat zu vermeiden. Daß dieses senkrechte Anschneiden der Windungen nur bis zu einem gewissen Grade möglich ist, lehrt jede genaue Betrachtung der Hirnoberfläche mit den mindestens streckenweisen mehrfachen Krümmungsebenen der Windungen. v. Economo hat, um mehrere Windungen nebeneinander senkrecht anzuschneiden, daher zu dem Kunstgriff Zuflucht genommen, eine entsprechend gekrümmte Schnittführung zu wählen, so daß schalenförmige Scheiben resultierten. Bei dem eben erst angehärteten Material ließ sich zwar nachträglich durch Einpressen zwischen zwei Objektträger eine ungekrümmte Ebene der Scheibe durch „*Entzerrung*" der *Krümmungen* herstellen, aber *Verzerrungen* des *Rindenbildes*, wie sie v. Economo durch seine Methodik vermeiden wollte, schleichen sich durch diesen mechanischen Ausgleich der Krümmungen gleichsam durch die Hintertür wieder ein. Es ist natürlich klar, daß auf diese Weise zuvor konvexe Teile der Scheibe eine relative Zusammendrängung und zuvor konkave Teile der Scheibe eine Dehnung erfahren. Eine gewisse Verfälschung des Rindenbildes dieser gekrümmten Scheiben bleibt also nicht aus — eine Verfälschung, die vielleicht deswegen gefährlicher ist, weil sie sich nicht so klar kund tut wie die Verzerrung des Schrägschnittes. Letztere erkennt man nach einiger Erfahrung im architektonischen Arbeiten im Zellbild an den Pyramidenzellen, deren Spitzendendrit sich ja nur in der üblichen Weise darstellt, wenn die Zelle in der Längsrichtung getroffen ist, besser noch im Markfaserbild an der Art, wie die Radiärfaserbündel, die die Rinde senkrecht durchsetzen, sich darstellen.

Insbesondere im Markfaserbild sind leichte Schrägschnitte der Windungen auch durchaus verwertbar, da sich seine Beurteilung zum großen Teil auf das gegenseitige Verhalten der Horizontalfaserschichten und insbesondere der Baillargerschen Streifen stützt, das dadurch wenig beeinflußt wird.

Daß auch die Blöckchenmethode des möglichst senkrechten Anschneidens der Windungen gerade cytoarchitektonisch ihre Vorteile hat, soweit sich Krümmungen der Scheiben vermeiden lassen, ist außer Zweifel. Natürlich lassen sich so topisch gleiche Bezirke der Windungen noch genauer miteinander vergleichen und vergleichbare Messungen der Rinden- und Schichtendicke durchführen, wie es v. ECONOMO getan hat. Aber man muß auch dabei immer der topisch innewohnenden Verschiebungen je nach Windungsform eingedenk bleiben, wie sie von BOK so exakt dargestellt worden sind.

Wir möchten also annehmen, daß diese Methodik für Spezialfragen ihren Wert behält, wollen aber um keinen Preis auf die Serienschnittmethode der Vogtschen Schule verzichten, da nur diese, durch Meidung der Substanzverluste zwischen den Blöckchen (immerhin mehrere Hundert pro Gehirn!) und bei deren Anschnitt mit dem Mikrotom, die Kontinuität eines ganzen Hirnlappens wahrt und das Kommen und Gehen der Felder, so z. B. ihr primäres Erscheinen auf einer Tiefenwindung, ehe diese auf die Konvexität tritt, erfassen läßt; und gerade diese möglichst unmittelbare Betrachtung der Aufeinanderfolge hat, wie wir noch genauer ausführen werden, ihren besonderen Erkenntniswert.

Wir haben also gezeigt, daß die Hirnkarten von VOGT und seinen Schülern — beinahe wider Willen — als Ergebnis der feineren Felderscheidung doch eine häufige Furchenbindung der Feldergrenzen zeigen, die auch von VOGT wie von BECK aufgezeichnet und als Problem angeschnitten worden ist. Übrigens hat sich auch der spezielle myeloarchitektonische Bearbeiter des Stirnhirns, STRASBURGER, zu der Häufigkeit der Furchenbindung der Grenzen bekannt.

Ferner konnten wir zeigen, daß dabei die vorherrschende Lage der Feldergrenzen in Fundusnähe keiner Täuschungsmöglichkeit in bezug auf die angrenzenden Felder durch die von BOK besonders herausgearbeiteten Krümmungseinflüsse unterliegt, noch weniger bei den nicht minder häufigen Bindungen der Feldergrenzen an leichtere Einsenkungen der Rindenoberfläche wie Mulden und Rinnen. Über die Häufigkeit dieser Bindung der topistischen Grenzen an diese oder jene Art der Einsenkung der Rindenoberfläche möchten wir uns nach Würdigung der einschlägigen Befunde anderer Hirnforscher auf Grund unserer das besondere Augenmerk auf diesen Punkt richtenden Untersuchungen wie folgt äußern: *Die große Mehrzahl aller Feldergrenzen der menschlichen Großhirnrinde liegt in Einsenkungen der Rindenoberfläche, und zwar verläuft die Grenze bei den oberflächlichen Einsenkungen, wie den Mulden und Rinnen*[1]*, deutlich erkennbar in ihrem Grund, bei den tieferen Furchen zumindest in der Nähe des Furchengrundes, während dieser selbst topistisch mehr oder minder indifferent erscheint. Soweit Feldergrenzen auf der freien Windungskuppe angetroffen werden, handelt es sich bei genauer Serienschnittuntersuchung zumeist um die Fortsetzung von Furchen- oder Muldenabschnitten der gleichen Grenze zwischen den betreffenden Feldern.*

---

[1] Meine Befunde hinsichtlich der Häufigkeit der Mulden und Rinnen als Feldergrenzen konnten mittlerweile von A. F. SCHULZE bei der Bearbeitung des unteren Parietallappens an sechs Hemisphären bestätigt werden [*95*].

Damit wird aber in keiner Weise Wert und Bedeutung der Architektonik als Mittel der Gliederung der menschlichen Hirnrinde gemindert, schon aus dem Grunde, weil die große Variabilität des Windungsbildes bislang nur in beschränktem Ausmaß im voraus — also schon aus dem makroskopischen Bild — einer bestimmten Windung oder Teilwindung ein bestimmtes architektonisches Feld zuordnen läßt. „Bislang“ insofern, weil wir der Ansicht sind, daß mit der ordnenden Durchdringung der Variabilität des Windungsbildes und ihrer architektonischen Bearbeitung bestimmten individuellen Windungsmustern auch bestimmte Ordnungen der architektonischen Einheiten zugeordnet werden können.

Zu dieser Annahme werden wir erstens dadurch ermutigt, daß, wie wir bei der Behandlung der architektonischen Gliederung der dritten Frontalwindung sehen werden, hier die geforderte Arbeit durch systematische Untersuchungen gerade dieser, für die menschliche Pathologie bedeutungsvollen Region durch verschiedene Architektoniker zum guten Teil geleistet ist, und die Ergebnisse ganz im Sinne unserer Annahme lauten.

Für diese Annahme spricht weiterhin, daß es eine *Vererbbarkeit* des *Windungsbildes* gibt, wie sie RETZIUS schon im Jahre 1896 postuliert hatte.[1] Es liegen darüber zunächst zwei grundlegende, sehr sorgfältige Untersuchungen von KARPLUS vor, dem es gelang, aus dem reichen Wiener Sektionsmaterial insgesamt 26 direkte Blutsverwandtengruppen zu erhalten, und zwar 20 Gruppen zu je 2 Mitgliedern, 5 Gruppen zu je 3 Mitgliedern und 1 Gruppe zu 5 Mitgliedern. Es ergab sich eine eindeutige Vererbbarkeit von Besonderheiten des Windungsbildes in bezug auf Länge, Tiefe, Unterbrechungen und Anostomosen bestimmter Furchen, und zwar war diese Vererbung stets *seitengebunden.* Sie wurde nie auf die andere Hemisphäre übertragen. Diese Befunde wurden vor allem auch an den Gruppen mit mehreren Familienmitgliedern, die natürlich schwerer wiegen, gewonnen.

Besonderes Interesse verdient folgendes Ergebnis: In der zweiten Untersuchungsreihe bearbeitete KARPLUS Tiergehirne, und zwar kamen neben Hunden- und Katzengruppen auch vier Makaken mit je einem Fet bzw. Jungen zur Bearbeitung. Sowohl bei den Carnivoren als auch bei den Primaten konnte KARPLUS feststellen, daß die hier vorhandenen Furchenvarietäten weitgehend auf beiden Seiten übereinstimmend angelegt sind, sich aber in der Regel nicht auf die Nachkommenschaft vererben.

Es ist wesentlich, daß KARPLUS diesen Befund auch an Primatengehirnen erheben konnte, denn hier ist offenbar ein *Wesensunterschied* im Hirnrindenbau und seiner Vererbbarkeit aufgedeckt: Die Furchenvariabilität des Tiergehirns, die beide Hemisphären gleichsinnig erfaßt und wenig vererbbar ist, scheint von ganz anderer Natur zu sein als das mit der Ausbildung der *Lateralität* der Hemisphären sich entwickelnde, jeweils einseitig individualisierte Furchenmuster, das auch eine streng *gleichseitige* Vererbbarkeit zeigt. Natürlich wäre hier eine Prüfung der uns morphologisch viel näher stehenden Menschenaffengehirne besonders wichtig.

Es liegt nun um so näher, in dem lateralisierten, ungeheuer reichen Windungsmuster des menschlichen Gehirns einen Ausdruck höchster phylogenetischer Entwicklung zu sehen, der mit der Höherentwicklung der geistigen und seelischen Funktionen in Zusammenhang steht. Das histologische Substrat, an das diese Funktionen gebunden sind, ist aber die *topistisch* gefelderte Großhirnrinde, die Grenzen deren architektonischer Einheiten sich mit den Einsenkungen — den Mulden, Rinnen und Furchen — eben dieses Musters decken. Das Furchen-Windungs-Muster des menschlichen Gehirns, seiner scheinbaren Zufälligkeit durch den Nachweis seiner Vererbbarkeit enthoben und sein Grenzgefüge weithin mit dem architektonischen Feldermuster identisch, läßt eine Bestimmbarkeit des einen durch das andere nur als eine Frage der systematischen Erforschung erscheinen.

Die Befunde von KARPLUS werden noch durch Zwillingsuntersuchungen von RÖSSLE [*85*] und HIGETA [*45*] ergänzt. Ersteren liegt ein Sektionsmaterial von 27 eineiigen und zweieiigen Zwillingsfrüchten zugrunde. Die Eineiigkeit wurde im wesentlichen durch die Ähnlichkeitsdiagnose bestimmt. Da auch *eineiige* Zwillingsfrüchte Unterschiede in der Körpergröße und

[1] Eine Übersicht über das einschlägige Schrifttum findet sich bei PATZIG (1939).

damit in der Hirnreife aufweisen können — daß beide fest miteinander koordiniert sind, ist gerade von Rösslеs Schüler H. H. Meyer gesichert worden [*74*] — war das Untersuchungsergebnis z. T. von dem verschiedenen Reifestadium abhängig. Diese intrauterin unterschiedliche Beeinflussung auch erbgleicher Zwillinge ist auf Grund der Bedeutung entwicklungsmechanischer Faktoren für die Ausbildung des Windungsmusters, wie wir sie im nächsten der Windungsbildung gewidmeten Kapitel behandeln werden, ohne weiteres verständlich.

Trotzdem war es auch hier möglich, die Erblichkeit des Windungsbildes zu sichern, wobei die Konkordanz bei *eineiigen* Zwillingen größer war als bei *Nicht-Eineiigen*. Das Gehirn zeigte jedoch einen erheblichen Grad von „Entwicklungsfreiheit", indem das Windungsbild auch bei den eineiigen Zwillingsfrüchten neben der Gemeinsamkeit im allgemeinen Aufbau und in besonderen Furchenvarietäten doch noch zahlreiche Verschiedenheiten zeigte.

Da dieser Variationsspielraum sich größer als der für andere innere Organe eineiiger Zwillinge erwies, kam Rössle zu folgendem interessanten Schluß: „Das Gehirn ist, auch von dieser grobmorphologischen Seite betrachtet, das individuellste aller Organe, und man kann versucht sein, hier insofern von einem psychophysischen Parallelismus zu sprechen, als bei den eineiigen Zwillingen sich nichts so oft und so weitgehend als diskordant erwiesen hat, wie das Temperament, die Begabungen, die geistigen Eigenschaften überhaupt und schließlich auf pathologischem Gebiet die geistigen Erkrankungen."

Es bleiben noch die Befunde von Higeta, der Ergebnisse von morphologischen Untersuchungen an japanischen Zwillingsfeten vorlegte, denen zehn eineiige und fünf zweieiige Zwillingspaare zugrunde liegen und der zu ganz ähnlichen Ergebnissen wie Rössle kam. Auch er konstatierte das Vorhandensein eines „erblichen Einflusses auf die Reliefbildung des Gehirns" infolge größerer Konkordanz der eineiigen Zwillinge in bezug auf das Windungsbild.

Für unseren Belang ist es von Bedeutung, daß auch auf Grund dieser Untersuchungsreihe die Vererbbarkeit des menschlichen Windungsbildes als gesichert gelten kann.

Eine Vererbbarkeit des *architektonischen* Feldermusters der Hirnrinde an sich, zumindest in seinen Grundzügen, ist übrigens durch Arbeiten von Filimonoff [*36*] und Aldama [*3*] wahrscheinlich gemacht, die zeigen konnten, daß die wesentlichen architektonischen Felder sich schon im 1. Lebensjahr nachweisen lassen, also z. T. lange bevor sie ihre reife Funktion entfalten. Ihre Differenzierung ist aber zu diesem Zeitpunkt noch keineswegs vollendet, und ihre wahrscheinliche Untergliederung im Zusammenhang mit der tertiären Oberflächengestaltung der Hirnrinde (H. Jacob) werden wir im nächsten Kapitel behandeln.

Nachzutragen bleiben gewisse Beobachtungen v. Economos, die ihm, der dem Grenzproblem selbst weitgehend ausgewichen ist und daher die direkte Beziehung der Feldergrenzen zu den Einsenkungen der Rindenoberfläche nicht erkennen konnte, doch eine Beziehung zwischen den architektonischen Feldern und den Windungen nahelegten und dieses Problem als noch offen bezeichnen ließen: So wies er darauf hin, daß eine Korrelation zwischen den dünnrindigen Feldern im vorderen Frontallappen und im parieto-occipitalen Übergangsgebiet mit den hier auftretenden schmalen Windungen besteht. Für den Frontallappen hat v. Economo diesen Vorgang weiter ausgeführt. Es ist eine frühe architektonische Erfahrung (Betz!), daß im Bereich des Frontallappens von der präzentralen motorischen Rinde, die die breiteste Rinde des Großhirns darstellt, eine zunehmende Verschmälerung der Rindendicke der Felder in polwärtiger Richtung vor sich geht. Diese Verschmälerung sei nun zwischen seinem Feld *FC* (Area frontalis intermedia), das erst sehr schwach granulär ist, und seinem Feld *FD* (Area frontalis granularis) (Abb. 7) vom Übergang der breiten flachen Kuppen der *FC*-Formation in die schmalen Windungen der *FD*-Formation begleitet. Ja, wenn in einem Gehirn die schmalen Windungen schon etwas weiter caudal im sonst noch von *FC* eingenommenen Bereich begännen, dann wäre in der Regel auf diesen bereits die dünnrindige *FD*-Formation nachweisbar.

Diese felderspezifischen Windungsformen hätten — konsequent zuende gedacht — allerdings schon die Grenze von *FC* und *FD*, *zwischen* diesen verschiedenartigen Windungen liegend, also innerhalb der sie trennenden Furchen zu suchen nahegelegt.

In der Abb. 12, einer Wiedergabe aus dem v. Economoschen Textband, sind noch weitere Beziehungen von besonderen Windungstypen zu bestimmten architektonischen Regionen dargestellt. Die Windungsbildungen a, b und c herrschen im dorsalen Frontallappen, in der Zentralregion und im oberen Parietallappen vor, Windungstyp d im unteren Parietallappen, Windungstyp e in der orbitalen Rinde, und f ist schließlich der Calcarina-Typus, der von der Area striata bekleidet wird.

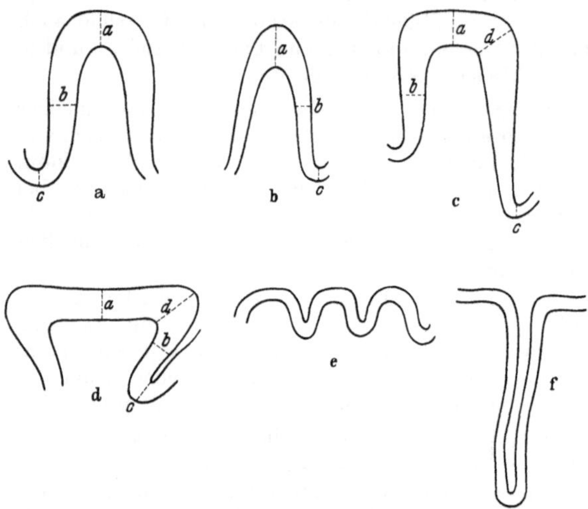

Abb. 12. Windungstypen nach v. Economo (1925). a, b, c frontale, zentrale und obere parietale Windungstypen; d unterer parietaler Windungstypus, e orbitaler Windungstypus; f Calcarina-Typus

Innerhalb der Frontalrinde wiesen wir zu Anfang dieses Kapitels darauf hin, daß hier auch die Felderschemata von Brodmann und v. Economo sich für die 3. Frontalwindung zu einer weitgehenden Furchenbindung der Grenzen bekannten. Es handelt sich bei diesem Windungszug, der die Brocasche Stelle birgt, um den überhaupt architektonisch intensivst bearbeiteten Bezirk der menschlichen Hirnrinde. Aus dem Vogtschen Arbeitskreis liegen hier wertvolle *myeloarchitektonische* Beiträge von Knauer [*65*] und Strasburger [*104*] und ein *cytoarchitektonischer* Beitrag von Riegele [*84*] vor, und außerdem hat der v. Economo-Schüler Stengel [*102*] eine spezielle cytoarchitektonische Bearbeitung der 3. Frontalwindung an acht Hemisphären durchgeführt, wobei auch er — ganz in unserem Sinne — besonders enge Beziehungen des Feldermusters zum Furchenwindungsmuster aufdecken konnte. Wir werden auf die Ergebnisse dieser Arbeiten im speziell der Frontalrinde gewidmeten Kapitel näher eingehen.

c) Die Architektonik in ihrer Beziehung zu den Phasen der Windungsbildung

Die Aufdeckung von Beziehungen der Rindenarchitektonik zur Windungsbildung war das Ergebnis von cyto- und myeloarchitektonischen Vorstudien zu dieser Arbeit, die ihren Niederschlag in zwei Publikationen fanden [*91, 92*]. Vor der Wiedergabe dieser Ergebnisse sollen die Probleme der Windungsbildung an Hand der wesentlichsten bisherigen Forschungen über diesen Gegenstand behandelt werden.

Als erstes ist der vergleichend-morphologischen Wurzel der Windungsbildung nachzugehen. Wir können uns dabei an den ausgezeichneten Londoner Kongreßbeitrag von Ariens Kappers aus dem Jahre 1913 halten: „Cerebrale Lokalisation und die Bedeutung der Furchen", da hier auch die wesentliche ältere Literatur erschöpfend behandelt wird. Zugleich handelt es sich bei diesem Beitrag um einen Höhepunkt der menschlichen Hirnforschung überhaupt, indem die ältere Forschungsrichtung über das Windungsbild hier der jungen hochdifferenzierten Architektonik der Großhirnrinde in Form von BRODMANNS damals vorliegender, aufsehenerregender „Lokalisationslehre" [*20*] zum erstenmal begegnete.

Zunächst geht es um die Relation von Körpergröße und Windungsreichtum. OWEN war hier der erste, der feststellte, daß das Gehirn der großen Katzen sehr viel windungsreicher ist als das der kleinen. Von BAILLARGER wurde dann das zugrundeliegende Gesetz erschlossen, indem er die Art der Beziehungen von Hirnvolumina zu Hirnoberfläche aufzeigte. Dieses mathematische Gesetz besteht darin, daß die Volumina *ähnlicher* Körper sich untereinander verhalten wie die Kuben ihrer Durchmesser, während ihre Oberflächen sich wie die Quadrate ihrer Durchmesser verhalten, was sehr verschiedene Proportionen ergibt. DARESTE hat die Regel von BAILLARGER weiter ausgeführt in bezug darauf, daß innerhalb der gleichen Ordnung der Säugetiere die kleineren Vertreter ein weniger gewundenes bis lissencephales Gehirn haben. Diese Regel gilt grundsätzlich auch für das Kleinhirn.

Das Baillargersche mathematische Gesetz wird eben dadurch in der Tierreihe durchbrochen, daß die Gehirne der größeren Vertreter windungsreicher und damit denen der kleineren „*unähnlich*" (im geometrischen Sinne) werden. Am konkreten Fall durchgeführt, läßt sich diese vergleichend-morphologische Wurzel der Windungsbildung wie folgt darstellen:

Die Größenzunahme des Tierkörpers zieht selbstverständlich einen zusätzlichen Rindenbedarf durch Zunahme der *sensorischen* und *motorischen* Rindenstätten nach sich. Eine einfache Größenzunahme der vorliegenden Hemisphärenoberfläche der kleineren Art würde nun die Rindenoberfläche aus rein geometrischen Gründen angenähert in der zweiten Potenz wachsen lassen, während der Rauminhalt, also im wesentlichen der Raum des Marklagers, in der dritten Potenz wüchse, d. h. weit über den Bedarf hinauswachsen würde; denn die Zahl der das Marklager füllenden, sensorischen und motorischen Projektionen der Großhirnrinde bleibt in beiden Fällen in einer direkten Relation zur Rindenoberfläche. Und der etwaige zusätzliche Bedarf an intercorticalen Verbindungen könnte die dritte Potenz keineswegs aufwiegen. Wesentlich ist dabei, daß auch durch die Zunahme der *Rindendicke* der Ausgleich gegenüber dem Markraum nicht durchgeführt werden kann, da diese nur in sehr beschränktem Maße möglich ist, worauf weiter unten eingegangen wird.

KAPPERS hat die Gültigkeit der Regel von BAILLARGER-DARESTE in seinem Beitrag für die meisten Säugetierordnungen in einer Abbildung demonstriert, indem er in der oberen Reihe jeweils das mehr oder weniger lissencephale Gehirn eines *kleinen* Vertreters der Ordnung einem windungsreicheren Gehirn eines *größeren* Vertreters der Ordnung in der unteren Reihe gegenüberstellte.

Wohlgemerkt bleibt hier die Organisationshöhe der Arten an sich außer Betracht. Ihre Steigerung könnte durch starke Zunahme der Assoziationsbahnen, eben der intercorticalen Verbindungen, sich im Gegensinne, nämlich zugunsten des Marklagers, auswirken. Daß diese Wirkung gegenüber der windungsbildenden Wirkung der Körpergrößenzunahme unerheblich ist, geht daraus hervor, daß in der Primatenreihe, wo bei den Anthropoiden gleichzeitig mit der Zunahme der Körpergröße die ausgesprochenste Steigerung der Organisationshöhe statt hat, also die gegensinnige Wirkung auf das Marklager am ehesten zu verzeichnen wäre, sich die Regel von BAILLARGER-DARESTE in Form einer besonders starken Windungszunahme ausgesprochen bestätigt.

Es bleiben nun noch ergänzende Forschungsergebnisse von JELGERSMA einzufügen, da sie die Gültigkeit dieser Regel besonders veranschaulichen. JELGERSMA hat sich auch *vergleichend-morphologisch* mit Windungsbildungsproblemen beschäftigt, wobei er die Regel von BAILLARGER-DARESTE verficht. Er stellte die Überlegung an, daß die Massenzunahme des Marklagers außer durch Faltenbildung der grauen Substanz theoretisch auch durch *Rindenverdickung* oder aber durch die *Erweiterung* der *Seitenventrikel* kompensiert werden könnte. Der erste Ausweg der Verdickung ist in der Natur kaum verwirklicht worden. So nimmt die Rindendicke bei den größten Säugern gegenüber den kleinsten nur in relativ geringem Maße zu. Für diese offenbar funktionelle Grenze liegt es nahe, das in langer Entwicklungsreihe gewordene Funktionsgefüge der Rinde mit seinen wohlgeordneten Konstellationen von Neuronen verantwortlich zu machen. LE GROS CLARK [*23*] zitiert dazu noch ein von WRIGHT erarbeitetes Argument, das darin besteht, daß mit zunehmender Rindenbreite die afferenten und efferenten Axone die Nervenzellen verdrängen würden. Das gleiche gilt bei dem hohen Blutbedarf der Hirnrinde aber auch für die Gefäße. Also auch von dieser Seite besteht eine Schranke gegenüber der Rindenverdickung.

KAPPERS hat zu diesem Thema noch den interessanten Hinweis gegeben, daß alle receptorischen Organe sich phylogenetisch nicht in der *Dicke*, sondern in der *Fläche* vergrößern, so z. B. die unteren und oberen Oliven, die Nuclei dentati und der laterale Kniehöcker der Knochenfische und Primaten. Und in Übereinstimmung damit stellt ja auch die Großhirnrinde im Ursprung ein sensorisches Integrationsorgan dar.

JELGERSMA konnte nun zeigen, daß es tatsächlich *eine* Ordnung innerhalb der Säugetierwelt gibt, deren Vertreter, obwohl sie zu den großen Säugern gehören, den anderen Ausweg der Großhirnentwicklung eingeschlagen haben, nämlich den der Ventrikelerweiterung. Es handelt sich um die in tropischen Meeren lebenden Seekühe oder Sirenen, sekundär an das Meeresleben angepaßte Säugetiere. Sie haben trotz ihrer Körpergröße außer der Fissura Sylvii überhaupt keine gut ausgebildeten Furchen und gleichen diesen Mangel gewissermaßen durch extrem erweiterte Seitenventrikel aus, indem sie den Raum für das Marklager auf diese Weise reduzieren. Das führt dazu, daß die Proportionen der Hirnteile einen *fetalen* Aspekt annehmen. Dazu trägt noch bei, daß sie auch eine relative Dickenzunahme der Rinde aufweisen. Bezeichnenderweise handelt es sich nun bei den Seekühen um eine im Aussterben begriffene Ordnung, gewissermaßen eine Sackgasse der Entwicklung, deren Vertreter nur noch in bestimmten geschützten Meeresbereichen überdauern.

Die noch sehr viel größeren Wale, die den Seekühen in keiner Weise verwandt sind, besitzen dagegen der Regel entsprechend ein äußerst windungsreiches Gehirn.

Die Ausnahme der Seekühe bestätigt also letzten Endes die Regel von BAILLARGER-DARESTE, und wir können abschließend formulieren, daß der letzte Grund zur Windungsbildung in der Phylogenese darin beruht, daß sie allein eine Oberflächenvermehrung der Hirnrinde erzielt ohne übergroße Raumvermehrung des gesamten Großhirns. Die Raumnot des in seine hinter der Entwicklung herhinkende, knöcherne Schädelkapsel eingeschlossenen Gehirns — wofür die von SPATZ besonders herausgestellten Impressiones gyrorum (digitatae) phylogenetisch in Ausdehnung begriffener Hirnteile Zeugnis sind — führt zur Oberflächennot seiner Rinde. Und aus Oberflächennot muß es zur Windungsbildung kommen. Der Mensch ist auch darin Endglied der Primatenentwicklung, indem er die windungsreichste, das Marklager tief zerklüftende Großhirnrinde aufweist. Natürlich ist dieses Entwicklungsprinzip der Rindenfaltung hier nun zugleich in den Dienst der Höherdifferenzierung getreten, indem der Flächenanteil spätdifferenzierter

Felder gegenüber den Primärregionen ungeheuer gewachsen ist. Das findet z. B. auch darin seinen Ausdruck, daß die Großhirnoberfläche des Menschen etwa dreimal größer ist als die des Schimpansen, des menschenähnlichsten unter den Menschenaffen, der an Körpermaß dem Menschen nur wenig nachsteht.

Auf einer anderen Ebene liegt nun der Nachweis ursächlicher Momente für die Bildung der einzelnen, bestimmt geformten Windung. Es handelt sich dabei um den Nachweis von im weiteren Sinne *entwicklungsmechanischen* Faktoren. Auch

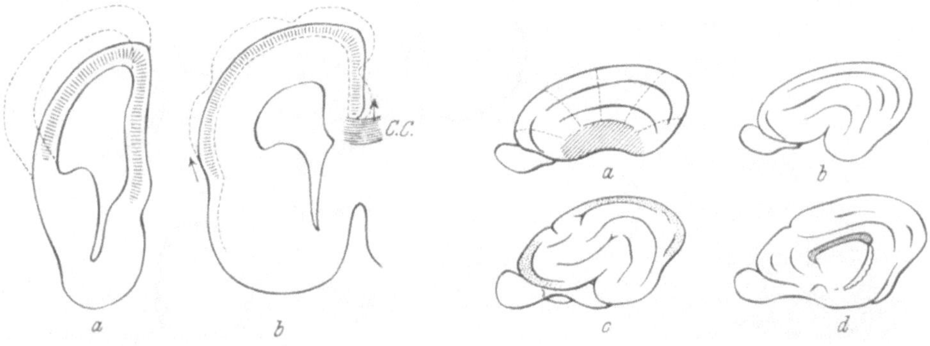

Abb. 13 Abb. 14

Abb. 13a u. b. Entwicklungsmechanische Bedingungen der Windungsbildung nach LE GROS CLARK (1947). a) Bildung der Fossa Sylvii, b) Bildung des sagittalen Windungsmusters. C. C. = Corpus callosum

Abb. 14a—d. Entwicklungsmechanische Bedingungen der Windungsbildung nach LE GROS CLARK (1947). a) Bildung von Längswindungen senkrecht zu den Linien des Druckes (punktiert), b) die ventrale Biegung der Hemisphäre führt zur Bildung einer Reihe von Bogenwindungen, c) die Großhirnhemisphäre einer Katze mit lateralem Windungsbild, d) mit medialem Windungsbild

hierüber liegt ein ausgedehntes Forschungsgut vor. Der wertvollste Beitrag aus neuerer Zeit stammt von LE GROS CLARK, ist in den von ihm in Gemeinschaft mit P. B. MEDAWAR herausgegebenen „Essays on Growth and Form" enthalten und trägt den Titel „Deformation Patterns in the Cerebral Cortex" (etwa Umformungsmuster der Hirnrinde). Auch die wesentliche *ältere* Literatur wird hier berücksichtigt.

Zunächst wird auch die von uns mit KAPPERS „Regel von BAILLARGER-DARESTE" bezeichnete Gesetzmäßigkeit zwischen Rindenoberfläche und Gehirnvolumen neu abgeleitet und begründet. Verfasser wendet sich dann der Bildung der Primärfissuren zu, indem er die Entwicklung der embryonalen Hemisphärenbläschen verfolgt.

Aus dem Vorderhirnbläschen entstehen durch divertikelartiges Auswachsen die paarigen Hemisphärenbläschen. Bald kommt es in den noch relativ dünnwandigen Bläschen zu einer basalen, ventrikelwärts vorbuckelnden Wandverdickung, dem Ganglienhügel, aus dem sich später die Basalganglien entwickeln. Durch diese basale Wandverdickung sind nun die Wachstumsbedingungen der Hemisphärenwand grundlegend bestimmt: Der dickwandige basale Teil scheint der weiteren Ausdehnung der Hemisphärenwand mehr Widerstand entgegenzusetzen, so daß es zu einer Vorwölbung des dünnwandigen Abschnittes dorsal davon kommt (Abb. 13a). Die Einsenkung am ventralen Rand dieser Vorwölbung gibt im weiteren Verlauf Veranlassung zur Bildung der allen Säugergehirnen gemeinsamen Fossa Sylvii. Das weitere Wachstum des Hemisphärenbläschens findet nun seinen Widerhalt nicht nur an der Schädelkapsel, sondern auch am Corpus callosum (Abb. 13b). So kommt es zur Tendenz der Ausbildung von Längsfalten parallel zum dorsalen Rand der basalen Verdickung (Abb. 14a). Das bedeutet, daß sich die Furchen senkrecht zu den Linien des Wachstumsdrucks entwickeln.

Dieses vorwiegend durch Sagittalfurchen bestimmte Windungsmuster herrscht bei niederen Säugern wie der Bisamratte und dem Faultier noch vor.

Bei den meisten Säugern kommt es jedoch infolge der Raumenge der Schädelhöhle zu einer Art ventralen Einknickung der Hemisphäre im Bereich ihrer Anheftung am Hirnstamm, die als Fixpunkt wirksam ist. Diese ventrale Verbiegung führt schließlich zu einer bogenartigen Umformung des sagittalen Furchenmusters (Abb. 14b).

Dieses von LE CROS CLARK theoretisch abgeleitete Windungsbild wird nun von den Carnivoren und Ungulaten tatsächlich weitgehend verwirklicht (Abb. 14c gibt die Konvexität einer

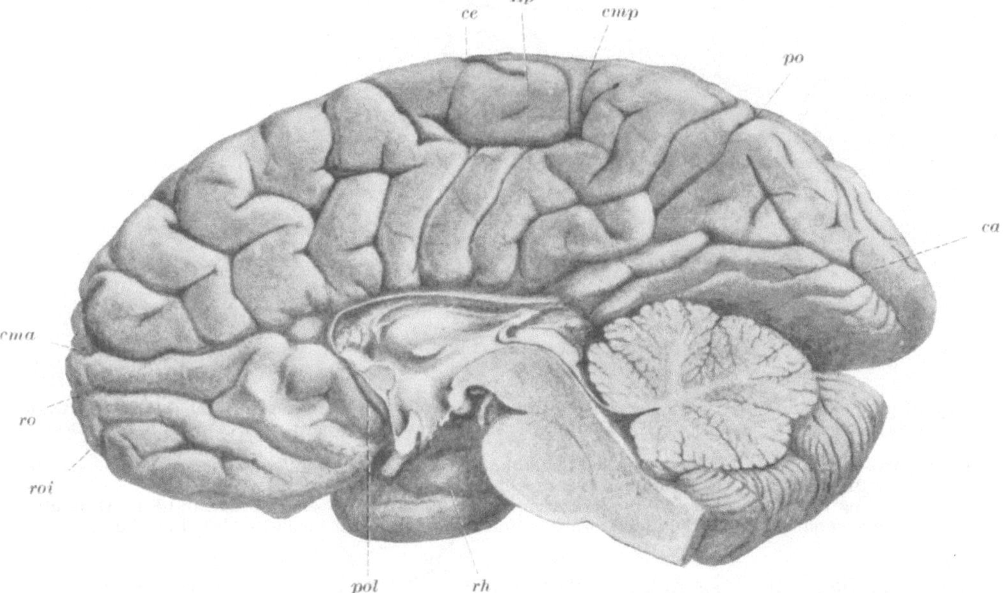

Abb. 15. Mediales Windungsbild bei Balkenmangel (20jähriges Mädchen nach MARCHAND 1909) *ca* = Fiss. calcarina, *ce* = Sulc. centralis, *cma* = Sulc. callosomarginalis Pars ant., *cmp* = Sulc. callosomarginalis Pars post., *Lp* = Lobul. paracentralis, *po* = Fiss. parietooccipitalis, *pol* = Sulc. parolfactorius post., *rh* = Sulc. rhinalis, *ro* = Sulc. rostralis, *roi* = Sulc. rostralis inf.

Katzenhemisphäre von lateral wieder). Konzentrische Bogenfurchen umkreisen hier den Sulcus pseudosylvius als Drehpunkt.

Abb. 14d zeigt die Medianfläche einer Katzenhemisphäre, die nun wiederum Furchen zeigt, die sich konzentrisch zum *Corpus callosum* verhalten. Der entwicklungsmechanische Zusammenhang ist wieder ohne weiteres ablesbar. Nur möchten wir gegen die alleinige Deutung des Balkens als Widerhalt gegenüber den sich ausbreitenden Hemisphärenbläschen einwenden, daß die Hemisphärenwand im Anschluß an denselben mit ihrem auf den am weitesten innen gelegenen *Archicortex* folgenden *Proisocortex* selbst zur Quelle starken Rindenwachstums wird, so daß sich Wachstumsdrucklinien von dorsal *und* ventral in ihrem gleichsinnigen furchenbildenden Einfluß begegnen. Die vom archicorticalen Saum des Balkens ausgehende Wachstums- und Differenzierungsrichtung hat sich uns aus unseren speziellen Frontalhirnstudien ergeben und wird im Rahmen des Frontallappens genauer behandelt werden.

In jedem Falle dient der Balken jedoch auch als Widerhalt und schränkt auch den Entfaltungsraum der Hirnrinde ein. Für diese Bedeutung des Balkens gibt es als förmliche Beweisstücke zwei *Naturexperimente*, auf die neuerdings LE GROS CLARK und CLARA [*22*, *23*] hingewiesen haben. Das eine ist *vergleichend-morphologisch* und besteht darin, daß die Marsupialier (Beuteltiere), welche noch keinen gesonderten Balken besitzen, auch nicht das System konzentrischer Furchen auf der Medianseite aufweisen. Das zweite Naturexperiment stammt aus der menschlichen *Teratologie* und betrifft die Fälle von Balkenagenesie. Hier kommt es nicht zur Ausbildung des Gyrus cinguli und der ihn abgrenzenden Sulci callosomarginalis und subparietalis, sondern zu einem System radiär angeordneter Furchen und Windungen (Abb. 15).

Le Gros Clark weiß obendrein von einem Fall eines mikrocallösen Gehirnes zu berichten, bei dem nur das vordere Drittel des Balkens vorhanden war, und die Furchen über diesem Abschnitt den üblichen konzentrischen Verlauf zeigten, während caudal davon die radiäre Anordnung vorherrschte.

Wir sehen daraus, daß das definitive Windungsbild entscheidend vom Spiel entwicklungsmechanischer Kräfte mitbestimmt ist, denn die Neigung zum radiären Furchenverlauf als Ergebnis sagittaler Druckwirkung ist ja nur z. T. verdeckt und kommt im normalen Windungsbild, beispielsweise im Sulcus parietooccipitalis und im aufsteigenden Ast des Sulcus callosomarginalis und dem ihm parallel verlaufenden Sulcus paracentralis zum Ausdruck.

Auf der Konvexität der Hemisphäre ist es das Spiel sagittaler und transversaler Kräfte, was sich in der Variationsbreite des Menschengehirns einerseits und bei der vergleichend-morphologischen Betrachtung des Primatengehirns andererseits nachweisen läßt. Und zwar erscheint hier der Schädel als mitbestimmender Faktor. So stellte schon 1876 L. Meyer fest, daß Längswindungen bei Langköpfigen vorherrschen, während quere Windungen bei Kurzköpfigen stärker in Erscheinung treten. Ähnliche Beobachtungen wurden insbesondere von H. Jacob festgehalten [*55*]. Bork-Feltkamp [*16*] fand diesen Unterschied anthropologisch wieder, indem er nachwies, daß die dolichocephalen Holländer eine vorherrschende Längsfurchung zeigen, während bei den brachycephalen Chinesen die Querfurchung übergewichtig ist.

In der Primatenentwicklung besteht in bezug auf das Windungsbild der Konvexität eine Zäsur zwischen Lemuroiden (Halbaffen) und Anthropoiden (Affen), indem erstere noch ein vorherrschend sagittales Windungsbild besitzen, während bei den letzteren quer verlaufende Furchen, insbesondere der Sulcus centralis und der Sulcus lunatus stärker hervortreten. Als Ursache erörtert Le Gros Clark für den Sulcus lunatus („Affenspalte") das starke Wachstum der Sehrinde und für den Sulcus centralis das der Frontalrinde. Die Erklärung sei insofern nicht ausreichend, als diese Felder schon bei den Lemuroiden ein vermehrtes Wachstum zeigen. Die Erklärung könne jedoch in einer früheren Reifung dieser beiden Regionen liegen, wofür eine Mitteilung Sarkissows spräche, daß bei Mensch und Affen die entsprechenden Felder sich früher diffenenzierten und ausdehnten als bei den niederen Säugern.

Dafür, daß die Schädelform auch hier das Windungsbild beeinflussen könne, weiß der Verfasser noch Beispiele von einzelnen Arten rezenter und fossiler Lemuroiden[1] zu nennen, bei denen Hand in Hand mit einem kürzeren und breiteren Schädel eine Annäherung an das anthropoide, weniger längsfurchenbetonte Windungsbild stattfindet.

Für eine äußere, man möchte beinahe sagen rein mechanische, furchenbestimmende Wirkung weist er auf die Entstehung des Sulcus olfactorius des menschlichen Gehirns entlang der Drucklinie des Bulbus und Tractus olfactorius hin. Dieser Sulcus weist ja die regelmäßigste Verlaufsform aller Furchen des menschlichen Gehirns überhaupt auf, und zwar pflegt er den Bulbus olfactorius vorn noch etwas zu überragen. Wir können nun zur Beurteilung dieses Faktors das seltene Naturexperiment einer Arhinencephalie heranziehen, die nicht, wie es sonst die Regel ist, mit weiteren Mißbildungen kombiniert ist. Es handelt sich um

---

[1] Bei den fossilen Lemuroiden beruhte die Untersuchung auf Endokranial-Ausgüssen.

einen Fall der Sammlung des Neustädter Institutes, der von Professor KRÜCKE Professor VOGT schon in Berlin-Buch zur Verfügung gestellt wurde[1]. Wie die Abb. 16 zeigt, sind beiderseits nur kurze Stummel an Stelle von Bulbus und Tractus olfactorius vorhanden. Der freiliegende Sulcus olfactorius besitzt links weniger als die Hälfte der normalen Länge, rechts etwa zwei Drittel, wobei er vorzeitig nach medial abbiegt. Die furchenbestimmende Wirkung des Tractus und Bulbus olfactorius ist damit noch einmal erhärtet, zugleich wird aber klar, daß noch andere Faktoren die Richtung der Furche begünstigen, da anderenfalls der Sulcus noch rudimentärer sein müßte. Daß in der Orbitalrinde auch sonst transversale Wachstumsdrucklinien vorherrschen, ist ja auch der orbitalen H-Furche zu entnehmen, deren Längsbalken sich im Übergewicht gegenüber dem Querbalken befinden.

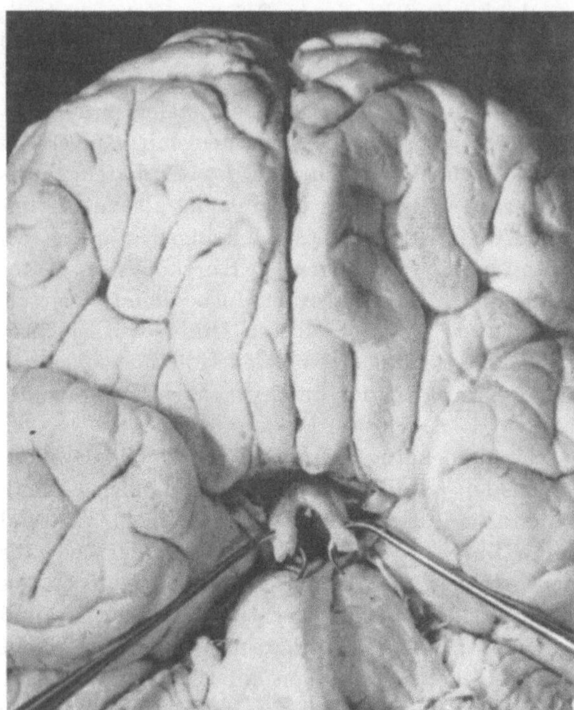

Abb. 16. Fall von Arhinencephalie mit stummelartigen Resten der Bulbi und Tracti olfactorii. Die Sulci olfact. sind gegenüber der Norm stark verkürzt: in der linken Hemisphäre auf weniger als die Hälfte der normalen Länge, rechts auf etwa zwei Drittel der normalen Länge

Wir haben nun noch ein paar wichtige Erkenntnisse von LE GROS CLARK nachzutragen. Was die nähere Bestimmung des Sitzes einer Furche, abgesehen von ihrer allgemeinen Verlaufsrichtung, betrifft, weist er auf ELLIOT SMITH' Unterscheidung von „limiting sulci“ und „axial sulci“ hin. Die viel häufigeren „limiting sulci“ begrenzen architektonische Felder, während die „axial sulci“ in der Mitte architektonischer Felder liegen. Für letztere sind nur die zwei Beispiele der *Fissura calcarina* und der *Fissura hippocampi* bekannt.

Beide Formen werden von LE GROS CLARK in überzeugender Weise begründet. Die felderbegrenzende Furche entstehe dadurch, daß die einzelnen architektonischen Felder sich in ihrer Rindendicke und der Dichte ihrer Schichten voneinander unterschieden. Wenn aber eine Stange, die sich aus zwei Teilen verschiedener Dicke und Dichte zusammensetzt, unter seitlichen Druck gerät, so finden die Drucklinien ihren Angriffspunkt an der Grenze der beiden Teile, und hier kommt es zur anfänglichen Einbiegung, die sich dann laufend verstärkt (Abb. 17a u. b). In gleicher Weise kommt es unter dem Einfluß der oben beschriebenen entwicklungsmecha-

[1] Die wiedergegebene Abbildung stammt von Herrn Professor KRÜCKE, dem ich für die Überlassung meinen besten Dank sage.

nischen seitlichen Schubkräfte zur Einbiegung an den Grenzen architektonischer Felder und schließlich zur Furchenbildung.

Der zweite Furchentyp ereignet sich innerhalb von besonders dünnen Rindenabschnitten. Der Modellfall (Abb. 17c u. d) besteht in der Zwischenschaltung eines dünnen Abschnittes in einen dickeren Stab. In diesem Fall kommt es zur anfänglichen Einbiegung in der Mitte des dünnen Abschnittes, die sich unter weiterem Seitendruck bis zur Furchenbildung steigert. Diesen anschaulichen Skizzen des Verfassers liegen übrigens Modellversuche zugrunde.

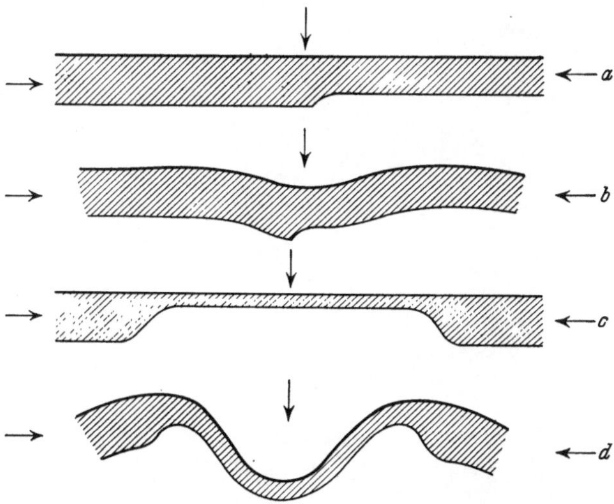

Abb. 17. Modellversuch über die Wirkung des Wachstumsdrukkes bei ungleicher Rindendicke, nach LE GROS CLARK (1947)

Die Area striata ist nun tatsächlich eine extrem dünne Rinde, die sich obendrein über einer sehr dünnen medialen Hemisphärenwand anlegt und dadurch besonders leicht und früh (5. Fetalmonat) unter seitlichem Druck zur Einbiegung gelangt unter Ausbildung der Fissura calcarina. Es kommt dabei auch noch zu einer Einstülpung der Ventrikelwand, in Form des Calcar avis. Wir haben es also mit einer „Totalfurche“ zu tun, an welchem kennzeichnenden Begriff der alten Anatomen wir festhalten möchten.

Ebenso handelt es sich bei der Fissura hippocampi um eine Totalfurche, die ja auch durch Einstülpung und Einrollung des ganzen hippocampischen Archicortex in den Ventrikel entsteht, wobei dieser Cortex ebenfalls die Bedingungen besonderer Schmalheit gegenüber dem Rindenband des angrenzenden Subiculum erfüllt und auch über einer sehr dünnen Hemisphärenwand entsteht, so daß er sich wiederum in typischer Weise an der Ventrikelwand vorwölbt.

Natürlich ist dieser Vorgang der Einstülpung und Einrollung des hippocampischen Archicortex durch den sich später entwickelnden Neocortex, wie er von KAPPERS auch phylogenetisch dargestellt worden ist, zugleich ein klassisches Beispiel einer Suppression im Sinne von SPATZ (s. o.). Ebenso konnten wir ja oben für die Area striata, eine Primärregion *innerhalb* des wachsenden Neocortex, den Vorgang der Suppression anführen, der unter den besonderen Bedingungen eben zur Ausbildung des axialen Sulcus der Fissura calcarina führt.

Soweit die Windungsbildungsprobleme in vergleichend-morphologischer und entwicklungsmechanischer Sicht. Wenn wir uns nun dem von uns postulierten Entwicklungszusammenhang zwischen Rindenarchitektonik und den Phasen der Windungsbildung zuwenden wollen, bedarf es noch der Darstellung der Entwicklungsgeschichte der menschlichen Hirnrinde, wie sie in erster Linie von HIS erschlossen worden ist. Wir benutzen dazu eine besonders geeignete Abbildungs-

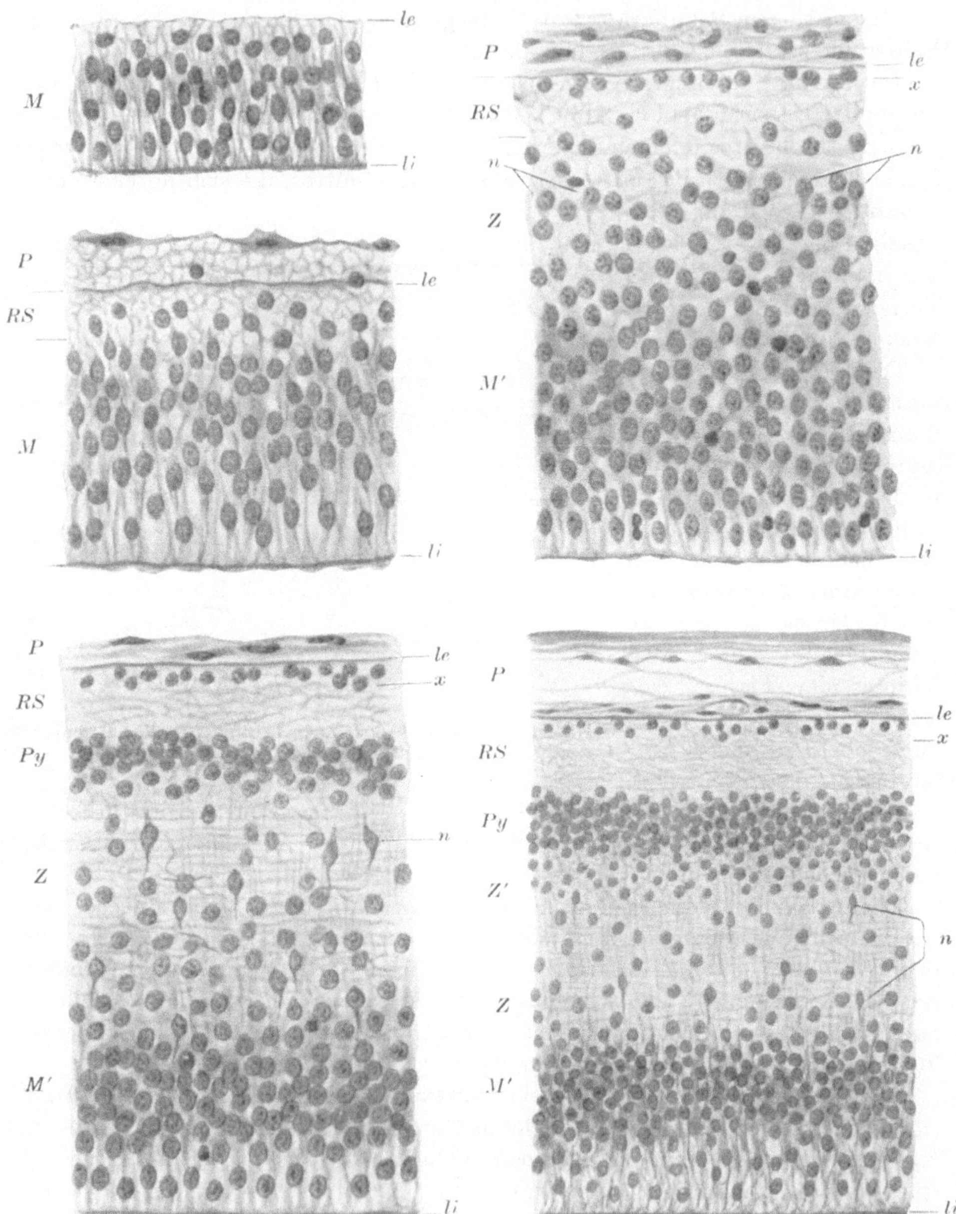

Abb. 18a—e. Halbschematische Darstellung der Entwicklungsphasen der Großhirnrinde von der ependymären Anlage bis zum fünften Fetalmonat, nach v. ECONOMO u. KOSKINAS (1925). *le, li* = Membrana limitans ext., int.; *M* = Keimschicht; *M'* = aus letzterer entstandene Matrix; *n* = Neuroblasten; *P* = Pia mater; *Py* = Rindenschicht; *RS* = Randschleier (spätere Molekularschicht); *x* = superfizielle Körner; *Z* = Zwischenschicht, aus der sich das Marklager entwickelt; *Z'* = an die celluläre Rinde grenzender Teil der Zwischenschicht (spätere VI b)

reihe v. ECONOMOS aus dem Textband seines großen Tafelwerkes. Und zwar handelt es sich hier um die Entwicklung des Neocortex. Im Bereich des Archicortex verläuft die Entwicklung etwas anders und im Bereich des Palaeocortex grundlegend anders, indem es hier überhaupt nicht zur Anlage einer selbständigen Rindenplatte kommt.

Nachdem die Hemisphärenwand zunächst ein Stadium durchlaufen hat, in dem sie nur aus einer einfachen Zellschicht des äußeren Keimblattes besteht, kommt es bald durch fortlaufende Zellteilungen zur Ansammlung einer dichten tiefgliedrigeren Zellschicht, die von der Membrana limitans externa und interna begrenzt wird. Abb. 18a zeigt dieses Stadium in der fünften Woche.

In Abb. 18b beginnt sich unterhalb der Pia der zellarme Randschleier von der dichtzelligen Lage undifferenzierter Zellen abzuheben, die sich nunmehr Matrix (Keimschicht) nennt und in der Mitosen zu beobachten sind.

Zwischen dem Randschleier und der Matrix bildet sich gegen Ende des zweiten Embryonalmonats als *3*. Schicht der Hemisphärenwand die „Zwischenschicht" aus, die aus einer relativ kernreichen Innenzone und aus einer kernärmeren Außenzone besteht, die jedoch beide von einem plasmatisch-gliösen Gerüstwerk durchzogen sind. Dieses sogenannte Markgerüst bildet sich, wie His hervorhebt, grundsätzlich *vor* dem Auftreten von Neuroblasten, und auch die Matrix liefert in diesem Stadium noch vorwiegend *Spongioblasten*, und erst allmählich bilden sich aus den Keimzellen der Matrix in zunehmendem Maße auch *Neuroblasten*. Zugleich sammelt sich an der Oberfläche des Randschleiers eine einfache Lage dunkler Kerne an, die sogenannte superfizielle Körnerschicht (Abb. 18c), die ihre stärkste Entwicklung im fünften Monat erlebt.

Am Ende des zweiten Embryonalmonats beginnen Neuroblasten aus der Matrix auszuwandern und die Zwischenschicht (auch Schwärmschicht genannt) zu durchdringen und sich unterhalb des Randschleiers als Kernsaum, der ersten Anlage des primitiven Rindenbandes, zu sammeln. Sie haben dazu ihre bipolare amöboide Wanderungsform angenommen (Abb. 18d).

Damit hat die Migrationsperiode begonnen. In der Rinde angekommen, verlieren die Neuroblasten ihre Wanderungsform, indem sie gerundeter und größer werden. Schon in diesem Stadium beginnen die Neuroblasten der Rindenanlage Nervenfasern in die Zwischenschicht zu senden.

Abb. 18e zeigt das Rindenband des dritten Monats bei viel schwächerer Vergrößerung, denn inzwischen hat die Zwischenschicht sich stark verbreitert. In ihr beginnen sich die Strata des künftigen Marklagers zu formieren.

Vom dritten bis fünften Monat kommt es zu einer bedeutenden Zunahme der Rindenschicht durch starke Zuwanderung von Neuroblasten, die im Laufe des fünften Monats zum Erlöschen kommt. Die Rindenplatte ist von diesem Zeitpunkt ab zur Proliferation auf ihre eigenen Zellen angewiesen. Sie ist selbst eine Art *sekundäre Matrix* geworden.

Die Mitosen erfolgen jedoch nicht gleichmäßig durch das gesamte Rindenband, sondern schon im vierten und in zunehmendem Maße im fünften Monat kommt es Hand in Hand mit dem Einwachsen von Gefäßen aus der Meninx primitiva zu einer eigenartigen Zellverdichtungszone am äußeren Rand des Rindenbandes, die zapfen-, pilz- oder warzenartig in den Randschleier hineinragt. Es ist der Status verrucosus simplex nach Ranke, der zu einer starken Vermehrung des vorhandenen Neuroblastenmaterials führt. In neueren Untersuchungen von W. K. Schmitt ist die innige Gefäßbeziehung der Proliferationen besonders herausgearbeitet worden [*94*].

Im sechsten Fetalmonat wird dann im gesamten Neocortex bereits der Sechs-Schichtentypus angelegt, allerdings noch auf sehr wenig differenzierter Stufe. Mit Brodmann, der die Onto- und Phylogenese der Rinde weitgehend erforscht hat, sprechen wir vom *tectogenetischen Grundtypus*, den alle Regionen des Neocortex durchlaufen, selbst diejenigen, die ihre Schichtenzahl später reduzieren (motorische Rinde) oder vermehren (Area striata). Er bildet sich dadurch aus, daß nur eine oberflächliche Schicht unter dem Randschleier, die spätere *äußere Körnerschicht*, und eine mittlere Schicht des Rindenbandes, die spätere *innere Körnerschicht*, relativen *Keimschichtcharakter* beibehalten; dazwischen bauen sich die schon etwas stärker differenzierte *3*. und *5*. Schicht und am Markrand die etwas verdichtete *6*. Schicht auf. Die kerndichte

2. und *4.* Schicht liefern aber weiterhin Zellen zum Aufbau der angrenzenden Schichten, entsprechen also nur zu einem Teil den künftigen definitiven Körnerschichten[1].

Wir wiesen in unserer cytoarchitektonischen Vorstudie [*91*] darauf hin, daß die äußere Körnerschicht bis über die Geburt hinaus eine gesteigerte Kerndichte aufweist. Und als besonderes Kennzeichen ihres Retardierens fanden wir hier noch im Erwachsenengehirn Konglomerate von zwei bis drei Körnerzellen, d. h. im geschlossenen Verband liegende Nervenzellen, wie wir sie sonst nur im granulären, dem Ventrikel aufsitzenden Ventralkern des Mandelkerngebietes hatten nachweisen können [*88*].

Natürlich bedarf dieser Aufbrauch der „sekundären Matrix" der Rindenplatte noch eingehender, systematischer Untersuchung, wie sie in so vorbildlicher Weise für den Matrixaufbrauch des Mittel- und Zwischenhirns von Spatz und seinem Mitarbeiter Kahle durchgeführt worden ist [*100* u. *58*].

Die letzten Mitosen spielen sich jedoch im siebten Fetalmonat ab. Von da ab erfolgt das Wachstum des Zentralnervensystems nicht mehr durch Zellteilung, sondern durch fortlaufende Differenzierung der Neuroblasten, wobei es zum Aufbau der immer ausgedehnteren Intercellularsubstanz, dem sog. Nissl-Grau kommt, das vorwiegend aus den umfangreichen Dendritenverzweigungen und dem Gliagerüstwerk zusammengesetzt ist.

In diese eben geschilderte Entwicklung der Hirnrinde ordnen sich nun die ersten beiden Phasen der Windungsbildung ein. Wir unterscheiden mit Jacob [*53* u. *54*] eine *erste Phase* der *Windungsbildung* („primäre Oberflächengestaltung"), die sich bis zum Ende der Migrationsperiode, also bis zum Ende des fünften Fetalmonats abspielt. In ihr kommt es zur Abgrenzung der Hirnlappen und zur Bildung der Primärfissuren.

Die Definition der Primärfissuren ist allerdings noch nicht einheitlich. Von Broca stammt die Unterscheidung von *Fissuren* und *Furchen* derart, daß die ersteren *Faltungen der gesamten Hemisphärenwand* sind und daher ein Gegenstück in einer *Ventrikeleminenz* besitzen, während die letzteren reine *Krümmungen der Rinde* sind.

Von den älteren Anatomen wurde für die ersteren auch die das Wesen gut erfassende Bezeichnung *Totalfurchen* angewendet, an der wir festhalten möchten, weil wir in dieser *totalen Faltung* der Hemisphärenwand einen grundlegend anderen Vorgang sehen als in der *reinen Krümmung des Rindenbandes*.

Bailey u. v. Bonin [*7*] wenden gegen diese Unterscheidung von Fissuren (Totalfurchen) und Furchen ein, daß sie in der vergleichenden Morphologie zusammenbräche infolge uneinheitlichen Verhaltens. Möglicherweise gibt es also auch hier Übergänge zwischen beiden Formen, bei denen bald der Vorgang der passiven Faltung, bald der der aktiven Krümmung überwiegt. Das ändert jedoch nichts an der Brauchbarkeit dieser Unterscheidung. So hält auch Clara [*22*]

---

[1] Lorente de No warnt mit Recht vor einer Identifizierung des fetalen Sechs-Schichtentypus (tectogenetischer Grundtypus Brodmanns) mit der definitiven Rindenschichtung. In Wirklichkeit bedeutet dieser fetale Sechs-Schichtentypus eben nichts anderes als ein vorzeitiges Differenzieren und damit Auseinanderrücken der Nervenzellelemente von Schicht *V* und *III*, während dazwischen zelldichte, undifferenzierte Schichten stehen bleiben, die sich, soweit sie ihre Zellen nicht zu Pyramiden der *III* und *V* ausdifferenzieren, in der granulären Rinde zu den Körnerschichten entwickeln. In der agranulären motorischen Rinde werden sie ganz zugunsten der *III*. und *V*. Schicht aufgebraucht.

im Gegensatz zu der neuen Nomenklatur (PNA) an der Abtrennung der Fissuren fest und hebt als solche die Fissura calcarina, die Fissura hippocampi und die Fissura collateralis mit ihren Ventrikeleminenzen heraus. Hier wäre noch hinzuzurechnen die Fissura chorioidea mit der Einstülpung des Plexus chorioideus und die Fissura Sylvii, deren Einbiegung die Ventrikelvorbuchtung des Ganglienhügels entspricht, auf die die Fissur spätfetal gleichsam wie ein Finger weist.

Bailey u. v. Bonin, die ursprünglich vorgeschlagen hatten, als primäre Sulci jene zu definieren, die bei allen gyrencephalen Primaten nachweisbar sind, haben diese Abgrenzung wieder fallen lassen und sind zu einer *pragmatischen* Definition gelangt, indem sie jene Hauptfurchen als *primär* benennen wollen, deren Auftreten und Verlaufsform beim Menschen weitgehend konstant seien. Als Primärfurchen werden daher die folgenden Furchen von ihnen gezählt: Fiss. calcarina, S. centralis, S. cinguli, Fiss. hippocampi, S. interparietalis, Fiss. Sylvii, S. olfactorius, Fiss. parieto-occipitalis, Fiss. rhinalis und S. temporalis superior.

Die Bildung dieser Primärfurchen der amerikanischen Autoren reicht allerdings bis in den siebten Fetalmonat hinein und deckt sich also nicht mit den von Jacob abgegrenzten. Nun sind die Ausbildungszeiten der bekannten Hauptfurchen zwischen dem fünften bis siebten Fetalmonat starken individuellen Schwankungen unterworfen, wie die Untersuchung des Rössle-Schülers H. Meyer an einem repräsentativen Material von 180 Früchten ergeben hat, so daß der Abschluß der Migrationsperiode keine absolute Grenzmarke zwischen der primären Windungsbildung und der darauf folgenden sekundären Phase der Windungsbildung darstellen kann, in der es zur Ausbildung der Nebenfurchen und -windungen einschließlich der Tiefen- und Übergangswindungen[1] kommt. Als Ergebnis dieser *sekundären Phase* der Oberflächengestaltung entsteht bis zur Geburt das definitive grobe Windungsbild der menschlichen Großhirnrinde.

Wir möchten daher an der oben umrissenen, gesonderten Gruppe der Totalfurchen als entwicklungsmechanisch anders bedingter Gestaltungen der ganzen Hemisphärenwand festhalten, die im wesentlichen Jacobs primärer Oberflächengestaltung der Hirnrinde zugehören.

Jacob [*53 u. 54*] hat nun noch eine *dritte Phase* der *Oberflächengestaltung* der Hirnrinde herausgearbeitet, in der sich das feine Oberflächenrelief herausbildet, eben jene Mulden und Rinnen, die wir oben als häufig zusammenfallend mit den Grenzlinien der Architektonik kennenlernten.

In diese *tertiäre Oberflächengestaltung* wurden von Jacob auch die häufigen Grübchen und kleinen Erhabenheiten der Windungsoberfläche eingeordnet und darüber hinaus auch eine kleine *Abartigkeit* der menschlichen Hirnrinde, die *Hirnwärzchen*, die, schon seit langem bekannt, von Jacob systematisch in ihrem Aufbau untersucht worden sind. Es handelt sich um höckerartig die Windungsoberfläche überragende Erhebungen von etwa 2 mm Durchmesser (Abb. 19). Eine nicht minder gründliche Untersuchung derselben stammt von den Schweizer Autoren Morel u. Wildi [*76*]. Und zwar erfolgte ihre Bearbeitung unter einem anderen Namen: „Dysgénésie nodulaire de l'écorce frontale" an Hand von 25 Fällen mit insgesamt 107 Hirnwärzchen, die aus einem neurologischen Sektionsmaterial herausgesucht worden waren.

---

[1] Eine Übergangs- oder Brückenwindung ist eine solche, die zwei größere Windungen furchenlos miteinander verbindet, indem sie die trennende Furche vollständig unterbricht oder vorzeitig beendet. Eine Tiefenwindung ist eine solche, die sich unterhalb der Oberfläche der Hirnkonvexität befindet und von überlagernden Windungen bedeckt wird. Häufig bilden Tiefenwindungen unvollständige Überbrückungen von Furchen an typischer Stelle.

Der von ihnen beschriebene Aufbau ist in allen Grundzügen mit dem von JACOB beschriebenen identisch und bestätigt — ohne Kenntnis von dessen Arbeiten — das von diesem herausgestellte gleichbleibende Strukturschema dieser Bildungen. MOREL u. WILDI wiesen sie nur im Stirnhirn nach, nachdem sie offenbar hier in diesem Prädilektionsbereich ihr besonderes Augenmerk darauf gerichtet hatten. Denn auch JACOB fand sie überwiegend im Stirnhirn und konnte sie bei genauer Durchsicht in 20% seines Sektionsmaterials nachweisen.

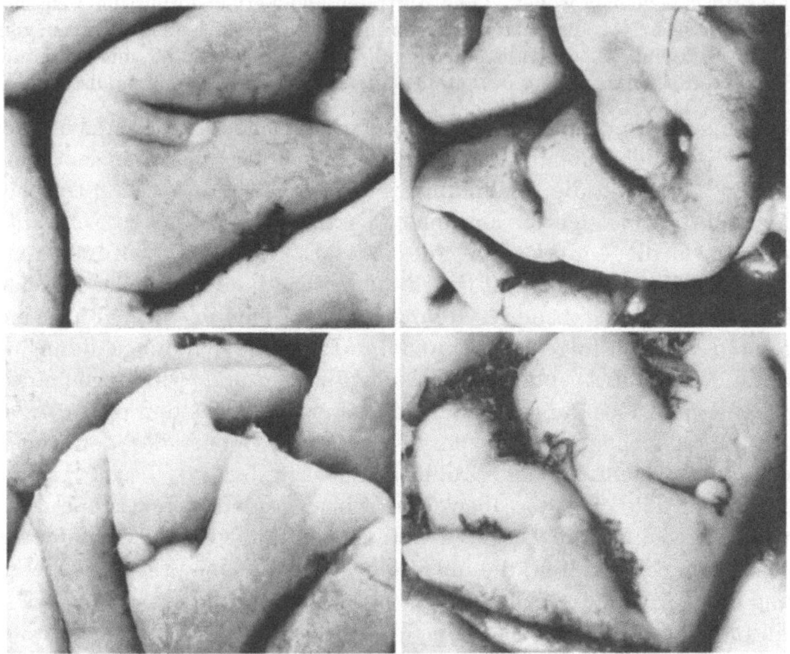

Abb. 19. Hirnwärzchen der Großhirnrinde nach H. JACOB (1940)

Wir werden weiter unten Veranlassung haben, auf den Bau dieser Abartigkeit näher einzugehen, da es uns gelang, drei solcher Hirnwärzchen innerhalb unserer Frontalschnittserien nachzuweisen.

Nach Umreißung der drei aufeinanderfolgenden Phasen der Windungsbildung kommen wir nun zur Beschreibung jener cyto- und myeloarchitektonischen Grenzphänomene, die wir an den mulden- oder rinnengebundenen architektonischen Feldergrenzen nachweisen konnten und die uns der Ansatzpunkt geworden sind, dem Entwicklungszusammenhang zwischen Architektonik und Windungsbildung nachzugehen.

Im Nisslschnitt bot sich uns folgendes Bild des Grenzphänomens (Abb. 20 u. 21). Am Grunde der die Grenze bildenden kleinen Einsenkung erhebt sich aus der äußeren Körnerschicht eine hügelförmige Zellverdichtungszone. Es handelt sich dabei um kleine Nervenzellen, die die Größe der Körner der *II.* Schicht z. T. etwas übersteigen, aber durch ihre auffallende Zelldichte klar von den Pyramidenzellen der umgebenden *III.* Schicht abgehoben sind. Dieses Bild fällt vollständig aus dem Rahmen der sonstigen geschlossenen architektonischen Struktur und

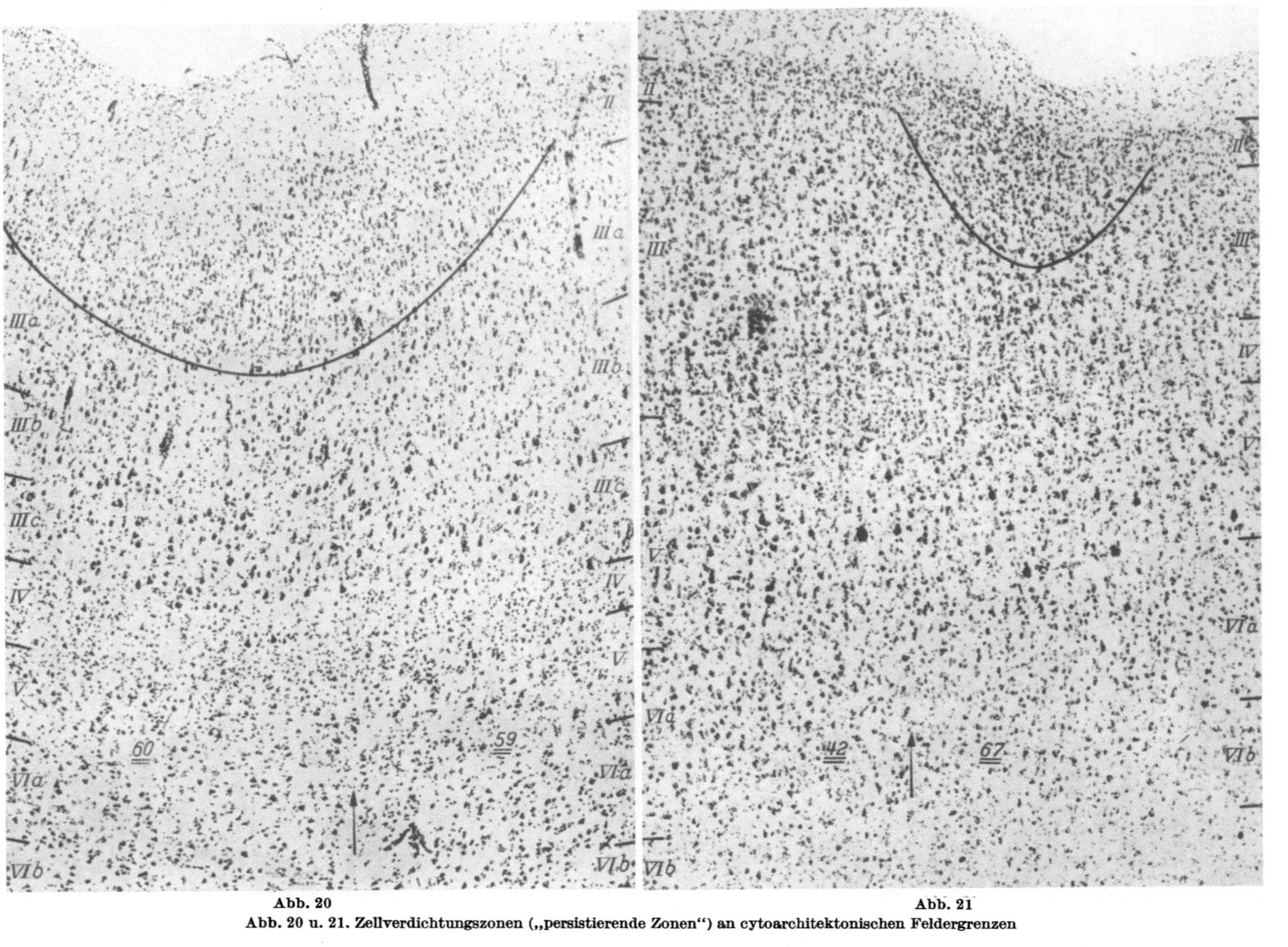

Abb. 20

Abb. 21

Abb. 20 u. 21. Zellverdichtungszonen („persistierende Zonen“) an cytoarchitektonischen Feldergrenzen

wirkt wie eine umschriebene neutrale Zone, die die architektonische Feldergrenze markiert.

In Abb. 20 zeigt der Grenzpfeil etwa auf die Höhe des Zellverdichtungshügels; links davon befindet sich Feld *60* nach VOGT, rechts Feld *59* der dritten Frontalwindung.

Beim Übergang von Feld *59* zu Feld *60* sind folgende Veränderungen am augenfälligsten: Schicht *III* wird im ganzen zelldichter und zeigt in *IIIc* größere stichochrome Pyramiden, Schicht *IV* wird breiter und zelldichter, Schicht *V* verschmälert sich und Schicht *VI* wird zelldichter und schmäler.

In Abb. 21 zeigt der Grenzpfeil auf den linken Abhang des Zellverdichtungshügels. Es handelt sich um die Grenze zwischen der Area gigantopyramidalis der motorischen Rinde (Feld *42* nach VOGT) und der Area postcentralis tenuigranularis der sensiblen Primärregion (Feld *67* nach VOGT), die sich an der Medianseite an einer besonders schwachen kerbenartigen Einsenkung befindet. Unmittelbar links von der Grenze ist die letzte Riesenpyramide zu erkennen, während rechts davon in Feld *67 V'* eine granuläre *IV* beginnt, und die *V* schmäler und kleinzelliger wird. Auch die *VI* wird schmäler, dichter und kleinzelliger.

In allen diesen Fällen war der gleiche oder fast der gleiche Befund einer Verdichtungszone nicht nur an den Nachbarschnitten zu erheben, sondern längs der ganzen Feldergrenze. Es handelt sich also in Wahrheit um *Zellstränge*, die sich am Boden der Feldergrenzen bildenden Mulden und Rinnen befinden. Dagegen war die Verdichtungszone nie im Grunde einer Furche zu finden, auch wenn diese, wie es die Regel ist, eine Feldergrenze bildete.

In Abb. 22 der Orbitalrinde von A 58 zeigt der rechte Pfeil auf die Grenzmulde zwischen Feld *59 V'* und *60 V'*, die wir oben im Frontalabschnitt mit ihrem Grenzphänomen gezeigt haben. Der mittlere und linke Pfeil deuten auf eine noch

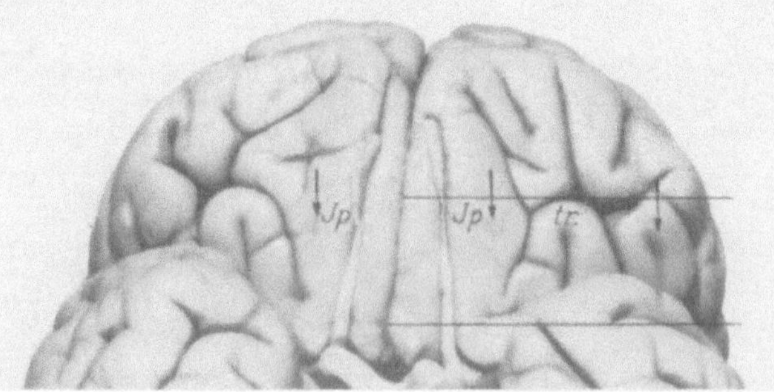

Abb. 22. Orbitalrinde von Gehirn A 58. Die Pfeile deuten auf Mulden, die Feldergrenzen bilden. *Ip* = Incisura parolfactoria; *tr* = Sulcus orbitalis transversus

schwächere Einsenkung, die ebenfalls eine Feldergrenze mit Zellverdichtungshügel darstellt. Da diese Einsenkung mehr oder weniger ausgeprägt sehr häufig in dieser Position auf dem Gyrus orbitalis medialis nachweisbar ist, haben wir sie Incisura parolfactoria genannt.

Es bleibt noch zu überlegen, ob die von BOK herausgearbeiteten *krümmungsbedingten* Änderungen der architektonischen Struktur Einfluß auf die Ausbildung oder Vortäuschung der Zellverdichtungszonen haben können, etwa in Form einer verbreiterten *II.* Schicht. Dazu ist zunächst festzustellen, daß die geringe Einbuchtung gegenüber einem echten Furchengrund eine geringere Schichtenverschiebung erwarten läßt. Aber selbst im Furchengrund kommt es, wenn überhaupt, nur zu einer geringen Verbreiterung der *II.* Schicht, wobei übrigens keine besondere Zelldichte zu beobachten ist. Und selbst wenn wir den Anschnitt einer zugleich längskonkaven Mulde in Rechnung stellen, so daß auf den Querschnitt in Wirklichkeit zwei Krümmungsebenen einwirken, kommt die Wirkung keineswegs derjenigen im Furchengrund gleich (wo sich überdies das Phänomen nicht darbot!). Es kommt hinzu, daß die Bindung der persistierenden Zonen an Einsenkungen der tertiären Oberflächengestaltung keine conditio sine qua non darstellt. Vielmehr kommt sie zuweilen auch an geraden Furchenwand- oder

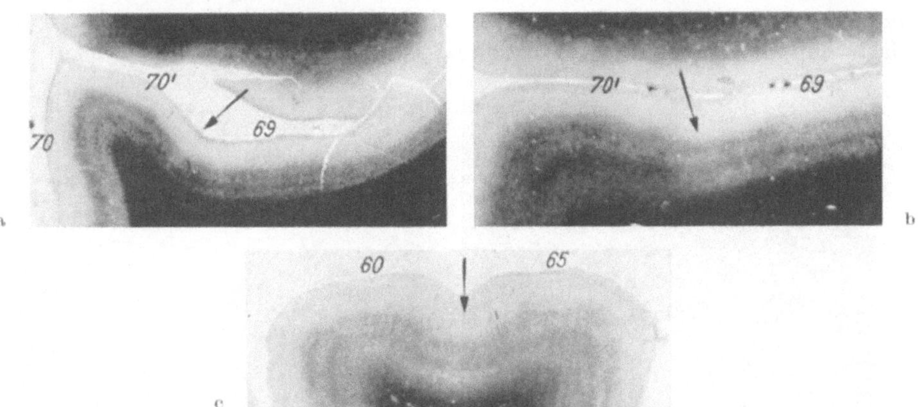

Abb. 23a—c. Myeloarchitektonisches Grenzphänomen an Feldergrenzen in Form von Aufhellungszonen (dysfibröse Zonen). a) Grenze zwischen den Feldern 69 und 70' der Postzentralwindung. Vergr. 3,5:1 (59, V li 77); b) Grenze zwischen den Feldern 69 und 70' der Postzentralwindung. Vergr. 5:1 (59, V re, 381); c) Grenze zwischen den Feldern 60 und 65 der Orbitalrinde. Vergr. 5:1 (Ri. 61, III, li, 1119)

Kuppenabschnitten vor, oder an so minimalen Einsenkungen wie Abb. 21 zeigt, bei denen ein Krümmungseinfluß auf das Grenzphänomen vollkommen ausschaltet.

Es bleibt noch festzustellen, daß es auch gelang, die Zellverdichtungszonen durch Zellzählungen gegenüber den beiden angrenzenden Feldern statistisch zu sichern.

Die Untersuchung an Markfaserpräparaten ergab folgendes: Auch hier war häufig an der Stelle der grenzbildenden Mulden oder Rinnen eine besondere histologische Erscheinung nachweisbar, und zwar handelte es sich um eine Aufhellungszone, die in Form eines vertikalen Streifens die Horizontalfasern, insbesondere auch die Baillargerschen Streifen durchbricht und fast bis zum Marklager reicht (Abb. 23 u. 24). Abb. 23a stellt die Feldergrenze zwischen den postcentralen Feldern *69* und *70* dar. Der Grenzpfeil zeigt auf die in einer flachen Mulde der caudalen Furchenwand des S. centralis gelegene schmale Aufhellungszone, die die Horizontalfasern weitgehend durchbricht. Das rechts vom Pfeil gelegene Feld *69 V'* bildet cytoarchitektonisch den sensiblen Koniocortex. Myeloarchitektonisch ist es außer durch seine Schmalheit durch den sehr stark betonten inneren Baillargerschen Streifen (internodensior) gekennzeichnet. In Feld *70 V'* (links von dem Pfeil) wird die Rinde breiter und der äußere Baillarger gewinnt an Gewicht, während der innere an Gewicht verliert. Letzteres spielt sich in zwei Stufen ab, indem der innere Baillarger bis zum Angulus dem äußeren noch etwas überlegen ist, was einer von uns *70'* genannten Feldzwischenstufe entspricht, die in Übereinstimmung mit einer solchen cytoarchitektonischen von GERHARDT [*40*] beobachteten Zwischenstufe steht.

Abb. 23b zeigt die gleiche Feldergrenze an der anderen Hemisphere bei etwas stärkerer Vergrößerung. Die Oberflächenmodellierung der caudalen Wand des

S. centralis ist wieder ganz ähnlich. Das internodensiore Feld *69 V'* wird diesmal nach einer noch flacheren Mulde von der Feldzwischenstufe *70'* abgelöst, die nach dem Angulus wieder in Feld *70 V'* übergeht. An der Grenze zwischen Feld *69* und *70'* befindet sich auch hier wieder eine alle Horizontalschichten erfassende Aufhellungszone, die jedoch viel breiter ist.

Abb. 23c zeigt die Grenze zwischen den frontoorbitalen Feldern *60 V'* und *65 V'*. Es handelt sich im Gegensatz zu den beiden vorhergehenden Abbildungen um eine schwächere Anfärbung, so daß die an sich faserdunklen Felder relativ hell wirken. Feld *60 V'* ist dabei faserdunkler als Feld *65 V'* und seine

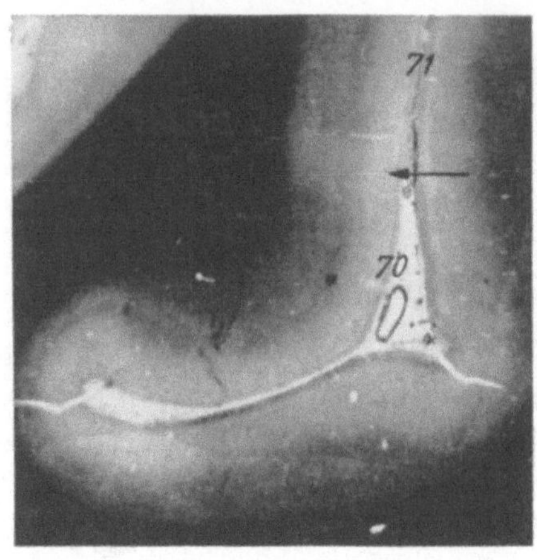

a

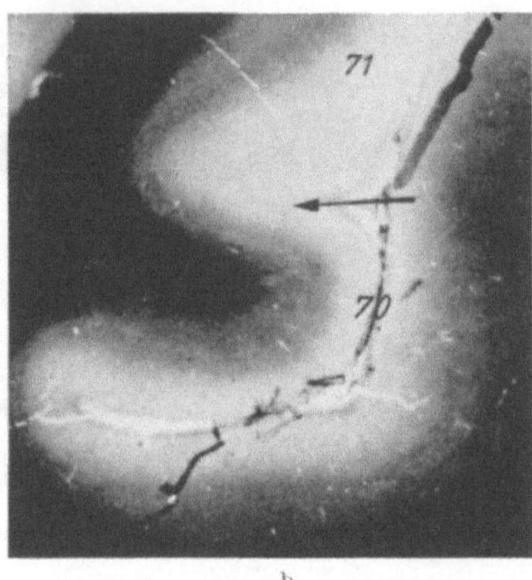

b

Abb. 24a u. b. Feldergrenze zwischen den Feldern 70 und 71 der Postzentralwindung. a) deutliche streifenartige Aufhellungszone als Grenzphänomen; b) wenige Schnitte weiter die gleiche Feldergrenze in einer kleinen intramuralen Furche

beiden Baillargers konfluieren durch den Faserreichtum der Zwischenschicht fast miteinander (stark unitostriär). In Feld *65 V'* sind die beiden Streifen nicht im gleichen Maße miteinander verbunden und der innere tritt gegenüber dem äußeren stärker hervor. Die grenzbildende Mulde zeigt eine typische Aufhellungszone, die auch die wolkige Aufhellung der *3.* Schicht noch recht gut erkennen läßt.

Bei der Abb. 24a handelt es sich um die Zentralfurche in einer Sagittalschnittserie des Edinger-Institutes. Wir finden auf diesem der Medianebene nahen Schnitt die postzentralen Felder *70 V'* und *71 V'* noch auf der caudalen Wand des S.centralis. Die Aufhellungszone, die streifenförmig die Schichten durchbricht, befindet sich hier also an einem geraden Furchenstück. Dieser Nachweis ist wichtig, um eine Krümmungsbedingtheit des Grenzphänomens auszuschließen. Interessanterweise finden wir nach einigen Schnitten (Abb. 24b) die gleiche Grenze im Grunde einer kleinen intramuralen Furche wieder. Die Aufhellungszone ist hier, wie meist in den Furchen, diffuser und dadurch nicht so sicher abzugrenzen. Wir haben das nicht selten gefunden, daß Feldergrenzen streckenweise in Furchen oder Mulden verlaufen, um sich im weiteren Verlauf an der Konvexität fortzusetzen, wobei die Grenzphänomene weiter sichtbar bleiben.

Bei den Abb. 24a u. b) befindet sich rechts auf der oralen Furchenwand des S.centralis die faserreiche astriäre motorische Rinde, die sich in der Abbildung kaum vom Marklager abhebt, während die beiden postzentralen Felder *70 V'* und *71 V'* ihre Horizontalstruktur gut erkennen lassen. (Auf die Felder *67 V'* und *69 V'* in dem breiten Furchengrund wollen wir hier nicht eingehen). Feld *70 V'*, unterhalb des Grenzpfeils, hat gleich betonte Baillargers (aequodensus), während das oberhalb gelegene Feld *71 V'* im ganzen faserärmer ist und einen gegenüber dem inneren betonten äußeren Baillarger aufweist (externodensior).

Die Grenzpfeile sind nun im einzelnen sehr unterschiedlich ausgeprägt. Sie lassen sich auch in verschiedenen Gehirnen verschieden gut nachweisen. A 58,

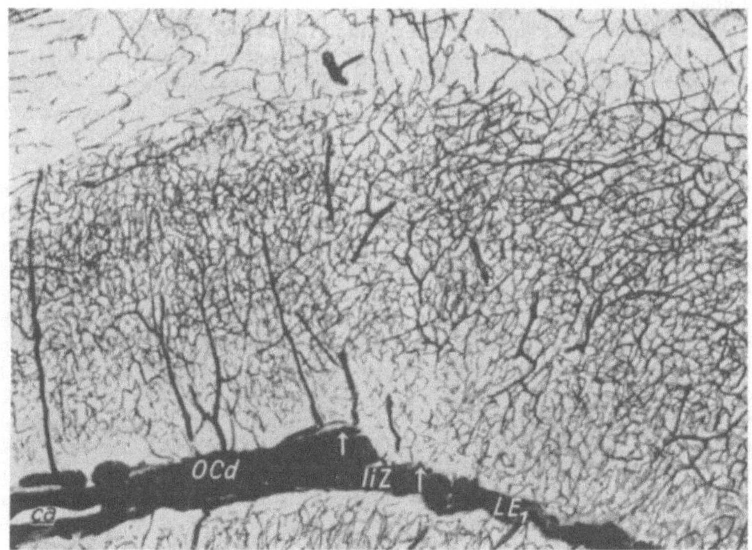

Abb. 25. Limitrophe Zone (liZ) nach PFEIFER (1940), an der Grenze der Felder Ocd und LE 1 (Macacus rhesus, vollkommene Gefäßinjektion)

das Gehirn eines 24jährigen, zeigt besonders gute Ausprägungen der persistierenden Zonen, die sich bei der Bearbeitung der Frontalrinde in über einem Drittel der Grenzbestimmungen nachweisen ließen. Es war hier auch möglich, an Nachbarschnitten in der gleichen Grenzposition wie die persistierende Zone die typische Aufhellungszone des Markfaserbildes aufzufinden und darzustellen ([*92*] Abb. 6a u. b)[1].

Diese Aufhellungszonen, die die Horizontalfaserschichten senkrecht durchbrechen, sind also die direkte Entsprechung der persistierenden Zonen des cytoarchitektonischen Bildes und wurden von uns *dysfibröse* Zonen genannt in Analogie zu VOGTS Bezeichnung der markarmen *2.* Schicht als Lamina dysfibrosa, denn eine etwa gleichartige wolkige Aufhellung weist die *3.* Schicht innerhalb der Aufhellungszone auf.

Auch die dysfibrösen Zonen waren nicht immer in solcher Deutlichkeit nachweisbar, wie sie sich überhaupt in Weigert-Wolters-Präparaten besser darstellten. Eine Überprüfung am Imprägnationspräparat steht noch aus, so daß die Frage der besten Darstellbarkeit der Grenzphänomene noch offen bleiben muß. In jedem Fall ist der Nachweis der Existenz solcher

[1] Es gelang übrigens auch häufig, an Abbildungen cyto- und myeloarchitektonischer Feldergrenzen von Arbeiten anderer Autoren das Grenzphänomen nachzuweisen, wofür wir in der Arbeit über die persistierenden Zonen einige Beispiele gegeben haben [*91*].

histologischer Phänomene an einem großen Teil der architektonischen Feldergrenzen an sich von entscheidendem Wert in einer Zeit, da die Felderung des menschlichen Isocortex über die primären Gebiete hinaus immer wieder Angriffen ausgesetzt ist.

Lange bevor diese Befunde von uns erhoben wurden, hat PFEIFER, der Begründer einer *Angioarchitektonik*, an gefäßinjizierten Präparaten ein Grenzphänomen nachgewiesen, das er „limitrophe Zonen" benannte. Es handelt sich um schmale Zonen sehr lichter Durchblutung, die vertikal die auch im angio-architektonischen Bild sich gut darstellenden Schichten durchbrechen (Abb. 25, Feldergrenze nach v. ECONOMO zwischen der occipitalen und retrolimbischen Region bei Macacus rhesus). PFEIFER spricht von „fast embryonalem Gefäßaufbau" dieser Zonen. Hier besteht nun schon formal eine große Analogie zu den dysfibrösen Zonen des Markfaserbildes.

Aber es handelt sich nicht nur um eine formale Analogie: Bei allen drei Darstellungen, im Nißlbild, im Markbild und im Gefäßbild bestand die Grenzerscheinung letzten Endes in dem Nachweis *jugendlicher Lagerungsformen* der histologischen Elemente. So entsprechen Verdichtungszonen kleiner Zellen, Aufhellungen des Markfaserbildes und zarter embryonaler Gefäßaufbau einander durchaus. Übrigens konnte bei den kleinzelligen Verdichtungszonen zuweilen auch in den tieferen Schichten eine bis zum Marklager reichende Durchlichtung des Rindenbandes nachgewiesen werden, die durch eine relative Kleinzelligkeit gegenüber den angrenzenden Feldern zustande kam. Am klarsten zeigte sich das cytoarchitektonische Phänomen jedoch, wie oben dargelegt, als Verdichtungshügel der *äußeren* Hauptschicht[1].

Der besondere Wert dieser angioarchitektonischen Grenzzonen liegt nun darin, daß sie im Gegensatz zu den Grenzphänomenen des Zell- und Markfaserbildes am Präparat unmittelbar in ihrer Tiefendimension überblickt werden können, da die Tusche-Injektionsmethode auch die Verwendung sehr dicker Schnitte (bis zu 400 μ) zuläßt. So kann dieses Grenzphänomen schon im einzelnen Schnitt in seiner Raumgestalt erfaßt werden und ist dadurch besonders unbestechlich.

Es bleibt noch darauf hinzuweisen, daß sich dieses bislang nur bei Macacus rhesus — von dem allein eine vollständige angioarchitektonische Felderung vorliegt — nachgewiesene Grenzphänomen in der Regel nicht an Mulden oder Rinnen befindet, sondern an der glatten Rindenoberfläche, was damit zusammenhängt, daß bei diesen windungsarmen Gehirnen eine tertiäre Oberflächengestaltung noch kaum nachweisbar ist, während wir sie bei den Menschenaffen schon finden können.

Die muldengebundene Grenzzone unserer Bildwiedergabe (Abb. 25) ist darin eine Ausnahme, die die morphologische Entsprechung mit den Grenzphänomenen des Menschengehirns besonders gut erkennen läßt[2].

[1] Wir verwenden hier, wie auch v. ECONOMO, aus praktischen Gründen die Begriffe innere und äußere Hauptschicht im Sinne von KAES, der unter der ersteren die Schichten *IV*, *V* und *VI* zusammenfaßt und unter der letzteren die Schichten *I*, *II* und *III*. Es gibt aber auch Gesichtspunkte, die eine andersartige Zusammenfassung der Rindenschichten geraten sein lassen, so der neurophysiologische, der Schicht *II—IV* als vorwiegend mit der Aufnahme und Weiterleitung der Afferenzen betraut und außerdem Hauptquelle von Balken- und Assoziationsfasern zusammenfaßt und den Schichten *V* und *VI* gegenüberstellt, von denen die Efferenzen in subcorticale Gebiete ihren Ausgang nehmen.

[2] Wir haben auch von seiten der Neurophysiologie Bestätigung bzw. Entsprechung für unsere Grenzphänomene finden können: Einmal hat uns MACLEAN, Bethesda, brieflich mitgeteilt, daß ihm diese Grenzphänomene eine Erklärung für gewisse Beobachtungen bei der Strychnin-Neuronographie geworden sind. Die andere Entsprechung entnehmen wir CREUTZFELD [*26*], der von PENFIELD und BOLDREY berichtet, daß sie an der motorischen Rinde des Menschen Reizpunkte in eine vorher stumme Region allmählich „versetzen" konnten, solange sie bei diesen konsekutiven Reizungen keine Furche übersprangen, die sich stets als unüberwindliches Hindernis erwies. Wenn wir uns auch hinsichtlich des Nachweises unserer Grenzphänomene in den Furchengründen noch zurückhaltend geäußert haben wegen der hier herrschenden topisch extremen Verhältnisse, so handelt es sich bei den Furchengründen doch in der Regel um Grenzen architektonischer Einheiten (s. o.), die durch das beschriebene *neurophysiologische* Grenzphänomen wiederum bestätigt werden. Es besteht aber darüber hinaus der Verdacht, daß diese neurophysiologische Beobachtung der weitgehenden Durchbrechung der Horizontalfasern unserer dysfibrösen Zonen entspricht.

Besondere Dichte kleinster Nervenzellen und auffallende Markfaserarmut waren auch gemeinsame Kennzeichen der *Insulae terminales*, die von uns im Rhinencephalon und längs der telodiencephalen Grenze, wo sie Produkte des medialen Ganglienhügels darstellen, nachgewiesen werden konnten [*89*]. Für die größte Inselgruppe, die medialen Callejaschen Inseln im Fundus striati, gelang dabei die unmittelbare Ableitung von der Matrix des Hemisphärenteils des Riechventrikels, d. h. der Nachweis des Persistierens von Resten dieser Matrix. Auch hier besteht also eine Analogie zu unseren persistierenden und dysfibrösen Zonen.

Zelldichte Zonen erweisen sich aber fetal, wie wir gesehen haben, als Quellen des Wachstums, sei es in der Matrix selbst, sei es in der fetalen Rinde. Es war nun der Frage nachzugehen, ob unsere Zellverdichtungszonen sich weiter zurückverfolgen lassen und eine Kontinuität mit fetalen Befunden hergestellt werden kann. Dieser Nachweis gelang tatsächlich an dem untersuchten fetalen Material vom fünften bis zum letzten Fetalmonat, indem die Verdichtungszonen am Boden der grenzbildenden Mulden des Erwachsenengehirns im Fetalleben ihre Vorläufer als Verdichtungszonen von Neuroblasten am Boden der sich entwickelnden Furchen haben [*91*].

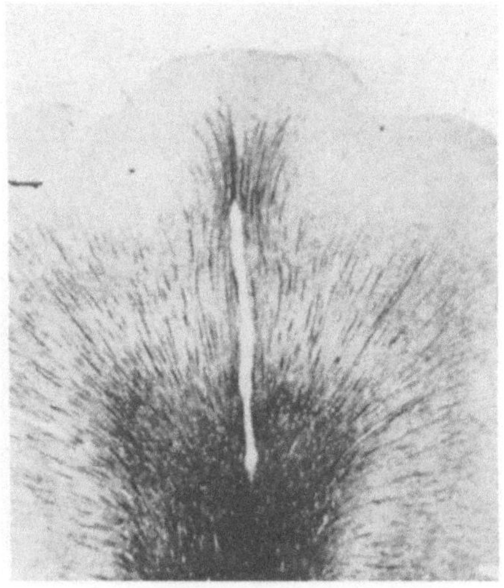

Abb. 26. Hirnwärzchen mit zentralem Markfaserbüschel und Verstärkung der Tangentialfaserschicht nach Morel u. Wildi (1952). Architektonischer Strukturwandel zu beiden Seiten des Wärzchens

Wir möchten daraus schließen, daß es sich bei diesen Grenzzonen ursprünglich um *Wachstumszonen* handelt, und daß sie die Stätten der *Proliferation* sind, die in der zweiten Hälfte der Fetalzeit zur Aufrichtung der Windungen der sekundären Oberflächengestaltung der Großhirnrinde führt und gegen Ende der Fetalzeit und postnatal das tertiäre Oberflächenrelief der Mulden und Rinnen durch unvollständige Furchenbildung entstehen läßt. Vollständig offen bleiben muß dabei noch, wie weit die persistierenden Zonen im Erwachsenengehirn noch Wachtums- und Differenzierungspotenzen besitzen.

Als Beweisstück für die dargelegten Vorstellungen, daß es sich bei den Zellverdichtungszonen am Boden der Feldergrenzen bildenden Mulden um Residuen von *Wachstumszonen* der *tertiären Oberflächengestaltung* handelt, können noch Befunde von Hirnwärzchen dienen, die ja von Jacob auch für die tertiäre Oberflächengestaltung in Anspruch genommen wurden. Zunächst sei hervorgehoben, daß sie sich regelmäßig aus Mulden oder Rinnen erheben und damit schon ihre Zugehörigkeit zur tertiären Oberflächengestaltung erkennen lassen (Abb. 19).

Es gelang nämlich, innerhalb der von mir untersuchten Frontalschnittserien drei Hirnwärzchen aufzufinden und im Serienschnitt zu untersuchen. In allen drei Fällen hatten sie ihren Sitz tatsächlich auch an Feldergrenzen, damit wiederum die Bedeutung der tertiären Oberflächengestaltung für die architektonische Gliederung bestätigend [*92*].

Auch das von Jacob und von Morel u. Wildi beschriebene Strukturschema wurde genau innegehalten (Abb. 26 u. 27): Dieser Aufbau ist bestimmt durch ein zentrales, sehr faserdichtes, radiär nach der Oberfläche ausstrahlendes Markfaserbüschel, das im Nißlbild einer zentralen Lichtung mit nur ganz vereinzelten Ganglienzellen entspricht. Um dieses Büschel herum ziehen bogenförmig die *II.* und *III.* cytoarchitektonische Schicht, während die tieferen Rindenschichten scheinbar unbeteiligt unter dem Hirnwärzchen hinwegziehen. An der Oberfläche zeigt das Hirnwärzchen eine verstärkte tangentiale Faserung, wobei einzelne Fasern des zentralen Büschels bis in diese Tangentialfaserschicht zu verfolgen sind.

Von MOREL u. WILDI wurde nun die Aufmerksamkeit auf ein regelmäßig in den Wärzchen nachweisbares zentrales Gefäß gelenkt. Es handelt sich dabei um eine Arteriole von vergleichsweise zu großem Lumen und auffallend dünner Wand, die auch in bezug auf ihre Färbbarkeit

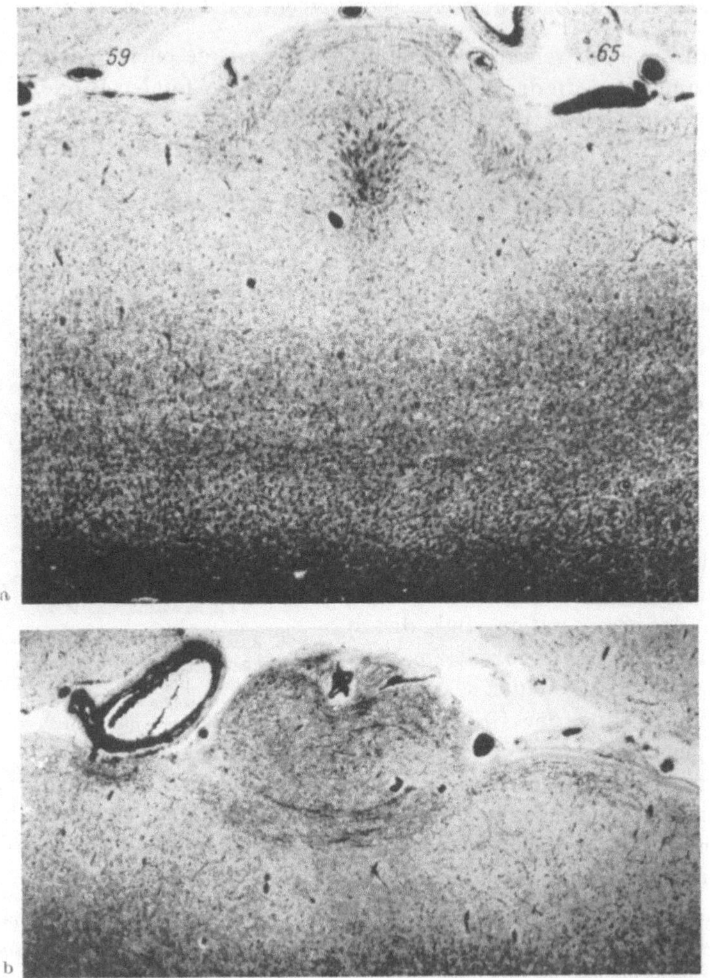

Abb. 27a u. b. Hirnwärzchen mit zentralem Markfaserbüschel und verstärkter Tangentialfaserung an der Grenze der Felder 59 und 65 der Orbitalrinde; a Schnitt durch das Zentrum; b Schnitt durch die Kuppe

einen fetalen Aspekt gewahrt hatte. Die Verfasser erörtern die ursächliche Beziehung dieses Gefäßes zu der Fehlbildung.

Das von uns abgebildete Hirnwärzchen (Abb. 27a u. b) befindet sich in der Orbitalrinde im Bereich einer Furche, und zwar hat es hier seinen Sitz innerhalb einer intramuralen Mulde. Diese macht über das Wärzchen hinaus die Grenze zwischen den Feldern *59* und *65* aus, die obendrein durch eine dysfibröse Zone markiert ist. Eine gewisse Aufhellung ist auch noch unterhalb des zentralen Markfaserbüschels zu erkennen (Abb. 27a), aber sonst ziehen die Horizontalfaserschichten *4—6* formal unberührt unter ihm hinweg. An der Konvexität des Wärzchens ist die verstärkte Tangentialfaserung zu erkennen. Auf dem Ausschnitt der Kuppe in Abb. 27b ist noch besonders das aus der Lichtung der Furche in die Kuppe eintretende relativ starke Gefäß zu beachten; auch im Markfaserbüschel war ein solches nachweisbar.

Die Feldergrenze zwischen Feld *59 V'* und *65 V'* ist daran zu erkennen, daß links von der aufgehellten Zone unter dem Markfaserbüschel das Rindenband nicht nur markärmer ist als rechts, sondern zugleich rechts ein stärkeres Konfluieren der beiden Baillargers statt hat, während sich links der innere sehr deutlich abhebt.

Für die hier gezeigte Beziehung zwischen der tertiären Oberflächengestaltung und der Architektonik war es nun von besonderem Wert, daß in den drei in der Arbeit von Morel u. Wildi wiedergegebenen typischen Markfaserbildern von Hirnwärzchen wiederum deutlich zu erkennen war, daß sie ihren Sitz an Feldergrenzen hatten (Abb. 26).

Wir sind am Ende unseres Untersuchungsganges durch die Probleme der Windungsbildung und Architektonik angelangt und sind eine Art Zusammenfassung der Vielfalt von Bedingungen und Bedingtheiten schuldig. In den beiden cyto- und myeloarchitektonischen Vorstudien habe ich den ersten Entwurf einer Windungsbildungstheorie vorgelegt, die sich, unter Verwertung der Studien von Schaffer, Ranke, Bielschowski und Jacob über diesen Gegenstand, vor allem auf den von mir neu erschlossenen Proliferationsfaktor der Wachstumszonen stützt [*91*].

Die Hirnwärzchen, aus den die feldergrenzenbildenden Mulden der tertiären Oberflächengestaltung hervorgehend, können nun als *umschriebenes Luxurieren* solcher *Wachstumszonen* angesehen werden, das zur Umkehr der sonstigen Wachstumsrichtung in Form einer Extraversion führt, wobei das bemerkenswerterweise fetale Züge zeigende Zentralgefäß eine — im einzelnen noch unklare — ursächliche Rolle zu spielen scheint.

Es bleibt noch die Frage des fehlenden Vorkommens der *persistierenden* und *dysfibrösen* Zonen in den Furchengründen zu erörtern, wenn diese — was die Regel ist bei weiterer Fassung des Furchengrundes — eine Feldergrenze bergen. Wir erwähnten schon bei der Behandlung der Bokschen Studien über den Einfluß der Rindenkrümmungen auf die Rindenarchitektonik, daß der Fundus im Markfaserbild entgegen den Erwartungen keine Verdichtung der Markfasern der tiefen Schichten aufweist, sondern Aufhellungen, die allerdings *diffuser* begrenzt sind als die dysfibrösen Zonen an der Oberfläche und in Mulden und Rinnen. Wir haben daher Bedenken, dieses Markfaserverhalten unter den extremen Verhältnissen des Furchengrundes schon als sicheres Grenzphänomen zu werten und wollen die Entscheidung darüber noch der Untersuchung mit anderen Färbemethoden überlassen, die vielleicht geeigneter sind, das Phänomen zu sichern.

Cytoarchitektonisch stellt sich, wie wir oben feststellten, im Erwachsenengehirn in keinem Falle eine persistierende Zone im Furchengrund dar, was dahin gedeutet werden könnte, daß es im Grunde der grenzbildenden Furchen im Gegensatz zu den Mulden zum *Aufbrauch* jenes Zellmaterials gekommen ist, das im Grunde der fetalen Furchen in Form von Verdichtungszonen von Neuroblasten noch nachweisbar war. —

Um nunmehr die Beziehungen der Rindenarchitektonik zu den Phasen der Windungsbildung auf Grund unserer Ergebnisse zu präzisieren: *Es gibt eine direkte Beziehung der sekundären und tertiären Oberflächengestaltung mit ihrer sekundären Windungsbildung und tertiären Teilwindungsbildung zur Architektonik,* indem es Hand in Hand mit der aus den Wachstumszonen gespeisten Windungsbildung zum Aufbau architektonisch differenter Felder beiderseits dieser Zonen kommt.

Eine schon von RANKE und BIELSCHOWSKY entwickelte und von uns übernommene Hilfsvorstellung läßt die Gefäße, zu denen eine besondere Beziehung besteht, als Puncta fixa der Wachstumszonen dienen, von denen aus die Aufrichtung der Windungen sich vollzieht.

Wie es zu den umschriebenen Wachstumszonen kommt, bleibt dabei noch unklar. ANGULO [*6*] konnte nachweisen, daß die bipolare Wanderungsform der Matrixzellen dem Aussenden radiär gerichteter *Pseudopodien* gleichkommt und die Migration amöboid erfolgt, und daß diese ersten Fortsätze nichts mit den definitiven Fortsätzen des Axons und der Dendriten gemeinsam haben, da sich vor deren Ausbildung noch ein zweites *apolares* Stadium der Rindenzellen einschiebt. Ob nach diesem zweiten apolaren Stadium der Rindenzellen nochmals die bipolare Wanderungsform gebildet werden kann, so daß eine abermalige amöboide Wanderung zu den Wachstumszonen möglich wäre, ist eine Frage, deren Beantwortung speziellen Studien vorbehalten bleiben muß.

Diesem vorwiegenden Wachstum der Rinde aus umschriebenen Wachtumszonen geht mit Sicherheit ein *diffuses* Wachstum der gesamten frühfetalen Großhirnrinde voraus, an dem noch die gesamte Hemisphärenwand beteiligt ist und das zur Ausbildung der *Hirnlappen* und der *Totalfissuren* führt. Auch hier weisen schon verschiedene Hemisphärenwandbereiche kennzeichnende Unterschiede auf, aber von einer architektonischen Gliederung der Rinde kann noch keine Rede sein, denn noch ist der sog. tectogenetische Grundtypus nicht erreicht. Die erste Gestaltungsphase der menschlichen Großhirnrinde ist also *vorarchitektonisch*.

Im ersten Teil dieses Kapitels haben wir nun die vergleichend-morphologisch und ontogenetisch erschlossenen entwicklungsmechanischen Bedingungen der Windungsbildung behandelt. Sie bilden gleichsam die allgemeine Konstellation, unter der sich die Ausbildung der Hauptfurchen und -windungen vollzieht.

Natürlich ist der Übergang von vergleichend-morphologischen Gesetzmäßigkeiten zu ontogenetischen Abläufen im einzelnen oft problematisch. HAECKEL selbst, dem wir das biogenetische Grundgesetz danken, unterschied ja die Begriffe Palingenese und Cenogenese, wovon der erstere die Wiederholungs- oder Auszugsentwicklung meint, während unter Cenogenese (= Störungsentwicklung) die Störung der ersteren unter dem Einfluß von Anpassungen an das Fetalleben verstanden wird.

Als eine allgemeine Konstellation für das Wachstum der menschlichen Großhirnrinde kann man jedoch aus der vergleichend-morphologischen Erfahrung diejenige der Oberflächennot, das besagt eines Wachstumsüberdruckes gegenüber dem Marklager, postulieren, was LE GROS CLARK sogar zur Annahme von Scherkräften des Marklagers gegenüber der Rinde veranlaßt hat, wie sie am Abbiegungswinkel der Radien bei ihrem Eintritt in die Rinde erkennbar sein sollen.

Dieser Wachstumsüberdruck der menschlichen Hirnrinde gegenüber dem Marklager — in geringerem Grade gilt das auch für die Menschenaffen — ist es, der die große Mehrzahl der architektonischen Felder als Windungen oder Teilwindungen auch makroskopisch hervortreten läßt, eben in dem vielfältigen Muster der sekundären und tertiären Oberflächengestaltung. Denn gerade das ist der entscheidende Unterschied gegenüber den kleineren Primatengehirnen etwa eines Macacus rhesus, wo sich nur ein kleiner Teil der Feldergrenzen im Relief der Hemisphärenoberfläche ausprägt. Ob eine Wachstumszone zur Aufrichtung zweier Windungen führt oder nicht, d. h. ob die beiden Felder, deren Wachstum von ihr ausgeht und deren Grenze sie bildet, je eine Windung oder Teilwindung einnehmen oder aber auf der glatten Konvexität placiert sind, hängt eben von den entwicklungsmechanischen Allgemeinbedingungen dieses Rindenabschnittes ab.

Darüber hinaus bestehen allerdings auch Unterschiede in der Felderzahl. Was bei der vergleichend-morphologischen Behandlung der Windungsbildung zunächst vernachlässigt werden konnte, daß die größeren Vertreter einer Ordnung im allgemeinen auch die höher organisierten sind, spielt bei einer Einbeziehung der Architektonik doch eine ausschlaggebende Rolle: Denn *die höhere Organisation spiegelt sich in einer größeren Felderzahl wider*.

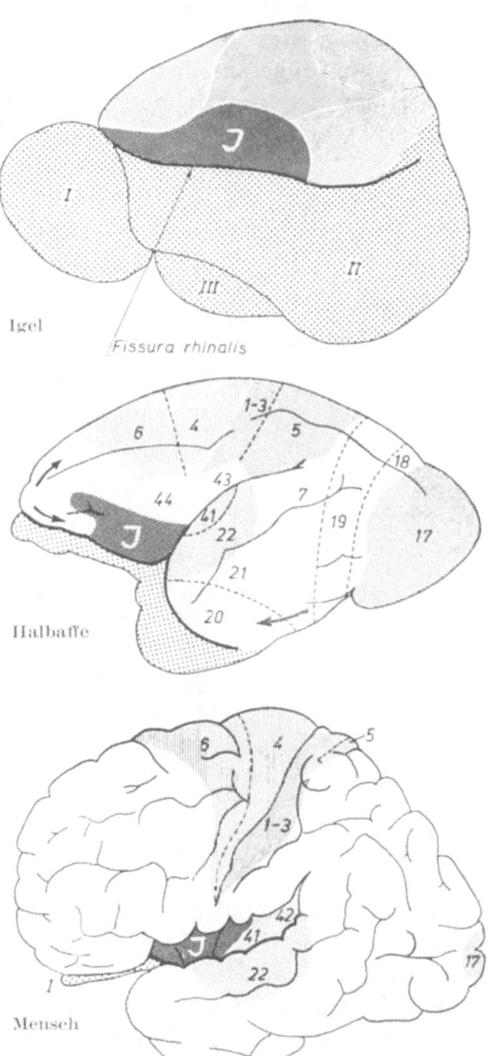

Abb. 28. Verschiebung der Anteile der verschiedenen Rindenarten vom Igel über den Halbaffen bis zum Menschen nach Spatz (1959). Beim Igel Vorherrschen des Bulb. olfact. (I), Lobus Pyrif. (II) und Tuber olfact. (III) gegenüber dem Neocortex, der hier nur aus der Inselrinde (I) und den sensorischen und motorischen Primärgebieten besteht. Bei Halbaffe und Mensch zunehmende Zurückdrängung der basalen Riechrinde durch den wachsenden Neocortex, in welchem die später differenzierten Teile immer mehr vorherrschen. Die arabischen Zahlen bezeichnen Brodmannsche Felder

Dieses eindeutige Ergebnis von Brodmanns „Vergleichende Lokalisationslehre" bedarf allerdings in einigen Punkten einer Revision, indem nachträglich bei einem Teil der subhumanen Primaten Felder der menschlichen Hirnrinde noch nachgewiesen werden konnten, die Brodmann noch nicht gefunden hatte, so von Walker die Felder *45*, *46* und *47 BR'* der Frontalrinde (letzteres von ihm Feld *13* benannt). Obendrein liegen auch bei den späteren Untersuchern, von denen übrigens nicht einer eine solche repräsentative Reihe von Säugetieren bearbeitet hat wie Brodmann, immer nur Untersuchungen mit einer Methode vor, entweder cyto- oder myeloarchitektonisch. Bei diesen oft schwierigen Entscheidungen über die Felderhomologie könnte aber die gleichzeitige Anwendung *beider* Methoden am *gleichen* Gehirn sicher nicht selten den Ausschlag geben.

Besonders eindringlich haben aber Brodmanns Untersuchungen die Verschiebungen der Anteile der verschiedenen Rindenregionen gezeigt, die sich mit der Höherentwicklung abspielen, und zwar sind es zwei grundlegende Änderungen: Einmal die Zunahme der Fläche der *neocorticalen* Felder gegenüber den *palaeo-* und *archicorticalen* und zum anderen Male die Zunahme der *später differenzierten neocorticalen* Sekundärgebiete gegenüber den *sensorischen* und *motorischen Primärgebieten.*

Zur Demonstrierung dieser Verschiebungen möchten wir eine Abbildung von SPATZ (Abb. 28) heranziehen, der an Hand der Gegenüberstellung des Igelgehirns als Vertreter der Insektivoren, denen die unmittelbaren Vorfahren der Primaten

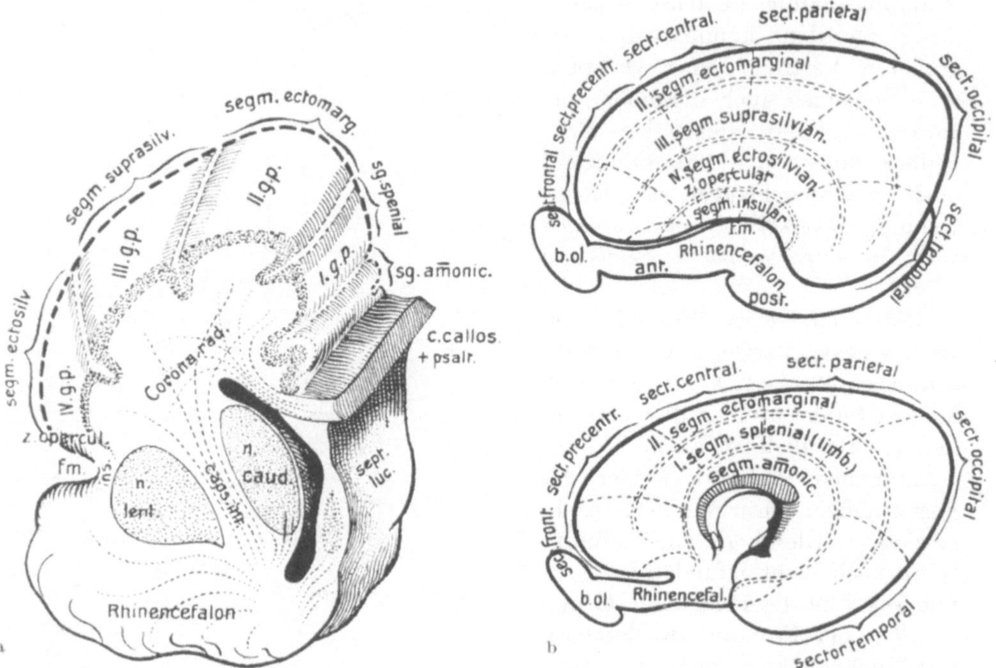

Abb. 29. Großhirnschemata nach CH. JAKOB (1911), die die Vorstellungen des Autors über eine segmentale (a) und sektorenartige (b) Entfaltung der Großhirnrinde veranschaulichen

entstammen, eines Halbaffengehirns als eines frühen Primaten und des Menschengehirns diese Veränderungen unter Verarbeitung der Brodmannschen Forschungsergebnisse dargestellt hat.

Wir sehen daran, daß das Igelgehirn nur neocorticale *Primärregionen* aufweist, die noch unmittelbar an rhinencephale Rinden und die Inselrinde grenzen. An *diesen* Grenzen wären also die hypothetischen Wachstumszonen anzunehmen, die die weiß gelassenen höher differenzierten neocorticalen Felder schrittweise und unter gegebenen Bedingungen *windungsweise* haben entstehen lassen.

Wie wir noch zeigen werden, spiegelt der architektonische Aufbau der menschlichen Frontalhirnrinde selbst noch dieses Wachstum wider, wie es von den Rändern des Palaeo- und Archicortex einerseits und des motorischen Primärgebietes andererseits ausgegangen sein muß.

Hier ist der Ort, daran zu erinnern, daß CHRISTFRIED JAKOB der erste Hirnforscher gewesen ist, der auf Grund vergleichend-morphologischer Untersuchungen, die bei den *Gymnophionen* ihren Ausgang genommen haben, interessante programmatische Vorstellungen über die Entfaltung der Großhirnrinde bei den Säugern entwickelt hat. Als Ausgangspunkt einer *segmentalen* Entfaltung (Abb. 29a) nimmt er die Inselregion an, von der aus sich nacheinander in Form von Urwindungen der Gyrus limbicus als sog. Segmentum spleniale, das Segmentum ectomarginalis, das Segmentum suprasilvius und zuletzt das Segmentum ectosilvius entwickelt haben sollen. Neben dieser segmentalen Wachstumsbewegung kommt es in frontocaudaler Richtung zu einer fächerförmigen, scheinbar um die Insel rotierenden *sektorenartigen* Entfaltung, wobei CHRISTFRIED JAKOB sechs Sektoren unterscheidet (Abb. 29b).

III. Die Stirnhirnrinde

a) Windungsbild

Auch die neueren amerikanischen Arbeiten über das Windungsbild der Großhirnrinde wie die von CONOLLY [*25*] und von v. BONIN [*14*] nehmen in bezug auf das Stirnhirn ihren Ausgang von der grundlegenden Bearbeitung desselben durch EBERSTALLER aus dem Jahre 1890 [*30*]. Wir werden uns ebenfalls an diese halten und bringen nur bedarfsweise einige Ergänzungen durch spätere Autoren.

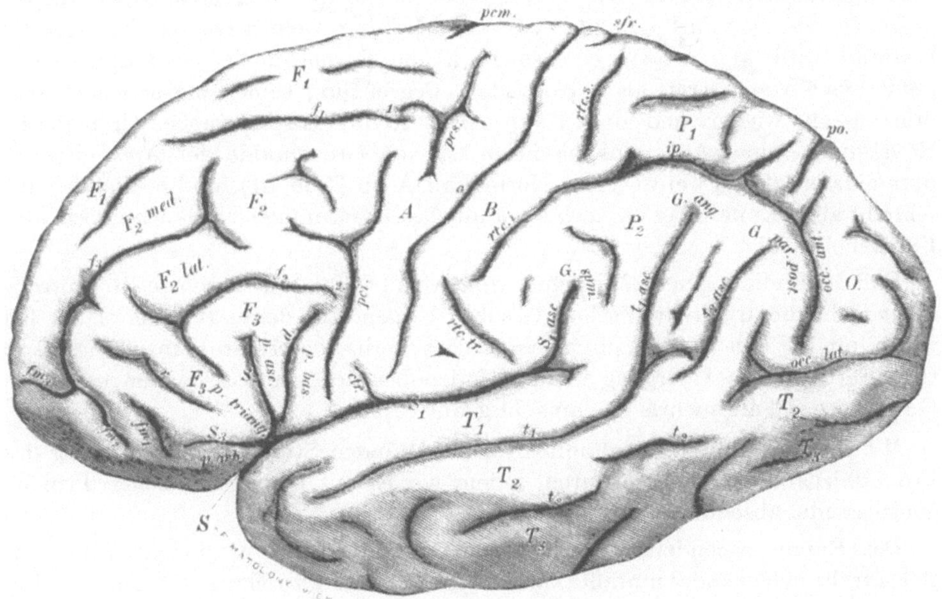

Abb. 30. Windungsbild der Konvexität nach EBERSTALLER (1890). *A* = Präzentralwindung; F_1 = obere Frontalwindung, F_2 = mittlere Frontalwindung, F_3 = untere Frontalwindung; f_1 = obere Frontalfurche, f_2 = untere Frontalfurche, f_3 = mittlere Frontalfurche. fm_{1-3} = Teilstücke des Sulc. frontomarginalis; *p. bas.* = pars basilaris, *p. asc.* = pars ascendens, *p. triang* = pars triangularis, *p. orb.* = pars orbitalis; *pcs.* = Sulc. praecentr. sup., *pci.* = Sulc. praecentr. inf., *ctr.* = Sulc. subcentr. ant.; *d* = Sulc. diagonalis, *r* = Sulc. radiatus, *S* = Truncus Fiss. Sylvii, S_2 = Ramus ant. ascendens Fiss. Sylvii, S_3 = Ramus ant. horizontalis Fiss. Sylvii

Das Stirnhirn wird von EBERSTALLER (Abb. 30] auf der Konvexität durch die Totalfurche der Fissura Sylvii und den Sulcus centralis und median durch den Sulcus callosomarginalis umgrenzt. Letztere beiden Furchen werden im fünften bis sechsten Fetalmonat gebildet und weisen eine große Konstanz ihres Verlaufes auf. Sie werden daher gemeinhin zu den Primärfurchen gezählt.

Die genaue Grenze des Frontallappens gegenüber der Insel befindet sich in der Tiefe der Fissura Sylvii in dem die Insel gegenüber den Opercula abgrenzenden Sulcus circularis. Er ist auch eine zuverlässige architektonische Grenze zwischen der Inselregion und den Frontalfeldern. Auch der Sulcus centralis und der Sulcus callosomarginalis in seinem den Gyrus cinguli begrenzenden Bogen sind, soweit sie nicht extremen, leicht erkennbaren Variationen unterliegen, zuverlässige Grenzmarken *bestimmter* Felder: Der Sulcus centralis zwischen dem granulären sensiblen Primärgebiet der Postzentralwindung und dem agranulären motorischen Primärgebiet der Präzentralwindung. Nur die ventrale und dorsale Endigung des Sulcus machen davon eine Ausnahme, indem die granuläre Rinde hier oft auf die orale Seite der Furche überzugreifen pflegt. Das spielt sich ventral am *Opercularrand* häufig auf einer Übergangswindung zwischen der prä- und postzentralen Windung ab, während es sich dorsal auf der *Medianfläche* abspielt, in die das Ende der Zentralfurche in caudoventraler Richtung schräg einschneidet. Hier im Bereich des ventral und caudal vom S. callosomarginalis begrenzten Parazentralläppchens hat aber schon CAMPBELL eine häufige seichte Furche („fissuret", wohl etwa unseren Mulden entsprechend) angegeben, die die Area gigantopyramidalis begrenzt, und die von BAILEY u. v. BONIN bei ihrem Gehirn He. als Feldergrenze bestätigt wird. Wir fanden eine solche kleine Furche auch auf der medianen Felderkarte von SMITH als retrocaudale Begrenzung seiner motorischen Area praecentralis wieder, und auch BRODMANN tut ihrer als schwacher Grenzfurche Erwähnung. Eine ganz ähnliche Form hat die Grenzmulde der Area gigantopyramidalis [*42 V'*] bei unserem Normalfall A 58 (Abb. 51), und schließlich beschreibt auch EBERSTALLER noch ein ähnliches, „fast immer vorhandenes seichtes Furchenelement".

Daß die Endigungen eines solchen großen und tiefen Sulcus wie des S. centralis nicht mehr die architektonischen Grenzen bergen, mit deren Bildung er an sich verknüpft ist, läßt sich als ein mechanisches Verhalten erklären, insofern eine so tiefe Furche ihren Übergang in die Rindenoberfläche gewissermaßen nach den Gesetzen des Faltenwurfs eigenmächtig durchführt.

Mit O. VOGT führen wir damit an beiden offenen Stellen die Begrenzung des Frontalhirns *architektonisch* durch, indem wir es mit dem motorischen Primärgebiet caudal abschließen lassen.

Der Ramus ascendens des S. callosomarginalis, der das dorsale Ende des S. centralis noch caudal umfaßt, kann — im Gegensatz zu EBERSTALLER — daher nicht mehr als Begrenzung des *Frontalhirns* dienen, sondern stellt häufig die Grenze zwischen *postzentralen* und *parietalen* Feldern dar.

Mit EBERSTALLER beziehen wir den Gyrus cinguli nicht mit in das Frontalhirn ein. Dieser vordere Abschnitt des Gyrus wird auch nicht mehr vom Isocortex im engeren Sinne eingenommen, sondern vom *Proisocortex* (VOGT), also einer Vorstufe, die wir von dem in der Tiefe des Sulcus corporis callosi gelegenen Streifen *Archicortex* ableiten möchten. Diese phylogenetisch älteren Grenzbereiche des Frontalhirns, unter Einbezug der palaeocorticalen basalen Riechrinde und der Insula Reilii, unterziehen wir jedoch zugleich einer *orientierenden architektonischen Untersuchung* und Darstellung, da sich uns von hier ausgehende aufschlußreiche strukturelle Beziehungen zum Isocortex der Frontalrinde ergeben haben.

Nachzutragen bleibt noch die caudo-orbitale und daran anschließende mediane Grenze des Frontalhirns, die am vorderen Rande der Gyri olfactorii lateralis und medialis (Retzius) verläuft bzw. der gleichnamigen Striae des Erwachsenengehirns und im unmittelbaren Anschluß daran *median* am vorderen Rand der Area adolfactoria in einer kleinen flachen Furche, dem S. parolfactorius anterior (dem S. rostralis transversus Beccaris) sich fortsetzt, auch hier wie an der Basis der isocorticalen Grenze bis zur Einmündung in den S. callosomarginalis folgend (Abb. 51 u. 73).

Nach Absteckung der Grenzen der Frontalhirnrinde kommen wir zu den sie untergliedernden Furchen und Windungen. Die Konvexität bekommt durch vier Hauptfurchen ihr Gepräge: den Sulcus praecentralis, den Sulcus frontalis superior, medius und inferior (Abb. 30).

Der S. praecentralis (p. c.) ist in der Regel in zwei Teile unterteilt, einen größeren unteren und einen kleinen oberen, die gemeinsam die Präzentralwindung vorn begrenzen. Eberstaller unterscheidet außerdem noch einen kleinen medialen Abschnitt, der vorwiegend auf der Medianseite verläuft und das Parazentralläppchen vorn begrenzt (pcm.).

Der S. frontalis superior (f 1) entspringt aus dem S. praecentralis sup. und verläuft in sagittaler Richtung. Er grenzt die obere Frontalwindung nach unten und die mittlere Frontalwindung nach oben ab. Der S. frontalis inferior (f 2) entspringt aus dem S. praecentralis inf. und bildet einen konvexen Bogen, der die mittlere (F 2) von der unteren (F 3) Frontalwindung trennt.

Eberstaller hat nun als erster auf Grund seiner vergleichenden Betrachtung hunderter menschlicher Großhirnhemisphären noch eine mittlere Stirnhirnfurche, Sulcus frontalis medius (f 3) als weitgehend konstante Hauptfurche beschrieben und benannt, die die mittlere Frontalwindung noch in einen medialen (F_2 med.) und lateralen (F_2 lat.) Teil untergliedert. Diese Durchführung eines Vierwindungssystems des Stirnhirns an Stelle des bis dahin geltenden Dreiwindungssystems ist auch von den Nachuntersuchern bestätigt worden. Und zwar fand Conolly in weniger differenzierten Gehirnen nur den vorderen größeren Teil des S. frontalis medius gut ausgebildet, der sich in der Nähe der Orbitalkante in zwei Äste des S. frontomarginalis (fm 2 und fm 3) aufspaltet. Der kürzere hintere Teil des S. frontalis med. entspringt dagegen unmittelbar aus dem S. praecentralis inferior als dessen Ramus anterior.

An der Orbitalfläche unterscheidet E. zwei Hauptfurchen: den Sulcus olfactorius und den Sulcus orbitalis, den er auch sehr anschaulich die „mehrstrahlige Orbitalfurche“ benannt hat. Der S. olfactorius ist schon beim viermonatigen Embryo nachweisbar und, wie wir schon oben ausführten, von großer Konstanz seines Verlaufes. Er begrenzt den medial von ihm gelegenen Gyrus rectus.

Um so vielgestaltiger ist die mehrstrahlige Orbitalfurche, die die Gliederung der Orbitalrinde bestimmt. Immerhin besteht Brocas Bezeichnung „incisure en H“ für sie in zwei Dritteln der Fälle zu Recht. Die nächst häufige Form ist eine dreistrahlige, indem an Stelle der beiden Vorderäste nur einer nachweisbar ist, der in der Regel dem lateralen entspricht. Schon daraus ist zu entnehmen, daß die caudale Partie der mehrstrahligen Orbitalfurche die beständigste ist. Sie ist zugleich die tiefste und hat wegen dieser Konstanz die besondere Bezeichnung eines Gyrus orbitalis transversus erhalten, der in nach vorn konvexem Verlauf aus einem medialen in einen lateralen Schenkel mündet. In unserem Fall A 58 haben wir es beiderseits mit der H-Form des S. orbitalis zu tun (Abb. 22), mit typischer Gestalt des hinteren, S. transversus bezeichneten Abschnittes, während nach vorn links drei Äste strahlen, ein Vorkommnis, das von EBERSTALLER auch beschrieben wurde.

Was die Bezeichnung der von den Ästen des S. orbitalis begrenzten Windungen betrifft, ist die von EBERSTALLER noch durchgeführte Fortführung aller drei Frontalwindungen der Konvexität auf die Orbitalfläche weitgehend verlassen worden. Sie gilt nur noch für die dritte Frontalwindung und hat sich hier auch *architektonisch* bewährt.

Die drei Frontalfurchen lassen sich nämlich keineswegs über die gesamte Konvexität verfolgen. Vielmehr hat EBERSTALLER selbst konstatiert, daß sie in der Nähe der Orbitalkante zu einer frontomarginalen Querwindung zusammenfließen, die dorsal von den Ästen des S. frontomarginalis begrenzt wird (fm 2 und fm 3).

Es ist bisher jedoch nicht beachtet worden, daß dieser Querwindungscharakter ein erweitertes Polgebiet — wie wir es nennen wollen — auf der Konvexität betrifft. Es finden sich nämlich dorsal von EBERSTALLERS frontomarginaler Querwindung mindestens zwei weitere Querwindungen, die sich an Aufnahmen der Hemisphäre von vorn oder vornseitlich gut demonstrieren lassen[1]. Wir bringen dazu je eine Aufnahme von RETZIUS (Abb. 31a und b) und weisen auf die frontopolare Aufnahme der Felderkarte des russischen Atlanten hin (Abb. 11d) sowie auf unsere polare Aufnahme von A 58 (Abb. 52). Aus diesen Abbildungen geht hervor, daß die frontopolaren Querwindungen im Gegensatz zur frontomarginalen Querwindung nur etwa die Hälfte der Hemisphärenbreite auf dieser Höhe ausmachen, und daß sie es sind, die der bekanntermaßen nach vorn verschmälerten ersten Frontalwindung gewissermaßen einen Querriegel vorschieben, in den aber darüber hinaus die obere, mediale Partie der zweiten Frontalwindung einmündet, wie es besonders anschaulich an der Abb. 31b von vornseitlich zu erkennen ist. Es ist die dorsale Partie der F_2, die ventrolateral vom S. frontalis medius begrenzt wird, der ja in diesen vorderen Frontalbezirken besonders gut ausgebildet ist. Die ventral von diesem Sulcus gelegene Partie folgt dagegen in ihrem Verlauf bogenförmig der dritten Frontalwindung, so daß es in Wahrheit zu einer Art von Aufgabelung der F_2 in diesem frontopolaren Bereich kommt, was seinen Ausdruck auch in der endständigen Aufgabelung des Sulcus frontalis medius in die beiden queren nach lateral und medial weisenden Äste des S. frontomarginalis findet. Aus der Abbildung EBERSTALLERS kann dieses frontopolare Windungsverhalten natürlich nicht hervorgehen, da die betreffenden Windungen und die sie gegeneinander abgrenzenden Furchen nicht eingezeichnet sind, denn EBERSTALLER hat nur die von ihm bezeichneten Windungen festgehalten.

Wir legen auf dieses frontopolare Windungsbild deshalb solchen Wert, weil es, wie wir noch zeigen werden, uns auch Ausdruck architektonischer Wachstums- und Differenzierungsrichtungen zu sein scheint. Übrigens geht aus der frontopolaren Felderkarte des russischen Atlanten (Abb. 11) schon hervor, daß die

[1] Es mag an der Ungewohntheit dieser Sicht der Hemisphären liegen, daß diese frontopolaren Querwindungen bisher noch nicht beschrieben worden sind, oder sollte die sonst so fruchtbare Affenkonzeption des Windungsbildes sie haben übersehen lassen?

russischen Architektoniker, die diese für den Menschen nicht eben unwesentliche frontale Sicht erstmals brachten, die frontopolaren Querwindungen und die frontomarginale Querwindung genau von Feld *10* nach BRODMANN besetzt fanden,

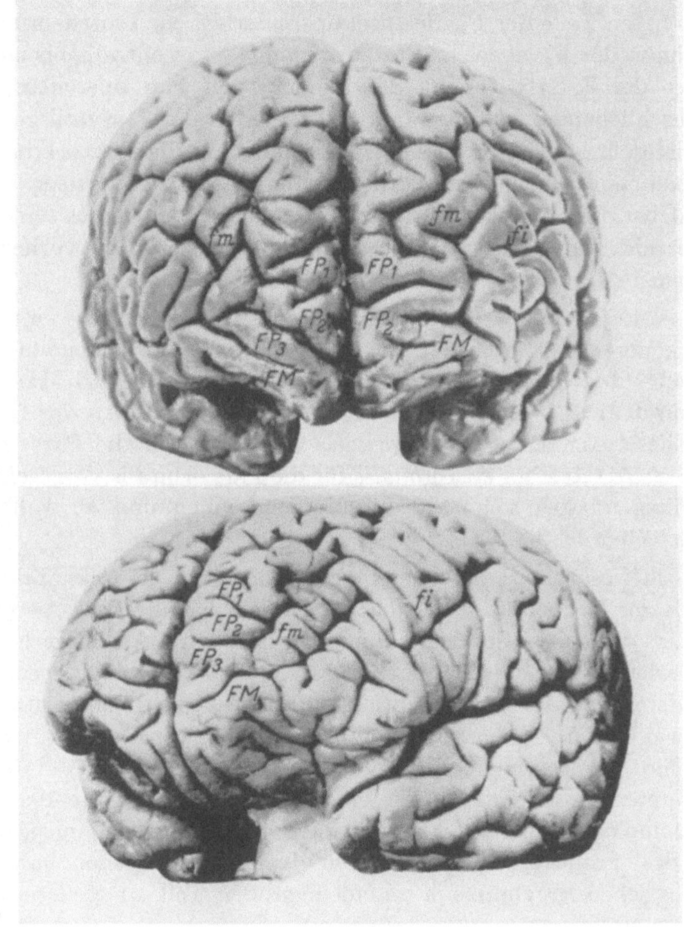

Abb. 31a u. b. a) Frontopolare Sicht der Großhirnhemisphäre aus RETZIUS (1896). Abkürzungen s. Abb. 31b. b) Sicht von vorn seitlich. Die Beschriftungen sind nachträglich eingefügt: *fm* = Sulc. front. medius; *fi* = Sulc. front. inf.; FP_1, FP_2, FP_3 = frontopolare Querwindungen; *FM* = frontomarginale Querwindungen (EBERSTALLER)

das sie allerdings im Gegensatz zu unseren Felderungsergebnissen nach lateral bis zur F_3 ausdehnten. Das entspricht weitgehend der BRODMANNschen Auffassung dieses Feldes, mit der wir uns weiter unten auseinandersetzen werden.

Die von uns nicht geteilte alte Auffassung aller Orbitalwindungen als Fortsetzungen der drei Frontalwindungen war die Veranlassung gewesen, uns mit den frontopolaren Windungsverhältnissen zu beschäftigen. Wie wir schon sagten, möchten wir dagegen an der Fortführung der F_3 auf die Orbitalrinde festhalten. Es bedarf dazu vorerst einer genauen Beschreibung ihrer vielfältigen Gliederung, die besonders gut durchforscht ist. Birgt doch diese Windung in ihrem Fuß das Brocasche Sprachzentrum.

Die Hauptunterteilung der F_3 geschieht durch zwei Äste der Fissura Sylvii: den Ramus anterior ascendens (Abb. 30) (S_2) und den Ramus anterior horizontalis (S_3). Beide schneiden so tief in die F_3 ein, daß sie ihren Endpunkt in der Randrinne der Insel, dem Sulcus circularis, haben, woraus schon hervorgeht, daß die von ihnen abgegrenzten Teile der F_3 die Insel opercularisieren. Trotzdem hat nur der hintere Abschnitt der F_3, eben ihr Fuß, der vom S. praecentralis bis zu dem aufsteigenden Ast der F. Sylvii reicht, den Namen einer Pars opercularis erhalten. Der daran anschließende, zwischen den beiden Ästen der F. Sylvii gelegene Teil heißt Pars triangularis, und daran schließt medialwärts die Pars orbitalis an. Alle drei Teile zusammen bedecken die vordere Insel und machen das sog. Operculum frontale aus. Über diesen Vorgang war sich EBERSTALLER, wie aus seinen Ausführungen hervorgeht, durchaus im Klaren. Nur hielt er sich an die vorherrschenden Bezeichnungen.

Natürlich ist es jedoch ungewöhnlich, daß nur ein Teil des Operculum frontale das Attribut „opercularis" erhalten hat. So schreibt RETZIUS auch von einer Auseinandersetzung über diesen Gegenstand mit CUNNINGHAM und MARCHANT, als deren Ergebnis RETZIUS die Bezeichnung *Pars opercularis superior* für die Pars opercularis EBERSTALLERS, *Pars opercularis intermedia* für die Pars triangularis und *Pars opercularis anterior sive orbitalis* für die Pars orbitalis vorgeschlagen hat. Diese Benennungen haben sich nicht durchsetzen können, und wir wollen auch an der Eberstallerschen festhalten.

Es ist jedoch wesentlich, das Opercularisieren als ein Hauptcharakteristikum aller drei Teile der F_3 sich klar zu machen. Übrigens hat die Pars opercularis, der Fuß der F_3, insoweit eine Sonderstellung, als es hier phylogenetisch und ontogenetisch innerhalb des Frontallappens *zuerst* zu einer Opercularisierung kommt, während vordere Teile der Insel noch lange unbedeckt sind. So besitzt auch nur der Mensch zwei vordere Äste der F. Sylvii (Ausnahmen mit einem Ast sind sehr selten), während die Menschenaffen nur *einen* solchen besitzen und die niederen Affen überhaupt noch keinen. Auf die etwaigen daraus abzuleitenden Folgerungen für die Homologisierung der Frontalwindungen werden wir im nächsten, der Physiologie des Frontalhirns gewidmeten Kapitel einzugehen haben, da die neurophysiologischen Ergebnisse ja zu einem großen Teil an niederen Affen gewonnen worden sind.

Die F_3 stellt sich somit als ein Windungszug dar, der, an der Präzentralwindung beginnend und zunächst dorsal durch die untere Frontalfurche begrenzt, sich um die bis zur Inselrinne durchschneidenden beiden vorderen Äste der F. Sylvii herumwindet und auf der Orbitalfläche die Partie lateral vom S. orbitalis transversus und weiter medial die zwischen seinen beiden Ästen einnimmt, so den caudalen Teil der Orbitalrinde einbeziehend bis auf den Abschnitt medial vom medialen Balken der H-Furche (Abb. 53).

Es bleibt uns noch der Rest der Orbitalwindungen zu benennen: Zwischen S. olfactorius und dem medialen Balken der H-Furche der G. orbitalis medialis; zwischen den vorderen Ästen derselben der G. orbitalis intermedius und lateral vom lateralen, vorderen Ast der G. orbitalis lateralis, der jedoch schon Teil der Pars orbitalis der F_3 ist, welch letztere Einordnung wir mit HERVÉ und RETZIUS vorziehen.

Broca selbst hatte die F_3 noch nicht sehr weit über den Ramus horizontalis F. Sylvii reichen lassen. Erst sein Schüler Hervé kam auf Grund umfangreicher, vergleichend-morphologischer, ontogenetischer und anthropologischer Studien zu dieser Ausdehnung der F_3 auf die caudale Orbitalrinde. Diese „erweiterte Brocasche Windung“ — wie man sie auch bezeichnet — weist nun bis auf das Anfangsfeld auf der Pars opercularis einen auffallenden, gemeinsamen myeloarchitektonischen Zug auf, indem sie die beiden Baillargers durch dichte Horizontalfasern verbunden zeigt, was Vogt veranlaßte, ihre Felder zur Regio unitostriata zusammenzufassen.

Wir haben nun noch die Nebenfurchen der Frontalrinde zu beschreiben:

1. Eine kleine Furche am Fuße der Präzentralwindung, die die Opercularkante unvollständig einschneidet, die Eberstaller untere Querfurche der Zentralfurche genannt hat (ctr.), da sie sich zuweilen mit dem unteren Ende der Zentralfurche verbindet. Für diese seichte Furche, die häufig nur mulden- oder rinnenförmig ausgebildet ist, hat sich die Bezeichnung S. subcentralis anterior durchgesetzt.

2. Den S. diagonalis (d), der variabel in seinem Verlauf die Pars opercularis meist diagonal von vorn unten nach hinten oben durchquert und eine Pars basilaris (hinten) von einer Pars ascendens (vorn) abtrennt.

3. Den S. radiatus, der die Pars triangularis radiär einschneidet und von Broca „Incisura capi“ genannt wurde (cap = pars triangularis!), worin zum Ausdruck kommt, daß er besonders häufig nur eine seichte Furche bzw. Mulde darstellt.

4. Den S. rostralis, der an der Medianfläche parallel zum ventralen Abschnitt des S. callosomarginalis zwischen ihm und der orbito-medianen Kante verläuft. Häufig ist noch ein S. rostralis accessorius sive inferior vorhanden, der meist aus zwei Teilstücken besteht und sehr viel seichter ist (vgl. Abb. 73). Beccari hat dann noch als S. rostralis transversus jenen vertikal gestellten, meist bogenförmigen kleinen Sulcus beschrieben, der auch S. parolfactorius anterior genannt wird, und der die unterhalb des Balkenrostrums gelegene Area adolfactoria nach vorn begrenzt.

b) Die rhinencephalen Grenzgebiete einschließlich Insel

Wir haben uns nun noch anhangsweise mit der besonders von Retzius [*81*] erforschten äußeren Morphologie des Rhinencephalon zu beschäftigen, da dessen

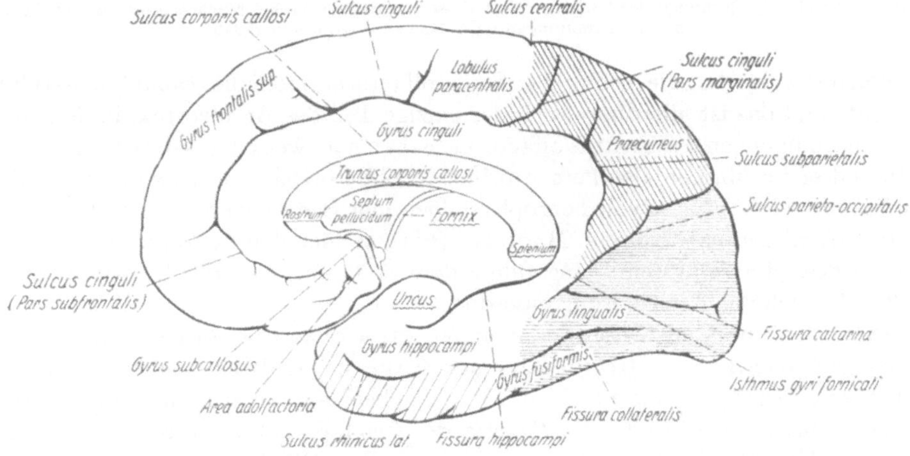

Abb. 32. Medianes Hemisphärenbild nach Clara (1953)

Formationen zu einem wesentlichen Teil die Grenzgebiete des Frontalhirns darstellen, dessen architektonische Nachbarschaftsbeziehungen wir besonders herausarbeiten wollen. Es bleibt dabei zunächst außer Betracht, wieweit, d. h. in welcher

Ausdehnung der Begriff des Rhinencephalon beim Menschen funktionell noch aufrecht erhalten werden kann.

Ebenso wie RETZIUS beziehen wir den vergleichend-morphologisch entwickelten Begriff des Lobus limbicus von BROCA ein, der anatomisch weitgehend dem Gyrus fornicatus des Menschen entspricht, der sich aus dem Gyrus cinguli und dem Gyrus parahippocampalis[1] zusammensetzt, die caudal am Isthmus fornicati ineinander übergehen (Abb. 32). Zum Lobus limbicus wird jedoch noch die Area

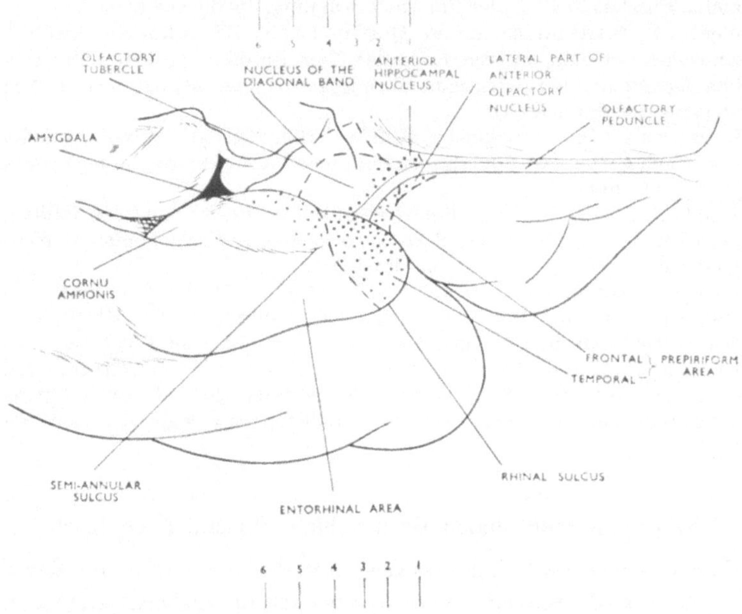

Abb. 33. Direkte Endigungen der Tractus olfact.-Fasern (punktiert) bei Macaca mulatta, auf Grund von Durchtrennungen nach MEYER u. ALLISON (1949)

adolfactoria, in die die schwache Stria olfactoria medialis caudal einstrahlt, gezählt; und das ist allerdings auch der einzige Teil des Archicortex, in dem sich direkte Endigungen des Tractus olfactorius haben nachweisen lassen (vgl. Abb. 33), während er im übrigen also keinen primären olfactorischen Cortex darstellt. Die Einheit dieses Lobus ist von neurophysiologischer Seite neuerdings wieder in den Vordergrund gerückt. worden. MACLEAN [*68*] hat hier den neurophysiologischen Begriff des „limbic system“ eingeführt, dem er Reaktionen der Selbsterhaltung und z. T. auch der Arterhaltung einordnet.

Diese von den Endstätten der *medialen* Stria olfactoria ausgehenden Strukturen entsprechen dem *Archicortex* (nach KAPPERS) und den von ihm sich ableitenden Übergangsrinden zum Neocortex. Die bei Makrosmatikern besonders ausgedehnte basale Riechrinde, der *Palaeocortex* (nach KAPPERS), wird von dem viel stärkeren Tractus olfactorius *lateralis* versorgt. Ihre Gliederung läßt sich für den Menschen in typischer Weise nur noch an Feten demonstrieren, da ihre Gebilde später überwachsen und z. T. supprimiert werden. An der Abbildung des fünf-

[1] Früher Gyrus hippocampi, die Änderung auf Grund der Parisiensia Nomina Anatomica (PNA) trifft das Wesen des Gyrus besser.

monatigen Feten von FILIMONOFF (Abb. 34) sehen wir die Aufgabelung des Tractus olfactorius in die beiden Striae bzw. Gyri olfactorii medialis und lateralis. Von dem stärkeren Gyr. olf. lat. unterscheiden wir eine *Pars anterior*, die am Angulus in die *Pars posterior* umbiegt. Dieser Angulus entspricht später dem *Limen insulae*, der Inselschwelle, denn von hier wölbt sich die in diesem Stadium noch nicht opercularisierte Insel nach dorsal. Die Pars posterior des Gyr. olf. lat. endet im Gyrus semilunaris (früher Colliculus Nuclei amygdalae genannt, da letzterer sich im unmittelbaren Kontakt mit diesem Rindenabschnitt befindet) und Gyrus ambiens, zwei schwach gewölbten Windungen am vorderen Ende des Gyrus parahippocampalis, die durch den Sulcus semiannularis getrennt sind. Nur beim Menschen ist der Gyrus ambiens auch vom übrigen Gyrus parahippocampalis durch den Sulcus rhinencephali inferior morphologisch klar getrennt. Der Sulcus semiannularis ist in seinem caudalen größeren Teil zugleich die Trennungslinie zwischen der palaeocorticalen Formation der periamygdalären Rinde einerseits und der entorhinalen Rinde des Gyr. ambiens und des übrigen Gyr. parahippocamp. andererseits, die mit diesem Gyrus am S. rhinalis endet (daher der Name entorhinale Region!)

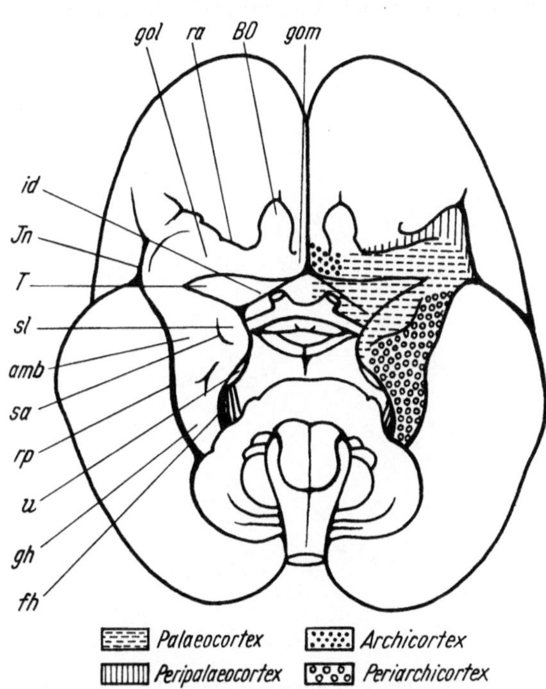

Abb. 34. Hirnbasis eines fünfmonatigen Feten nach FILIMONOFF (1955) *amb* = Gyr. ambiens; *BO* = Bulbus olfact; *fh* = Fiss. hippocampi; *gh* = Gyr. hippocampi; *gol* = Gyr. olfact. lat.; *gom* = Gyr. olfact. med.; *In* = Insel; *id* = diagonales Band; *ra* = Sulc. rhinalis ant.; *rp* = Sulc. rhinalis lat. post.; *sa* = Sulc. seminannularis; *sl* = Gyr. semilunaris; *T* = Tuberculum olfact.; *U* = Uncus

Mit FILIMONOFF [*36*] möchten wir die im Gegensatz zum Palaeocortex schon einen differenzierten Schichtenaufbau zeigende *entorhinale* Rinde als Periarchicortex bezeichnen (Abb. 34). Der eigentliche Archicortex, der sich bei den niederen Säugern an der dorso-medialen Hemisphärenwand entwickelt, wird in der Phylogenese durch Neocortex- und Balkenentwicklung nicht nur in die Tiefe der Fissura hippocampi supprimiert und zur Ammonsformation eingerollt, sondern auch mit dem Wachstum des Corpus callosum auf die Innenseite des Temporallappens verdrängt, wobei, abgesehen vom oralen Anfangsteil, dem caudalen Abschnitt der *Area adolfactoria* (dem Hippocampus praecommissuralis SMITH'!) in der Tiefe des S. corporis callosi nur noch Reste des Hippocampus bleiben, die von dem gleichen Autor sogenannten *Vestigia hippocampi*, auf deren architektonischen Charakter wir noch eingehen werden. Zugleich ist der palaeocorticale Teil des Lobus pyriformis der niederen Säuger, der beim Menschen dem Gyr. semilunaris und einem Teil des Gyr. ambiens entspricht, ebenfalls durch den wachsenden Neocortex von der *lateralen* Oberfläche immer mehr nach ventral und schließlich auf die mediale Seite des Temporallappens supprimiert worden.

Zur palaeocorticalen Riechrinde gehört dann weiterhin die von den beiden Teilen des Gyr. olf. lat. an der Basis umschlossene Substantia perforata anterior, in deren Bereich sich das beim Menschen rudimentäre Tuberculum olfactorium (Abb. 34) befindet. Caudal schließt sich noch das diagonale Band an, das sich als Gyr. subcallosus auf die Medianfläche fortsetzt und den vordersten Abschnitt des Nucleus basalis birgt.

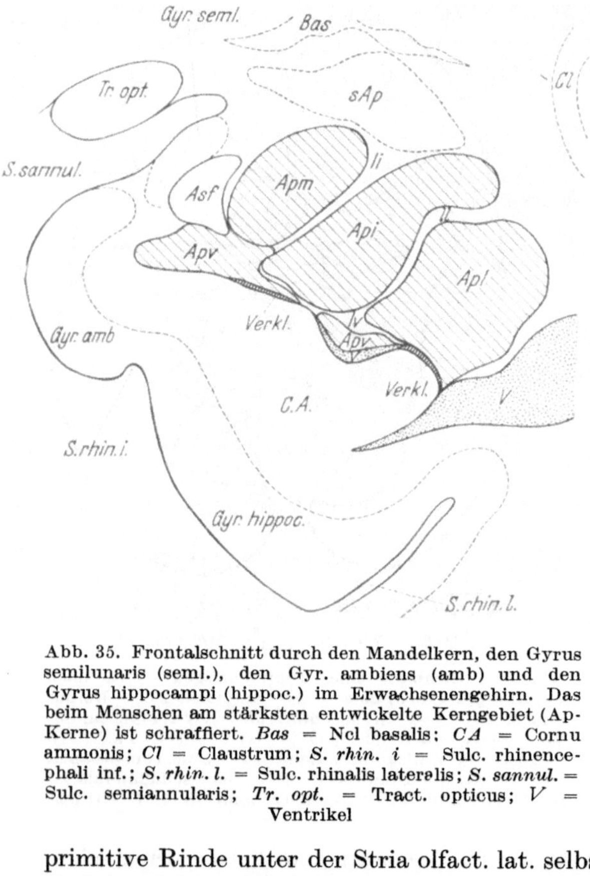

Abb. 35. Frontalschnitt durch den Mandelkern, den Gyrus semilunaris (seml.), den Gyr. ambiens (amb) und den Gyrus hippocampi (hippoc.) im Erwachsenengehirn. Das beim Menschen am stärksten entwickelte Kerngebiet (Ap-Kerne) ist schraffiert. *Bas* = Ncl basalis; *CA* = Cornu ammonis; *Cl* = Claustrum; *S. rhin. i* = Sulc. rhinencephali inf.; *S. rhin. l.* = Sulc. rhinalis lateralis; *S. sannul.* = Sulc. semiannularis; *Tr. opt.* = Tract. opticus; *V* = Ventrikel

Soweit die Beschreibung an Hand des fetalen Gehirns. Im Erwachsenengehirn sind die Gyri olfactorii nicht mehr als solche deutlich ausgeprägt, bis auf die Pars anterior des Gyr. olf. lat., die nach Retzius mindestens zum größeren Teile mit dem Gyr. transversus insulae (Eberstaller) identisch ist, der von dem am Limen insulae befindlichen Inselpol medialwärts zur Orbitalrinde zieht, um sich mit ihr zu vereinigen. An der Stelle der Gyri olfactorii sind nun im übrigen die Striae olfactorii medialis und lateralis verblieben, die die Fasern des Tractus olfactorius als eine breite Zonalschicht (Schicht 1) dieser palaeocorticalen Rinde zu den Endstätten der primären Riechrinde führen, zu denen die primitive Rinde unter der Stria olfact. lat. selbst gehört. Vergleichend-morphologisch handelt es sich bei dieser dem fetalen Gyr. olf. lat. entsprechenden Rinde nach Kappers und Rose um die präpyriforme Rinde, die mit der Pars posterior der Stria olfact. lat. in den Gyr. semilunaris und ambiens mündet.

Um diese verwirrenden topischen wie nomenklatorischen Verhältnisse noch etwas aufzulichten, geben wir eine schematisierte Umrißzeichnung eines Frontalschnittes dieses vorderen allocorticalen Temporalgebietes wieder, die aus meiner architektonischen Bearbeitung des Mandelkerngebietes stammt (Abb. 35). Zunächst ist daran zu erkennen, daß die beim Feten noch nach ventromedial blickenden beiden kleinen von Retzius benannten Windungen (Gyr. semilun. und amb.) durch den wachsenden Schläfenlappen eine Drehung und Oralwanderung erfahren haben und nunmehr nach dorsomedial blicken.

Das beim Menschen am stärksten entwickelte Kerngebiet des Mandelkerns ist suf dieser Zeichnung schraffiert. Der superficielle Kern (Asf = Nucl. med. nach Johnston) hat unmittelbaren Anschluß an die periamygdaläre Rinde des Gyr.

semilunaris, an die sich weiter oral der temporale Anteil der präpyriformen Rinde anschließt.

Der S. semiannularis bildet zugleich, wie oben erwähnt, die architektonische Grenze zu der hier beginnenden Entorhinalregion mit ihrem vielschichtigen heterogenetischen Bau, die, in viele charakteristische Felder unterteilt (VOGT, ROSE,

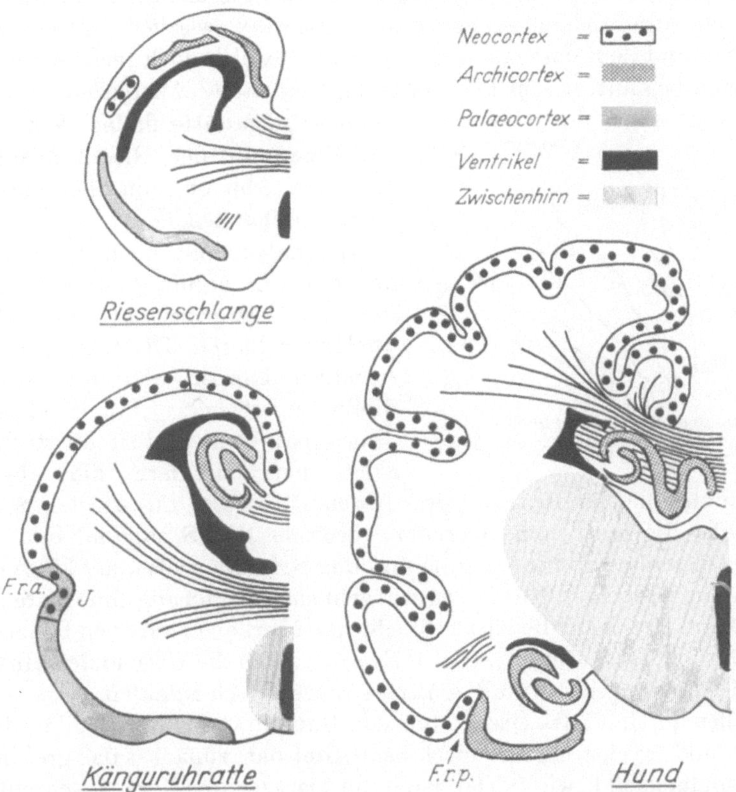

Abb. 36. Querschnitt durch die linke Hemisphäre von einem Reptil (Riesenschlange), einem Beuteltier (Känguruhratte) und einem Raubtier (Hund) zur Demonstration der Entwicklung des Neocortex unter gleichzeitiger Zurückdrängung des Palaeo- und Archicortex (Suppression). *Fra* = Fiss. rhinica, pars ant.; *Frp* = Fiss. rhin. pars post.; *I* = Insel, nach SPATZ, Ludwig Edinger-Gedenkschrift (1959)

SGONINA), den Gyr. ambiens und den Gyr. parahippocampalis bis zum S. rhinalis und bis zum Isthmus überzieht. Mit C. A. ist auf diesem Schnitt das vordere Ende des Cornu ammonis bezeichnet, das in der Tiefe dieser Region, ohne direkten Kontakt mit der Rinde des Gyr. parahippocamp. zu haben, liegt, und das durch eine Ventrikelverklebung vom Mandelkern getrennt ist.

Wir können uns nunmehr die im menschlichen Großhirn nicht mehr unmittelbar anschauliche Geschlossenheit des rhinencephalen Ringes klarmachen: Auf dem vorderen Gyr. parahippocamp. (früher auch Caput Gyri hippocampi genannt) berühren sich in Form der entorhinalen Rinde eine Übergangsrinde des *Archicortex*, der von der die Einstrahlung der Stria olfactoria medialis aufnehmenden Area adolfactoria her über das Corpus callosum zu verfolgen ist, mit einem Derivat des *Palaeocortex* in Form der periamygdalären Rinde, in der noch *unmittelbare*

Endigungen der Stria olfactoria lateralis nachweisbar sind [73]. So schließt sich der um den Hirnstamm gewölbte Ring des Rhinencephalon (bzw. Lobus limbicus), das, durch die gewaltige Entwicklung des Neocortex an die medianen und basalen Ränder der Hemisphäre gedrängt, nur noch hier eine unmittelbare Berührung seiner Derivate erfährt.

Um den Beginn dieser Entwicklung zu erfassen, müssen wir allerdings bis zu den Reptilien zurückgehen, bei denen der Neocortex zwischen dem basolateralen Palaeocortex und dem dorsomedianen Archicortex sich noch recht unauffällig zu differenzieren beginnt, indem hier erstmalig *thalamische* Afferenzen eine Rindenverarbeitungsstätte finden. Wir benutzen ein Diagramm der Riesenschlange nach Edinger (Abb. 36), um diese Verhältnisse zu veranschaulichen.

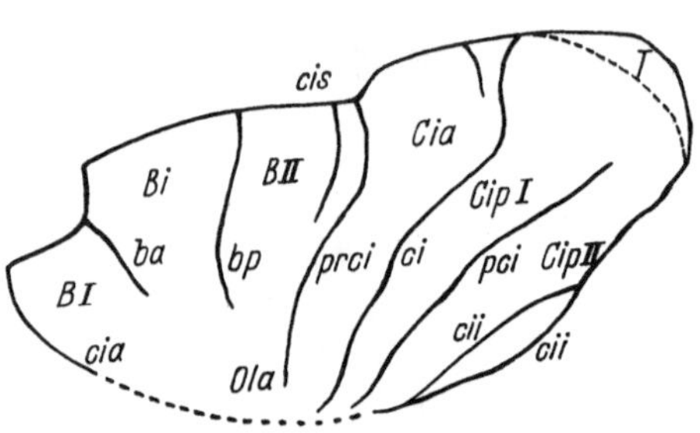

Abb. 37. Windungsbild der Insel nach Brockhaus (1940). Einzelbeschreibung im Text.

Wir haben nun noch die Verbindung der *Insel* als unmittelbarem Grenzgebiet des Frontallappens mit dem Rhinencephalon zu klären. Die Insel gilt als selbständiger Lappen, der dem Stammhirn direkt aufsitzende „Stammlappen" der alten Anatomen, und ist durch die Inselrinne, den S.circularis, klar abgegrenzt, und zwar unterscheidet Retzius drei Abschnitte dieses Sulcus, den S. anterior circularis, der die Insel vom Operculum orbitale, den S. superior circ., der die Insel vom Operculum frontoparietale und den S. inferior circ., der sie vom Operculum temporale scheidet. Nur oroventral geht sie bogenförmig ohne klare morphologisch faßbare Grenze in die basale Riechrinde über, eben am oben beschriebenen Angulus Gyri olf. lat. (Abb. 37 „Ola"). Es ist zugleich die Gegend des „Inselpols", auf den alle Windungen der vorderen Insel konzentrisch zulaufen.

Wir wollen an Hand des Diagramms von Brockhaus (Abb. 37), der die Inselrinde cyto- und myeloarchitektonisch bearbeitet hat, zunächst das grob morphologische Windungsbild, wie es seit Retzius klar vor uns liegt, beschreiben: Die Insel besitzt ebenso wie die Großhirnkonvexität eine Zentralfurche (ci), die in der Lage auch etwa mit dieser übereinstimmt. Die davor gelegene „vordere Insel" wird also vom Frontallappen opercularisiert, während die kleinere „hintere Insel" vom Parietal- und Temporallappen opercularisiert wird. Die Insel besitzt dann weiterhin zwei schräg verlaufende Postzentralwindungen (Cip I und Cip II) und eine Präzentralwindung (Cia), an die sich zwei bis drei Gyri breves (B I, Bi und B II) anschließen. Das Windungsbild insbesondere der vorderen Insel ist variabel. Der in dem Diagramm mit T bezeichnete Streifen entspricht übrigens einem Übergreifen des temporalen Isocortex auf die Insel. Ventro-oral ist die bogenförmige Übergangsstelle in die Hirnbasis gestrichelt. Hier besteht nun nicht nur *groo morphologisch*, sondern auch *architektonisch* ein direkter Übergang von der Insel in die basale Riechrinde nicht nur im Rindenbild, sondern auch in der Unterlagerung durch das Claustrum, die hier nach Wegfall der Capsula extrema sogar unmittelbar wird. C. und O. Vogt und ihr Schüler Brockhaus haben sich daher entschlossen, den Begriff der Inselrinde durch den Begriff des Cortex claustralis zu ersetzen, worunter alle die Rindenabschnitte verstanden werden, die durch das

Claustrum unterlagert werden und die im übrigen auch architektonisch klar umrissene Züge zeigen. Außer der engeren Inselrinde selbst wird dadurch eben ein Stück Hirnbasis, ebenso wie ein Stück Temporallappen (oromedial von der Verwachsungsstelle von Temporallappen und Hirnbasis) einbezogen.

Es handelt sich dabei morphologisch um das Bereich des fetal noch gut erkennbaren Gyr. olf. lat. einschließlich seines Angulus, der vergleichend-morphologisch

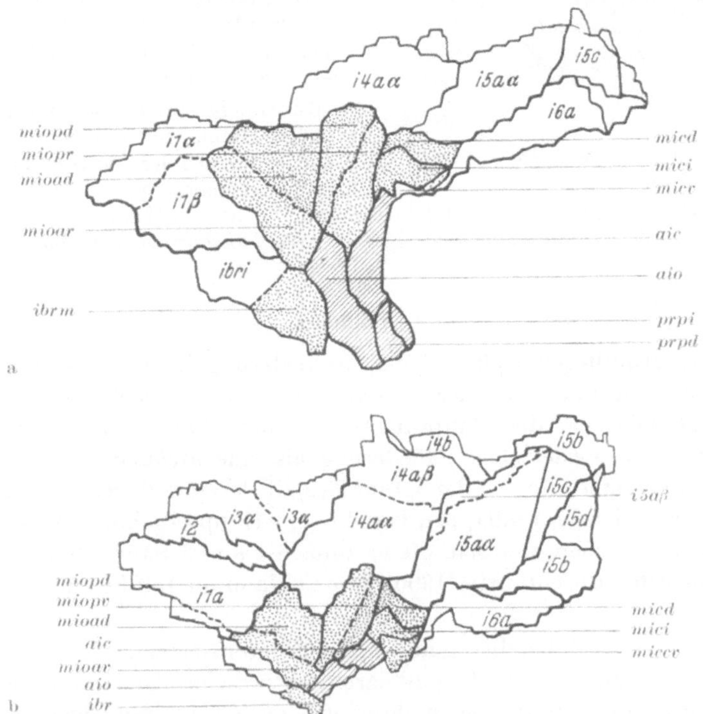

Abb. 38a u. b. Rekonstruktion der Inselrinde nach Brockhaus (1940). a) basal, b) lateral. Schraffiert: Allocortex; punktiert: Mesocortex; weiß: dorsale Inselrinde, die eine Vorstufe des Isocortex darstellt

und im Erwachsenengehirn der präpyriformen Rinde entspricht. Diese stellt architektonisch eine allocorticale, noch kaum geschichtete „unentwickelte Rindenformation" (Brodmann) dar, die *unmittelbar* von den Zellmassen des *Claustrum* unterlagert ist, wie die gesamte basale Riechrinde als Kennzeichen des Palaeocortex in untrennbarem Kontakt mit unterlagernden, zum großen Teil haufen- und inselförmigen Zellmassen des *Fundus striati* und des *Nucleus basalis* steht [*89*].

In ihrer Zonalschicht führt dieser basale und temporale allocorticale Claustrocortex aber die sich ausbreitenden Fasermassen des Tractus olf. lat., die nun, wie Brockhaus fand, sich z.T. noch weiter in einen „*meso*corticalen" Feldergürtel der Inselrinde ausbreiten. Wir geben dazu die ventrale und laterale Aufnahme einer Rekonstruktion der Inselrinde des Verfassers wieder (Abb. 38a u. b), die den *allocorticalen Kern* der Insel (schraffiert) mit dem *mesocorticalen* (punktiert) und dem dorsalen „*isocorticalen*" (weiß) Gürtel[1], der bei weitem am ausgedehntesten ist, erkennen lassen. Auf die strukturelle Eigenart dieses Aufbaues und auf die architektonischen Beziehungen zu den drei Anteilen des Operculum frontale, dem Operculum

[1] Wie wir in Kapitel III d begründen, fassen wir im Gegensatz zu Brockhaus die dorsale Insel als einen Proisocortex auf.

superior, intermedium und orbitale (nach Retzius) werden wir im übernächsten Kapitel einzugehen haben. Hier soll nur die bemerkenswerte Tatsache noch einmal hervorgehoben werden, daß die Insel bzw. der Claustrocortex ihre Wurzel im palaeocorticalen Riechhirn haben. Das zu demonstrieren, sei noch ein Fet vom Ende des fünften Fetalmonats aus dem Tafelwerk von Retzius abgebildet (Abb. 39), der in seiner Sicht von vorn unten den Gyr. olf. lat. in seiner Einmündung in die hier noch nicht opercularisierte Insel besonders gut erkennen und direkt als „Inselstiel" erscheinen läßt.

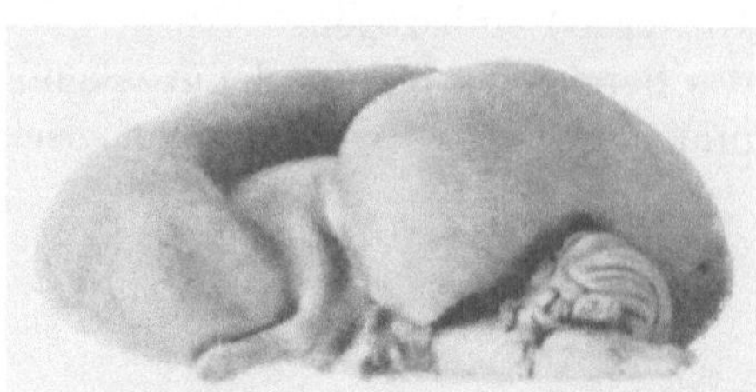

Abb. 39 Fünfmonatiger Fet nach Retzius (1896)

Retzius beschreibt dazu noch die stark winklige Umbiegung des Gyr. olf. lat. im Angulus, wonach der Gyrus in die sich eben über den Temporallappenrand vorwölbenden Gyri semilunaris und ambiens einmündet. Die am Angulus sichtbare schmale Furche ist die Incisura Gyr. olf. lat., durch die schon hier die Arteria cerebri media emporsteigt.

c) Physiologie

Die primäre, grundlegende physiologische Gliederung des menschlichen Frontallappens ist diejenige in die vor der Zentralfurche gelegene *motorische Rinde* und die vor dieser gelegene, die Hauptmasse des menschlichen Frontalhirns ausmachende *Präfrontalrinde*. Diese Gliederung als eine *architektonische* belegt zu haben, indem die erstere Region die agranuläre, die letztere dagegen die granuläre darstellt[1], ist, was den Frontallappen betrifft, ein Hauptergebnis von Vogts ausgedehnten Reizversuchen gewesen, die er zunächst an 83 Säugetieren vom Kängeruh bis zum Affen durchführte (1906), um sie dann an 150 Meerkatzen weiterzuführen (1919).

O. Vogt bediente sich bei diesen mit immer differenzierterer Technik angestellten Versuchen der Brodmannschen cytoarchitektonischen Gliederung des Cercopithecus-Gehirns und konnte sie in ihren großen Zügen bestätigen, in einigen wesentlichen Punkten aber reizphysiologisch und zugleich cytoarchitektonisch ergänzen (Abb. 40 und 41).

Die Bestätigung bestand eben u. a. darin, daß die architektonisch verwandten, einer inneren Körnerschicht entbehrenden Felder *4 BR'* und *6 BR'* gemeinsam die Auslösbarkeit von Einzelbewegungen, sog. Spezialbewegungen zeigen, die von *6* erst bei *stärkeren* Reizen erzielt wurden. Die orale Grenze von Feld *6 BR'* erwies sich dabei in vielen Hunderten von Reizversuchen bei nachträglicher *cytoarchitektonischer* Kontrolle als exakt mit der *physiologischen* Grenze übereinstimmend. Für die oral davon gelegene Region, die die Brocasche Stelle einschließt, hatte Brodmann die Bezeichnung frontale Hauptregion gebraucht. Sie beginnt caudal mit dem noch schwach granulären und daher von ihm Area frontalis *intermedia* bezeichneten Feld, an das sich ausgesprochen granuläre Felder anschließen.

[1] Brodmann hatte seine vor der Zentralfurche gelegenen agranulären Felder *4* und *6* als Regio praecentralis zusammengefaßt, wodurch außer dem Gyrus praecentralis auch caudale Windungsteile der ersten und zweiten Frontalwindung einbezogen wurden. Nach Sicherung der architektonisch fest umrissenen motorischen Funktion dieser Region durch C. und O. Vogt und die späteren Untersucher haben die amerikanischen Autoren dafür den Ausdruck „precentral motor cortex" eingeführt.

Wie wir der Spatzschen Gegenüberstellung von Igel, Halbaffe und Mensch (Abb. 28) entnehmen können, ist es eben diese frontale Hauptregion — seit VOGT *Präfrontalrinde* genannt—, die den größeren Teil der menschlichen Stirnhirnrinde

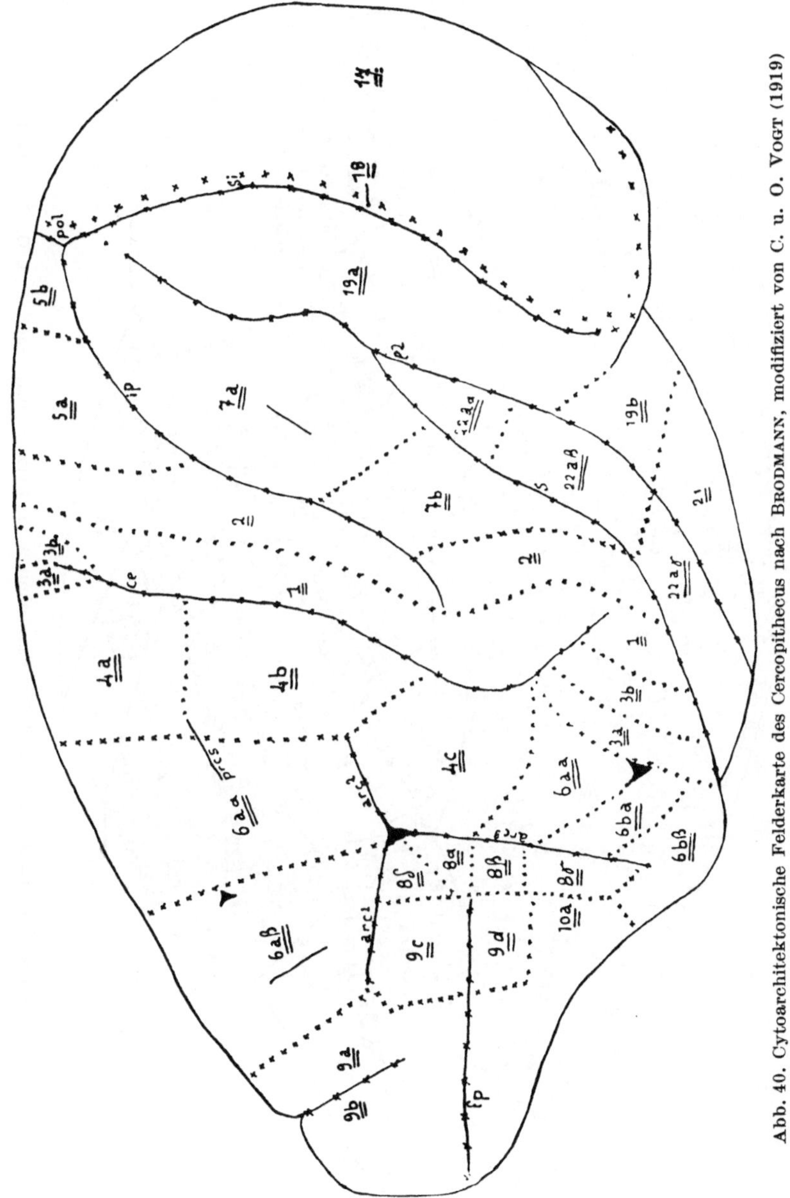

Abb. 40. Cytoarchitektonische Felderkarte des Cercopithecus nach BRODMANN, modifiziert von C. u. O. VOGT (1919)

ausmacht und die präzentrale motorische Rinde im wahrsten Sinne des Wortes zurückgedrängt hat, wie es schrittweise in der Primatenreihe zu verfolgen ist, während der Igel nach bisherigen Untersuchungen eine granuläre Präfrontalrinde überhaupt noch nicht besitzt.

Dieser Sachverhalt ist von BRODMANN in seiner „Vergleichenden Lokalisationslehre" schon so klar herausgearbeitet worden, daß wir gut tun, ihn selbst dazu zu Wort kommen zu lassen: „Während beim Menschen diese (frontale) Hauptregion

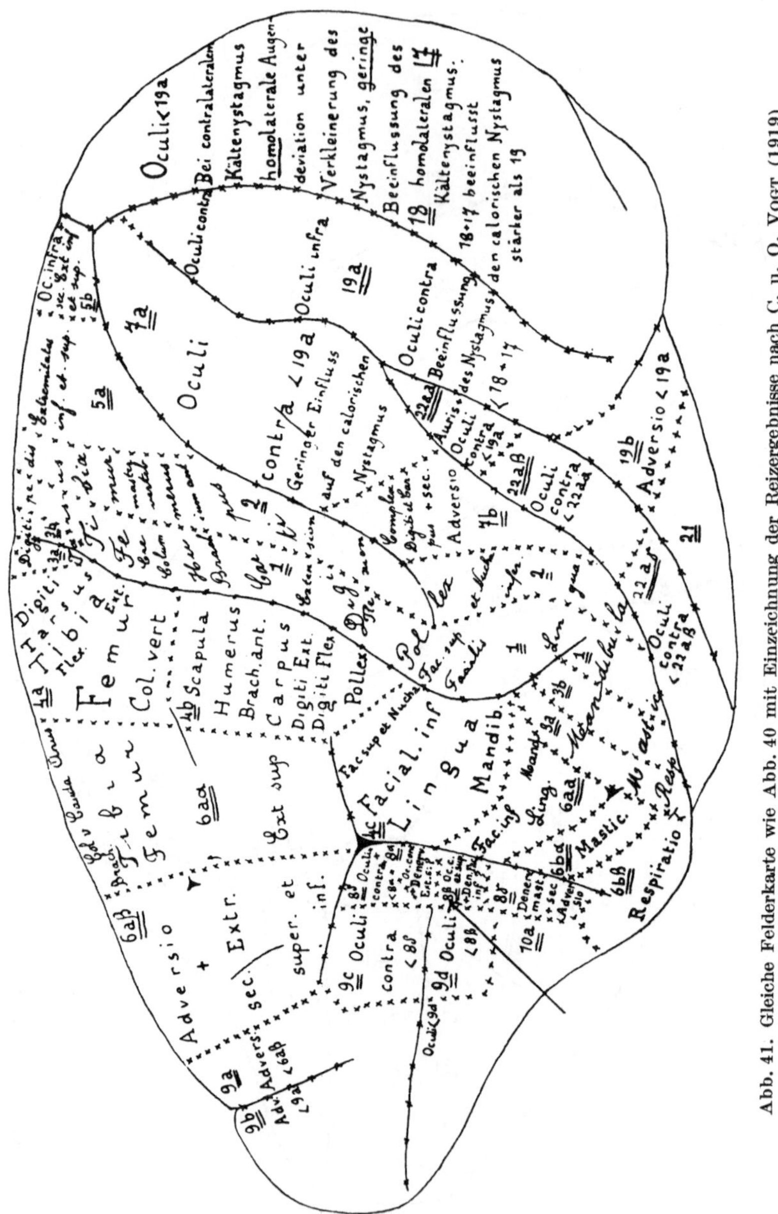

Abb. 41. Gleiche Felderkarte wie Abb. 40 mit Einzeichnung der Reizergebnisse nach C. u. O. VOGT (1919)

nach roher Schätzung etwa drei Viertel der ganzen, nach vorne von der Zentralfurche gelegenen Stirnhirnfläche ausmacht und die präzentrale Hauptregion nur ein Viertel, ist sie beim niederen Affen annähernd gleich groß, bei Lemur bereits kleiner als die letztere und bei den nächstniederen Mammaliern beträgt sie nur noch einen verschwindenden Bruchteil des Umfanges der Frontalrinde oder verschwindet bei einzelnen Sippen ganz.“ ([*20*] S. 203.)

Zu den grundlegenden Ergebnissen der Vogtschen Reizversuche gehört noch die Entdeckung einer großen Zahl *extrapyramidal*-motorischer Rindenfelder, die

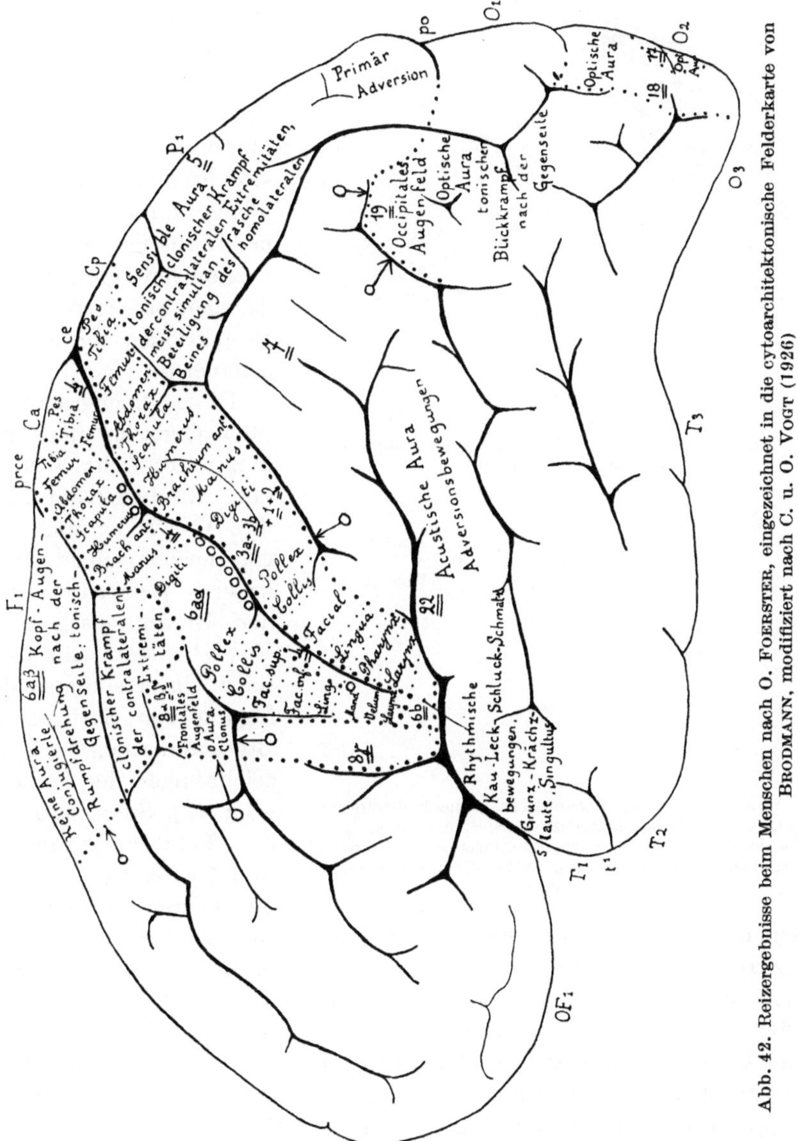

Abb. 42. Reizergebnisse beim Menschen nach O. FOERSTER, eingezeichnet in die cytoarchitektonische Felderkarte von BRODMANN, modifiziert nach C. u. O. VOGT (1926)

er auch im Parietal-, Occipital- und Temporallappen fand. Für den Frontallappen erwies sich Feld *6 BR*' als ein solches, das im Gegensatz zu Feld *4 BR*' keine Riesenpyramiden mehr aufweist und eine etwas schmälere Rinde besitzt. Während Feld *4 BR*', das unmittelbar in die Pyramidenbahn projiziert, nur die tonischen Einzelbewegungen zeigte, wurden von Feld *6 BR*' noch koordinierte Bewegungen in Form von Einstellungs- oder Adversionsbewegungen ausgelöst, die der Aufmerksamkeitszuwendung entsprechen. Diese koordinierten Bewegungen wurden von Feld *6 BR' primär* ausgelöst, während es *sekundär* tonische Spezialbewegungen wie Feld *4 BR'* und in gleicher somatotopischer Anordnung zeigte. Für letztere konnte VOGT durch entsprechende operative Eingriffe beweisen, daß sie durch intracorticale Kommunikation der neurodynamischen Erregung innerhalb der äußeren Rindenschichten auf Feld *4 BR'* erfolgen und von dessen Intaktheit abhängig sind. Die Adversionsbewegungen beruhen dagegen auf eigenen efferenten Projektionen von Feld *6 BR'*, genauer *6a*.

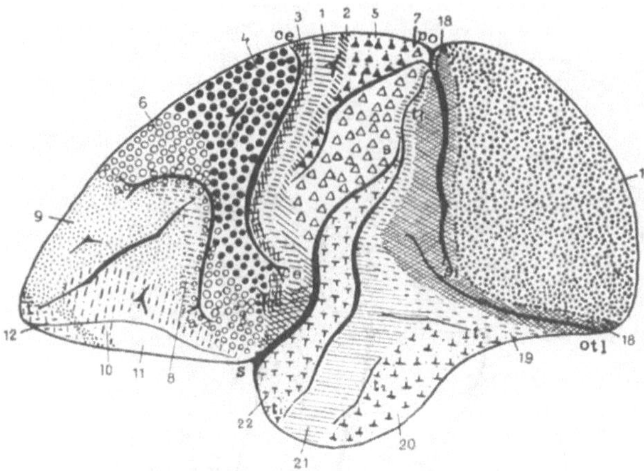

Abb. 43. Cytoarchitektonische Felderkarte des Cercopithecus nach BRODMANN (1909)

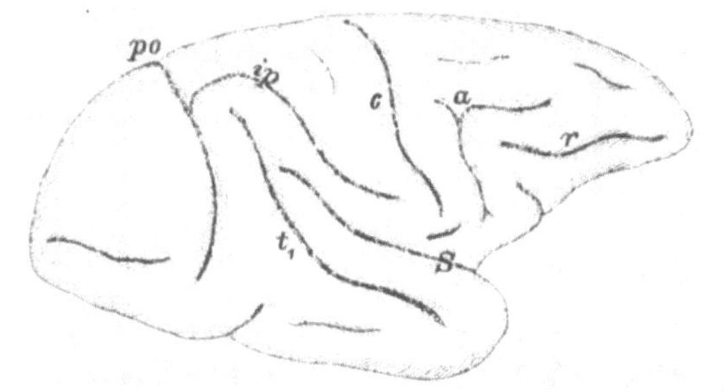

Abb. 44. Windungsbild des Macacus rhesus nach EBERSTALLER (1890). *a* = S. front. arcuatus, *c* = S. centralis, *ip* = S. interparietalis, *po* = S. perpendicularis = Affenspalte, *r* = S. frontalis rectus, *S* = Fiss. Sylvii, t_1 = S. temporalis superior

Diese hochgradige hirnphysiologische und zugleich architektonische Verfeinerung der Rindengliederung fand ihre Verwirklichung am Cercopithecinengehirn eben nur unter Weiterdifferenzierung der Brodmannschen Felder. VOGT bediente sich dabei für seine Unterteilungen der Anfügung von Suffixen an die Brodmannschen Zahlenbezeichnungen der Felder (Abb. 40 u. 43). So entstanden u. a. die Feldbezeichnungen *6a*α und *6a*β sowie *6b*α und *6b*β. Die Felder *6a*α und *6a*β unterscheiden sich dabei physiologisch wie architektonisch nur gradweise, indem das oralere Feld *6a*β die Einstellungsbewegungen besser zeigt, während die tonischen Spezialbewegungen, die über die Ableitung der Erregung auf Feld *4* zustandekommen, nur bei stärkeren Strömen auftreten. VOGT nannte daher Feld *6a*α sekundär-motorisch und *6a*β tertiär-motorisch. Architektonisch besteht der Unterschied im wesentlichen in einer stärkeren Schichtenbetontheit von Feld *6a*β und einer Verschmälerung von *IIIc* und *V*.

Von dieser Art Untergliederung unterscheidet sich grundsätzlich die Abgliederung von *6b*α und β am ventralen Rand der Präzentralregion, denn hier konnte VOGT ein *funktionell* grundlegend andersartiges motorisches Feld aufdecken, dessen Architektonik ebenfalls *qualitativ* und nicht nur graduell anders ist. Es handelt sich um die Auslösung von rhythmischem Kauen, Lecken und Schlucken, den sog. *rhythmischen* Spezialbewegungen. Und architektonisch besitzt dieses von

BRODMANN nicht erkannte Feld schon eine schwache *IV*, die noch mit Pyramidenzellen durchsetzt ist, weswegen dieses Feld von VOGT als *dysgranulär* bezeichnet wurde.

Unter vollständiger Verkennung der Zusammenhänge wird heute von amerikanischen Forschern VOGT ein Vorwurf daraus gemacht, dieses Feld auch mit der Ziffer *6* belegt zu haben. VOGT war der Wesensunterschied dieses Feldes vollständig klar, und er hat auch BRODMANN im Gegensatz zur Nicht-Unterteilung von *6a* einen Vorwurf aus dem Übersehen dieses *qualitativ* andersartigen Feldes gemacht. Aber einmal an BRODMANNS Nomenklatur gebunden, stand ihm für das Feld keine eigene Ziffer zur Verfügung. Zu bedauern ist nur, daß VOGT auch späterhin — von immer neuen großen Aufgaben aufgehalten — seine eigenen myeloarchitektonischen

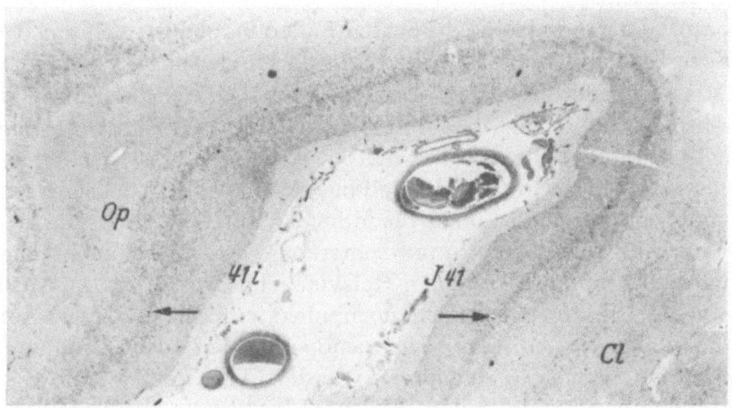

Abb. 45. Frontalschnitt durch die dorsale Insel und das Operculum (Op.) *Cl* = Claustrum; Kresylviolettfärbung. Die Pfeile deuten auf die bandartig verdichtete V. Krä. III, 181; Vergr. 5:1

Felder nicht selbst cytoarchitektonisch kontrolliert und ergänzt hat und für seine reizphysiologische Felderung zur Anwendung gebracht hat. Gerade das ist eine Aufgabe, die hier nachgeholt werden soll.

C. und O. VOGT unterschieden hier noch zwischen *6b* α und *6b* β, wovon das erstere den reinen Mastikationseffekt hervorbrachte, während das letztere diesen nur bei stärkeren Strömen zeigte, und statt dessen eine verlangsamende Wirkung auf die Atmung hatte. Dieser Effekt trat bei Reizung von *6b* α nur sehr schwach auf.

Die Abbildungen VOGTS von Nissl-Präparaten des Cercopithecinengehirns, an denen er seine reizphysiologischen Grenzen markiert hatte, lassen nun nachträglich auch noch einen Vergleich mit den menschlichen Stirnhirnfeldern zu, den wir nach Beendigung unserer cytomyeloarchitektonischen Felderung durchgeführt haben. Danach läßt sich das Feld *6b* mit VOGTS Feld *41* identifizieren, und zwar läßt die Abbildung des Meerkatzenpräparates außer der *Dysgranularität* noch ein wesentliches Kennzeichen erkennen in Form einer besonders zelldichten, beinahe *bandartigen V*. Dieses Kennzeichen hat, wie wir feststellen konnten, Feld *41 V'* mit dem auch sonst ähnlich gebauten angrenzenden Feld der dorsalen Insel gemeinsam, in dem allerdings das Band der *V*-Pyramiden noch um einen Grad dichter ist. Dabei hat sich herausgestellt, daß wir es hier mit einem cytoarchitektonischen Kennzeichen zu tun haben, das ausnahmsweise schon bei *Lupenvergrößerung* erkannt werden kann und dabei sogar besonders gut zum Ausdruck kommt.

Abb. 45 zeigt einen Nisslschnitt durch die dorsale Insel und das Operculum Rolandi bei fünffacher Vergrößerung von Gehirn Krä. Sowohl im Inselfeld *J 41* (kenntlich am unterlagernden Claustrum), als auch in dem im Furchengrund des S. circularis beginnenden opercularen Feld *41i*[1] hebt sich in der Tiefe der Rinde als einzige Schicht die *bandartig-dichte* Schicht der *V*-Pyramiden ab, die jedoch im Operculum etwas an Dichte verliert. Auch die übrigen Felder der dorsalen Insel zeigen, wenngleich nicht so ausgeprägt, eine verdichtete bandartige *V*.

Ein ähnlich dichtes *V*-Pyramidenband bei sonst andersartigem Rindenaufbau haben wir aber nur noch im vorderen Gyrus cinguli finden können, dem *Proisocortex* Vogts, und auch hier fand eine Gradation zu den paracingulären Nachbarfeldern statt, indem das Zellband hier in ähnlicher Weise wie das operculare Feld *41 V'* an Dichte verlor, wenngleich es gegenüber den übrigen Feldern des Neocortex auffällig genug blieb[2]. In beiden Fällen handelt es sich um Rinden, die an *allocorticale* Territorien, hier Archicortex, dort Palaeocortex, anschließen.

Die Feststellung der Identität von Feld *6 b*, das aus der reizphysiologisch-cytoarchitektonischen Gliederung durch C. und O. Vogt hervorgegangen war, mit seinem selbständigen myeloarchitektonischen, von mir cytoarchitektonisch bestätigten Feld *41 V'* hatte zur Darstellung seiner architektonischen Verwandtschaft mit dem angrenzenden Feld der dorsalen Insel geführt. Dieser architektonischen Verwandtschaft liegt nun bemerkenswerterweise auch eine physiologische zugrunde, wie aus den neuen Reizversuchen von Penfield u. Rasmussen hervorgeht. Die von Foerster noch nicht einbezogene *Insel* konnte von Penfield im Rahmen von Temporallappenoperationen auch in seine reizphysiologischen Untersuchungen aufgenommen werden. Die dorsale Insel zeigte dabei im ganzen abdominale Sensationen, die Stelle unterhalb des Mastikationsfeldes (*41 V'*) aber Reaktionen, die ihn auf gastrointestinale Bewegungen rückschließen ließen, wobei die dazwischen liegende Opercularfläche Schluckbewegungen zeigte.

Die auf der dorsalen Insel gefundene Repräsentation der gastrointestinalen Organe findet also auf dem Fuße der vorderen Zentralwindung in Feld *41 V'* seine Fortsetzung in einer motorischen Repräsentation des Kopfdarms, der übrigens auf der Postzentralwindung die *sensible* Repräsentation desselben entspricht. Diese rhythmischen Bewegungen des Kauens, Leckens und Schluckens, die nur sekundär dem Bewußtsein unterstellt sind, werden also von einem Feld ausgelöst, das in Form des *V*-Pyramidenbandes noch *proisocorticale* Züge trägt. Und erst dorsal davon beginnt in der bekannten, von Penfield verfeinerten somatotopischen Ordnung die reine Willkürmotorik der Präzentralwindung (Abb. 46).

Als ein sehr wesentliches Ergebnis der Vogtschen reizphysiologischen Arbeiten hat noch die architektonische Abgrenzung der frontalen Blickfelder in Area *8* unmittelbar vor dem vertikalen Ast des S. arcuatus zu gelten, wobei sie Abschnitte mit Augenöffnung und Pupillenerweiterung und solche mit Blickdeviation verschiedener Richtung beschrieben. Zum ersten Male kam es hier aber auch zur Beschreibung einer *Denervation* einer von einer anderen Rindenstelle ausgelösten Innervation. Es handelt sich um das Feld *8* γ, das von Feld *6 b* nur durch den senkrechten Ast des Sulcus arcuatus getrennt ist. Und die Denervation betraf die

[1] Es handelt sich an der Opercularwand noch um eine Zwischenstufe zum Konvexitätsfeld *41*, die wir *41 i* genannt haben.

[2] Der Begriff einer architektonischen Gradation, der hier angeschnitten ist und der sich uns als durchgehendes Bauprinzip der Großhirnrinde erwiesen hat, findet im nächsten Kapitel seine nähere Erläuterung.

von dem letzteren Feld reizphysiologisch ausgelöste Mastikation ebenso wie die spontan zustandegekommene. Das heißt, bei Reizung des Feldes *8* kam es zu einem sofortigen Stillstand der Mastikationsbewegungen. C. und O. VOGT brachten dieses reizphysiologische Phänomen durch die Bezeichnung „Denervation" bewußt mit der von SHERRINGTON u. HERING entdeckten Denervation der Antagonisten bei Innervation der Agonisten durch Rindenreizung in Parallele.

Ein zunächst identisch erscheinendes Phänomen ist im Jahre 1937 von HINES [*46*] bei Affenversuchen — offenbar ohne Kenntnis dieser Vogtschen Forschungsergebnisse — aufgefunden worden. Es handelt sich um den sog. *Suppressoreffekt*, der in der Unterbrechung von Spontanbewegungen und Erschlaffung von Muskeln der gegenüberliegenden Körperseite besteht. Diese Erscheinungen wurden von HINES und DUSSER DE BARENNE und MCCULLOCH [*28*] zunächst von dem sog. „suppressor strip" ausgelöst, einem streifenförmigen Rindenfeld, das zwischen Area *4* und *6* liegen sollte, aber nie architektonisch gesichert werden konnte.

Mit Hilfe der Methode der lokalen Strychninreizung („physiologische Neuronographie"), die von DUSSER DE BARENNE in die experimentelle Neurophysiologie eingeführt wurde, hat dieser zusammen mit seinen Mitarbeitern eine Fülle von Faserverbindungen zwischen den verschiedenen Hirnrindenfeldern aber auch Thalamuskernen erschließen können, indem Aktionspotentiale von den mit dem strychningereizten Feld in Verbindung stehenden Feldern registriert werden konnten. Voraussetzung ist dabei nur, daß keine synaptische Unterbrechung zwischen Reizstelle und möglicher Empfangsstelle besteht. Außerdem wurden von ihnen aber auch weitere *Hemmungs-* oder *Suppressorfelder* beschrieben. Mittlerweile sind jedoch die von DUSSER DE BARENNE und seinen Schülern beschriebenen *Suppressorerscheinungen* durch einige neurophysiologische Arbeiten in Frage gestellt worden. Wir zitieren diese Arbeiten nach GLEES' „*Morphologie* und *Physiologie* des *Nervensystems*". Zunächst konnten sie von CLARK u. WARD (1949) und von GLEES et al. (1950) unter sorgfältigen Bedingungen und an nicht betäubten Tieren nicht reproduziert werden. Es wurde daher angenommen, daß der Suppressoreffekt ein unphysiologischer Zustand der Hirnrinde ist, der erst auftritt, wenn es bei langen Narkosen zu Durchblutungsstörungen der Rinde kommt. Überdies wurde von LEAO ein Phänomen der Hirnrinde beschrieben, die sich ausbreitende Erregungsdämpfung („spreading depression"), das wahrscheinlich die Suppressorerscheinung vorgetäuscht hat. Die sich sehr langsam von dem Reizpunkt ausbreitende Erregungsdämpfung wird von einem negativen Gleichstrompotential begleitet. Gemeinsam ist *beiden* Erscheinungen die langsame Ausbreitung in der Rinde, die bei dem Suppressoreffekt von vornherein gegen neuronale Vorgänge gesprochen hatte. Im Gegensatz dazu betonten C. und O. VOGT die *unmittelbare* Wirkung ihrer Denervation auf die spontane oder durch Reizung von Feld *41 V'* ausgelöste Mastikation, die die Reizung nicht überdauerte und unmittelbar danach reproduziert werden konnte. Es kommt hinzu, daß die Denervation VOGTs die einzige Hemmungserscheinung ist, die durch Reizversuche am menschlichen Gehirn bestätigt werden konnte. Wir meinen damit die von PENFIELD u. RASMUSSEN von der caudalen Windung des frontalen Operculum ausgelöste aphasische Hemmung („aphasic arrest"). Ehe wir dies näher erläutern, müssen wir uns dem bislang reichlich widerspruchsvollen Kapitel der *Homologisierung* von Windungsbild und Felderkarte der vorwiegend als Versuchstiere der Neurophysiologen verwandten niederen Affen und des Menschen zuwenden.

Eine Homologisierung in der Hirnrinde könnte theoretisch auf rein architektonischer Grundlage erfolgen. Das ist aber oft sehr schwer, da das Rindenbild niederer Arten immer zelldichter und auch etwas zellkleiner ist. Die geringere Zelldichte der höheren Arten entspricht der allmählichen Zunahme der „Intercellularsubstanz" gegenüber den Nervenzellkörpern innerhalb der Evolution, die wir oben schon berührten. Die Homologisierung bedarf daher zumindest der topographischen Anlehnung der *Primärfelder* an *Primärfurchen*. Das ist in der Frontalrinde mit dem *S. centralis* gegeben, der bei Mensch und Affe (bei den Halbaffen schon nicht mehr) die caudale Grenze des motorischen Primärfeldes darstellt.

Daß das Homologisieren im Frontallappen schwierig bleibt, hat BRODMANN, der darin als erster ausgiebige Erfahrungen gesammelt hat, selbst hervorgehoben. So führt er bei der Felderung des Cercopithecus ein frontopolares Feld *12* ein, das beim Menschen nicht beschrieben ist, und schreibt dazu, daß es „eher dem Feld *11* des menschlichen Cortex" entspräche, und schließt dann die Beschreibung des Stirnhirns mit der Feststellung: „Im übrigen ist die Homologie dieser Frontaltypen (gemeint sind die Frontalfelder, Ref.) beim Menschen und Affen im einzelnen ganz unsicher." ([*20*] S. 156.)

Für die Homologisierung der Frontalrinde von Meerkatze und Mensch steht uns nun ein einzigartiger Vorgang zur Verfügung. Sie ist von C. und O. VOGT *cytoarchitektonisch* durchgeführt worden und von O. FOERSTER unabhängig davon *reizphysiologisch* an der menschlichen Hirnrinde bestätigt worden (Abb. 42).

Die Großhirnrinde der Meerkatze ist entsprechend ihrer Körpergröße windungsarm. Der Frontallappen weist auf der Konvexität außer der caudal begrenzenden Zentralfurche nur zwei gut ausgebildete, für die niederen Altweltaffen typische Furchen auf, den S. frontalis arcuatus und den oral davon gelegenen S. frontalis rectus, auch S. principalis genannt (vgl. Abb. 43 der Hemisphäre von Cercopithecus und Abb. 44 der Hemisphäre von Macacus). Die Homologisierung dieser beiden Furchen ist eng mit der oben besprochenen Frage des Drei- oder Vierwindungssystems der menschlichen Frontalrinde verknüpft und damit auch mit der Frage, wie weit die Affen schon eine untere Frontalwindung besitzen.

Der Gyrus arcuatus, von dem wir einen vertikalen und einen horizontalen Teil und einen meist kurzen dorsalen Ast unterscheiden, imponiert bei BRODMANN als orale bzw. ventroorale Grenze der präzentralen motorischen Rinde, insbesondere des Feldes *6* (Abb. 43). C. und O. VOGT ergänzten diesen Befund insoweit, als sie von *6* das ventrale Feld *6 b* architektonisch (dysgranulär) und reizphysiologisch (Mastikationsfeld) abgliederten (Abb. 41). In der oralen Konkavität des S. arcuatus plazierte BRODMANN nun sein Intermediärfeld *8*. Diese Lage in der Mitte und unteren Hälfte der Hemisphärenkonvexität war an sich schon auffällig, denn beim Menschen hatte Feld *8* seinen Sitz vor der *dorsalen* Hälfte von Feld *6*, median beginnend und gerade bis zum caudalen Abschnitt des S. frontalis *medius* reichend (Abb. 6). Diese verschiedenartige Lage des Feldes *8* bei Mensch und Meerkatze wurde von BRODMANN auch im Text besonders vermerkt. Sie ist um so auffallender, als das lissencephale, noch niedriger stehende Krallenäffchen Hapale und die Halbaffen wiederum die dorsale Anordnung von Feld *8* wie beim Menschen zeigen.

C. und O. VOGT suchten nun alle jene Felder, für die sie bei der Meerkatze Reizergebnisse erzielt hatten, *cytoarchitektonisch* in der *menschlichen Großhirnrinde* wieder auf, d. h. sie führten eine Homologisierung auf cytoarchitektonischer Grundlage durch, übrigens ohne Berücksichtigung der von O. VOGT 1910 durchgeführten *myelo*architektonischen Felderung der Stirnhirnrinde. Die so erschlossene menschliche Felderkarte stimmte nun nicht in allen Punkten mit der Brodmannschen cytoarchitektonischen Felderkarte des Menschen überein, sondern zeigte im Parietallappen und Frontallappen Abweichungen; im Frontallappen, der uns hier allein beschäftigen soll, die bei der Meerkatze durchgeführten Unterteilungen von Feld *6 BR'* und *8 BR'* und für Feld *8 BR'* eine klar umgrenzte Umkehr seiner Lage, indem es vom *caudalen* Abschnitt des S. frontalis medius über die *laterale* Hälfte der zweiten Stirnhirnwindung und die *Pars opercularis* der dritten Stirnhirnwindung bis zum operkularen Hemisphärenrand reicht, also die ventrale Lage wie bei den Meerkatzen einnimmt, während BRODMANN sein Feld *8* beim Menschen gerade *dorsal* an den S. frontalis medius anschließen ließ. Eine der beiden architektonischen Homologisierungen konnte aber nur die richtige sein, entweder die Brodmannsche oder die Vogtsche. Und es sind die reizphysiologischen Felderungsergebnisse O. FOERSTERS am Menschen gewesen, die C. und O. VOGT recht gegeben haben. Der Vorgang war dabei folgender: O. VOGT hatte mit FOERSTER, der erstmalig in systematischer Weise im Rahmen seiner Hirnoperationen Reizergebnisse an der menschlichen Hirnrinde erzielt hatte, Austausch und Kontrolle ihrer gegenseitigen Versuchsergebnisse vereinbart. Zu diesem Zweck sandte VOGT ein Duplikat der eben besprochenen menschlichen Felderkarte mit den durch cytoarchitektonische Homologisierung erhaltenen Feldern, in denen er bei der Meerkatze Reizergebnisse erzielt hatte, an FOERSTER — jedoch noch ohne Eintragung dieser Reizergebnisse. Dieser trug die von ihm am Menschen erzielten Ergebnisse nach windungstopographischen Gesichtspunkten in diese Felderkarte ein. O. VOGT tat das gleiche mit seinen Ergebnissen am Affen, die er feldermäßig auf diese Felderkarte vom Menschen übertrug. Die so erschlossenen reizphysiologischen Hirnkarten vom Menschen wurden zur Kontrolle am gleichen Tage in den Briefkasten geworfen und zeigten beim Vergleich eine fast vollständige Übereinstimmung.

Selbst wenn eingeräumt wird, daß ein *Teil* dieser Eintragungen aus den schon bekannten Versuchsergebnissen rein topographisch zu erwarten stand, ist Erfolg und Bestätigung *beider* Forschungsrichtungen doch gewaltig, und für das *reizphysiologische* Arbeiten C. und O. VOGTS bedeutete sie eine einmalige Bekrönung. Denn für die in Rede stehenden architektonischen Felder — natürlich nur für diese — war damit der Beweis erbracht, daß sie zugleich funktionelle Einheiten darstellten. Eingedenk der drastischen Mahnung von TÖNNIES, daß der elektrische Reizversuch an der Hirnrinde gegenüber den physiologischen Abläufen in ihr einem Blitzschlag in ein Telefonamt zu vergleichen sei, müssen wir allerdings hinzufügen, daß damit nicht immer *die* natürliche Funktion dieser Felder, noch viel weniger *alle* ihre Funktionen in anderen Erregungszusammenhängen erfaßt sind.

Dieser Idealfall einer *cytoarchitektonischen, reizphysiologisch* ergänzten und unabhängig davon bestätigten Homologisierung von Hirnrindenfeldern ist aber bisher noch keineswegs ausgeschöpft worden. Denn er ist geeignet, ein erhellendes Licht auf die Homologie des Windungsbildes des Stirnhirns zwischen Affe und Mensch zu werfen. Die entscheidende und bisher ungeklärte Frage ist die nach der Homologisierung des S. *arcuatus* und damit danach, ob die niederen Affen schon eine dritte Stirnhirnwindung besitzen. Aus obiger architektonisch-reizphysiologischer Homologisierung läßt sich nun ablesen, daß der *vertikale* Abschnitt des S. arcuatus dem — in der Regel selbständigen — unteren Abschnitt des *S. praecentralis* des Menschen homolog ist, während sein *horizontaler* Abschnitt dem S. frontalis medius, und zwar seinem caudalen Abschnitt homolog ist. Auf der Vogtschen Felderkarte vom Menschen (Abb. 42) ist die von EBERSTALLER erstmalig als konstante Erscheinung beschriebene mittlere Frontalfurche gerade nicht besonders gut ausgebildet, und ihr caudaler Abschnitt zeigt insofern eine Variation, als er nicht aus dem S. praecentralis inferior hervorgeht, wie es sonst die Regel ist, weswegen ihn EBERSTALLER direkt als Ramus anterior des S. praecentralis inferior geführt hat. Dieses regelhafte Verhalten, wie es EBERSTALLERS Abbildung

(Abb. 30) zeigt, läßt die Homologie mit dem S. arcuatus auch formal besser begreifen.

Es kommt die erstaunliche Tatsache hinzu, daß die auf Grund der ausgedehntesten Studien besten Kenner des Windungsbildes des Frontalhirns, eben Eberstaller im Jahre 1890 und Conolly im Jahre 1941 ohne jeden architektonischen Bezug zur gleichen Homologisierung des S. arcuatus gelangt sind. Eberstaller führt dann noch die Homologisierung des S. rectus mit dem S. frontalis inferior des Menschen durch, die wir jedoch dahingestellt sein lassen möchten. Nicht jeder Primatensulcus muß sein Homologon im Menschengehirn haben.

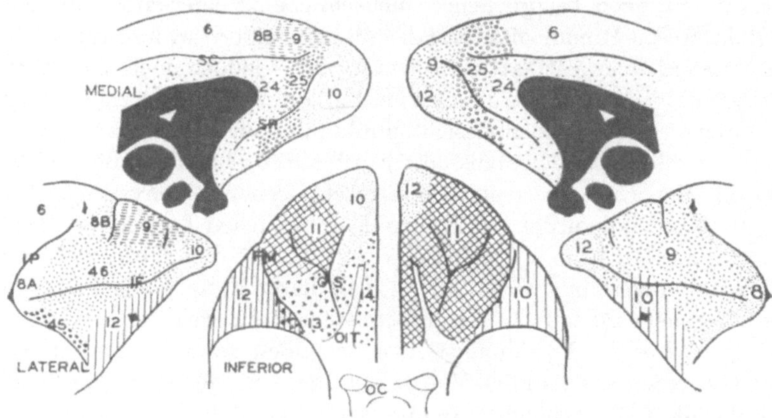

Abb. 46. Gegenüberstellung der cytoarchitektonischen Felderungsergebnisse des Stirnhirns von Brodmann an Cercopithecus (rechts) und von Walker an Macaca mulatta (links) nach Ruch u. Shenkin (1943)

Abschließend können wir feststellen, daß das *frontale Zweiwindungssystem* der Cercopithecinae (Subfamilie der Altweltaffen) durch Felderwachstum und Felderdifferenzierung zum *frontalen Vierwindungssystem* des Menschen wird.

Das will sagen, daß die Windung dorsal vom horizontalen Abschnitt des S. arcuatus der dorsalen Hälfte der mittleren Frontalwindung und der oberen Frontalwindung des Menschen entspricht, während die Windung ventral davon, die durch den S. rectus unvollständig geteilt wird, der ventralen Hälfte der mittleren Frontalwindung und der unteren Frontalwindung des Menschen entspricht[1]. Das bedeutet eine Korrektur an der Vorstellung Brodmanns (die auf Broca zurückgeht und die u. a. v. Economo geteilt hat), daß der Affe keine Entsprechung der dritten Frontalwindung besitzt, und diese weitverbreitete Vorstellung war es offenbar auch, die ihn den Fehler in der Bestimmung von Feld *8* im Gehirn der Meerkatze hatte machen lassen. Architektonisch ist diese Korrektur nämlich mittlerweile von dem amerikanischen Hirnforscher Walker schon durchgeführt worden, und zwar bei der Felderung der Präfrontalrinde von Macaca mulatta. Wie aus der Gegenüberstellung seiner Felderungsergebnisse mit denjenigen von Brodmann bei Cercopithecus hervorgeht (Abb. 46), hat Walker an der Stelle des ventralen

[1] Bei der Homologisierung zwischen Cercopithecinen und Menschen haben wir das Windungsbild der Menschenaffen, die ja viel weniger reizphysiologisch bearbeitet worden sind, nicht verwendet, da es die Aufgabe auch nicht hätte erleichtern können. Ihr Frontalhirn zeigt *Übergangszüge* wechselnder Ausprägung, so in der Ausbildung *eines* vorderen Astes der Fissura Sylvii und in dem erst unregelmäßigen Erscheinen des S. frontalis inf.

Abschnittes von BRODMANNS Feld *8*, die Zahl *45* eingetragen und nur den dorsalen Abschnitt von Feld *8* belassen. Oral davon (der Frontalpol ist auf der Abbildung etwas nach oben gekippt!) unterscheidet er Feld *46*, wo BRODMANN nur Feld *9* unterschied. Die Felder *45* und *46* gehören aber bis auf den dorsalen Teil von Feld *46* der dritten menschlichen Frontalwindung an, also der granulären Präfrontalrinde. Insoweit ist die Felderung WALKERS *regional* sicher richtig. Wir glauben jedoch, daß er die Architektonik der Felder um einen Windungszug zu weit nach vorn angenommen hat, wahrscheinlich auf Grund der Vorstellung, daß der vertikale Abschnitt des S. arcuatus dem Ramus anterior ascendens der Fissura Sylvii homolog sei, oder, was v. BONIN annimmt, dem S. diagonalis, wogegen allerdings spricht, daß dieser nur eine schwache Nebenfurche darstellt. Wir können aber den ventralen Teil des Feldes „*8*" des Cercopithecinen-Frontalhirns, den C. und O. VOGT als Feld *8 γ* architektonisch abgliederten und als Denervationsfeld charakterisierten, in der Rindenabbildung VOGTS noch kontrollieren und kommen auf Grund dieser Prüfung dazu, es nicht als Feld *45 BR'*, sondern als das auf der pars opercularis der F_3 liegende Feld *44 BR'* anzusprechen, da es noch eine relativ dicht- und großzellige *V* besitzt. Das steht in Übereinstimmung mit der von uns durchgeführten Homologisierung des vertikalen Abschnittes des S. arcuatus mit der pars inferior des S. praecentralis und architektonisch in Übereinstimmung mit dem davon unmittelbar caudal auf dem Fuß der Präzentralwindung anschließenden Feld *6 b*, dem Mastikationsfeld, dessen architektonische Ähnlichkeit mit dem auf der dorsalen Insel anschließenden motorischen Gastrointestinalfeld PENFIELDS wir oben behandelten.

Es ist noch einmal klarzustellen, daß es C. und O. VOGT im Rahmen ihrer Reizversuche nicht als ihre Aufgabe erachtet hatten, die vorhandenen Brodmannschen Felder zu ändern oder zu ersetzen, sondern sie hielten, wo immer sie konnten, daran fest und führten nur die auch reizphysiologisch begründeten Unterteilungen durch. So übertrugen sie auch rein architektonisch das Meerkatzen-Feld *8* richtig auf die menschliche Hemisphäre, wo es nun zur ventralen Fortsetzung von BRODMANNS *ursprünglichem* Feld *8* wurde, ohne daß sie dieser offenbare Widerspruch veranlaßte, die Nomenklatur zu ändern. So kam es auch nicht zur Aufklärung darüber, daß dem Feld *8 γ* das Feld *44* BRODMANNS entspricht.

In der *myeloarchitektonischen* Felderung VOGTS, die von uns *cytoarchitektonisch* ergänzt und bestätigt wurde, entsprechen dem Feld *44* BRODMANNS auf der Pars opercularis die beiden Felder *56 V'* und *57 V'*, die mit großer Regelmäßigkeit durch den S. diagonalis voneinander getrennt werden, also auf der Pars basilaris (Area 56) und auf der Pars ascendens (Area 57) liegen, eine Gliederung, die von dem Economo-Schüler STENGEL auf Grund seiner speziellen *cytoarchitektonischen* Bearbeitung der dritten Frontalwindung bestätigt wurde (s. u.). Bei der Meerkatze ist das Feld der Pars opercularis wahrscheinlich noch einheitlich. Fand es doch STRASBURGER selbst bei einem der beiden von ihm myeloarchitektonisch gefelderten Schimpansen noch ungeteilt [*105*].

Soweit das Denervationsfeld *8 γ* VOGTS. Die dorsal daran anschließenden eigentlichen Blickfelder *8 α, β, δ* entsprechen dem Feld *55 V'*, das wie diese beim Menschen (Abb. 8) vom caudalen Abschnitt des S. frontalis medius, dem S. praecentralis inf. und dem S. frontalis inf. begrenzt wird. Auf die fehlende Abgliederung dieses Feldes bei BRODMANN und v. ECONOMO werden wir bei der Gliederung der Felderkarten eingehen.

Auf Grund der Tatsache, daß Feld *44 BR'* bei allen Affen nachweisbar ist, tritt auch v. BONIN [*15*] dafür ein, daß die dritte Frontalwindung bei ihnen eine Entsprechung habe, obgleich sie, wie wir schon feststellten, nur bei wenigen Arten *makroskopisch* abgrenzbar ist. Er zitiert dazu noch Befunde von SUGAR, CHUSID u. FRENCH (1948), die bei Macacen durch Reizung von Feld *44 BR'*, eben der Brocaschen Stelle, Bewegungen der Stimmbänder auslösen konnten. Außerdem wurden von diesem Feld transcorticale Verbindungen zu Feld *4 BR'* und *43 BR'* nachgewiesen.

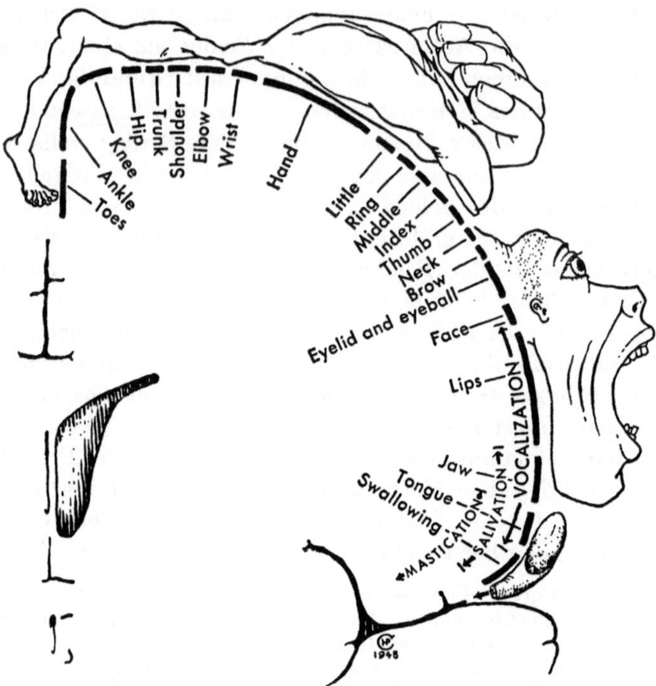

Abb. 47. Motorischer Homunculus nach PENFIELD u. RASMUSSEN (1952)

Wir kommen nun zur Einordnung der Reizergebnisse von PENFIELD u. RASMUSSEN. Bevor wir die oben bereits erwähnte aphasische Hemmung (aphasic arrest), die wir mit der Denervation der Mastikation in Zusammenhang brachten, behandeln, müssen wir uns mit den von den Verff. erzielten Reizeffekten der präzentralen motorischen Rinde beschäftigen. Sie stellen gegenüber den Ergebnissen von FOERSTER noch eine Weiterentwicklung und Verfeinerung dar.

In Abb. 47 sehen wir PENFIELDs Darstellung dieser Reizergebnisse in Form eines „motorischen Homunkulus", wodurch die Rindenanteile für die verschiedenen Körperteile anschaulich zur Darstellung kommen. Als für uns wesentliche, neue Ergebnisse sind noch zwei zusätzliche motorische Repräsentationen hervorzuheben, davon eine „sekundär-sensorische und -motorische" der Extremitäten an der Basis der Zentralregion[1] am Rande des Operculum centrale und eine „supplementäre motorische" Repräsentation an der Medianseite, vor der klassischen Repräsentation des Fußes, mit kombinierten Bewegungen des ganzen Körpers. Aber auch *Vokalisation* = Ausstoßen von Schreien in rhythmischer Weise

[1] PENFIELD u. RASMUSSEN fanden diese zusätzliche Repräsentation im Anschluß an Befunde, die von ADRIAN bei der Katze und von WOOLSEY auch bei anderen Säugetieren einschließlich niederer Affen in ähnlicher Position erhoben worden sind.

oder dauernd, sowie Pupillen- und Pulsveränderungen konnten von hier ausgelöst werden. Die architektonische Zuordnung dieser neu umgrenzten beiden Repräsentationen werden wir im nächsten Kapitel durchführen können.

Vokalisation konnte aber auch von der ventralen Präzentralrinde, und zwar nicht nur von einem umschriebenen Reizpunkt, sondern vom ganzen Bereich der Reizpunkte der Einzelelemente der Artikulation ausgelöst werden. Ebenso umfaßten Salivation und Mastikation ausgedehnte Bezirke, die etwas weiter ventral lagen. Der Bezirk der letzteren, in den auch noch von dorsal das Vokalisationsgebiet hineinreicht, entspricht in der Höhenlage dem Feld *41 V'*.

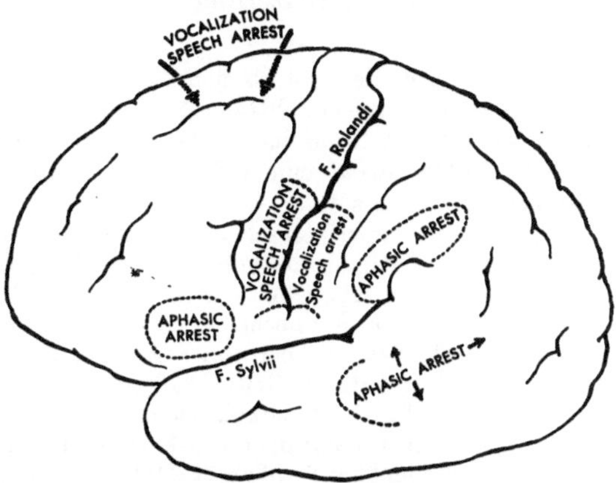

Abb. 48. Sprachmotorische Reizergebnisse von PENFIELD u. RASMUSSEN (1952)

Diese Vokalisation war ebenso wie die anderen motorischen Reaktionen *beidseitig* erregbar und in schwächerem Maße auch von der Postzentralrinde. Vom gleichen Reizgebiet wie die Vokalisation wurde bei in Gang begriffener Rede eine *Redehemmung* (Speech arrest) erzielt, nicht aber das, was die Verfasser „aphasic arrest" genannt haben (Abb. 48).

Diese *aphasische* Hemmung, die von drei Reizbezirken ausgelöst wurde, und zwar nur von der *dominanten* Hemisphäre aus, bestand z. B. darin, daß der Patient beim Reihenzählen verlangsamte und schließlich ganz zum Stocken kam. Weiterhin darin, daß, wurde der Patient während der Reizung aufgefordert zu zählen, er das nicht konnte, aber imstande war, zu erklären, er wisse nicht, wie er zählen sollte, oder, er könne nicht denken. Auch das Benennen von Gegenständen war während der Reizung gestört, zuweilen kam es dabei zu Umschreibungen der Gegenstände. Im Gegensatz zur *Redehemmung* wurden die Patienten also nicht *wortlos*.

Ein *temporaler*, *parietaler* und *frontaler* Reizbezirk mit aphasischer Hemmung wurde von den Verfassern beschrieben, von denen uns nur der letzte hier beschäftigen soll. Er wurde von ihnen selbst mit der Brocaschen Stelle in Zusammenhang gebracht und dahingehend lokalisiert, daß sie die meisten Resultate bei Reizung der hinteren Windung des frontalen Operculum erhalten hätten, und daß es sich wahrscheinlich um Feld *44 BR'* handele. Wir können hinzufügen, um die Pars basilaris der F_3, also um Feld *56 V'*, dem 8 γ der Reizversuche VOGTS bei den Meerkatzen, von wo aus die *Denervation* der *Mastikation* zu erzielen war. Bei der Überschneidung der Reizbezirke von Mastikation und Vokalisation am Fuße der präzentralen Windung liegt es nahe, den Reizeffekt der *aphasischen Hemmung* gleichartig als *Denervation* zu deuten, wir möchten sagen, als Entzug des Impulses des abhängigen elementaren Feldes. Wir befinden uns damit ganz in Übereinstimmung mit den Ergebnissen von KLEIST [*61*], der auf der Pars basilaris die *Wortbildung* ansetzte und auf dem caudal davon gelegenen Fuß der Zentralwindung die *Lautbildung*.

Die totale Redehemmung bedeutet dagegen ein brutales Interferieren — gleich dem Blitz in das Telefonamt — an den Stätten der Lautbildung selbst, von denen ja auch schon FOERSTER Grunz- und Krächzlaute ausgelöst hatte. Sie ähnelt damit in einem gewissen Grade der Verhinderung von Bewegungen, die als Reizeffekt von der ventral davon gelegenen „*sekundärmotorischen*" Repräsentation von PENFIELD u. RASMUSSEN ausgelöst werden konnte, ebenso wie PENFIELD u. JASPER (1954) später über Verlangsamen und Anhalten von Willensbewegungen als einen häufigen Reizerfolg der „*supplementären*" motorischen Region berichteten.

Die Probleme der motorischen Aphasien bedürfen jedoch zu ihrer Aufklärung besonders der Ergänzung durch einschlägige *klinische* Fälle. Die genaue *pathoarchitektonische* Bearbeitung der *unteren* Frontalwindung ist aber, ebenso wie die der *mittleren* und *oberen Frontalwindung* und die der *Orbitalrinde* eine Aufgabe, die von der Frankfurter Forschungsstelle noch in Angriff genommen werden soll.

Die neueren amerikanischen neurophysiologischen Arbeiten über das Frontalhirn haben außer einer Bestätigung der von VOGT und FOERSTER erhobenen grundlegenden Befunde noch eine Fülle von Einzelergebnissen gebracht, von denen wir hier nur die wesentlichsten bringen können: Feld *6 BR'* unterscheidet sich von Feld *4 BR'* außer in den motorischen Reizeffekten noch dadurch, daß nur bei seiner Abtragung oder Läsion Spastizität der kontralateralen, gelähmten Extremität auftritt. Außerdem erzielte FULTON bei seiner Abtragung bei Affen das Auftreten des Greifreflexes, der bei Neugeborenen noch physiologisch ist.

An autonomen Reaktionen wurden nach Läsion von Feld *6 BR'* Vasodilatation der kontralateralen Seite und häufig bilaterale Piloerektion gefunden. Außerdem wurden von Feld *6 BR'* Kreislauf, Tätigkeit der Schweißdrüsen, Darmperistaltik und Pupillen beeinflußt. Diese autonomen Reaktionen wurden in geringerem Maße auch von Feld *8 BR'* und *4 BR'* beeinflußt. Von dem Augenfeld *8 BR'* konnte noch Tränenfluß erzielt werden.

Vom frontopolaren Gebiet wurde Atmung, Motilität des Magens und Blutdruck beeinflußt. Die stärksten autonomen Reaktionen wurden jedoch von der Orbitalrinde beobachtet, von deren caudalen Partien durch Reizung sogar *Atemstillstand* erzielt werden konnte. Bei allen diesen Befunden blieb jedoch im Gegensatz zu den von VOGT erzielten, die nachträgliche exakte *architektonische* Bearbeitung der Reizstellen aus. Für das letzte Reizergebnis nimmt v. BONIN an, daß es von dem agranulären, besser *dysgranulären* Feld *FFa* v. ECONOMOS (entsprechend *47 BR'*) ausgelöst sei. Außerdem sei es offenbar das Homologon dieses Feldes gewesen, von welchem BAILEY u. BREMER Aktionsströme bei Reizung des Vagus erzielten.

Alle diese Tierexperimente konnten naturgemäß *keinen* Einblick geben in jene *grundlegende* funktionelle Unterteilung der ausgedehnten, motorisch bis auf das Grenzgebiet des Blickfeldes (Feld *55 V'*) und der Brocaschen Stelle (Feld *56* und *57 V'*) stummen menschlichen Präfrontalrinde, die die *klinische* Erforschung der Funktion an Herdkranken und Hirnverletzten ergeben hat, nämlich in die der Konvexitätsrinde als der Region des *Antriebs* im weitesten Sinne und in die der *Orbitalrinde* mit auf das Selbst und darüber hinaus auf die Gemeinschaft gerichteten Reaktionen, die wir nach Vorläufern insbesondere KLEIST zu danken haben, und die neuerdings von HASSLER auch auf Grund der neuesten Ergebnisse u. a. der katamnestischen Leukotomieforschung bestätigt wurde [*42*].

Wir kommen nun abschließend zu den spezifischen Thalamusafferenzen der Frontalrinde, die zu einer großen *fasersystematischen* Bereicherung deren architektonischer Gliederung geworden sind, seitdem verschiedene Forscher (in erster Linie HASSLER und MEYER u. BECK) das durch die Leukotomie zur Verfügung stehende Material dafür ausgewertet haben. Man unterscheidet unter funktionellen Gesichtspunkten im Thalamus *Kerne* mit *subcorticalen Verbindungen, corticale Schaltkerne und Assoziationskerne*. Die erste Gruppe besteht aus den Kernen der

Mittellinie (Palaeothalamus), den intralaminären Kernen, dem centre médian und dem Nucleus parafascicularis. Sie gehören dem unspezifischen Aktivierungssystem an und empfangen Fasern aus der Formatio reticularis. Ihre Erregungen gelangen nicht auf direktem Wege zur Hirnrinde, sondern über Striatum und Pallidum und aktivieren auf diesem Wege den *gesamten Neocortex.*

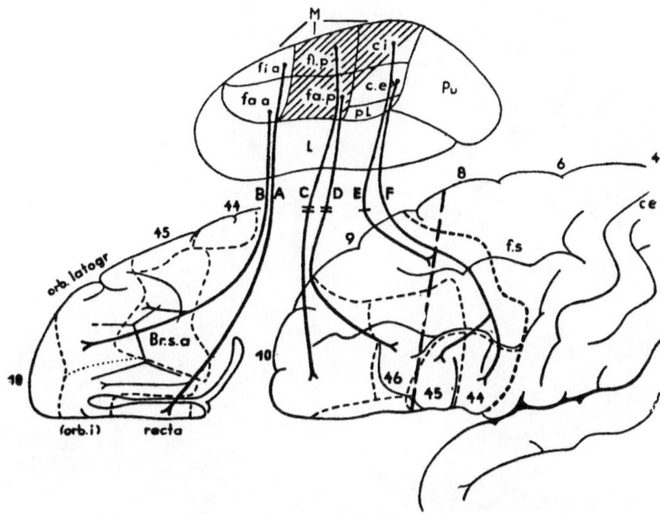

Abb. 49. Projektionen des Ncl. medialis dorsalis thalami (dorsal) in die architektonischen Felder BRODMANNS der Präfrontalrinde nach HASSLER (1950) L = Nucl. lateralis thalami, M = Nucl. medialis dorsalis thalami, Pu = Pulvinar. Die Buchstaben A—F bezeichnen die Faserverbindungen zwischen den einzelnen Unterkernen des Nucl. med. dors. und den zugeordneten Brodmannschen Feldern. Die grob gestrichelte Gerade im Konvexbild (re unten) bezeichnet die Ebene der Leukotomie; C, D und E sind dabei durchbrochenen Faserverbindungen

Die *corticalen Schaltkerne* empfangen ihre Fasern aus den großen sensorischen Systemen und projizieren ihrerseits auf die sensorischen und motorischen Primärgebiete des Neocortex. Hier geht uns davon nur der Nucleus ventralis lateralis an, der seine Fasern durch die dentato-rubro-thalamische Bahn empfängt und auf die präzentrale motorische Rinde (Feld *4* und *6 BR'*) projiziert.

Die Präfrontalrinde empfängt dagegen ihre thalamischen Afferenzen von einem *Assoziationskern,* dem Nucleus medialis dorsalis, der sich Hand in Hand mit dieser granulären frontalen Rinde in der *Primatenreihe* entwickelt hat. Die Assoziationskerne sind insofern Kerne höherer Ordnung, als sie keine Fasern aus aufsteigenden Systemen empfangen, sondern nur mit anderen diencephalen Kernen verbunden sind.

Um die Untergliederung dieses Medialis dorsalis und die Bestimmung seiner arealen Rindenprojektionen hat sich vor allem HASSLER verdient gemacht und die Bedeutung der jeweils doppelläufigen Verbindungen von Rindenfeld und thalamischem Teilkern in Form von Funktionseinheiten herausgestellt. Wir bilden hier zur Demonstrierung dieser Faserbeziehungen eines seiner Schemata über die thalamischen Afferenzen der Präfrontalrinde ab (Abb. 49).

d) Die neue cyto-myeloarchitektonische Felderkarte und das Windungs-Gradationsprinzip

Unser Felderungsergebnis zeigt, wie wir oben schon ausführten, eine vollständige Kongruenz der cyto- und myeloarchitektonischen Felder. Jedes eingezeichnete Feld ist also durch *beide* Untersuchungsmethoden an Zell- und Markfaser-

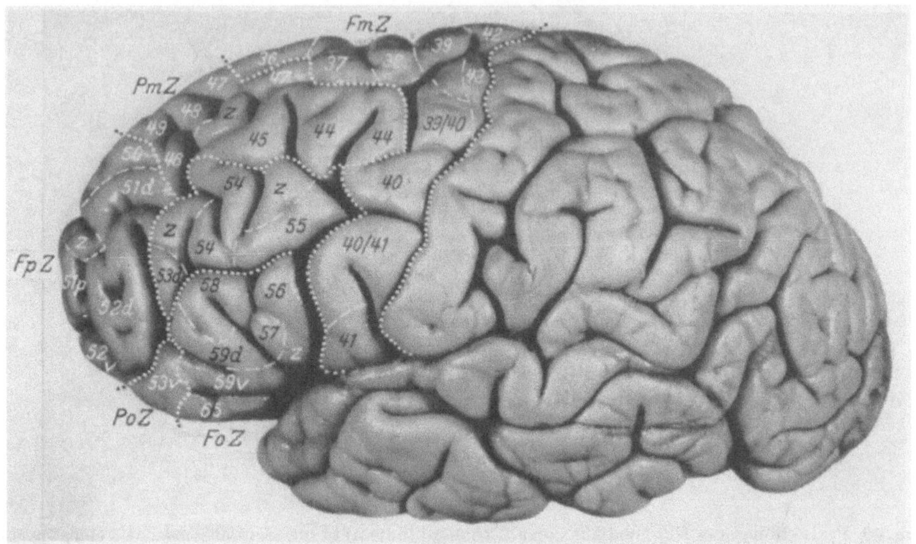

Abb. 50

Abb. 50—54. Cyto- und myeloarchitektonische Felderkarten der linken Hemisphäre von A 58. Abb. 50 von lateral, Abb. 51 von medial, Abb. 52 von vorn, Abb. 53 von ventral, Abb. 54 von dorsal. Die Feldergrenzen sind, soweit sie nicht in Furchen verlaufen, gestrichelt. Auch die in Mulden und Rinnen der Rindenoberfläche verlaufenden Strecken der Feldergrenzen sind nach Möglichkeit ausgespart. Die Zonengrenzen sind grob punktiert: *FmZ* = frontomotorische Zone; *FoZ* = frontoperculare Zone; *FpZ* = frontopolare Zone; *OmZ* = orbitomediane Zone; *PmZ* = paramotorische Zone; *PoZ* = paroperculare Zone; *Pro* = Proisocortex; *A. ad.* = Area adolfactoria

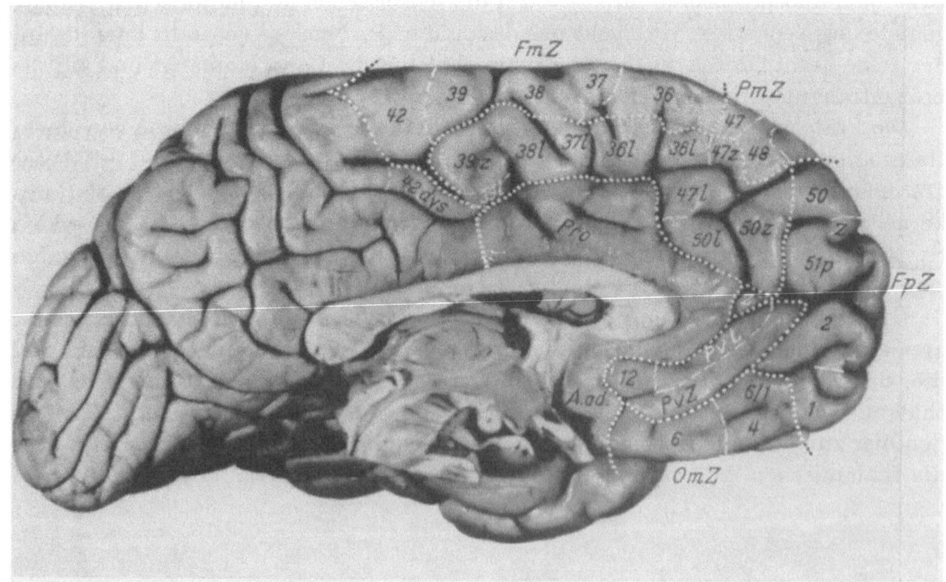

Abb. 51

Nachbarschnitten gesichert. Die ersten direkt in das Windungsbild eingezeichneten Felderkarten (Abb. 50—54) lassen darüber hinaus zweierlei Bemerkenswertes erkennen: Sie weisen außer über 60 Feldbezeichnungen VOGTS noch eine

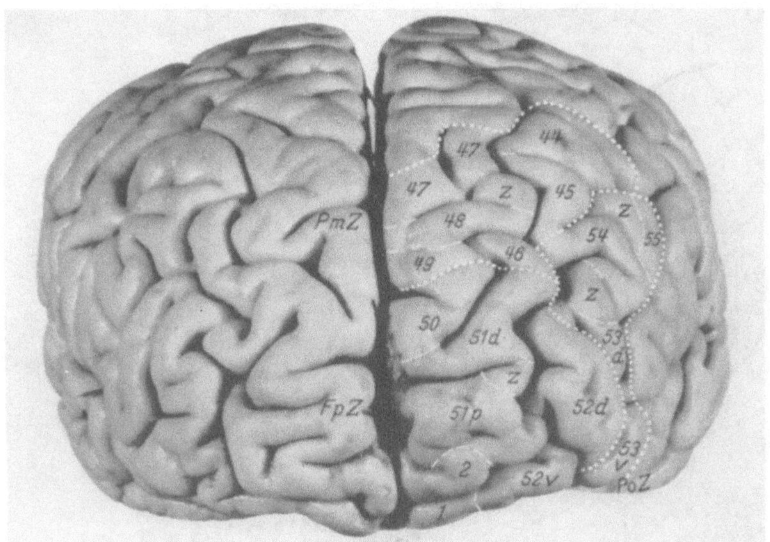

Abb. 52

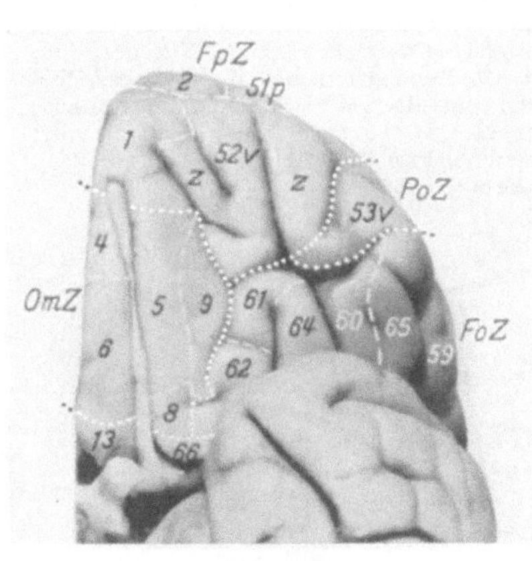

Abb. 53

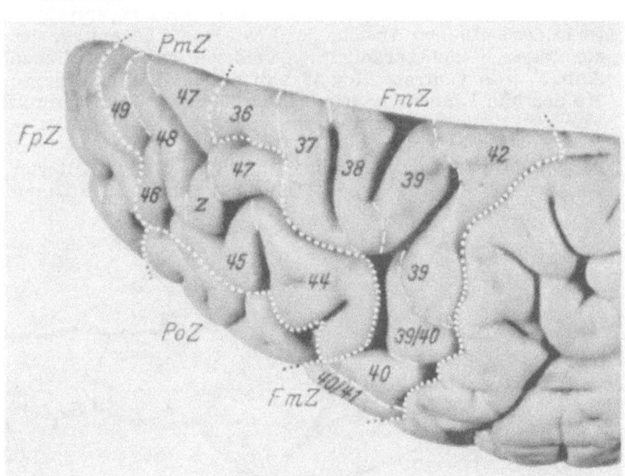

Abb. 54

Fülle von Doppelbezeichnungen auf — zusätzlich gefundene cyto-myeloarchitektonisch gesicherte Einheiten, ein Vorgang, zu dem schon viele Nachuntersucher älterer architektonischer Gliederungen wie E. GERHARDT für den Parietallappen und NGOWYANG in Form der Anfügung von Suffixen an die Vogtschen Felder für den Frontallappen Zuflucht genommen haben.

Diese von uns mit Doppelbezeichnungen versehenen Einheiten sind nun keineswegs geringer zu bewerten als ihre Nachbarfelder, deren Bezeichnung sie jeweils gemeinsam tragen. Sie sind eine durchaus *eigenwertige* Zwischenstufe wie jedes andere Feld auch. Denn — und das ist ein Hauptergebnis unserer cyto-myelo-

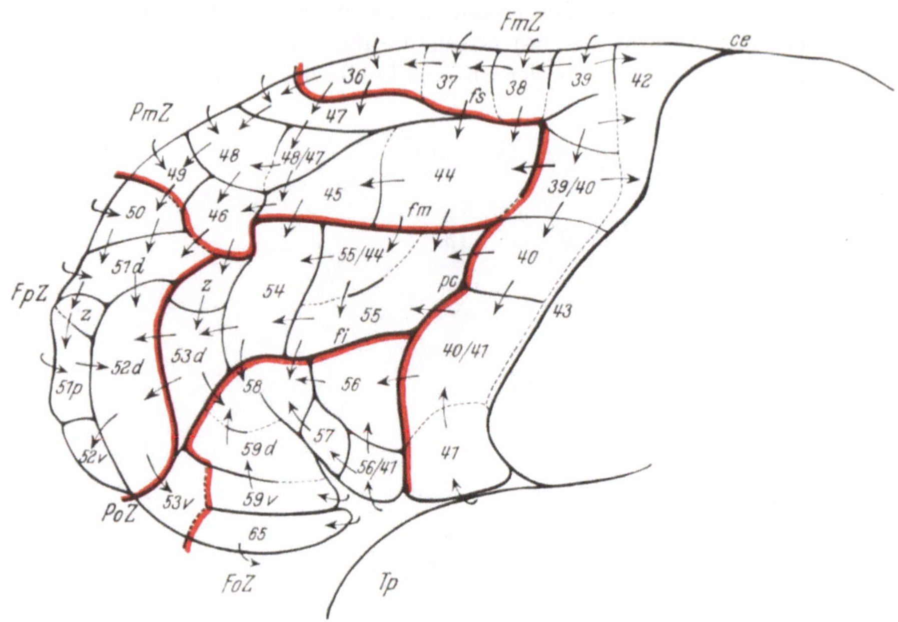

Abb. 55

Abb. 55—58. Diagramme der cyto-myeloarchitektonischen Felderkarten der linken Hemisphäre von A 58 mit Einzeichnung der Gradationspfeile. Die perspektivische Verkürzung der ersten Frontalwindung ist in der seitlichen Ansicht der Felderkarte gegenüber der photographischen Wiedergabe von Abb. 50 zur besseren Sichtbarkeit ihrer Felder etwas ausgeglichen. Abb. 55 von lateral, Abb. 56 von medial, Abb. 57 von ventral, Abb. 58 von dorsal. Die Feldergrenzen sind, soweit sie nicht in Furchen oder Mulden und Rinnen der Rindenoberfläche verlaufen, punktiert. Die Zonengrenzen sind rot ausgezogen. Furchen, Mulden und Rinnen sind schwarz ausgezogen. *ce* = Sulc. centralis; *cm* = Sulc. callomarginalis; *fs* = Sulc. front. sup.; *fm* = Sulc. front. med.; *fi* = Sulc. front. inf.; *o. tr.* = Sulc. orbit. trans.; *pc* = Sulc. praecentr.; *r. ant. hor. F.S.* = Ramus anterior horizont. Fiss. Sylvii; *Tp* = Temporalpol. Die Abkürzungen der Zonen s. Abb. 51—55

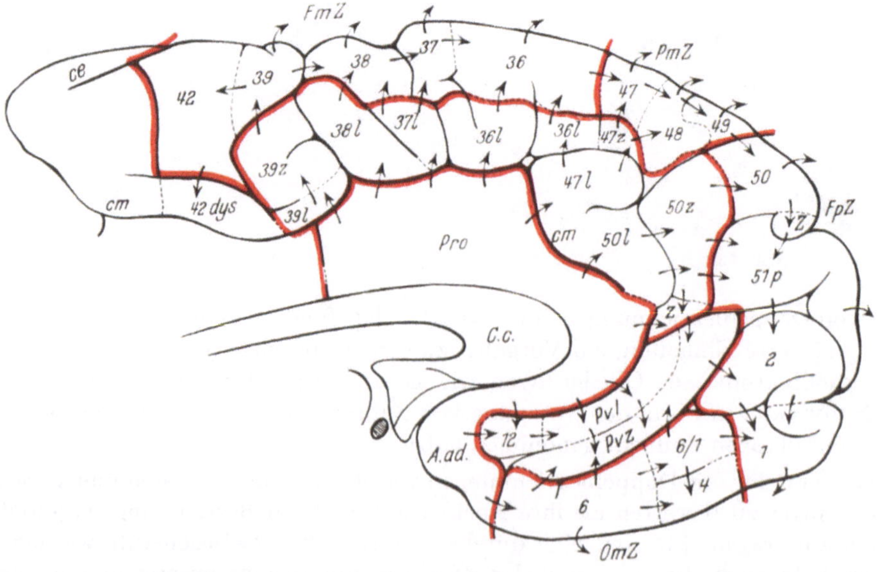

Abb. 56

architektonischen Bearbeitung der Frontalrinde — *jedes* isocorticale Feld außer den Primärfeldern ist Zwischenstufe zwischen Nachbarfeldern, ist ein *Gradus* innerhalb einer bestimmt charakterisierbaren *Gradation*. Die Begriffsbildung der *Gradation* in der Hirnrinde, die auf VOGT zurückgeht, findet weiter unten ihre

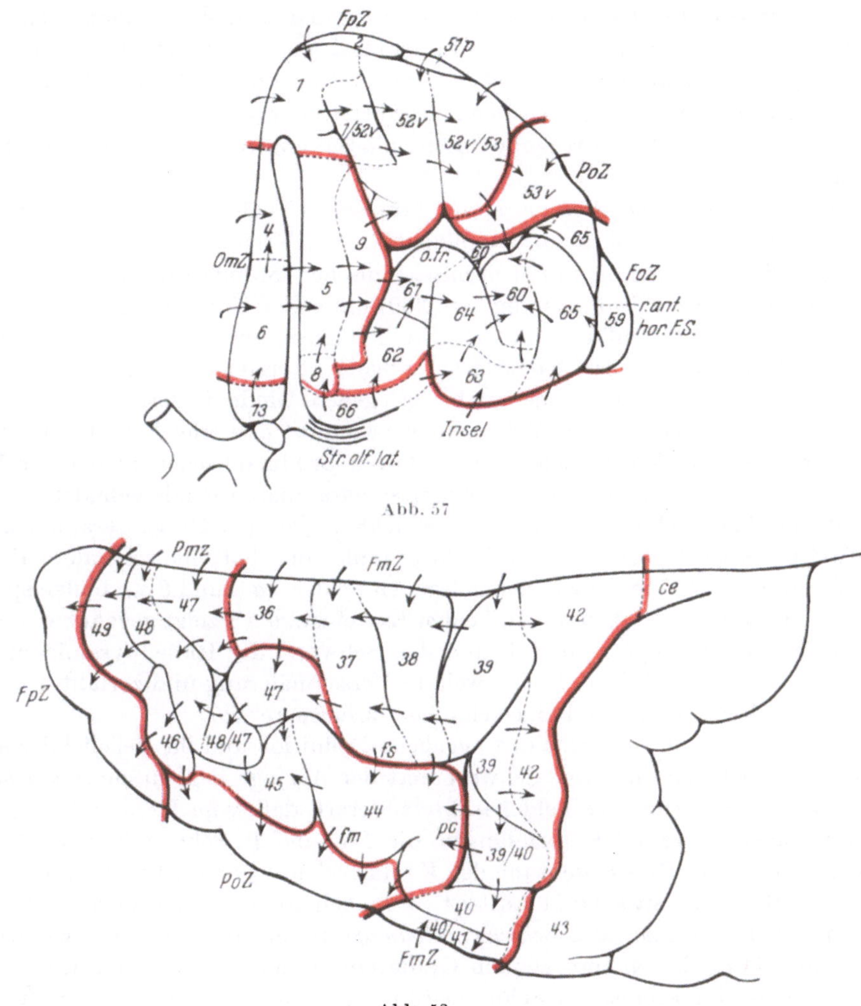

Abb. 57

Abb. 58

nähere Erläuterung. Versinnbildlicht ist sie in der ersten zeichnerischen Abstraktionsstufe der Felderkarten (Abb. 55—58) durch Pfeile, die die einzelnen Felder miteinander verbinden.

Das zweite Bemerkenswerte an unseren ersten Felderkarten ist, daß sie unmittelbar in das Windungsphoto der Hemisphäre eingezeichnet sind. Dieser Vorgang charakterisiert unsere neuartige Bewertung des *Furchenwindungsbildes*, dessen Gemeinsamkeiten mit unserer architektonischen Felderkarte wir bewußt herausstellen wollen, weil wir, wie wir in Kapitel IIb näher ausführten, darin kein zufälliges Zusammentreffen sehen, sondern gesetzmäßige, *wachstümliche* Bindung.

Die Einzeichnung der Felderkarte in das Hemisphärenphoto allein läßt auch die Bindung eines Teiles der Feldergrenzen an die Mulden und Rinnen der tertiären Oberflächengestaltung erkennen, die in den bisherigen Felderkarten natürlich nicht gut graphisch festgehalten werden konnten, wozu die Voruntersucher ja auch keine Veranlassung sahen. Und erst so wird der Blick frei für die weitgehende *Koinzidenz* von *architektonischem Feldermuster* und dem *Furchenwindungs-* bzw. *Teilwindungsmuster*, wie es das Produkt der im Kapitel II c geschilderten *primären, sekundären und tertiären* Oberflächengestaltung der menschlichen Hirnrinde ist. Zugleich wird klar, daß, wie wir oben ausführten, nur ausnahmsweise eine Feldergrenze nicht wenigstens streckenweise an Einsenkungen der Rindenoberfläche gebunden ist.

Der Begriff der *Gradation* der architektonischen Felder ist von C. und O. Vogt nur einmal genau definiert worden, ohne daß sie sich seiner weiter bedient hätten. Diese Definition steht in ihrem architektonischen Standardwerk „Allgemeinere Ergebnisse unserer Hirnforschung“ (S. 369) unter der Überschrift „Die Tatsache einer arealen Gradation“ und lautet: „Endlich müssen wir noch darauf hinweisen, daß die Differenzen benachbarter Rindenfelder öfters eine stufenweise Veränderung zwischen entfernter voneinander gelegenen Rindenfeldern darstellen. Wir haben davon ein schönes Beispiel, wenn wir *4 a* mit *9 a* vergleichen. (Gemeint sind die von C. und O. Vogt noch untergliederten Brodmannschen Felder der Meerkatze, s. Abb. 40.) *4 a* wird von einer breiten agranulären Rinde gebildet, deren *V* nicht die übliche Gliederung in zwei Schichten, dagegen Riesenpyramidenzellen aufweist. *9 a* ist dagegen schmal, leicht granulär und hat eine schmalere *Va* und etwas breitere *Vb*. Die dazwischen gelegenen Felder *6 a* α und *6 a* β bilden sprungartige Übergänge zwischen diesen beiden Extremen. *6 a* α zeigt gegenüber *4 a* eine Verschmälerung von III_3 und *V* und den Schwund der Riesenpyramidenzellen. In *6 b* β erfahren III_3 und *V* eine weitere Verschmälerung und zerfällt *V* in eine breitere zellreichere *Va* und eine schmälere zellärmere *Vb*.“

Soweit die von C. und O. Vogt gegebene Definition und ihr Beispiel der architektonischen Gradation. Der Schwerpunkt der Aussage liegt in einer *gerichteten, stufenweisen* Änderung des Feldcharakters, derart, daß. vom Extrem des gigantopyramidalen Feldes *4 BR'* angefangen, die *III.* und *V.* Schicht immer schmäler werden, wobei die Zweischichtung der *V* immer deutlicher wird und schließlich in Feld *9 a BR'* eine schwache *IV* auftritt. Wir möchten diese Änderungen unter dem Stichwort der *zunehmenden Schichtenbetonung* zusammenfassen, denn wie wir bei der Darstellung der entsprechenden Gradation an den Abbildungen der menschlichen cytoarchitektonischen Felder zeigen werden, ist schon eine Feldstufe, *bevor* eine schwache *IV* auftritt, durch eine zellarme Lücke zwischen der *III* und *V* der vorherrschende Horizontalcharakter offenkundig geworden, der in Feld *4 BR'* durch die reine Vertikalordnung der Pyramidenzellen, die das gesamte Rindenband erfüllen (verpyramidisierte Rinde!), fehlt. Es besteht da ein grundlegender Zusammenhang zwischen beginnender Granularisierung und Schichtenbetonung des Rindenbildes. Die gleiche Gradation hat nun auch ihren myeloarchitektonischen Ausdruck, den wir weiter unten im Näheren darstellen werden.

Solche Gradationen haben wir aber als *durchgehendes Bauprinzip* der *gesamten Stirnhirnrinde* nachweisen können, dem jedes einzelne Feld unterlegen ist, wobei viele Felder im Schnittpunkt *zweier* Gradationen stehen. Es kann nun gar nicht genug betont werden, daß die Gradationen keinen *gleitenden Übergängen* entsprechen, sondern architektonischen *Stufen*. Denn die *erstere* Vorstellung, die von v. ECONOMO stammt, daß wir es im Isocortex bis auf die Primärfelder mit fließenden Übergängen zu tun hätten, wobei die Abgrenzung der Felder gewissermaßen nur auf einer Konvention beruhe, hat ja in Form des „eulaminate cortex" BAILEYS u. v. BONINS [7] Wiederauferstehung gefeiert, wobei diese sonst verdienten Hirnforscher noch die von BRODMANN und v. ECONOMO gesicherten architektonischen Unterschiede zu nivellieren trachten, soweit sie sich nicht haben hirnphysiologisch sichern lassen. Wie weit wäre die Hirnforschung wohl heute, wenn dieser Pragmatismus die Hirnforscher des 19. Jahrhunderts beseelt hätte, die, funktionell auf einer terra incognita stehend, von Generation zu Generation Anatomie und Histologie des Säugetiergehirns aufgebaut haben.

Zur Begriffsbildung einer Gradation ist noch zu sagen, daß auch allgemeinbiologisch dieser Begriff als der eines *unstetigen, stufenweisen* Gefälles geläufig ist; häufiger ist aber das Gegenstück in der Natur anzutreffen, das stetige Gefälle, das in der deutschen und ausländischen Literatur im Gegensatz zur *Gradation* als *Gradient* bezeichnet wird. Es ist nun von grundsätzlicher Bedeutung für die Erforschung der Entwicklungsgesetze des Säugetiergehirns, daß sich ein solcher Gradient im allocorticalen Bereich und seinem Grenzgebiet zum Isocortex in der menschlichen Hirnrinde nachweisen läßt, und zwar im *präkommissuralen Areal*, wo wir ihn besonders untersucht haben und weiter unten darstellen werden. Hier sind im Gegensatz zum Isocortex *fließende* Veränderungen der architektonischen Struktur *ohne* deutliche Grenzen vorhanden (s. Kapitel III, d).

Der von VOGT im Jahre 1919 geprägte Begriff einer arealen Gradation ist nun nur von *einem* seiner Schüler in unserem Sinne als Bauprinzip einer ganzen Rindenregion zur Anwendung gekommen, nämlich von BROCKHAUS bei der cyto- und myeloarchitektonischen Felderung der Insel [*18*][1].

Die Insel gehört nun zu jenen phylogenetisch älteren Nachbargebieten der Frontalrinde, die wir einer *orientierenden architektonischen Untersuchung* an den von uns bearbeiteten Gehirnen unterzogen haben, als deren weittragendes Ergebnis die Gradationen des Stirnhirnes ihren Ausgang von diesen älteren Rindengebieten genommen haben. Für die architektonische Gesamtgliederung der Insel konnten wir dabei weitgehend auf die ausgezeichnete Brockhaussche Bearbeitung zurückgreifen, die eine Weiterführung des ersten, im Kern bestätigten Entwurfs C. und O. VOGTS aus dem Jahre 1919 war [*108*]. Auch die zwischenzeitliche Bearbeitung ROSES [*87*] fand Berücksichtigung durch BROCKHAUS, wurde aber mit Hilfe der Nachuntersuchung der gleichen Präparate, die ROSE verwendet hatte, in einigen Punkten korrigiert.

Wir werden die für uns wesentlichen Ergebnisse dieser Arbeit weiter unten behandeln und in den Zusammenhang der von uns erschlossenen Gradationen und Differenzierungsrichtungen der Konvexität des Frontallappens stellen.

---

[1] Es ist vielleicht von Interesse, daß wir ohne Vorkenntnis dieser Arbeit als Ergebnis unserer architektonischen Studien die Gradation als durchgehendes Bauprinzip des Stirnhirns gefunden haben. Es besteht aber kein Zweifel, daß BROCKHAUS, der, wie ich nachträglich von Professor HASSLER erfuhr, von seiner Entdeckung richtig erfaßt war, dieselbe weiter ausgebaut hätte, wenn er nicht bald danach im Kriege gefallen wäre, ein tragischer Verlust für die deutsche Hirnforschung, ebenso wie STRASBURGER, der noch am Ende des Krieges sein Opfer wurde.

Es sind *vier* Ausgangsbasen, aus denen sich die den Feldcharakter bestimmenden Gradationen der Frontalrinde herleiten lassen:

1. Die Insel als Stammlappen lateral,
2. der vordere Gyrus cinguli und die ventral anschließende Area adolfactoria, das Einstrahlungsgebiet des Gyrus olfactorius medialis, als Teile des Lobus limbicus medial,
3. der Gyrus olfactorius lateralis bzw. die ihm im Erwachsenengehirn entsprechende präpyriforme Rinde orbitocaudal, und schließlich
4. die motorische Rinde der Präzentralwindung und der caudalen ersten Stirnhirnwindung dorsocaudal.

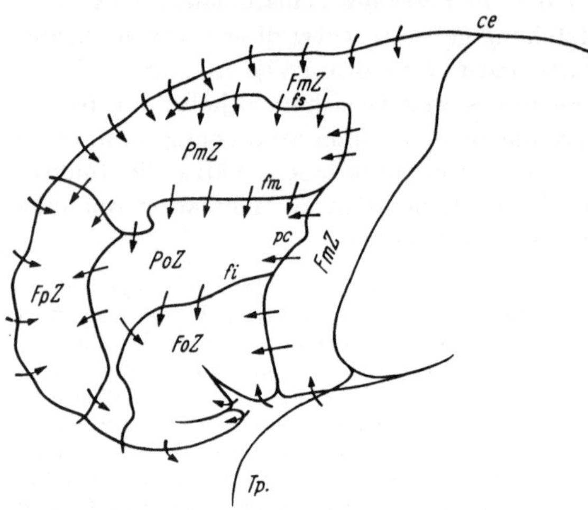

Abb. 59

Abb. 59—63. Diagramme der cyto-myeloarchitektonischen Zonenkarten von A 58 mit Einzeichnung der Gradationspfeile. Zu den in Abb. 50—54 erklärten Zonenabkürzungen sind hier noch die dorsale paralimbische Zone *(PlZd)* und die ventrale paralimbische *(PlZv)* zur Eintragung gekommen. Abb. 59 von lateral, Abb. 60 von medial, Abb. 61 von vorn, Abb. 62 von ventral, Abb. 63 von dorsal. Die Ansicht von vorn ist stärker verkleinert als die übrigen

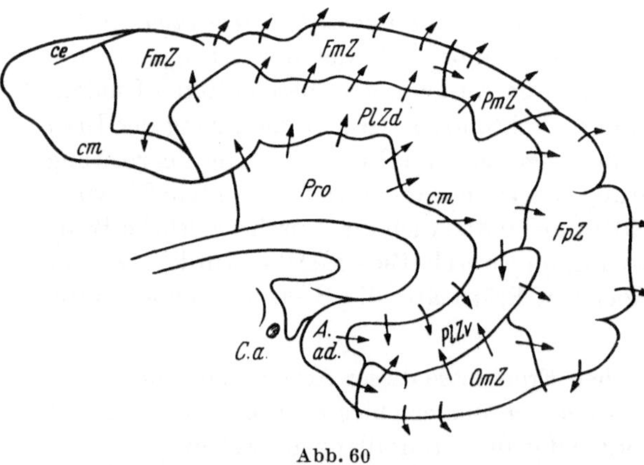

Abb. 60

Also von zwei im weiteren Sinne architektonischen *Grenzgebieten* des *Riechhirns* (Insel und Lobus limbicus), vom Riechhirn im engeren Sinne selbst in Form des Gyrus olf. lat. und von einem frühreifen Primordialgebiet (FLECHSIG), der frontomotorischen Rinde, geht in Form der architektonischen Gradationen das Koordinatennetz aus, das den Charakter noch der *letzten topistischen Einheit* des Frontallappens bestimmt.

Es braucht wohl, nachdem, wie wir oben zeigten, diese Quellgebiete der Gradationen bei den Insektivoren, von denen der Stamm der Primaten sich erhob, noch die alleinigen Territorien des Frontallappens (Abb. 28) darstellten (wenn man auf dieser Entwicklungsstufe überhaupt von einem solchen sprechen darf), gar nicht besonders hervorgehoben zu werden, daß diesem Sachverhalt eine eminent *phylogenetische* Bedeutung innewohnt, die wir in der Besprechung noch etwas analysieren werden.

Wir haben nun noch die Verbindung herzustellen zwischen dem anderen von uns herausgearbeiteten grundlegenden Befund der weitgehenden *Koinzidenz von architektonischem Feldermuster* und dem *Furchenwindungs-* bzw. *Teilwindungsmuster*, d. h. dem Gesamtrelief des Frontallappens, wie sie aus unseren Abbildungen hervorgeht einerseits, und dem den *Feldcharakter bestimmenden Gradationsprinzip* andererseits. Sie besteht darin, daß die Windungen bzw. Teilwindungen

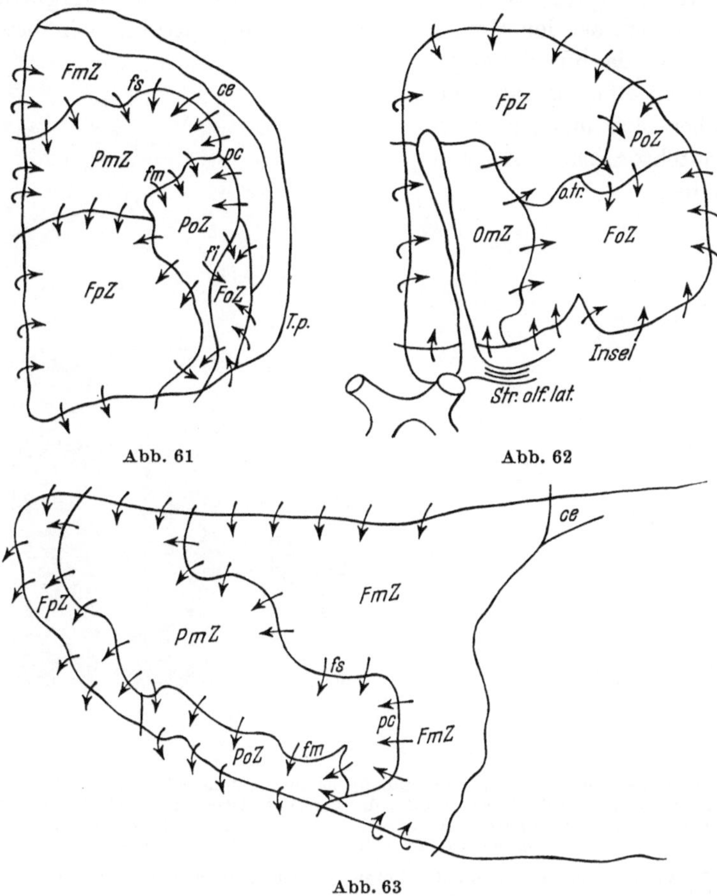

Abb. 61

Abb. 62

Abb. 63

sich in den Gradationsrichtungen hintereinanderreihen, wobei die Furchen oder Mulden und Rinnen quer zur Gradationsrichtung verlaufen, was darauf schließen läßt, daß, wie wir noch näher zeigen werden, die Gradationen als *Differenzierungs- und Wachstums*richtungen Verlauf und Form der Furchen und Windungen bestimmen.

Da also das grob-morphologische Bauprinzip der Windungsbildung sich mit dem architektonischen Bauprinzip der Gradation im menschlichen Großhirn auf Grund der aus der Raumnot geborenen Oberflächennot seiner Rinde unlösbar miteinander verbinden, ja beide gar nicht voneinander zu trennen sind, möchten wir für diese Verknüpfung den Begriff des *Windungsgradationsprinzipes* prägen.

Ehe wir zur Einzelbeschreibung der das Stirnhirn gestaltenden Gradationen kommen, bringen wir zur Erleichterung des Verständnisses die schon von Vogt herausgearbeiteten und inzwischen von den Nachuntersuchern Strasburger und

Hopf und auch von mir bei dieser Bearbeitung voll und ganz bestätigten wesentlichen, im Stirnhirn vorkommenden Variationen des myeloarchitektonischen Grundschemas zur Abbildung (Abb. 65), um danach noch auf die cytoarchitektonischen Variationen einzugehen. Bei der Beschreibung der myeloarchitektonischen Variationen werden wir, ähnlich wie schon Hopf, die Untergliederung der *I.* Schicht, die sich bei den Heidenhain-Präparaten praktisch nicht bewährt hat, *nicht* behandeln, da nur ihr allgemeiner Tangentialfasergehalt und deren Kaliber sich uns als wertvolles architektonisches Zeichen erwiesen haben.

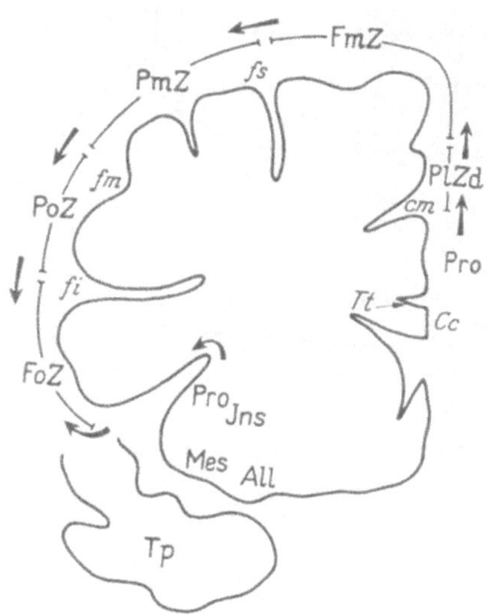

Abb. 64 Abb. 65

Abb. 64. Schematischer Querschnitt des Frontallappens zur Demonstration der beiden Urgradationen (Pfeile), die die frontomotorische Zone *(FmZ)*, die paramotorische Zone *(PmZ)*, die paroperculare Zone *(PoZ)* und die frontoperculare Zone *(FoZ)* aufbauen. *All* = Allocortex, *Mes* = Mesocortex, *Pro* = Proisocortex, *Tp* = Temporalpol, *Tt* = Taenia tecta

Abb. 65. Variationen des myeloarchitektonischen Grundschemas nach O. Vogt (1910)

Das Schema a) zeigt zwei sich gut von den angrenzenden Schichten abhebende Baillargersche Streifen in Schicht *4* und *5b*. Dieses Verhalten heißt „*bistriär*". Außerdem fällt in der obersten Unterschicht der *3.* Schicht (*3a*^{1}) eine Verdichtung von Horizontalfasern auf, die sog. Stria Kaesi-Bechterewi, die in der Frontalrinde allerdings nur in *einem* Feld, dem orbitalen Feld *60* vorkommt. Im übrigen ist das Schema a) euradiär, indem seine Radiärfaserbündel am oberen Rande von *3b* enden.

Zu ergänzen bleibt noch, daß es innerhalb des bistriären Verhaltens der Baillargerschen Streifen Variationen gibt in bezug auf das gegenseitige Verhältnis der Faserdichte der beiden Streifen. Im vorliegenden Falle sind die Streifen gleichgewichtig, was „aequodensus" genannt wird, während das Überwiegen des inneren Streifens als „internodensior" und das des äußeren als „externodensior" bezeichnet wird.

Das Schema b) ist „unistriär", das bedeutet, nur der äußere Baillargersche Streifen ist als solcher erkennbar, während der innere infolge etwa gleichen Fasergehaltes der substriären Unterschicht *6a* α sich nicht abhebt. Auffällig ist noch das Auftreten sehr starker Einzelfasern in *1c*, die auch die normalerweise sehr faserarme Schicht *2* (Lamina dysfibrosa) erfüllen. Diese sog. ultratangentialen Fasern kommen in Teilen des Allocortex und an deren Übergängen zum

Isocortex vor. Ungewöhnlich ist auch das Verhalten der Radii, die schon an der Grenze von *5b* zu *5a* enden, also „infraradiär" sind, was im vorderen Cingulum als einem Grenzgebiet der Frontalrinde vorkommt, das C. und O. VOGT Proisocortex genannt haben [*111*].

Zwischen dem bistriären und dem unistriären Charakter gibt es nun auch eine Zwischenstufe, den propeunistriären Charakter, die darin besteht, daß *6a* α schon etwas faserärmer ist als der innere Baillargersche Streifen (*5b*), so daß sich dieser eben abhebt.

Im Schema c) konfluieren die beiden Baillargerschen Streifen miteinander, dadurch, daß die Zwischenschicht *5a* etwa gleich faserdicht ist, ein Verhalten, daß sich „unitostriär" nennt. Die Radii reichen durch das ganze Rindenband bis zum unteren Rande von Schicht *1*, ein *supraradiäres* Verhalten, das wiederum bestimmten allocorticalen Rinden und in schwächerem Maße noch deren Grenzgebieten vorbehalten ist.

Im Schema d) sind die Baillargerschen Streifen nicht nur mit ihrer Zwischenschicht *5a*, sondern auch mit den Unterschichten von *6* vollständig verschmolzen, so daß sie nicht zu erkennen sind, ein Verhalten, das „*astriär*" heißt. In der *1.* Schicht besteht eine stärkere Tangentialfaserdichte. Das Verhalten der Radii entspricht dem euradiären Typus wie in Schema a).

Soweit die wesentlichsten Variationsmöglichkeiten des *myeloarchitektonischen* Bildes der Frontalrinde. Für das *cytoarchitektonische* Bild derselben liegen keine festumrissenen Schemata ihrer Variationen vor, da diese ihrem Wesen nach noch mehr gradueller Natur sind. So wurde insbesondere seit BRODMANN das Verhalten der Körnerschichten herausgestellt, wobei das Augenmerk immer mehr auf die *innere* Körnerschicht *(IV)* gerichtet ist als auf die äußere *(II)*, da letztere im Stirnhirn überhaupt zu einer Zusammensetzung aus Zwergpyramiden neigt und sich daher bei Körnerarmut schlecht von der angrenzenden kleinpyramidigen Unterschicht der *III* abhebt.

Also vorwiegend auf das Verhalten der *IV* bezogen ist die Einteilung der Frontalrinde in agranuläre, dysgranuläre und granuläre Felder. Agranulär sind dabei bekanntlich die caudalen motorischen Felder. Das bedeutet nun nicht, daß in ihnen überhaupt keine Körner zu finden wären. Abgesehen davon, daß diese auch über die anderen Schichten in geringer Zahl verstreut sind, lassen sich insbesondere im Furchengrund und der Furchenwand einzelne Körner, da, wo sonst die geschlossene *IV*. Schicht sich befindet, noch nachweisen.

Hier ist der Ort, eine weitere Klärung der Begriffe des Granularitätsgrades durchzuführen: *Dysgranulär* nennen wir jene Felder, die eine eben angedeutete *IV* besitzen, die schon als geschlossene Schicht in Erscheinung tritt. Sie befinden sich stets zwischen agranulären Feldern einerseits und etwas stärker granularisierten Feldern andererseits, die jedoch im allgemeinen erst „schwach granulär" sind.

Wir möchten damit den Ausdruck „dysgranulär", der von VOGT für Feld *41* am Fuße der Präzentralwindung eingeführt worden ist, in *seinem* Sinne nur für diese *erste Granularisierungsstufe* angewendet wissen. Er umfaßt auf der Konvexität dann im Anschluß an die motorische Rinde nur zwei Felder (*44* V' und *47* V'). BRODMANN hat die dysgranulären Felder im magnocellulären Bereich (*41* V' und *44* V') noch nicht von seiner Area frontalis agranularis abgetrennt, worauf, wie wir noch zeigen werden, die Gegensätze in der Stirnhirngliederung zwischen Cyto- und Myeloarchitektonik im wesentlichen zurückgehen, abgesehen davon, daß seine Area noch Gruppen architektonischer Einheiten zusammenfassen. So umfaßt seine Area frontalis intermedia (Feld *8* BR') dysgranuläre und schwach granuläre Felder, die eine Zwischenstellung zwischen den agranulären und den eugranulären Feldern einnehmen. Wir werden den entsprechenden Feldergürtel daher auch zusammenfassend *intermediär-granulär* nennen und nicht *dysgranulär* wie NGOWYANG, der diesen Begriff zu sehr ausgeweitet hat.

Innerhalb der eugranulären Felder, die also eine gut ausgebildete *IV* haben, gibt es auch noch mannigfache Abstufungen der Stärke dieser Schicht, abgesehen von ihrer zuweilen felderspezifischen Durchsetzung mit *IIIc*-Pyramiden am oberen Rande der *IV*. NGOWYANG hat noch den Versuch unternommen, die granulären Felder der Frontalrinde der von ihm untersuchten Hemisphäre in solche mit körnerdichter *IV* (densogranulär) und solche mit breiterer *IV* (latogranulär) zu unterteilen. Diese Einteilung hat sich uns bei genauer Überprüfung an den untersuchten Hemisphären nicht bewährt, vielmehr fanden wir offene Widersprüche zu seiner Einteilung und überhaupt ein starkes Variieren der Ausprägung der Körnerdichte von Gehirn zu Gehirn, wie es schon von v. ECONOMO hervorgehoben worden ist. Auch die auf sehr genauen Auszählungen der Körner innerhalb der Rindenfotos beruhende Verteilungskarte derselben von v. ECONOMO [*33*] stimmt nicht mit NGOWYANGS Verteilung überein.

Dagegen konnten wir ein *neues* cytoarchitektonisches Kriterium herausarbeiten, das sich uns nicht nur zur Felderbestimmung, sondern auch zu ihrer Zusammenfassung zu *architektonischen Einheiten höherer Ordnung* und als Gegenstand der *Gradation* bewährt hat. Es handelt sich um die Gegenüberstellung der beiden Pyramidenschichten *(III* und *V)*[1], die von außen und innen an die innere Körnerschicht *(IV)* grenzen, und die Beurteilung ihres gegenseitigen Verhältnisses. Dabei wird nur die an die *IV* angrenzende größerpyramidige Unterschicht der *III* *(IIIc)* der *V* als Ganzes gegenübergestellt. Gerade auf dieses gegenseitige Abwägen der an die innere Körnerschicht angrenzenden Schichten mittlerer und großer Pyramiden kommt es an, wobei der *architektonische Gesamteindruck* der Tingiertheit dieser Schichten gewertet wird, also ein für das architektonische Sehen typischer *Flächen*eindruck, dessen Einzelkomponenten in Zellgröße, Zelldichte und Reichtum an Nisslsubstanz der Pyramiden bestehen.

Dieser Gesamteindruck läßt sich in zeichnerischen Schemata kaum einfangen und soll daher an den Rindenbildern selbst erläutert werden. So zeigt die Area gigantopyramidalis (Feld *42 V'*) in Abb. R 4[2] natürlich ein starkes Überwiegen der *V* durch die in der Tiefe dieser Schicht liegenden überdimensionalen Riesenpyramiden. Sie stellt das Extrem in dieser Richtung dar. Das vor diesem Feld auf der caudalen ersten Frontalwindung gelegene Feld *39 V'* (Abb. R 5) ist für unsere Demonstration erschließender. Wir haben in diesem agranulären Feld eine tiefgegliederte *V*, die sich nur mit einiger Erfahrung von der anschließenden *IIIc* trennen läßt, die etwas schmäler ist und deren Pyramidenzellen im Durchschnitt etwas kleiner sind. Bei etwa gleicher Zelldichte kommt es so zu einem leichten Überwiegen der *V*. Für dieses Überwiegen der inneren Pyramidenschicht wollen wir die Formel „internoampliopyramidal“, abgekürzt „*internopyramidal*“, gebrauchen.

Als Gegenstück nun ein Feld der zweiten Frontalwindung (*54 V'*, Abb. R 26) mit leichtem Überwiegen der *IIIc* gegenüber der *V*. Das Feld ist im ganzen etwas kleinerzellig, was sich auch auf beide Pyramidenschichten auswirkt. Das gegenseitige Abwägen von *V* und *IIIc* ist dadurch aber nicht beeinträchtigt: Die *V* ist nicht mehr so breit und gliedert sich in eine etwas kleinerzellige *Va* und eine etwas größerzellige *Vb*. Die *IIIc*, die etwa die gleiche Breite wie die gesamte *V* hat, ist nicht nur etwas größerzellig, sondern ihre Pyramiden sind vor allem viel besser tingiert, also reicher an Nisslsubstanz. Diese Tingierung erst läßt die *IIIc* klar gegenüber der *V* überwiegen. Das Feld ist also „externoampliopyramidal“, abgekürzt „*externopyramidal*“.

Auch für das Verhalten der Pyramidenschichten zueinander gibt es alle Gradabstufungen, und so kommt auch das Gleichgewicht zwischen innerer und äußerer Pyramidenschicht vor, das wir „*aequopyramidal*“ nennen wollen. Aber auch das

[1] Die Bezeichnung Lamina ganglionaris wird für die *V* nicht streng durchgeführt. So spricht man auch von ihr als der inneren Pyramidenschicht, ebenso wie man von der Area gigantopyramidalis (mit den Riesenpyramiden in *V*!) spricht.

[2] Die mit R gekennzeichneten Rindenbilder befinden sich am Ende des Textes.

Gegenstück zum internopyramidalen Extrem der Area gigantopyramidalis kommt vor in Form des Feldes *60 V'* der Orbitalrinde (Abb. R 18), dessen *III c*-Pyramiden zu den größten der Frontalrinde gehören, und das zugleich eine so klein- und lockerzellige *V* besitzt, daß diese wie eine Lichtung im Rindenband erscheint. Es ist also das *externopyramidale Extremfeld* des Frontalhirns, das auf Grund dieser und weiterer Eigenschaften auch *funktionell* der Gegenpol zur Area gigantopyramidalis, dem Sitz der Einzelmotorik, zu sein scheint, wie wir noch näher erörtern werden.

Wenn auch für die Herausstellung des Verhältnisses der beiden Pyramidenschichten zueinander allein der *architektonische Gesamteindruck* des Rindenbandes führend war, so ist diese Relation doch durchaus auch einer *neurophysiologischen* Beurteilung zugänglich. Zunächst entspricht die Bewertung der gesamten Tingiertheit einer Schicht, die sich aus den Komponenten Größe und Dichte der Pyramiden und deren Nisslgehalt zusammensetzt, etwa einer solchen der Gesamtmenge an Nisslsubstanz dieser Schicht. Diese kann aber nach den Ergebnissen der Caspersson-Schule als bedeutungsvoller neurophysiologischer Faktor angesehen werden, da die spezifische Funktion der Nervenzelle mit dem Aufbrauch der neben Histonen im wesentlichen aus Ribosenucleinsäure zusammengesetzten Nisslsubstanz einhergeht. Diesen Reichtum an Ribosenucleinsäure (RNS) hat die Nervenzelle mit anderen sehr stoffwechselaktiven Zellen wie den Drüsenzellen, insbesondere den Leberzellen, gemeinsam, wobei die Regeneration der RNS durch den Nucleolarapparat des Kerns vor sich geht (C. und O. Vogt 1947, Altmann 1955, Sanides 1958).

Die beiden Pyramidenschichten sind nun im Funktionsgefüge der Hirnrinde ausgesprochene Antipoden, indem sie nach der Untergliederung Lorente de Nos in den beiden funktionell differenten Schichtengruppierungen liegen, wovon die innere die *V* und *VI* umfaßt, während die äußere die *II*, *III* und *IV* umfaßt. Die äußere ist dabei besonders mit der Aufnahme und *intra*corticalen Verarbeitung und Weiterleitung der Afferenzen betraut, während das innere Schichtenpaar (*V* und *VI*) die gemeinsame efferente Endstrecke in der Rinde darstellt.

Was die Pyramiden der *III* und *V* im einzelnen betrifft, sind die ersteren zusammen mit der *IV* an der Aufnahme der Thalamusafferenzen beteiligt, während die Pyramiden der *V* ihre Axone zurück zum Thalamus senden, soweit sie nicht die Pyramidenbahn bilden oder an anderen subcorticalen Kernen enden. An der Aussendung der commissuralen und Assoziationsaxone sind die Pyramiden *beider* Schichten beteiligt. Wichtig ist noch, daß die *V*-Pyramiden im Gegensatz zu den *III*-Pyramiden auch keine axo*dendritischen* Synapsen mit dem afferenten Plexus, den der äußere Baillargersche Streifen darstellt, bilden, daß vielmehr ihre Spitzendendriten unverzweigt durch diesen zur *I.* Schicht hindurchziehen, sie ihre Erregungen also stets *indirekt* durch Schaltneurone empfangen.

Die neurophysiologische Dignität unseres die beiden Pyramidenschichten betreffenden Gegensatzpaares internoampliopyramidal und externoampliopyramidal kann damit als erwiesen gelten.

Als letztes, schon cytoarchitektonisch bewährtes Gegensatzpaar bleibt die Groß- oder Kleinzelligkeit eines Feldes, wobei auch wieder der *Gesamteindruck* gemeint ist, der sich hier auf *alle* Schichten bezieht. Wir unterscheiden also magno- und parvocelluläre Felder, von denen wiederum die verschiedensten Zwischenstufen vorkommen. Alle anderen cytoarchitektonischen Eigenschaften müssen der Einzelbeschreibung vorbehalten bleiben.

1. Die dorsale paralimbische Zone (PlZd)[1]

Die von den rhinencephalen frontalen Grenzgebieten ausgehenden Gradationen sind die phylogenetisch älteren, also ursprünglicheren gegenüber derjenigen, die vom motorischen Primordialgebiet der caudalen Stirnhirnrinde ausgeht. Wir

[1] Die topographische Anordnung der Zonen ist am besten den Zonenkarten Abb. 59—63 zu entnehmen.

beginnen mit der Beschreibung der vom vorderen Gyrus cinguli ausgehenden Gradation. Und zwar unterscheiden wir hier eine *dorsomediane* und eine *ventromediane,* wobei uns die erstere zuerst beschäftigen soll, da von dieser über eine Zwischenzone die motorische Frontalrinde aufgebaut wird. BRODMANN ist es gewesen, der darauf hingewiesen hat, daß der *granulär-agranulären* Zäsur, die der Sulcus centralis auf der Konvexität zwischen der sensorischen Rinde der Postzentralwindung (granulär) und der motorischen Rinde der Praecentralwindung (agranulär) darstellt, auch eine solche architektonische Zäsur des Gyrus cinguli entspricht, die er bis zu den einen solchen Gyrus schon besitzenden Halbaffen hat zurückverfolgen können. Auch danken wir ihm den Hinweis, daß die Insel eine ähnliche Zäsur besitzt. Wir wollen diese grundlegende Erkenntnis in *seinen* Worten wiederholen, wenn sie auch gewisser Ergänzungen bedarf:

„Die ganze Rindenoberfläche des Menschen wird demnach durch den Sulcus centralis und seine Verlängerung auf der Insel und dem Gyrus cinguli in zwei völlig verschieden gebaute Hälften geteilt, eine vordere agranuläre und eine hintere granuläre, ein Verhalten, das sich in ähnlicher Weise auch bei den niederen Mammaliern findet“[1].

Die *eine* Ergänzung bzw. Korrektur dieser Brodmannschen Feststellung wurde schon von v. ECONOMO durchgeführt und mittlerweile auch von den russischen Cytoarchitektonikern [*93*] bekräftigt: Es gibt keine agranuläre vordere Insel; agranulär und zugleich allocortical ist, wie wir oben ausführten, die ventrale, von der Stria olfactoria lateralis gespeiste Insel. Richtig ist jedoch, wie wir in dem der Physiologie des Stirnhirns gewidmeten Kapitel vorweggenommen haben, daß das auf dem Fuße der Präzentralwindung gelegene Feld (*41 V'*) eine Entsprechung in einem unmittelbar angrenzenden Inselfeld hat, beide sind jedoch *dysgranulär* und nicht agranulär! Hier hat BRODMANN noch nicht fein genug differenziert. Richtig ist ferner, daß unmittelbar dahinter, auf der Insel eine der Postzentralwindung entsprechende hochgradige Granularisierung einsetzt, die aber gleichfalls, wenn auch in geringerem Maße, *vor* den beiden dysgranulären Feldern auf der Konvexität wie auf der Insel statt hat. Insofern ist es auch unberechtigt, wie BRODMANN von zwei „Hälften“ der Hirnrinde zu sprechen. Nur dorsal auf der ersten Frontalwindung erstreckt sich die Agranularität über die vordere Zentralwindung hinaus[2] und reicht in gleicher Ausdehnung auf die Medianebene hinüber bis zum S. callosomarginalis. Und nur der vordere Gyrus cinguli selbst ist in seiner *ganzen* Ausdehnung bis zu seinem Übergang in die Area adolfactoria unterhalb des Rostrum corporis callosi agranulär, ebenso wie dieses letztere

[1] Diese grundlegende Feststellung hat übrigens in BETZ ihren Vorläufer, der den S. centralis gleichsam als Homologon der Einschnürung zwischen Rückenmarkvorderhorn und -hinterhorn wertete und den vor diesem Sulcus gelegenen Teil des Großhirns mit dem Vorderhorn homologisierte und als motorisch ansah, während er den dahinter gelegenen mit dem sensiblen Hinterhorn homologisierte und damit nur sensiblen Rindenstätten zusprach (zit. n. v. ECONOMO).

[2] Wir haben, wie wir anläßlich der Beschreibung der motorischen Rinde genau zeigen werden, im Gegensatz zu BRODMANN, dem sich v. ECONOMO in diesem Punkte angeschlossen hatte, auf der zweiten Frontalwindung keinen caudalen agranulären Anteil finden können, sondern nur einen dysgranulären (Feld *44 V'*). Die andere Auffassung der beiden Hirnforscher liegt hier sicher wiederum in dem Einbezug dieses dysgranulären Feldes in die agranuläre Rinde begründet.

in seinem Bau verwendete Gebiet auch. Diese Agranularität ist aber mit gewissen allocorticalen Zügen gepaart, ohne daß das Rindenband den extremen Charakter des Allocortex annimmt, wie er in der Tiefe des Sulcus corporis callosi zu beobachten ist und wie er sich vom caudalsten Abschnitt der Area adolfactoria herleitet (s. S. 164).

Bei beiden Rindengebieten handelt es sich, wie wir bei der Morphologie des Rhinencephalon behandelt haben, um Anteile des Archicortex, die auf der Wanderung des Hippocampus in den Temporallappen zurückgeblieben sind, und zwar wurde das Gebiet des caudalen Teiles der Area adolfactoria von Smith aus diesem vergleichend-morphologischen Gesichtspunkt heraus als *Hippocampus praecommissuralis* bezeichnet und der sich daran anschließende Rindenstreifen in der Tiefe des Sulcus corporis callosi als *Vestigia hippocampi*.

Diese Gebiete wurden später von Vogt [*108*] myeloarchitektonisch und von Rose [*87*] cytoarchitektonisch bearbeitet. Letzterem danken wir die weitere Klärung der Homologieverhältnisse. Danach ist es nur das Ammonshorn und nicht die Fascia dentata, die wir über das Corpus callosum verfolgen können. Anatomisch handelt es sich dabei um das auf dem Balkenrücken befindliche Induseum griseum, das von den beiden Striae longitudinalis medialis und lateralis begleitet wird, von denen die laterale an den Furchengrund des S. corporis callosi grenzt und hier kontinuierlich in die breiter werdende Rinde übergeht. Das Induseum mit den *beiden* Striae ist der *einfachen* „Taenia tecta" der niederen Säuger, einem „Gyrulus" homolog. Caudal geht die „Taenia tecta" unterhalb des Splenium in den Gyrus fasciolaris über, der sich direkt ins Ammonshorn fortsetzt.

Architektonisch handelt es sich bei diesen Teilen des Archicortex um eine rudimentäre *allocorticale* Rinde, die aber schrittweise in Richtung auf die Kuppe des Gyrus cinguli an allocorticalen Zügen verliert und an isocorticalen Zügen gewinnt. Diesen keiner *Gradation*, sondern einem *Gradienten* unterliegenden Prozeß innerhalb des Periarchicortex werden wir am Ende dieses Kapitels an Hand der Area adolfactoria als Gegenstück zu den Gradationen des Isocortex zur Darstellung bringen. Es genügt hier, festzuhalten, daß die Rinde des vorderen *Gyrus cinguli* sich über die periarchicorticale Furchenwand des S. corporis callosi von dieser *archicorticalen „Taenia tecta"* herleitet und selbst noch eine *Vorstufe* des *Isocortex* im engeren Sinne darstellt.

Der Übergangscharakter zum Isocortex dieser agranulären Rinde hatte Rose veranlaßt, sie als *Mesocortex* zu bezeichnen. Diese Bezeichnung hat Vogt jedoch für andere, dem Allocortex näher stehende Zwischenstufen vorbehalten und statt dessen hier zuletzt den Ausdruck *Proisocortex* gewählt [*111*]. An dieser Benennung wollen wir festhalten, da sie sehr gut die architektonische Stellung dieser Rinde als letzter Vorstufe vor dem Isocortex im engeren Sinne charakterisiert.

Einer weiteren Berichtigung einer für uns wesentlich erscheinenden Ungenauigkeit bedarf die von Brodmann gemachte grundlegende Feststellung über die agranulär-granuläre Gliederung der menschlichen Hirnrinde in bezug auf ihre Grenze auf der Medianebene. Daß diese Zäsur auf der Konvexität mit dem Sulcus centralis übereinstimmt, steht ja außer Zweifel, und ventral, wo dieser Sulcus vor Erreichung des Opercularrandes zu enden pflegt, geht diese Grenze, die, wie wir oben zeigten, hier zu einer dysgranulär-granulären wird, auch unmittelbar in gleicher Frontalschnittebene auf die Insel über. Anders auf der Medianebene;

hier findet sich auf dem Cingulum die agranulär-granuläre Grenze eine volle Windungsbreite *vor* der caudalen Grenze der Area gigantopyramidalis (*42 V'*), an die sich die granuläre sensible Rinde caudal anschließt (Abb. 51 u. 56).

In diesem Befund, der bewirkt, daß die Area *42 V'* und ein Teil des oral anschließenden Feldes *39* sich über dem *granulären* Teil des Gyrus cinguli befindet, stimmen alle Felderungen der Frontal- und Parietalrinde überein, auch die Brodmannsche. In unserem Zusammenhang ist der Befund insofern besonders wesentlich, als die Gigantopyramidalis sich also nicht von der cingulären agranulären

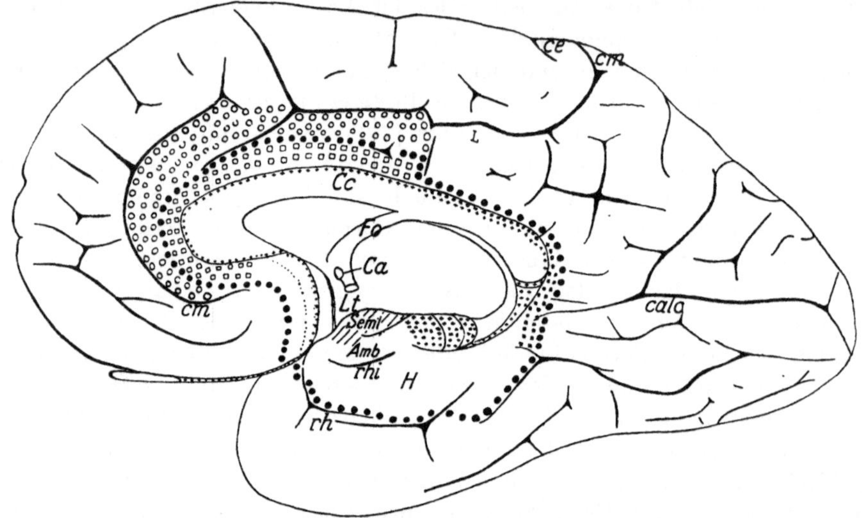

Abb. 66. Allocorticale und proisocorticale Rinden der medianen Hemisphärenwand nach C. u. O. Vogt (1919). Im vorderen Gyrus cinguli ist die Subregio infraradiata durch kleine Quadrate und die Subregio medio-radiata durch kleine Kreise gekennzeichnet. *Amb.* = Gyr. ambiens, *Ca* = Commissura ant., *calc* = Fissura calcarina, *Cc* = Corp. callosum, *ce* = Sulc. centr., *cm* = Sulc. callosomarginalis, *Fo* = Fornix. *H* = Gyr. hippocampi, *Lt* = Lamina terminalis, *rh* = Sulc. rinalis lat., *rhi* = Sulc. rhinencephali inf., *Seml.* = Gyr. semilunaris

Rinde *direkt* herleiten läßt. Sie bildet vielmehr auf einer schmalen, an den S. callosomarginalis grenzenden Windung ein dysgranuläres Grenzfeld aus, zugleich ein Zeichen dafür, daß von diesem Teil des Gyrus cinguli ganz andere, nämlich *granularisierende* Einflüsse ausgehen. Andererseits befinden sich, wenn man die natürliche Neigung des S. centralis nach dorsocaudal berücksichtigt, die Grenzpunkte dieser architektonischen Zäsur in der Granularität auf dem Gyrus cinguli und der Insel tatsächlich etwa auf gleicher Frontalebene, und es ist im wesentlichen nur die sich dorsal verbreiternde Gigantopyramidalis, die diese gedachte Grenzlinie nach caudal überragt.

Wir kommen nun zur Architektonik der cingulären Ausgangsbasis der medianen Gradation. Myeloarchitektonisch handelt es sich um Vogts *infraradiäre* Rinde, das heißt, die Radii enden bereits an der Grenze von Schicht *5a* und *5b*, wobei der infraradiäre Charakter in der dem Balken benachbarten Teil der Windung weit stärker ausgeprägt ist als in der äußeren, die darin wieder eine weitere kleine Zwischenstufe zum Isocortex euradiatus bildet und daher von Vogt *medioradiär* genannt wurde (Abb. 66). Auch der Markfasergehalt dieser Rinde weist eine gleichsinnige Abstufung auf, indem die inneren Abschnitte am markfaserärmsten, die äußeren dagegen etwas markfaserreicher und darin wieder Zwischenstufe zu den noch markfaserreicheren Feldern dorsal vom S.callosomarginalis sind. Das gesamte vordere Cingulum ist weiterhin *unistriär* und zeigt in seinen balkennahen infraradiären Feldern bei sehr schwachem äußerem Baillarger ein *internodensiores* Verhalten, während der medioradiäre äußere Gürtel durch Zunahme der Faserdichte des äußeren Baillarger aequodensus ist, ein Verhalten, daß sich im dorsal anschließenden Feldergürtel ebenfalls fortsetzt.

Von den *Cytoarchitektonikern* beschrieb BRODMANN hier nur *ein* Feld (Area *24*) und v. ECONOMO *drei* konzentrisch den vorderen Bogen des Gyrus cinguli begleitende Felder (LA_1, LA_2 und LA_3). Die caudale Grenze dieses Gebietes, an der — mit einem schwach granulären Zwischenfeld — die granuläre Rinde beginnt, deckt sich vollkommen mit derjenigen des infraradiären Markfaserverhaltens, das hier von euradiären Feldern abgelöst wird.

Cytoarchitektonisch besitzt dieses infraradiäre Cingulum ebenfalls auffallende Kennzeichen gegenüber dem übrigen Isocortex, die seine Zwischenstellung bestätigen (Abb. R 1)[1]. Die Agranularität, also das Fehlen der *IV*, geht hier mit einer besonders schwachen Entwicklung der *III* einher, die schmal und wenig untergliedert ist, und deren Pyramiden schwach tingiert sind. Demgegenüber zeigt die *V* eine auffallende Dichtzelligkeit, so daß sie ebenso wie große Teile der Insel die von mir für diese oben beschriebene und abgebildete Erscheinung eines mit der Lupe erkennbaren Bandes von *V*-Pyramiden bietet, das sich hier infolge der Schmalheit der *III* und des vollständigen Fehlens einer *IV* (im Gegensatz zur Insel!) etwa in der Mitte des Rindenbandes befindet[2]. Abb. 67 zeigt einen Frontalschnitt durch den vorderen Gyrus cinguli bei fünffacher Vergrößerung. Wir sehen, daß das in der Tiefe des S. corporis callosi beginnende Rindenband sich allmählich verbreitert, und daß erst vom Angulus ab ein dichter Mittelstreifen (das *V*-Band) über die Kuppe bis zum Fundus des S. callosomarginalis zu verfolgen ist. In der Nähe des Furchengrundes ist er infolge der oben geschilderten *topischen* Verhältnisse nicht mehr erkennbar, erscheint aber in abgeschwächter Form wieder in der dorsalen Furchenwand. Auch darin dokumentiert sich eine *Gradation*, die sich jedoch mikroskopisch besser ausdrückt, und die wir noch näher behandeln werden. Der im S. corporis callosi gelegene periarchicorticale Rindenabschnitt ist übrigens *allocortical* im weiteren Sinne, entbehrt also noch der typischen Schichtung. Es handelt sich eben um jene Reste des Archicortex, die fließend, also mittels eines Gradienten zum Proisocortex der Kuppe überleiten.

Durch das Übergewicht der zelldichten *V* gegenüber der schwach tingierten *III* ist der Proisocortex *internopyramidal*. Als besonderes Kennzeichen besitzt diese Rinde noch „Spezialzellen", wie sie schon von v. ECONOMO und NGOWYANG beschrieben worden sind. Es handelt sich um sehr langgestreckte, überschlanke Spindel- und Pyramidenzellen, die in Schicht *Vb* liegen. Sie lassen sich bei der 80fachen Vergrößerung unserer Rindenbilder in der Tiefe der *V* gerade noch erkennen (Abb. R 1). Abb. 68a und b zeigen je eine überschlanke Spindel- und

---

[1] Die ganzseitigen cytoarchitektonischen Rindenaufnahmen sowie die myeloarchitektonischen Rindenaufnahmen befinden sich am Ende des Textes.

[2] Für die Insel hat v. ECONOMO die bandartige *V* als „Inselgürtel" besonders benannt, während er sie hier, wo sie ganz ähnlich aufgebaut ist, nicht so sehr hervorhebt. Dagegen ist die Verdichtung der *V* auch hier von den russischen Autoren hervorgehoben worden.

Pyramidenzelle bei 1000facher Vergrößerung. Beide Zelltypen decken sich übrigens in ihrer charakteristischen Form und Größe weitgehend mit Zellen, die wir im Bereich des Mandelkerns nachweisen konnten [88], nur waren letztere *stichochrom*, d. h. sie besaßen eine grobschollige Nisslsubstanz, die sich vom lichten Hyaloplasma des Grundes klar abhob. Immerhin bestehen also im Proisocortex in der Zelltypik noch Beziehungen zum Rhinencephalon.

In Form des bei Lupenvergrößerung bereits erkennbaren *V-Pyramidenbandes* besitzen

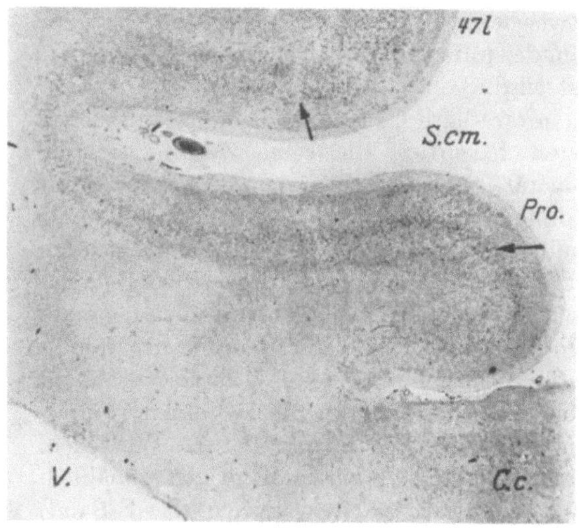

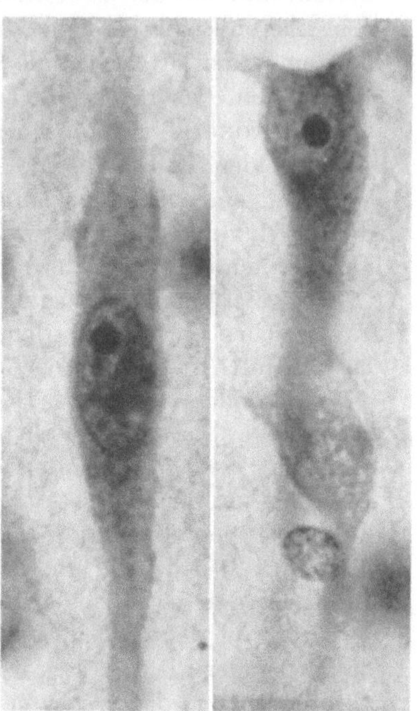

Abb. 67 Abb. 68 a Abb. 68 b

Abb. 67. Proisocortex (Pro) des vorderen Gyr. cinguli. Kresylviolettfärbung bei fünffacher Vergrößerung. Die Pfeile deuten auf das V-Pyramidenband, das in Feld 47 l schwächer ausgeprägt ist. *Scm* = Sulc. callosomarg.; *Cc* = Corpus callos.; *V* = Ventrikel

Abb. 68 a u. b. Überschlanke Spezialzellen a) Pyramide, b) Spindel des Proisocortex des Gyrus cinguli. Vergr. 1000 : 1

also die mediane und die laterale Ausgangsbasis der Gradationen des Stirnhirns — der vordere Gyrus cinguli und die Insel — ein gemeinsames Charakteristikum, nur daß die mediane Basis, die sich von der archicorticalen Taenia tecta herleitet, also einen *archicorticalen* Proisocortex darstellt, zugleich agranulär ist, während die laterale, insuläre Basis, die sich vom Palaeocortex der ventralen Insel über den mesocorticalen Gürtel derselben herleitet, *granularisiert* ist, wobei nur das Feld unter dem Fuß der vorderen Zentralwindung (*41 V'*) *dysgranulär* ist. Es ist nicht nur dieses, sonst im Neocortex nicht vorkommende Kennzeichen des *V*-Pyramidenbandes, sondern es sind noch andere, weiter unten zu behandelnde Entwicklungsmomente, die uns veranlassen, auch die dorsale Inselrinde, die sich an den mesocorticalen Gürtel der Insel anschließt, als einen *Proisocortex* aufzufassen und damit als palaeocorticalen Proisocortex dem archicorticalen Proisocortex des vorderen Cingulum gegenüberzustellen.

Die dorsomediane, vom vorderen Cingulum ausstrahlende Gradation, wie wir sie in den dorsal gerichteten Pfeilen zum Ausdruck bringen (Abb. 56), bestimmt den Charakter eines Feldergürtels auf der Medianebene, aus dessen architektonischen Einheiten sich weiterhin unter dem Einfluß der gleichen Gradation die auf der dorsalen ersten Frontalwindung gelegenen agranulären Felder ableiten (Abb. 58).

Cytoarchitektonisch besteht diese Gradation darin, daß die bandartig zelldichte *V* sich stufenweise auflockert und zugleich als Zellschicht breiter wird und ihre Pyramiden größer und besser tingiert werden. Zugleich wird auch die *III* breiter und magnocellulärer, wobei aber das Übergewicht der *V* gegenüber der großzelligen Unterschicht der *III* (*IIIc*) gewahrt wird, so daß der an den Gyrus cinguli anschließende *dorsale Feldergürtel* von der caudalen granulär-agranulären Zäsur bis ins Polgebiet *internopyramidal* bleibt. Im agranulären Feldergürtel der dorsalen F_1 geht dieses Übergewicht der *V* in der vordersten architektonischen Einheit (Area *36*) verloren, indem hier die *IIIc* der *V* gleichwertig wird (aequopyramidaler Charakter), was mit einer von dem caudalen Feld *39 V'* ausgehenden polwärtigen Gradation zusammenhängt, die wir anschließend behandeln werden.

Auch die überschlanken Spezialzellen des archicorticalen *Proisocortex* finden sich, wenngleich in verminderter Zahl, in der *Vb* des dorsal an diese Rinde anschließenden Feldergürtels wieder, und zwar in den vorderen Feldern etwas häufiger als in den caudalen, wobei sie aber überhaupt einer sehr starken Streuung und *fokalen Variabilität* von Schnitt zu Schnitt unterliegen.

Dieser an den Gyrus cinguli anschließende mediane Feldergürtel ist nun in seinen vorderen Anteilen schon von den Cytoarchitektonikern v. ECONOMO und KOSKINAS und später auch von NGOWYANG beschrieben worden: von ersteren als perilimbische Zwischenfelder ihrer Konvexitäts- und medianen Felder *FC*, *FD*, *FE* und *FH*, die die Bezeichnung *FCL*, *FDL*, *FEL* und *FHL* tragen, während er von letzterem als Regio frontalis paralimbica, die die Felder *3*, *33*, *34* und *35 V'* enthält, bezeichnet worden ist. Insbesondere v. ECONOMO hat damit die Zwischenstellung dieser Felder zwischen seinen Konvexitätsfeldern und seinen *LA*-Feldern des Gyrus cinguli anterior zum Ausdruck bringen wollen. Sagt er doch bei der Beschreibung dieses Feldergürtels direkt, daß man von dorsal herkommend in diesem Bereich eine Annäherung an den Gyrus cinguli bemerke, wobei er die überschlanken Spezialzellen und hier auch das Auftreten einer bandartigen *V* hervorhebt.

NGOWYANG hebt in seiner Regio paralimbica ebenfalls die „langgezogenen großen Spindelzellen" hervor, wobei von beiden Autoren immer übersehen wird, daß nicht minder auffällige überschlanke Pyramidenzellen stets gemeinsam mit den Spindeln vorkommen, ebenso wie ich beide Zellformen im Mandelkerngebiet nachweisen konnte. Der Unterschied besteht nur darin, daß Spindelzellen an sich schon in der *V* etwas ungewöhnlich sind.

Beide Autoren setzen ihre peri- bzw. paralimbischen Felder nun nicht unter ihre agranulären Felder der Konvexität *FA* und *FB* bzw. *39*, *38*, *37* und *36 V'* fort, obwohl NGOWYANG hier Unterfelder mit dem Suffix a in gleicher Position wie meine paralimbischen Felder abgetrennt hat[1]. Diese letzteren Felder sind jedoch leider nicht zur Beschreibung oder zur Abbildung gelangt. Ventral geht v. ECONOMO mit Recht mit seinen perilimbischen Feldern weiter als NGOWYANG, indem er noch ein bis zum präkommissuralen Areal reichendes Feld *FHL* einbezieht, was mit dem Feld *FEL* zusammen etwa einem Teil meines *ventralen paralimbischen Feldergürtels* entspricht.

Die Bezeichnung *paralimbisch* für die beiden Feldergürtel, die von der vom Proisocortex des Gyrus cinguli *dorsal und ventral* ausstrahlenden Gradation gestaltet werden, ist damit vorgegeben. Es hätte sonst noch die Bezeichnung paracingulär zur Wahl gestanden. Da in den Lobus limbicus sowohl der Gyrus cinguli als auch der am Isthmus zwischen dem Splenium und dem beginnenden

[1] In seiner ausführlichen Veröffentlichung [77] hat der Verfasser das oralste dieser Felder, *36a*, doch noch seiner Regio paralimbica eingegliedert.

Truncus der Fissura parietooccipitalis und der Fissura calcarina anschließende Gyrus parahippocampalis eingeschlossen sind, ist in diesem vergleichend-morphologisch entwickelten Begriff der gemeinsame *archicorticale* Bezug des Windungsringes mit angemahnt, weswegen wir ihn für unseren Zweck der Darstellung der aus den Gradationen erwachsenden Feldergürtel, als besonders geeignet erachten.

Feldergürtel um *Feldergürtel* ist es nämlich, die sich aus den Gradationen aufbauen, wobei wir, dem Ordnungsbedürfnis nachzukommen, nach *vorwaltenden cyto- und myeloarchitektonischen* Eigenschaften Gürtel von der Tiefe von ein bis zwei, stellenweise auch drei architektonischen Einheiten zusammenfassen. Bei diesen Gürteln handelt es sich jedoch um keine geradlinig begrenzten Felder*fronten*, vielmehr führt das an die Entfaltung von Windungen und Teilwindungen gebundene Wachstum der architektonischen Einheiten zu den mannigfaltigsten Verwerfungen und häufigen Vorsprüngen in den Nachbargürtel, die meist kleine architektonische Zwischenstufen darstellen. Dieser aus den die Architektonik bestimmenden Gradationen hervorgehende neue Sachverhalt läßt den bisherigen Begriff *Region* für die Feldergruppierung nicht mehr als geeignet erscheinen. Wir möchten daher den Begriff *Zone* statt dessen wählen, dem nach dem Sprachgebrauch eine größere Plastizität innewohnt und der sich obendrein von dem griechischen Wort für Gürtel ableitet. KLEIST hat diesen Begriff am Ende seines umfassenden hirnpathologischen Werkes [*61*] bei der Darstellung seiner lokalisatorischen Erfahrungen erstmalig für Feldergruppierungen verwendet, und zwar unter funktionellen Gesichtspunkten, indem er die Vorstellung entwickelte, daß jedem sensorischen Primärgebiet als sensorischer Zone eine motorische Zone und eine psychische Zone zur Seite stehen, wobei es auch zur Bildung von Mischzonen kommen sollte.

Die von uns architektonisch erschlossenen Zonen des Frontalhirns, die in den Abb. 59—63 eingezeichnet sind, werden wir jeweils aus den ihren architektonischen Charakter bestimmenden Gradationen heraus entwickeln und zur Darstellung bringen. Den paralimbischen Feldergürtel, dessen Gradationspfeile von dem archicorticalen Proisocortex ausstrahlen, teilen wir auf Grund unterscheidender Merkmale in eine dorsale Zone und eine ventrale Zone. Die Pars dorsalis umfaßt nun im Gegensatz zu v. ECONOMO u. KOSKINAS und NGOWYANG auch architektonische Einheiten unterhalb der agranulären Felder der dorsalen F_1 und reicht damit bis zur agranulär-granulären Zäsur im Parazentralläppchen, die zugleich die Grenze des Frontalhirns ist. Auch diese architektonischen Einheiten zeigen die gleiche gradationsbedingte Zwischenstellung zwischen dem Proisocortex und den dorsalen Feldern; auch überschlanke Spezialzellen kommen, wenn auch weniger häufig, in ihnen vor. Vorn reicht die Pars dorsalis bis zu einer häufig zu beobachtenden, horizontal zum Stirnpol ziehenden seichten Furche, die ihren Ausgang vom Knie des S. callosomarginalis nimmt. Ein kleiner Windungszwickel „Z“ bildet hier im vorliegeneem Fall eine vollwertige architektonische Zwischenstufe zur ventralen paralimbischen Zone (Abb. 51 u. 56).

Der dorsale Feldergürtel besteht aus zehn architektonischen Einheiten, die in einer Tiefe von ein bis zwei Einheiten angeordnet sind; davon sind fünf Einheiten Zwischenstufen zu den dorsalen agranulären Feldern *39, 38, 37* und *36 V'* und durch das Suffix „l“ als solche gekennzeichnet. Bei dem caudalen Feld *39* l dieser Gruppe ist eine weitere Zwischenstufe zu *39* durch das Suffix für Zwischenstufe „z“ gekennzeichnet.

Oral schließen an diese Gruppe zwei in der Gradation hintereinandergeschaltete, dysgranuläre Felder *47 l* und *47 z* an, die Zwischenstufen zum intermediärgranulären Feldergürtel der Konvexität sind, der oral an die agranuläre Zone anschließt. *47 l* entspricht dabei VOGTS Feld *35* in seiner Stellung innerhalb der Gradationen. Mehr läßt sich über die Entsprechung eines gleichnamigen Feldes von Gehirn zu Gehirn ohnehin nicht aussagen. Trotzdem sahen wir uns zu der neuen Bezeichnung veranlaßt, um das Prinzip der *paralimbischen* Kennzeichnung der Felder durch das Suffix „l“, das an die Bezeichnung des Feldes angefügt wird, zu dem das paralimbische am deutlichsten Zwischenstufe ist (hier Feld *47*), konsequent zu Ende zu führen. Nur dadurch ist es möglich, die Gradationszusammenhänge auch in *diesem* Bereich in der Nomenklatur durchscheinen zu lassen.

In Polnähe schließen sich noch zwei paralimbische Zwischenstufen zu dem frontopolaren granulären Feld *50 V'* an, wovon *50 l* dem Proisocortex räumlich und architektonisch noch besonders nahesteht und daher auch agranulär ist, während *50 z* dysgranulär ist. Wir können schon daraus erkennen, daß die volle Granularisierung, die auf der Konvexität schon mit Feld *50 V'* eingesetzt hat, im paralimbischen Gürtel nachhinkt. Besonders aufschlußreich ist in dieser Beziehung die kleine, auf einem Windungszwickel gelegene architektonische Einheit Z (Abb. 51), die eine deutlich stärkere *IV* als das dysgranuläre *50 z* hat und darin wieder um einen Grad hinter der *ventralen paralimbischen* Zone zurückbleibt, die in voller Ausdehnung granulär ist. Die architektonische Einheit *Z* hat also eine typische Zwischenstellung, die mit gleichem Rechte ihre Zuordnung zum ventralen, paralimbischen Feldergürtel zulassen würde.

Der dorsale Teil dieser Zone wird durch drei Zellbilder der Felder *37 l*, *47 l* und *50 z* wiedergegeben. Bei *47 l* (Abb. 67) handelt es sich um eine fünffache Vergrößerung, die die oben beschriebene Gradation des V-Pyramidenbandes demonstriert. *37 l* (Abb. R 2) und *50 z* (Abb. R 3) sind mit 80facher Vergrößerung wiedergegeben, die zur cytoarchitektonischen Gesamtbeurteilung benötigt wird. In diesem Kapitel werden die abgebildeten Felder jeweils nur in ihren kennzeichnenden Zügen beschrieben, die ihre Stellung im *Gradationszusammenhang* erkennen lassen. Die *Einzelbeschreibung* aller Felderabbildungen folgt dann im nächsten Kapitel.

Feld *37 l* (Abb. R 2) ist wie sein in der Gradation nachfolgendes Feld, *37*, agranulär. Seine Zellen sind gegenüber dem Proisocortex insgesamt viel reicher an Nißlsubstanz und auch etwas größer. Im einzelnen hat die *III* an Breite und die *IIIc* an Großzelligkeit gewonnen. Die *V*, nach wie vor die betonteste und mit der Lupe erkennbare Schicht, ist jedoch im ganzen aufgelockerter gegenüber dem Proisocortex. Überschlanke Zellen kamen in diesem Präparat nur noch vereinzelt vor, die *V*-Pyramiden sind gedrungener und sehr kräftig tingiert. Für die *l*-Felder typisch ist die angedeutete Girlandenanordnung der *Va*-Pyramiden. Die *VI* setzt sich noch deutlich infolge Kleinheit und schwächerer Tingierung ihrer Zellen von der *V* ab, so daß das Rindenbild noch schichtenbetont ist, wozu auch die relativ scharfe Grenze gegenüber dem Mark gehört. In Feld *37* selbst, ebenso wie in *38 V'* und *39 V'*, geht diese Schichtenbetonung verloren durch eine die *III*, *V* und *VI* erfassende relative Großzelligkeit und demzufolge Annäherung der Schichten aneinander. Es ist die „verpyramidisierte", bekanntlich motorische Rinde v. ECONOMOS.

Feld *50 z* (Abb. R 3) stellt die letzte paralimbische Zwischenstufe zu dem dorsalen frontopolaren Feld *50 V'* dar. Es ist im Gegensatz zu diesem nicht granulär, sondern erst dysgranulär, d. h. es hat eine schmale, eben geschlossene *IV*. Schicht. An paralimbischen Zeichen besitzt es noch mäßig überschlanke Zellen in seiner *V b* (s. Pfeile). Seine *V a* ist noch so zelldicht, daß sie als *V*-Band mit der Lupe zu erkennen ist. Die *III* ist gegenüber dem Proisocortex weder verbreitert noch sind ihre Pyramiden vergrößert.

Das in der Gradation nachfolgende Feld *50 V'* ist, wie oben erwähnt, bereits granulär, zugleich ist es im ganzen *magnocellulärer*, wobei in diesem Fall (im Gegensatz zu Feld *37 V'*) die *IIIc* die Oberhand gegenüber der *V* gewinnt (externopyramidal). Dagegen war *50 z* noch eben *internopyramidal*, wie der ganze dorsale paralimbische Gürtel. Verglichen mit Feld *37 l* ist Feld *50 z* schwächer tingiert und parvocellulärer, d. h. es entfernt sich in diesen beiden Eigenschaften im Gegensatz zu *37 l* kaum vom Proisocortex, obwohl es andererseits wie Feld *47 l* eine Area granularis incipiens ist.

Zunehmende Parvocellularität und *Granularisierung* sind aber Merkmale der *polwärtigen Gradation* auf der *Konvexität* selbst. Im dorsalen paralimbischen Gürtel sind sie nur in abgeschwächtem Maße zu beobachten. Im Proisocortex archicorticalis selbst findet keine Granularisierung statt, auch in seinem ventralen Abschnitt auf dem schmäler werdenden und im präkommissuralen Areal endenden Gyrus cinguli nicht. Jedoch ist dieser ventrale Abschnitt im ganzen zellkleiner und schwächer tingiert und noch markfaserärmer als der dorsale Proisocortex. Hier sind nun nicht nur die paralimbischen Felder ebenfalls parvocellulär geblieben, sondern besonders ausgesprochen die anschließenden beiden Felder der ventralen frontopolaren Zone *2 V'* und *1 V'* (Abb. 37 u. R 36), wovon Feld *1*, am Orbitalrande dieser Zone gelegen, das parvocellulärste Feld der Frontalrinde überhaupt darstellt, so daß man hier von einem *parvocellulären Pol* sprechen könnte, der Endpunkt jener noch näher zu behandelnden polwärtigen Gradation der Konvexität ist. Dieselbe scheint nach unseren Untersuchungen bis zu einem gewissen Grade eigengesetzlich und nur teilweise von einer Gradation des Proisocortex abhängig zu sein. Die dorsalen paralimbischen Felder sind, wie wir an den beiden Feldern *37l* und *50z* zeigen konnten, in ihrer Zwischenstellung zum Proisocortex nur in abgeschwächtem Maße Spiegel dieser polwärtigen Gradation.

Es ist nun kein Zufall, daß die Felder der paralimbischen Zone zuerst von *Cytoarchitektonikern* als dem Proisocortex des vorderen Gyrus cinguli angenähert erkannt worden sind. Besitzen sie doch in Form des noch immer deutlichen *V-Pyramidenbandes* und der *überschlanken Spezialzellen* der *Vb* besonders deutliche Stigmata desselben. *Myeloarchitektonisch* läßt sich der — sein spezielles Charakteristikum gegenüber der Frontalrinde bedeutende — *infraradiäre* Charakter des Proisocortex archicorticalis nicht über den Sulcus callosomarginalis hinaus verfolgen, da er im äußeren Abschnitt des Gyrus cinguli schon eine Abschwächung erfahren hat in Form der *Subregio medioradiata* (VOGT), so daß der paralimbische Gürtel als weitere Stufe euradiär ist. Der medioradiäre Felderstreifen ist auch nicht mehr wie der innere, typisch infraradiäre Streifen internodensior, sondern aequodensus (in bezug auf das Verhalten der Baillargerschen Streifen) und gleicht darin dem paralimbischen Gürtel und den agranulären Feldern der dorsalen F_1.

Eine typische Zwischenstellung nehmen die paralimbischen Felder in bezug auf die *Gesamtfaserdichte* ein, die sich schon im Proisocortex von der Subregio infraradiata zur Subregio medioradiata steigert, um sich über die paralimbische Zone zu den anschließenden dorsalen Feldern weiter zu steigern. Diese *Gesamtfaserdichte* ändert sich nun nach unserer Erfahrung in der Frontalrinde grundsätzlich in Korrelation zur *Parvo-* bzw. *Magnocellularität,* und so gehören auch die agranulären motorischen Felder *36 V'*, *37 V'*, *38 V'* und *39 V'*, deren gegenüber dem paralimbischen Gürtel sich steigernde Magnocellularität wir oben beschrieben, zu den faserdichtesten der Frontalrinde überhaupt, worin die zugehörigen paralimbischen Felder ihnen als Zwischenstufe zum Proisocortex etwas nachstehen.

Was das Gesamtverhalten der Horizontalfasern betrifft, ist der ganze Proisocortex archicorticalis *unistriär*, d. h. also, daß infolge Faserdichte der *substriären* *6aα* nur der äußere Baillarger hervortritt. Diesen Charakter überträgt er nun auf die paralimbische Zone sowohl in ihrem dorsalen als auch in ihrem ventralen Teil. Nur das caudalste agranuläre paralimbische Feld *39z* zeigt insofern eine Steigerung dieses Verhaltens, daß es fast keinen Baillargerschen Streifen erkennen läßt, also „*propeastriär*" ist, indem nun auch die *interstriären* Horizontalfasern (*5a*) *zwischen* den Baillargers zugenommen haben, ohne diese Schicht vollständig mit den letzteren konfluieren zu lassen. Das unistriäre Verhalten wird nun von der Pars dorsalis der paralimbischen Zone nur auf die agranulären Felder (*36 V'*, *37 V'* und *38 V'*) weiter übertragen, ebenso wie das propeastriäre Verhalten von *39 z* auf das Feld *39 V'* übertragen wird.

Dieses propeastriäre Verhalten (Abb. R 42) bedarf nun eines weiteren Eingehens. Es spielt sich in dem magnocellulärsten der vier der direkten paralimbischen Ausstrahlung unterliegenden agranulären Felder ab. Dieses Feld *39 V'* zeigt die Verpyramidisierung insofern auf dem Höhepunkt, als die *IIIc*-Pyramiden sich in

Größe und Tiefgliedrigkeit besonders den *V*-Pyramiden angeglichen haben, so daß dieses besonders breite Rindenband einen fast schichtlosen Eindruck macht (Abb. R 5). Die angenäherte Schichtenlosigkeit im Zellbild geht also mit angenäherter Schichtenlosigkeit im Markfaserbild einher. Der Eindruck der letzteren wird noch dadurch gesteigert, daß die sonst durch ihre Markfaserarmut hervortretende zweite Schicht (die Lamina dysfibrosa!) sich hier auch in ihrem Markfasergehalt dem der Nachbarschichten nähert. Daß alle diese Eigenschaften in dem caudalen Extremfeld dieser agranulären motorischen Zone, dem Feld *42 V'*, das nach seiner hervorstechendsten Eigenschaft Area gigantopyramidalis benannt wird, eine weitere Steigerung erfahren, wird uns weiter unten im Näheren beschäftigen, unterliegt doch dieses Feld nicht mehr der *direkten* Beeinflussung durch den vorderen Gyrus cinguli.

Auf eine aufschlußreiche *Parallele* zu dem propeastriären Verhalten von Feld *39 V'* sei aber schon jetzt hingewiesen: Es gibt im Frontalhirn am caudalen Rand der Orbitalrinde ein weiteres *propeastriäres* Feld (*66 V'*, Abb. R 21), das ein Übergangsfeld zum Palaeocortex der basalen Riechrinde darstellt. Dieses Feld zeigt nun ebenfalls auch *cytoarchitektonisch* auf seine Weise eine angenäherte Schichtenlosigkeit. Es ist nämlich „verspindelt", um die anschauliche v. Economosche Prägung für das Überwiegen der Spindelzellen in dieser Rinde zu gebrauchen. Aus dem *propeastriären* Verhalten entwickelt sich aber hier in den angrenzenden Feldern das *unitostriäre*, das der gesamten Zone (frontopercularis s. u.) gemeinsam ist; und Anklänge daran zeigt schon dieses Grenzfeld *66 V'*, indem die *substriären* Horizontalfasern (*6a* α) hier ein wenig heller sind als die *interstriären* (*5a*). Dagegen zeigt das *propeastriäre* Feld *39 V'* noch Anklänge an unistriäres Verhalten, indem die *interstriären* Fasern (*5a*) ein wenig heller sind als die *substriären* (*6a* α).

Die auf die *agranulären* Felder *36 V'* bis *39 V'* oral folgenden *dysgranulären* Felder *47 V'* bis *49 V'* entfernen sich im Verhalten ihrer Baillargers vom unistriären paralimbischen Gürtel in Richtung auf den bistriären Charakter, indem sie auch die *sub*striären Fasern (*6a*α) etwas aufhellen, ohne daß diese schon so licht wie die interstriären Fasern (*5a*) werden. Es ist das *propeunistriäre* Faserverhalten, das wir regelmäßig als architektonisches Zwischenglied zum bistriären finden, übrigens geht es stets Hand in Hand mit einer Zwischenstufe der Granularisierung. Diese Veränderungen, die auch Teil der noch näher zu behandelnden *polwärtigen Gradation* sind, finden im Markfaserverhalten des paralimbischen Gürtels keine Analogie, indem er durchgehend unistriär bleibt. Während wir oben für die Granularisierung der paralimbischen Felder ein Nachhinken, man könnte auch sagen Retardieren, gegenüber der Konvexität feststellten, kommt es hier zu einem vollständigen *Persistieren* des *proisocorticalen unistriären* Verhaltens der Horizontalfasern, auch in bezug auf das aequodense Verhalten der Baillargers. Nur die Gesamtfaserdichte zeigt parallel zur oben beschriebenen zunehmenden Parvocellularität eine relative polwärtige Abnahme auch im dorsalen paralimbischen Gürtel, die sich im ventralen Teil desselben entsprechend seiner Kleinzelligkeit weiter fortsetzt.

Myeloarchitektonisch sei die dorsomediane Gradation mit Abb. R 44 wiedergegeben. Es handelt sich um einen Frontalschnitt durch beide Hemisphären, wobei sich in der Medianebene die beiden paralimbischen Zonen gegenüberstehen. Wir sehen, wie sich vom äußerst markfaserarmen Proisocortex des Gyrus cinguli (*Pro*) die *Gesamtfaserdichte* links über *zwei* Feldstufen (*47 l* und *47 z*) und rechts über *eine* Feldstufe (*47 l*) zum dorsalen Feld *47* hinsteigert. Die Grenze zwischen *47 z* und *47* (links) befindet sich dabei in einer schwachen Mulde, die als Grenzerscheinung eine angedeutete dysfibröse Zone zeigt. Rechts befindet sich die Grenze zwischen *47 l* und *47* in einer tieferen Mulde, die in der Richtung des Pfeiles ebenfalls eine dysfibröse Zone zeigt, die hier deutlich auch Schicht *3* und *6* erfaßt. Zum Verhalten der Horizontalfasern ist noch zu sagen, daß beide Gyri cinguli und paralimbischen Felder unistriär sind und nur die dorsalen Felder *47* propeunistriär, indem der innere Baillarger gegenüber den substriären Fasern etwas sichtbar wird (ist in der Abbildung nicht so gut erkennbar wie im Präparat!).

An dieses Präparat mit seiner Feldergegenüberstellung in den beiden Hemisphären sei noch eine Erkenntnis angeknüpft: *Gleichnamige* Felder sind von einer Hemisphäre zur anderen, ebenso wie von Gehirn zu Gehirn, *nicht* vollständig architektonisch *identisch*, sie sind vielmehr durch ihren Standort innerhalb der Gradationen bestimmt[1]. Der Sprung zum Konvexitätsfeld *47 V'* wird links mit *zwei* Stufen genommen, rechts mit einer Stufe. Das rechte Feld *47 l* ist daher schon markfaserreicher als das linke Feld *47 l*.

Nach Darlegung der sie bestimmenden Gradationen ist die *dorsale paralimbische Zone* nunmehr in der Reichweite ihrer architektonischen Merkmale zu umreißen: *Cytoarchitektonisch* reicht sie vom *Agranulären* bis zum *Dysgranulären*, von mittlerer *Magnocellularität* bis zu mittlerer *Parvocellularität*, in ihrer Gesamtheit ist sie *internopyramidal*. Als besondere paralimbische Stigmata besitzt sie eine verdichtete, zum großen Teil noch bandartige *V* und überschlanke Spezialzellen (Spindeln und Pyramiden) in *Vb*.

Myeloarchitektonisch reicht die *Zone* von *mäßiger* bis zu *hoher Gesamtfaserdichte*. Sie ist *unistriär* bis zu *propeastriär* in ihrem caudalen Grenzfeld. Sie ist einheitlich *euradiär* und in bezug auf die Baillargers *aequodensus*.

2. *Die frontomotorische Zone (FmZ)*

Die dorsomediane Gradation, die vom Proisocortex archicorticalis des Gyrus cinguli ihren Ausgang nimmt und die Pars dorsalis der paralimbischen Zone gestaltet, wirkt, wie wir zeigen konnten, auf einen äußeren Felderkranz weiter, der sich aus dorsalen *agranulären* Feldern und daran oral anschließenden *intermediärgranulären* Feldern und schließlich polaren *granulären* Feldern zusammensetzt. Die dorsalen agranulären Felder *36 V'—39 V'* allein wahren nicht nur in Form der Agranularität, sondern auch in Form des *unistriären* Charakters, der nur im Feld *39 V'* zum propeastriären gesteigert wird, architektonische Grundzüge des Proisocortex über die paralimbische Zone hinaus, bei gerichteter Weiterentwicklung in anderen Merkmalen, wie z. B. in bezug auf die Magnocellularität und die Gesamtfaserdichte.

Diese Feldergruppe, die, auf der Präzentralwindung beginnend, die caudale F_1 umfaßt, bildet mit den architektonisch verwandten Feldern der gesamten Präzentralwindung gemeinsam die von uns als nächste zu beschreibende *frontomotorische* Zone (Abb. 59). Der eigenartigen Zweischenkligkeit dieser Zone wird keine einfache topographische Benennung gerecht. So läßt Brodmanns Bezeichnung als Regio praecentralis für seine unserer Zone entsprechenden agranulären Felder *4* und *6* zunächst nur an den *Gyrus* praecentralis denken, ebenso die amerikanische Bezeichnung „precentral motor cortex".

Bei den anderen Zonen haben wir die Heranziehung der Funktion bei der Namengebung grundsätzlich gemieden. Für die motorische Funktion *dieser* Zone

[1] Auf die *cytoarchitektonische* individuelle Variabilität der Gehirne ist besonders von v. Economo hingewiesen worden, und zwar gibt es Gehirne, die durchgehend mehr zur Ausbildung großer Pyramidenzellen neigen als andere. Nicht minder bedeutungsvolle Unterschiede gibt es in der Granularisierung der Gehirne, wobei obendrein eine gewisse Reduzierung der Körnerschichten im Laufe des Lebens eintreten soll.

scheint jedoch eine Ausnahme gerechtfertigt, da die Motorik dieses Rindenabschnittes, an Primordialfelder FLECHSIGS gebunden, als elementare Rindenfunktion gesichert ist. Ist sie doch mannigfach erhärtet und seit C. und O. VOGTS Meerkatzenversuchen architektonisch so exakt abgegrenzt — eben mit der vordersten Grenze der agranulären Felder, daß der Ausdruck „motorisch" dieser Rinde genau so zukommt wie die sensorischen Attribute der Sehrinde oder dem Bulbus olfactorius.

Die Abgrenzung der frontomotorischen Zone erfordert sogleich eine Stellungnahme zu den in zwei Punkten abweichenden Felderkarten der Cytoarchitektoniker BRODMANN und v. ECONOMO u. KOSKINAS. BRODMANNS Feld *4* (Abb. 6), seine Area gigantopyramidalis, die in der Tiefe des S. centralis beginnt, entspricht VOGTS Feld *42* (Abb. 8)[1], während Feld *6 BR'*, seine Area frontalis agranularis, unsere übrigen agranulären Felder auf der F_1 und der Präzentralwindung umfaßt. BRODMANNS Feld *6* hat nun noch einen schmalen Streifen auf der caudalen F_2, der auf der dorsalen, durch den S. frontalis medius abgetrennten Teilwindung der F_2 breiter ist, während er auf der ventralen Teilwindung der F_2 nur noch längs des S. praecentralis eben angedeutet ist. In Übereinstimmung mit NGOWYANG haben wir jedoch kein Übergreifen agranulärer Felder auf die F_2 gefunden. Vielmehr handelt es sich bei dem in dem fraglichen Winkel zwischen S. frontalis superior und S. centralis gelegenen Territorium um ein eben granularisiertes, also *dysgranuläres* Feld (*44 V'* Abb. R 11), dessen Myeloarchitektonik auch, wie wir noch sehen werden, mit dieser Stellung innerhalb der Gradationen übereinstimmt. BRODMANN hat als Erstuntersucher dieser klassischen Epoche der Architektonik eben hier noch nicht so fein differenziert. Genau so wenig, wie er am Fuße der Präzentralwindung das dysgranuläre Feld *41 V'* abgegrenzt hat, welches C. und O. VOGT ja auch primär *physiologisch* (als Mastikationsfeld *6b*) bei den Meerkatzen fanden — wie ihre reizphysiologischen Ergebnisse ja der entscheidende Motor zur Verfeinerung der Felderdifferenzierung geworden sind.

v. ECONOMO läßt sein agranuläres Feld *FB*, das in etwa dem Feld *6 BR'* entspricht, noch einen *größeren* Teil der caudalen F_2 einnehmen als BRODMANN sein Feld *6*. Leider weist seine Übersichtskarte, in die er die topographische Lage der Schnitte eingezeichnet hat, die seinen Tafeln zugrunde liegen, in der caudalen Hälfte der F_2 eine auffallende Lücke auf, d. h., daß aus diesem Bereich kein Präparat wiedergegeben wurde, so daß der Befund nicht, was sein Werk sonst auszeichnet, an der Abbildung überprüft werden kann. Es besteht aber nach unseren Untersuchungen kein Zweifel, daß v. ECONOMO hier ein *dysgranuläres* Territorium mit einbezogen hat.

Der Unterschied beider Auffassungen ist nicht so geringfügig, wie es zunächst erscheinen mag. Hängt doch mit diesem Einbezug der F_2 in Feld *6 BR'* bzw. *FB* v. ECONOMOS, die den Verlauf des intermediär-granulären Territoriums *8 BR'* bzw. *FC* v. ECONOMOS, mit beeinflussen, der vorwiegende *Vertikalcharakter* der bekannten Felderkarten dieser beiden Cytoarchitektoniker zusammen, welcher die ausschlaggebende Diskrepanz zu der Vogtschen myeloarchitektonischen Felderkarte bewirkt. Denn diese letztere ist dadurch gekennzeichnet, daß ihre zu Regionen zusammengefaßten Feldergruppen die im Stirnhirn vor der Präzentralwindung vorherrschende *Horizontalgliederung* der drei Frontalwindungen und überdies noch die Unterteilung der mittleren Frontalwindung durch den Sulcus frontalis medius respektieren, d. h. *architektonisch wiederholen.*

Daß das myelo- und cytoarchitektonische Verhalten sich dabei voll und ganz gegenseitig bestätigen, wird an Hand der Gradation noch des Näheren dargestellt werden. Hier soll nur noch als besonders schlagkräftige Unterstützung der architektonischen Horizontalgliederung der Frontalrinde die Flechsigsche *myelogenetische Felderkarte* herangezogen werden (Abb. 69). Es zeigt sich nämlich, daß die gesamte frontomotorische Zone zu den Primordialfeldern gehört, die zur Geburts-

[1] Allerdings bestehen insofern Abweichungen, als VOGT auf Grund seiner cytoarchitektonischen Arbeiten an zahlreichen Meerkatzen feststellte, daß BRODMANN dieses Feld in seiner Felderkarte zu breit eingezeichnet habe. Es reiche in Wirklichkeit nicht so weit nach oral.

zeit schon markreif sind, und daß auch hier der fragliche Winkel zwischen Präzentral- und erster Frontalwindung frei bleibt, d. h. in der Myelogenese wie die übrigen Felder der F_2 *verzögert* ist. Gerade für dieses Erfassen von Einheiten

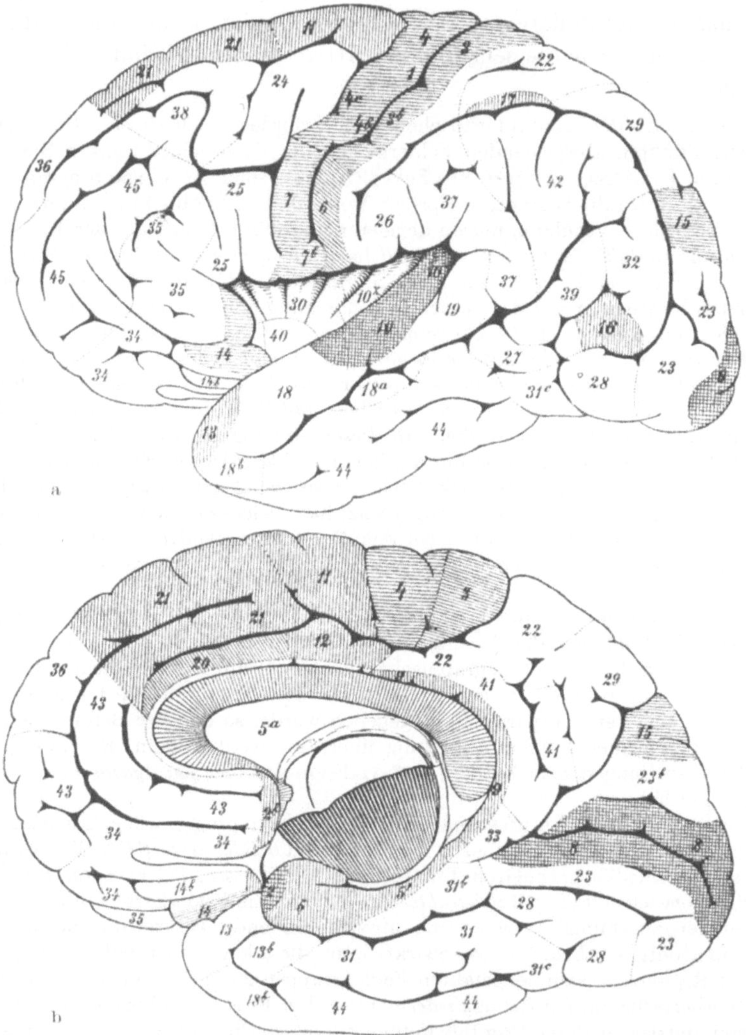

Abb. 69 a u. b. Myelogenetische Felderung der menschlichen Hemisphäre nach FLECHSIG (1920). Die Zahlen bezeichnen die Reihenfolge der Markreifung. Die schraffierten Felder, sog. Primordialfelder, sind bei der Geburt markreif

höherer Ordnung vermag, wie schon KAPPERS vermutete, die Myelogenese wichtige Fingerzeige zu geben. Dabei kommt es nicht auf Feinheiten der Übereinstimmung an. So reicht FLECHSIGS Primordialfeld *21* etwa zur Hälfte noch in unseren dysgranulären Gürtel. Auf früheren Felderkarten hatte FLECHSIG dieses Feld gerade nicht mehr zu den Primordialfeldern gezählt, was wohl mit Schwankungen in der individuellen Reife des Gehirns zusammenhängt. Die relative Aussparung der gesamten F_2 gegenüber der frontomotorischen Zone ist jedoch in jedem Falle zu beobachten; so auch noch auf einer myeloarchitektonischen Karte VOGTS eines 81 Tage alten Kindes [*108*].

Diese Retardierung von Feld *44 V'* ist um so bemerkenswerter, als dieses Feld auch nach den Hopfschen Felderkarten in seiner Gesamtfaserdichte und Radiärfaserung hinter den auf gleicher Höhe befindlichen, zu den Primordialfeldern zählenden motorischen Feldern der F_1 nicht nachsteht, was wir nur bestätigen können, und was wir wiederum mit der Magnocellularität dieses Feldes in Zusammenhang bringen; bemerkenswert insofern, als C. und O. VOGT einen Parallelismus zwischen der Zahl und dem Kaliber der Markfasern in der *3.—6.* Schicht des Erwachsenengehirns und dem Markreifungsbeginn der betreffenden Rindenstelle aufgedeckt haben, der sich nicht nur beim Menschen, sondern auch bei verschiedenen Tierarten fand. Die Ausnahmen von dieser quantitativen Regel sind im Rahmen des Reifungsprozesses des Gehirns im Sinne einer onto-phylogenetischen Parallelentwicklung um so höher zu bewerten. HOPF erwähnt in seiner Frontalhirnarbeit eine andere Ausnahme, die uns weiter unten beschäftigen soll.

Während also v. ECONOMO in der unrichtigen oralen Abgrenzung der *agranulären* Felder in der Höhe der F_2 dem Brodmannschen Beispiel gefolgt ist, hat er am Fuße der vorderen Zentralwindung im Gegensatz zu BRODMANN innerhalb seines Feldes *FB* eine Untereinheit FBop eingezeichnet (wenngleich auf seine Weise ohne Grenzziehung) und als schwach granulär beschrieben. Und seine Tafel 10 aus diesem Bereich erweist sich auch als tatsächlich mit unserem Feld *41 V'* übereinstimmend.

Gemäß unserem Prinzip wollen wir die frontomotorische Zone aus den sie gestaltenden *Gradationen* entwickeln. Dazu noch eine Ergänzung zur Begriffsbildung der Gradationen: Ihrem Wesen nach sind die Gradationen größtenteils *transzonal*, d. h. sie wirken von einer Zone in die andere. Sie weisen jedoch stets auch intrazonale Abschnitte auf, in denen sie hintereinandergelegene Felder *innerhalb* einer Zone beeinflussen. So beginnt in Feld *39 V'*, dem caudalsten und zugleich magnocellulärsten Feld, das der direkten dorsomedianen (transzonalen) Gradation unterliegt, eine *polwärtige* Gradation, die intrazonal die Felder *38 V'*, *37 V'* und *36 V'* beeinflußt und darüber hinaus transzonal die *paramotorische* Zone und die *frontopolare* Zone mitgestaltet. Außerdem geht von Feld *39 V'* eine opercularwärts gerichtete Gradation aus, die die Gestaltung der Felder der *Präzentralwindung* bestimmt, also nur *intrazonal* wirksam ist, denn vom Operculum her kommt ihr eine *transzonal* von der *Insel* her einstrahlende Gradation entgegen, die wiederum das ventralste Feld *41 V'* gestaltet und noch die nächste architektonische Einheit (*40*/*41*) mitbestimmt.

Der transzonalen Wirkung der dorsomedianen Gradation unterliegen, wie wir oben ausführten, die Felder *36 V'*, *37 V'*, *38 V'* und *39 V'* der ersten Frontalwindung, wovon das letztere auch einen Teil der Präzentralwindung einzunehmen pflegt, hinter welchem wiederum sich noch die Area gigantopyramidalis (Feld *42 V'*) ausbreitet, die median und dorsal am breitesten ist, um sich nach ventral keilförmig zu verschmälern und etwa in der Höhe der Mitte der zweiten Frontalwindung von der Kuppe zu verschwinden und sich als im Bau verwandtes Feld *43 V'* auf der vorderen Furchenwand des S. centralis bis zum Beginn von Feld *41 V'* fortzusetzen.

Dieses in seiner Architektonik nicht nur durch die größten Nervenzellen der menschlichen Hirnrinde, sondern auch durch die größte Rindenbreite ausgezeichnete *internopyramidale Extremfeld* möchten wir, da es der direkten *transzonalen dorsomedianen Gradation* vom Gyrus cinguli her nicht unterliegt, als spätere Differenzierung auffassen, also als Produkt einer von Feld *39 V'* und *40 V'* ausgehenden, caudalwärts gerichteten Gradation, die in vieler Beziehung als Fortsetzung und äußerste Steigerung der dorsomedianen Gradation über die Zwischenstufe dieser präzentralen Felder gedeutet werden kann (Abb. 55 u. 56).

Wir wollen die Einzeldarstellung dieser Gradationen damit beginnen, uns zu vergegenwärtigen, welche gemeinsamen Merkmale der vier Felder *36—39 V'* die dorsomediane Gradation transzonal bewirkt hat: *Cytoarchitektonisch* das Grundmerkmal der *Agranularität*, dazu eine *große Rindenbreite* und eine *gute Tingiertheit* der vorherrschenden Pyramidenzellen. *Myeloarchitektonisch* das *unistriäre* und *aequodense* Verhalten der Baillargerschen Streifen, das im magnocellulärsten Feld *39 V'* zum *propeastriären* gesteigert wird, weiterhin eine *hohe Gesamtfaserdichte* und, worauf wir noch nicht eingegangen sind, Hand in Hand damit eine große Breite der Radiärfaserbündel und ein großes Kaliber der diese zusammensetzenden Radiärfasern. Auch diese beiden Eigenschaften erfahren gemeinsam mit der Gesamtfaserdichte vom Gyrus cinguli her eine stufenweise Steigerung.

Diese Koppelung von Gesamtfaserdichte, Breite der Radiärfaserbündel und Kaliber der Radiärfasern ist von HOPF systematisch für das Stirnhirn herausgearbeitet und in übersichtlichen Diagrammen zur Darstellung gebracht worden. HOPF hat weiterhin eine allgemeine Parallele der Gesamtfaserdichte zum Gehalt an Horizontalfasern und deren Kaliber feststellen können, die allerdings in der F_3 insofern eine gewisse Einschränkung erfährt, als die Baillargerschen Streifen und die interstriären Fasern hier unverhältnismäßig stark ausgebildet sind.

Wir haben bei der Aufzählung der cytoarchitektonischen Eigenschaften das gegenseitige Verhalten der Pyramidenschichten (*V* und *IIIc*) noch nicht erwähnt, da dieses innerhalb dieser Feldergruppe schon einen Wandel erfährt, indem es Gegenstand der polwärtigen Gradation ist, die von Feld *39 V'* ihren Anfang nimmt. Das Übergewicht der *V* war innerhalb der dorsomedianen Gradation stufenweise immer geringer geworden, indem die *III* an Gewicht zunahm, wobei aber die Pars dorsalis der paralimbischen Zone noch in ihrer Gesamtheit *internopyramidal* blieb. Die mit der Verpyramidisierung einhergehende Angleichung der *IIIc* an die *V* hat in den Feldern *37 V'*, *38 V'* und *39 V'* dazu geführt, daß diese nur gerade noch das Übergewicht der *V* wahren, also *schwach internopyramidal* sind. Feld *36 V'* dagegen ist *aequopyramidal* — als Ausdruck der polwärtigen Gradation, zu deren Beschreibung wir jetzt gelangen:

Cytoarchitektonisch besteht diese mit Feld *39 V'* beginnende und sich über die frontomotorische[1], paramotorische und frontopolare Zone erstreckende Gradation in einer stufenweisen *Abnahme* der *Zellgrößen* vom *Magnocellulären* bis zum *Parvocellulären* und gleichzeitiger Abnahme der Tingiertheit der Zellen. Hand in Hand damit kommt es auch zu einer starken Abnahme der *Rindenbreite*, die in Feld *39 V'* einen besonders hohen Grad besitzt, der in der Großhirnrinde nur noch von der Area gigantopyramidalis (Feld *42 V'*) übertroffen wird.

Im Verhalten der Pyramidenschichten zueinander kommt es zu einer entscheidenden Verschiebung, indem die *IIIc*-Pyramiden, obwohl auch sie der stufenweisen Zellgrößenabnahme etwas unterliegen, zunehmend an Gewicht gegenüber der *V* gewinnen.

Letzten Endes setzt sich in *diesem* Punkte die dorsomediane Gradation fort, die ihren Ausgang vom cingulären Proisocortex nimmt mit seinem extremen Übergewicht der hier noch bandartigen *V* gegenüber der schwachen *III*, das mit der Verpyramidisierung der Rinde schon zugunsten eines nur noch schwach internopyramidalen Charakters abgebaut wurde. Diese Verschiebung macht sich innerhalb der agranulären Felder der F_1 noch so wenig bemerkbar, daß, wie oben ausgeführt, in unserem Falle erst Feld *36 V' aequopyramidal* wird und erst im daran anschließenden *paramotorischen* intermediär-granulären Gürtel wird der *externopyramidale* Charakter erreicht.

[1] Für den Bereich der frontomotorischen Zone ist die polwärtige Gradation mit jener identisch, die C. und O. VOGT an Hand der entsprechenden Felder der Meerkatze bei ihrer Definition der arealen Gradation beschrieben (s. o.).

Auch die weitere der Gradation unterliegende cytoarchitektonische Eigenschaft der *Schichtenbetonung* setzt sich in der verpyramidisierten agranulären Rinde erst in Feld *36 V'* andeutungsweise durch, indem hier eine streifenartige Lichtung zwischen *III* und *V* erscheint, in der sich wohl schon einzelne Körner finden, ohne

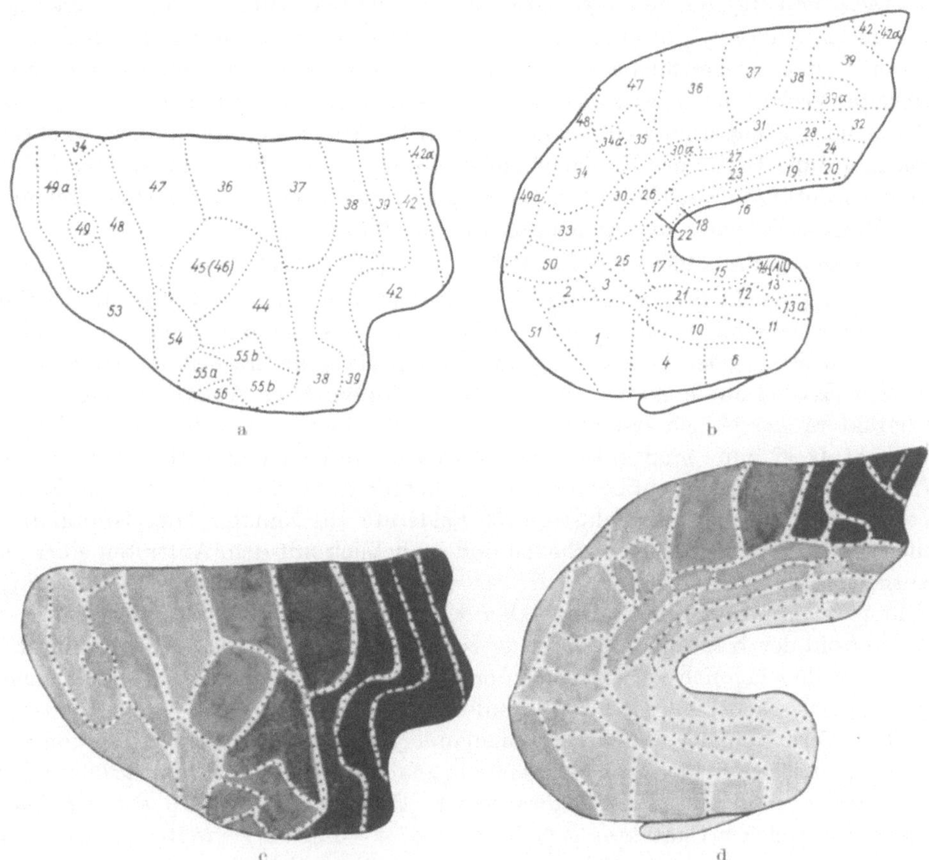

Abb. 70 a—d. a u. b. Dorsale und mediale myeloarchitektonische Gliederung des Stirnhirns nach HOPF (1956) (Felderbezeichnung nach O. VOGT). c u. d. Verteilung der Gesamtfaserdichte in den Feldern der Abb. a u. b

daß sie jedoch eine geschlossene Schicht bilden. Trotzdem scheint von dieser *IV*-Lücke, wie wir dieses Verhalten genannt haben[1], ein horizontal ausrichtender Einfluß auf das *ganze* Rindenbild auszugehen. Ausgesprochener wird aber die Schichtenbetonung erst mit Beginn der *Granularisierung* in den paramotorischen Feldern *47*, *48* und *49 V'*, um sich in der granulären frontopolaren Zone noch zu steigern. Wir haben damit schon eines weiteren Gegenstandes dieser Gradation, nämlich der Ausbildung einer inneren Körnerschicht, Erwähnung getan. In den frontomotorischen Feldern der F_1 kommt diese granularisierende Komponente der Gradation noch nicht voll zur Auswirkung. Nur in Form der *IV*-Lücke ist in Feld *36 V'* ihre erste Vorstufe zu erkennen.

[1] Diese „*IV*-Lücke" entspricht etwa der in Klammern stehenden *IV*, wie sie v. ECONOMO in derartigen Fällen in die Rindenbilder eingezeichnet hat.

Myeloarchitektonisch besteht die polwärtige Gradation in einem stufenweisen *Abbau* der *hohen Gesamtfaserdichte* von *39 V'*, der schon bei den frontomotorischen Feldern der F_1 deutlich erfaßbar ist und sich transzonal in die paramotorische und frontopolare Zone fortsetzt.

Diese und die anderen myeloarchitektonischen Abstufungen der polwärtigen Gradation sind an Abbildung R 42 eines Sagittalschnittes besonders gut demonstrierbar und entsprechen auch ganz den von Hopf ausgearbeiteten *Diagrammen* über das Verhalten *myeloarchitektonischer Merkmale* in der Stirnhirnrinde (Abb. 70). Auch hier besteht wieder eine damit gekoppelte Abstufung der Radiärfaserung in bezug auf die Breite der Radiärbündel und das Kaliber ihrer Fasern. Und beides geht wiederum unmittelbar Hand in Hand mit der oben geschilderten Abnahme der Magnocellularität bis zur polaren Parvocellularität.

In bezug auf das Verhalten der Baillargers zu ihrer Zwischenschicht *5 a* und zu ihrer Unterschicht *6 a α* zeigte ja die frontomotorische Rinde das unistriäre Verhalten vorherrschend, das in Feld *39 V'* zum propeastriären gesteigert war, indem hier auch interstriäre Fasern *(5 a)* in starkem Maße in Erscheinung treten. Von diesem Extrem aus kommt es nun zu einem stufenweisen Abbau des unistriären Charakters, der jedoch erst mit dem Beginn des intermediär-granulären Gürtels in Feld *47 V'* zum *propeunistriären* Charakter durch leichtes Hervortreten des *inneren* Baillarger gegenüber den etwas lichter gewordenen *substriären* Fasern *(6 a α)* führt, wobei nun Feldstufe für Feldstufe mit Zunahme der Granularität die substriären Fasern sich aufhellen und schließlich mit dem Auftreten einer gut ausgebildeten *IV* in Feld *50 V'* der *bistriäre* Charakter erreicht wird. Allerdings geht nicht minder Hand in Hand damit auch die Abschwächung der *V* einher, worin wohl der Kausalzusammenhang zu sehen ist, da ja diese substriären Fasern — wahrscheinlich vorwiegend intercorticale Assoziationsfasern — im Bereich des dendritischen Feldes der *V*-Pyramiden verlaufen.

Das Verhalten der Baillargers zueinander kann sich natürlich erst von den propeunistriären Feldern an ganz geltend machen. Diese sind zum größten Teil *aequodensus*, und erst das *bistriäre* dorsale Polarfeld *50 V'* wird *schwach internodensior*, welcher Charakter sich in Feld *51 V'* und *52 V'* weiter steigert, wie überhaupt die granulären Felder der Stirnhirnrinde überwiegend internodensior sind, mit noch zu beschreibenden Ausnahmen in der Orbitalrinde und in den benachbarten ventral-paralimbischen Feldern.

Soweit die Beschreibung der *myeloarchitektonischen* Seite unserer *polwärtigen* Gradation, die sich in bezug auf das Verhalten der einzelnen Feldstufen genau an das in unseren Felderkarten wiedergegebene Gehirn A 58 hält. Das muß betont werden, da jedes einzelne Gehirn bei alleiniger *Konstanz* der *Gradationsrichtungen* eine *gewisse Variabilität* in der Zahl und der Größe der architektonischen Einheiten zeigt und damit auch darin, in welchem Feld eine bestimmte cyto- und myeloarchitektonische Stufe der Gradation erreicht wird. So wird in der Strasburger-Hopfschen Felderkarte wohl schon mit Feld *49 a* der internodensiore Charakter erreicht; dieses Feld entspricht aber topographisch etwa unserem etwas kleineren Feld *50 V'*, das ebenso als erstes internodensior ist. Die beiden Autoren haben noch eine kleine, aber offenbar eigenwertige, schwach internodensiore Zwischenstufe *49 V'* unterscheiden können, die in unserem Falle keine Entsprechung findet, während wir z. B. weiter caudal im dysgranulären Gürtel eine nicht minder eigenwertige Stufe zwischen Feld *48* und *47 V'* *(48/47)* einschieben mußten, um die Übereinstimmung der Nomenklatur zu wahren.

Hier ist noch einmal hervorzuheben, daß, wie wir eingangs erwähnten, auch der Ausfall der Färbung für die myeloarchitektonische Beurteilung eine gewisse Rolle spielt, und zwar gerade bei Grenzfeldern. So erscheint in unserer Sagittalserie das Feld *36 V'* infolge einer gewissen altersbedingten Abblassung der sonst guten Weigert-Färbung *propeunistriär* an Stelle von *unistriär*. Bei einiger Erfahrung läßt sich aber der Färbungsgrad auch mit in Rechnung stellen. Übrigens kann es sich dabei immer nur um die Verschiebung um eine Stufe innerhalb der Gradation handeln. So konnte Vogt zeigen, daß sogar das astriäre Feld *42 V'* bei sehr starker färberischer Differenzierung die beiden Baillargers erkennen läßt.

Es besteht hier wiederum Anlaß, das Wesen der architektonischen Gradationen an Hand des Beispiels dieser polwärtigen Gradation weiter zu durchdringen: Jeder biologischen Gradation liegen quantitative, unstetige Veränderungen zugrunde, so auch der architektonischen. Diese stufenweisen Veränderungen können nun hier entweder darin bestehen, daß eine extreme Eigenschaft, sich stufenweise vermindernd sich einer Folge von Feldern mitteilt, oder daß eine angedeutet erscheinende Eigenschaft sich stufenweise über eine Folge von Feldern wiederum bis zu einem Extrem steigert. Theoretisch wäre damit die Richtung der Gradation umkehrbar, wie man, im Bild gesprochen, eine Treppe hinauf- und hinabsteigen kann. Wir haben es jedoch hier mit dem Organkomplex der Hirnrinde zu tun, über dessen Werden wir zumindest in den großen Etappen *phylogenetisch* und *ontogenetisch* orientiert sind. So wissen wir, daß am Anfang der Großhirnentwicklung der Wirbeltiere der *Palaeocortex* und der *Archicortex* standen und erst bei den Reptilien sich zwischen beiden eine *neocorticale* Rinde zu entwickeln begann, die mit Sicherheit noch nicht dem ausgereiften Isocortex, sondern seinen Vorstufen[1] entsprochen hat. Da es uns nun gelungen ist, die Gradationen des Stirnhirns bis zu den *palaeo-* und *archicorticalen Quellen* zurückzuverfolgen, bedeuten die hier ausgehenden Gradationsrichtungen zugleich *Entwicklungs-* und *Differenzierungsrichtungen*. Die Hauptgradationen sind damit in ihrer Richtung bestimmbar.

Unsere polwärtige Gradation stellt nun in mancher Beziehung eine Fortsetzung der dorsomedianen, vom Proisocortex archicorticalis ausgehenden, also richtungsbestimmten Gradation dar. Nur die frontomotorischen Felder *36 V'—39 V'* unter dem Felderkranz der Konvexität, der sich an die paralimbische Zone anschließt, wahrten proisocorticale Züge in Form der Agranularität, des internopyramidalen und des unistriären Charakters — die beiden letzteren Eigenschaften mit den oben erwähnten Einschränkungen. So stellt das oralste dieser Felder, *36 V'*, in bezug auf das Verhältnis der Pyramidenschichten schon eine Zwischenstufe zum externopyramidalen Charakter der weiter polwärts sich anschließenden intermediärgranulären Felder dar, indem es *aequopyramidal* ist.

Hier wird also das extreme *V*-Überwiegen des Proisocortex stufenweise aufgebaut, ohne daß die Entwicklung in der polwärtigen Richtung bis zu einem neuen Extrem des *III*-Überwiegens ginge. (Zu dieser extremen Entwicklung kommt es, wie oben schon berührt, in der orbitalen F_3.) Auch in der stufenweisen Veränderung der Rindenbreite haben wir es mit dem Abbau einer extremen Eigenschaft zu tun, die ihren Anfangspunkt nun in Feld *39 V'* selbst hat.

Anders ist es mit der *Granularisierung*. Hier handelt es sich um das Beispiel einer angedeuteten Eigenschaft, die sich über eine Folge von Feldern bis zu einem Extrem steigert, also von der Vorstufe des Feldes *36 V'* mit *IV*-Lücke bis zu den körnerreichen Polfeldern. Wenn die polwärtige Gradation nach dem eben Gesagten auch in ihrer Richtung grundsätzlich bestimmt ist, da sie in mancher Beziehung die dorsomediane, vom Gyrus cinguli ausgehende Gradation weiterführt, ist doch diese granularisierende Komponente auf ihre Herkunft zu prüfen, da wir ja auch mit dem Zusammentreffen verschiedener Gradationsrichtungen zu rechnen haben, die sich begegnen und überdecken können.

Grundsätzlich ist dazu zu sagen, daß es überall am Rande des Allocortex, um diesen Vogtschen Sammelbegriff zu gebrauchen, zu einer *stufenweisen Granularisierung* kommt, also dem Beginn granularisierender Gradationen, die Zwischenstufen zum Isocortex aufbauen. Das

[1] Auf die Gliederung dieses „Cortex dorsalis" wie sie Elliot Smith (1919) und Kuhlenbeck (1929) erschlossen haben, werden wir in der Besprechung eingehen.

spielt sich auf der Insel in den ersten Stufen schon im „mesocorticalen" bzw. *peripalaeocorticalen Gürtel* derselben ab; am caudalen Rande der Orbitalrinde kommt es zu einer stufenweisen Granularisierung der *basalen Riechrinde* und im Bereich des *Proisocortex archicorticalis* des vorderen Gyrus cinguli kommt es *paralimbisch* ventral und orodorsal zur beginnenden Granularisierung. Nur die caudo-dorsalen Felder des paralimbischen Gürtels (Feld *36l—39l*) sind darin insofern eine Ausnahme, als sie *agranulär* bleiben, wie sich die ganze Agranularität der frontomotorischen Rinde aus ihnen entwickelt, offenbar auch die somatotopisch gegliederte der Präzentralwindung[1], der am Fuße dieser Windung allerdings schon die von der Insel ausgehende granularisierende Gradation entgegenkommt.

Die beginnende Granularisierung des Proisocortex archicorticalis, die sich sonst schon median-paralimbisch abspielt, ist hier also durch das Persistieren architektonischer Züge desselben in Form der frontomotorischen Zone auf die *Konvexität* verlegt und spielt sich am Rande dieser Zone ab. So kann also die granularisierende Komponente der polwärtigen Gradation in diesem größeren Zusammenhang gesehen werden und ist damit in ihrer Richtung bestätigt. Übrigens geht vom Rande der frontomotorischen Zone, insbesondere von den Feldern *36—38 V'* auch eine *opercularwärts* gerichtete transzonale Granularisierung aus, die aus dem gleichen Zusammenhang zu verstehen ist.

Daß die polwärts gerichtete Gradation der frontomotorischen Zone transzonal bis zur frontopolaren Zone wirksam ist, hatte Veranlassung gegeben, uns über das Wesen der Gradation weitere Klarheit zu verschaffen. Wir haben nun die opercularwärts gerichtete *intrazonale* Gradation, die sich auf der *Präzentralwindung* abspielt, zu behandeln. Sie ist durch die neurophysiologisch seit langem gesicherte Beziehung zur *Somatotopik* charakterisiert.

Einschließlich Feld *39 V'* haben wir auf der Präzentralwindung, außer der caudalen, zuletzt zu besprechenden Gigantopyramidalis, fünf architektonische Einheiten zu unterscheiden: Feld *39 V'*, Feld *39/40*, Feld *40 V'*, Feld *40/41* und Feld *41 V'*. Es sind also außer den Vogtschen Feldern *39—41* noch zwei Zwischenstufen erfaßt. Die Unterscheidung dieser Felder ist dabei cytoarchitektonisch leichter als myeloarchitektonisch. Daher sah sich auch Strasburger veranlaßt, Vogts Feld *40* einzusparen und statt dessen das ähnliche Feld *38 V'* bis zu Feld *41 V'* herunterzuführen, obwohl er in seiner Beschreibung eine Abnahme des Markfasergehaltes in diesem ventralen Territorium konstatierte. Bezeichnenderweise sah sich der cytoarchitektonisch gliedernde Ngowyang auch zur Abgrenzung von fünf architektonischen Einheiten auf der Präzentralwindung veranlaßt, die den unseren topographisch etwa zu entsprechen scheinen. Leider sind sie nicht beschrieben oder abgebildet worden.

Cytoarchitektonisch besteht die *opercularwärts* gerichtete Gradation dieser präzentralen Felder in einem stufenweisen *Abbau* der *Magnocellularität*, der jedoch bei weitem nicht so ausgesprochen ist wie in der *polwärtigen* Gradation, so daß beispielsweise Feld *40 V'* (Abb. R 8), die dritte Stufe der opercularwärts gerichteten Gradation, noch größerzellig ist als Feld *37* (Abb. R 6), die dritte Stufe in der *polwärtigen* Richtung. Ein weiterer Gegenstand dieser Gradation, die Schichtenbetonung, setzt dagegen schon früher ein, indem Feld *40 V'* schon diesen Eindruck vermittelt. Dabei ist hier noch nicht die *IV*-Lücke von Feld *36 V'* zu beobachten, sondern nur eine noch nicht geschlossene Anreicherung von Zwergpyramiden am unteren Rande von *III c*. Außerdem ist Schicht *V* etwas weniger tiefgliedrig als in Feld *39 V'* und die *VI*. Schicht, da parvocellulärer, hier deutlicher abgesetzt. Das homogen verpyramidisierte Bild der Felder *39 V'*, *38 V'* und auch noch *37 V'* wird also hier schon viel früher abgebaut zugunsten einer Schichtenbetonung. In Feld *40/41* kommt es dann zur Ausbildung einer *IV*-Lücke

[1] Auf neurophysiologische Parallelen, die sich aus den neuesten Ergebnissen über die zusätzlichen motorischen Repräsentationen ergeben und die diesen Entwicklungszug bekräftigen, werden wir weiter unten zu sprechen kommen.

und zu einer gewissen Zellverdichtung der *V*, worin wir schon einen Einfluß der von der dorsalen Insel entgegengerichteten Gradation erkennen, die anschließend behandelt wird.

Myeloarchitektonisch besteht die Gradation wiederum in einer stufenweisen *Abnahme* der *Gesamtfaserdichte*, der Breite der Radiärbündel und des Kalibers ihrer Fasern, die aber, parallel zur geringeren Abnahme der Zellgröße, auch viel weniger ausgeprägt sind als in der polwärtigen Richtung, und erst Feld *41 V'* erreicht eine mehr ins Gewicht fallende *Markfaserabnahme*, worin wieder der Ausdruck der von der ausgesprochen markarmen Insel einwirkenden Gradation zu sehen ist. Der *unistriäre* und *aequodense* Charakter wird nach dem dorsalen propeastriären Feld *39 V'* über die ganze Präzentralwindung gewahrt.

Die *somatotopisch* bestimmte Gliederung der Präzentralwindung ist also innerhalb der frontomotorischen Zone architektonisch viel weniger kontrastreich als diejenige der F_1 mit ihrer starken *polwärtigen* Abstufung.

Wir kommen nun zur ergänzenden Beschreibung der von der Insel auf die Präzentralwindung einwirkenden Gradation, die auf Feld *41 V'* und in schwächerem Maße noch auf die nächste architektonische Einheit Feld *40/41* einwirkt. Wir können diese Gradation vom anschließenden Inselfeld, das wir *I 41* (Abb. R. 10) genannt haben, über die Zwischenstufe eines Opercularfeldes *41 i* zur Konvexität (Feld *41 V'*) verfolgen (Abb. R 9).

Cytoarchitektonisch ist das auffallendste Merkmal dieser Gradation jenes *V-Band*, das wir schon in Abb. 45 bei fünffacher Vergrößerung wiedergegeben haben, und das wir nun zunächst in Feld *I 41* der dorsalen Insel bei 80facher Vergrößerung prüfen können (Abb. R 10). Es zeigt sich, daß es aus einer dichten, etwas wogenden Lage mittlerer Pyramiden besteht, die der *V a* entspricht, während die *V b* sehr viel lichter ist. In Feld *41i* auf der gegenüberliegenden Opercularfläche ist die *V a* schon etwas aufgelockerter und in Feld *41* (Abb. R 9) am Fuße der Präzentralwindung hat sich die *V a* noch weiter verbreitert, so daß bei dieser Vergrößerung der bandartige Eindruck, den diese Schicht auch hier noch bei Lupenvergrößerung bietet, nicht mehr besteht. Gegenüber Feld *40 V'* (Abb. R 8) ist die größere Dichte der *V*-Pyramiden aber gut erkennbar.

Der andere Gegenstand dieser Gradation ist eine stufenweise Steigerung der Größe und der Tingiertheit der *III c*-Pyramiden, was dazu führt, daß, während Feld *I 41* noch *internopyramidal* ist, das Opercularfeld *41 i aequopyramidal* und das Konvexitätsfeld *41*, in dem die *III c*-Pyramiden an Größe und Tingiertheit diejenigen der allerdings dichterzelligen *V* übertreffen, ebenfalls noch *aequopyramidal* ist.

Diese Steigerung der *III c*-Pyramiden ist nun diejenige Komponente, die der *gesamten transzonal* auf die dritte Frontalwindung wirkende *Gradation* der *vorderen Insel* gemeinsam ist, wie wir noch im Näheren behandeln werden. Schließlich überträgt sich noch der *dysgranuläre* Charakter von *I 41* über das Opercularfeld *41 i* auf *41 V'* und schwächt sich in *40/41* zur *IV*-Lücke ab.

Myeloarchitektonisch besteht die Gradation nur in einer stufenweisen *Steigerung* der *Gesamtfaserdichte* der sehr markfaserarmen Insel, wobei Feld *41 V'* und *40/41* darin noch gegenüber Feld *40 V'* zurückstehen. Gemeinsam ist allen diesen Feldern von der Insel bis zur Präzentralwindung das *unistriäre, aequodense* Verhalten der Baillargers, das also nicht Gegenstand einer Gradation ist.

Schon in dem der Physiologie des Frontalhirns gewidmeten Kapitel war Veranlassung gewesen, auf die architektonische Verwandtschaft des Fußes der Präzentralwindung mit der angrenzenden dorsalen Insel hinzuweisen, der eine neurophysiologische Verwandtschaft entsprach. Hatten doch C. und O. VOGT schon an diesem topographischen Ort das Mastikationsfeld *6 b (BR')* nachgewiesen, dessen Identität mit Feld *41 V'* wir zeigen konnten, während PENFIELD u. RASMUSSEN, gewissermaßen ergänzend dazu, noch feiner differenzierend auf der angrenzenden Opercularfläche Schluckbewegungen und anschließend dann auf der Insel selbst gastrointestinale Bewegungen auslösten. PENFIELD resümierte daher seine diesbezüglichen Reizergebnisse in der Feststellung, daß am unteren Ende des sensomotorischen Streifens (worunter er Prä- und Postzentralwindung unter Betonung ihres funktionellen Zusammenhangs zusammenfaßt) die *Willenskontrolle* der Bewegungen graduell verschwindet, und die Bewegungen des Intestinaltraktes schließlich nur noch *sekundär* dieser Kontrolle unterliegen. Man kann also hier direkt von einer *funktionellen Gradation* sprechen, die der Spiegel der von uns gezeigten *architektonischen* ist.

Wir haben nun innerhalb der frontomotorischen Zone nach der polwärtigen, opercularwärtigen und insulären Gradation nur noch die auf die Postzentralwindung gerichtete, das *Extremfeld* der *Gigantopyramidalis* aufbauende Gradation zu behandeln. Dieses durch den Besitz von Riesenpyramiden gekennzeichnete Brodmannsche Feld *4* gliedert sich bei VOGT in das größere dorsale Feld *42 V'* (Abb. R4) und das kleinere ventrale Feld *43 V'*, die wir cytoarchitektonisch bestätigen konnten. Median überragt Feld *42 V'*, wie oben ausgeführt, die granulär-agranuläre Grenze des Gyrus cinguli nach caudal. Es leitet sich also nicht wie noch Feld *39 V'* von *paralimbischen agranulären* Feldern ab, sondern ist ventral von *granulären* Feldern umgeben, zu denen es ein schmales paralimbisches dysgranuläres Grenzfeld bildet (*47 l* dys). Nach Erreichung des S. centralis verläuft die caudale Grenze in der Nähe von dessen Fundus, aber stets auf der *oralen* Furchenwand, wobei immer noch einzelne Riesenpyramiden in dem angrenzenden Streifen des granulären Postzentralfeldes *67 V'* nachweisbar sind — eines der wenigen Beispiele einer echten limitrophen Adaptation. Nachdem Feld *42 V'* an der Mediankante noch etwa die ganze Breite der Präzentralwindung einnimmt, verschmälert es sich ventralwärts keilförmig, so daß es in Höhe der zweiten Frontalwindung fast nur noch auf der vorderen Furchenwand des S. centralis zu finden ist. In der Höhe der Mitte von F_2, und damit mit dem Beginn von Feld *40 V'*, wird es von Feld *43 V'* abgelöst, das ganz auf der Furchenwand verläuft und in der Höhe des Beginns des Feldes *41 V'* endigt. Die beiden Felder *42 V'* und *43 V'* spiegeln die gleiche somatotopische Gradation, die wir auf der Präzentralwindung für die Felder *39 V'* und *40 V'* und ihre Zwischenstufe nachwiesen, indem das ventrale Feld *(43)* gegenüber dem dorsalen *(42)* weniger magnocellulär — sowohl die Riesenpyramiden wie die übrigen Pyramidenzellen sind hier etwas kleiner — und schichtenbetonter ist. Zugleich wird das gesamte Rindenband, das in *42 V'* selbst noch in der Furchenwand maximal breit war, schmäler, und die Gesamtfaserdichte nimmt ab.

Wie oben schon angedeutet, fassen wir die beiden gigantopyramidalen Felder als von den Feldern *39 V'* und *40 V'* ausgehende weitere Steigerungen von deren Charakter auf. *Cytoarchitektonisch* besteht diese Gradation in einer Steigerung der *Magnocellularität* nicht nur in Form des Auftretens der Riesenpyramiden, die ja vollständig aus dem Rahmen sonstiger Rindenzellen fallen, sondern auch die *III c*-Pyramiden erfahren noch eine weitere Vergrößerung. Durch die außergewöhnliche Größe und grobschollige Tingiertheit der Riesenpyramiden wird das Gewicht so sehr zugunsten der *V* verlagert, daß wir es bei den beiden Feldern mit den *internopyramidalen Extremfeldern* zu tun haben. In Feld *42 V'* erfährt schließlich auch die Rindenbreite ihre äußerste Steigerung.

Myeloarchitektonisch besteht die Gradation in einer der Magnocellularität parallelen Zunahme der *Gesamtfaserdichte* und einem Übergang vom *propeastriären* zum *astriären* Verhalten durch weitere Zunahme der Horizontalfasern einschließlich der interstriären Fasern *(5 a)*.

Am caudalen Rand von Feld *42 V'* hat nun STRASBURGER noch ein Unterfeld *42* α abgetrennt, das nur einen schmalen Saum auf der Konvexität ausmacht und im übrigen in der Furchenwand verläuft. Es unterscheidet sich von dem übrigen Feld *42 V'* myeloarchitektonisch durch einen auf dem dunklen astriären Grund gewissermaßen aufgepfropften inneren Baillarger, wodurch es im Gegensatz zu den übrigen agranulären frontomotorischen Feldern *internodensior* ist, eine auffallende Gemeinsamkeit mit dem supragranulären verkörnelten Feld *69 V'* der hinteren Furchenwand des S. centralis.

Wir haben nun mehrere Gründe, dieses internodensiore Verhalten am caudalen Rand von *42 V'* als *fokal* im Sinne von VOGTS oben besprochenen *fokalen Differenzen* aufzufassen und nicht als eine *topistische* Einheit abzugliedern. Konnten wir doch bei der Überprüfung an mehreren Gehirnen an Nachbarpräparaten eine direkte Beziehung der Dichte der Lagerung der Riesenpyramiden zu dem In-Erscheinung-Treten des verstärkten inneren Baillarger aufdecken. Die Lagerung der Riesenpyramiden ist nämlich, wie schon alle früheren Untersucher feststellten, ausgesprochen *fokal* wechselnd, ähnlich wie wir es oben für die überschlanken Spezialzellen der *Vb* des Proisocortex des Gyrus cinguli und der paralimbischen Zone festgehalten haben. Und zwar finden wir in den oralen, an Feld *39 V'* angrenzenden Teilen von Feld *42 V'* eine sehr verstreute, „*solitäre*" Lagerungsform der Riesenpyramiden, die dazu führt, daß die Grenze zwischen diesen beiden Feldern nicht immer deutlich ausgeprägt ist — ein Vorkommnis, das im Isocortex sonst kaum zu beobachten ist. Daneben kommt eine „*kumuläre*" Lagerung der Riesenpyramiden in Gruppen von 3—4 Stück vor und schließlich eine „*laminäre*" in fast geschlossener Schicht, wie sie unsere Abb. R 4 zeigt. Letztere Lagerungsform ist im S. centralis und dem angrenzenden Angulus der Präzentralwindung vorherrschend, also im unmittelbaren Anschluß an die granulären Postzentralfelder. Und diese *laminäre* Lagerung der Riesenpyramiden ist es, die am deutlichsten die *Verstärkung* des *inneren Baillarger* im Markscheiden-Nachbarschnitt zeigt. Die Häufung der Riesenpyramiden und die Verstärkung des inneren Baillarger sind also gemeinsam vorkommende *fokale* Differenzierungen der Area gigantopyramidalis, was sowohl für Feld *42 V'* als auch für Feld *43 V'* gilt. Wir haben Gelegenheit gehabt, diese Beziehungen an einer Sagittalserie des Neustädter Institutes, die ebenfalls alternierend nach NISSL und HEIDENHAIN gefärbt ist, gemeinsam mit der speziellen Bearbeiterin dieses Territoriums, M. GIHR[1],

[1] GIHR führt eine genaue cytologische Untersuchung über die Riesenpyramiden der Area gigantopyramidalis und die hier noch vorkommende große Pyramidenzellart der *V* durch, die in Kürze erscheinen wird. (J. Hirnforsch.)

zu überprüfen und konnten auch bei dieser Schnittrichtung den Befund bestätigen.

Eine weitere ausgesprochen *fokale* Erscheinung, auf die v. ECONOMO aufmerksam gemacht hat, konnten wir bei dieser Untersuchung der Sagittalserie mit M. GIHR prüfen und bestätigen, ebenso wie wir sie auch an unseren Frontalschnittserien wiedergefunden haben. Es handelt sich um das Auftreten gehäufter großer *III c*-Pyramiden jeweils an den Stellen der Area gigantopyramidalis, wo die Lage der Riesenpyramiden solitär wird bzw. eine vollkommene Unterbrechung erfährt[1]. Wie wir oben ausführten, besitzt die *III c* in diesem Feld auch besonders große Pyramiden, die jedoch mit den Riesenpyramiden in keiner Weise vergleichbar sind. Das hochgradige Übergewicht der Riesenpyramiden hat uns ja die Area gigantopyramidalis als internopyramidales Extremfeld bezeichnen lassen. Im Bereich der Lücken im Auftreten der Riesenpyramiden kommt es nun zu einer solchen Verdichtung der großen Pyramiden in *III c*, daß hier *externopyramidale Foci* innerhalb des internopyramidalen Extremfeldes auftreten[2].

Eine so hochgradige intraareale Differenzierung ist aber sonst von keinem Stirnhirnfeld bekannt, und es liegt nahe, dies mit seiner Funktion in Zusammenhang zu bringen. Ein wenig beachteter Versuch dazu ist schon von v. ECONOMO, dem Entdecker dieser Erscheinung, gemacht worden, indem er die großen *III c*-Pyramiden, ebenso wie die großen *V*-Pyramiden, die auch in den Lücken der Riesenpyramiden vorkommen, für feinere Einzelbewegungen reservierte.

Wir halten diese Zuordnung nicht für hinreichend begründet. Aber noch viel weniger überzeugend war der von v. BONIN durchgeführte Versuch, dieser *fokalen* Häufung von großen *III c*-Pyramiden in der Gigantopyramidalis und insbesondere an ihrem vorderen Rand, wo die Riesenpyramiden solitär werden, den oben erwähnten „*suppressor strip*" von HINES zuzuordnen und als *4s* von Feld *4 BR'* abzugliedern. Wie wir in dem der Physiologie gewidmeten Kapitel ausführten, ist die von DUSSER DE BARENNE und seiner Schule ausgebaute Suppressorerscheinung durch neuere neurophysiologische Arbeiten in Frage gestellt und als von den Versuchsbedingungen abhängiger Artefakt wahrscheinlich gemacht.

Abgesehen von dieser offenen Frage des Phänomens an sich war das Vorgehen v. BONINS ungewöhnlich. Hat er doch von der bei Makaken in einem *Teil* der Gehirne nachweisbaren Häufung großer *III c*-Pyramiden am vorderen Rande von Area *4 BR'*, die in ihrer *Position* mit dem Suppressorphänomen übereinzustimmen schien, auf einen architektonischen suppressor strip beim Menschen rückgeschlossen, obwohl das Phänomen bei diesem gar nicht nachweisbar war.

Wir möchten diese außergewöhnliche und nur in diesem Grenzfeld zu beobachtende *fokale* Umkehr des Übergewichtes der *V*-Pyramiden zugunsten der *III c*-Pyramiden, ebenso wie die *fokale* Verstärkung des inneren Baillarger an den Stellen der dichtesten Lagerung der Riesenpyramiden, die sich gegenseitig ausschließen, so daß die eine mehr im oralen Bereich der Gigantopyramidalis zu finden ist (*III c*-Überwiegen), während die andere im caudalen, an die Postzentralwindung angrenzenden Bereich vorherrscht (Verstärkung des inneren Baillarger), in den Zusammenhang der feineren *funktionellen Differenzierung* der menschlichen Motorik stellen, wie sie insbesondere VOGT u. FOERSTER erschlossen haben, und wie sie neuerdings von PENFIELD wesentlich erweitert worden ist.

---

[1] Die v. Economosche Beobachtung wurde auch von SOLCHER bestätigt [*98*].

[2] Besonders gut ist die fokale Häufung der großen *III c*-Pyramiden in Übereinstimmung mit einer Lücke im Auftreten der Riesenpyramiden auf Tafel 2 des Tafelwerkes von v. ECONOMO u. KOSKINAS zu sehen.

Demnach haben wir in der frontomotorischen Zone zwischen *Einzelmotorik* der Gigantopyramidalis und *komplexer Motorik* der übrigen agranulären Felder der Präzentralwindung einerseits und der F_1 andererseits zu unterscheiden (Abb. 42). VOGT und FOERSTER benannten die Gigantopyramidalis mit ihren tonischen Einzelbewegungen als *Primärfeld* für *tonische Spezialbewegungen*, die übrige Präzentralwindung mit ihren komplexeren Bewegungen der somatotopisch repräsentierten Körperteile als *Sekundärfeld* (*6 a α* BRODMANN/VOGT) und die agranuläre F_1 (*6 a β* BRODMANN/VOGT) mit Massenbewegungen nach der Gegenseite, sog. Adversivbewegungen, als *Tertiärfeld*[1].

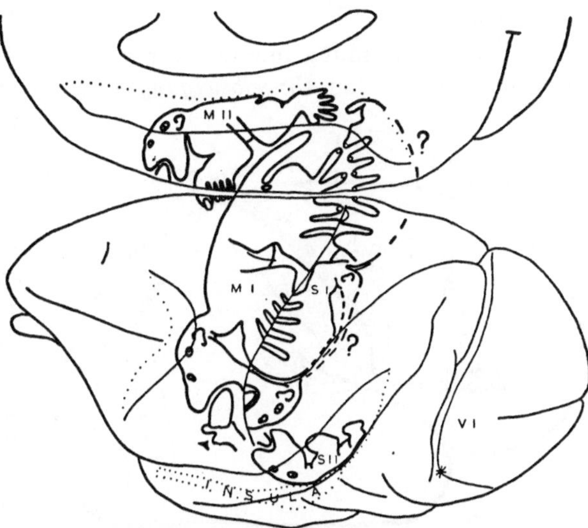

Abb. 71. Motorische und sensorische Repräsentationen beim Affen nach WOOLSEY (1958)

PENFIELD hat dazu, wie in dem der Physiologie gewidmeten Kapitel schon ausgeführt wurde, noch zwei motorische Repräsentationen hinzugefügt, von denen die eine ursprünglich von ADRIAN [*1*] und WOOLSEY [*116*] im Tierversuch entdeckt worden ist. Da diese neu erarbeiteten Repräsentationen sich beim Affen durch WOOLSEY genauer erschließen ließen, wollen wir zuerst die Ergebnisse dieses Forschers wiedergeben. Wir sehen in Abb. 71, daß WOOLSEY eine, entsprechend dem beim Menschen üblichen „Homunkulus" graphisch dargestellte *motorische Gesamtrepräsentation* an der *Medianseite* fand, die unmittelbar oral und z. T. ventral von der parazentral gelegenen Repräsentation des Fußes der klassischen präzentralen Motorik liegt.

Den grundsätzlich gleichen Befund einer „supplementär-motorischen Area" erzielte primär PENFIELD in diesem Territorium beim Menschen, ohne daß er zu einer ebenso scharf umgrenzten Gesamtmotorik gelangte (Abb. 72).

Unsere Gradationen haben nun einen Entwicklungszug in die Rindenarchitektonik gebracht, der diese hirnphysiologischen Ergebnisse sinnvoll einordnen läßt. Danach erscheint die mediane, von PENFIELD und WOOLSEY neu erschlossene motorische Repräsentation als eine *Urmotorik*, die wir der agranulären Feldergruppe unserer paralimbischen Zone zuordnen möchten, soweit sie nicht noch dem äußeren, medioradiären Gürtel des cingulären Proisocortex zukommt.

Natürlich können wir sie noch nicht *architektonisch* genau bestimmen, was nur durch exakte architektonische Bearbeitung des entsprechenden Hirnmaterials, das derartigen Reizversuchen zugrunde gelegen hat, möglich wäre. Aber über diese ungefähre Position besteht kein Zweifel.

[1] Die Begriffe „sekundär" und „tertiär" beziehen sich auf die noch vorhandene, aber zunehmend erschwerte Auslösbarkeit der tonischen Einzelbewegungen.

Von der *frontomotorischen* Zone würde sich dann als nächste Stufe der Gradation und damit der architektonischen Differenzierung das sog. *Tertiärfeld* (Feld *36—38 V'*) anschließen, das also mit seinen Adversivbewegungen in Wirklichkeit auch noch eine *frühe Differenzierung* darstellt. Daran wiederum würde sich die somatotopisch streng gegliederte Motorik des *Sekundärfeldes* (Feld *39* bis *41 V'*) anschließen und als *späteste Differenzierung* das *sog. Primärfeld* der *Gigantopyramidalis.*

In Übereinstimmung mit der nur hier erfolgten äußersten Verfeinerung der Motorik in Form von *Einzelbewegungen*, die ganz überwiegend *kontralateral* repräsentiert sind, steht nun die Tatsache, daß dieses motorische Territorium als einziges nicht mehr der direkten, vom Proisocortex ausstrahlenden *dorsomedianen Gradation* unterliegt, sondern sich auch *architektonisch* als *spätere*, in Richtung auf die Postzentralwindung erfolgte *Differenzierung* des Feldes *39 V'* bzw. *40 V'* erweist.

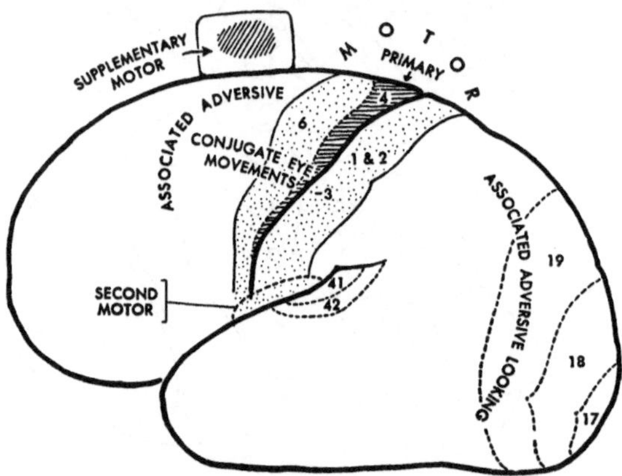

Abb. 72. Motorische Repräsentationen beim Menschen nach PENFIELD u. RASMUSSEN (1952)

Gerade PENFIELD ist es gewesen, der hirnphysiologisch diese Einzelmotorik als *letzte* Stufe in der *Corticalisation* der *motorischen Kontrolle* und der damit verbundenen *sensorischen Organisation* erkannt hat. Beides, die verfeinerte Einzelmotorik der Gigantopyramidalis und die sensible Diskrimination der Postzentralwindung sind Hand in Hand miteinander gewachsen und voneinander funktionell abhängig, ja, es kommt zu einem teilweisen Übergreifen der motorischen Funktion auf die Postzentralrinde und der sensorischen Funktion auf die Präzentralrinde. Diese enge funktionelle Verzahnung ist es gewesen, die PENFIELD von einer *sensomotorischen Einheit* (sensorimotor unit) hat sprechen lassen, wenngleich er die Selbständigkeit der Prä- und Postzentralwindung als corticaler Projektionen *verschiedener* thalamischer Kerne (Nucleus ventralis lateralis und ventralis posterolateralis), deren getrennte Neuronenkreise er herausstellt, gegenüber anderen Bestrebungen aufrechterhält.

Als *architektonisches Korrelat* der engen *funktionellen Verzahnung* glauben wir aber die sich besonders in der Furchenwand des S. centralis, also den sensiblen Postzentralfeldern zunächst abspielende *Unterlagerung* der fokal dichter angeordneten *Riesenpyramiden* mit dem verdichteten *inneren Baillarger* auffassen zu können; setzt sich diese *innere* Stria im Gegensatz zur äußeren doch aus *Assoziations-* und *Kommissurenfasern* zusammen. Die andere, nicht minder auffallende *fokale Differenzierung* innerhalb der *Gigantopyramidalis*, die in der Verdichtung von großen *IIIc*-Pyramiden im Bereich von Lücken bzw. solitärer Anordnung der Riesenpyramiden besteht, stellt ein *fokales Wechselspiel* zwischen *Übergewicht* der *thalamischen Afferenzen*, die hier mangels einer *IV* in *IIIc* endigen (s. o.) und dem sonst vorherrschenden *Überwiegen* der die *Efferenzen* aussendenden Riesenpyramiden dar. Diese Erscheinung ist deshalb von so großem Interesse, weil hier *fokal*, also *intraareal*, innerhalb des *Extremfeldes* jenes Wechselspiel vorweggenommen ist, das sich innerhalb der *gesamten Frontalrinde* zwischen ganzen architektonischen *Feldern* abspielt, und das uns veranlaßt hat, eben dieses Gegensatzpaar als *interno- und externoampliopyramidal* herauszustellen und der bisher cytoarchitektonisch vorwiegenden Berücksichtigung des *Granularisierungsgrades* hinzuzugesellen.

Wir haben noch auf die Verhältnisse am Fuße der Präzentralwindung unter dem funktionellen Aspekt einzugehen. In unserem Fall endigt das ventrale gigantopyramidale Feld *43 V'* genau in Höhe des Beginnes des Masticationsfeldes *41 V'*. In anderen Fällen besteht ein gewisser Abstand zwischen dem ventralen Ende der Gigantopyramidalis und dem dorsalen Beginn des Mastikationsfeldes. Jedenfalls kommt es nie zu Überschneidungen, was v. ECONOMO noch veranlaßte, seine Verwunderung darüber zum Ausdruck zu bringen, daß die hier lokalisierte Motorik der Riesenpyramiden entbehren müßte. Es ist nun aber gerade jene Motorik, auf deren gradweise zunehmende Ermangelung einer *Willenskontrolle* PENFIELD besonders hingewiesen hat, eine Art *physiologischer Gradation*, welche wir mit unserer von der Insel her hier einwirkenden *architektonischen Gradation* in Zusammenhang bringen konnten. Das Kennzeichen dieser insulären Gradation war die bandartige Verdichtung der *V*, die sich in zwei Stufen noch abgeschwächt auf Feld *41* und *40/41* übertrug. Dieses vom *Proisocortex insularis* (s. palaeocorticalis) her kommende und uns schon vom *Proisocortex archicorticalis* bekannte *V-Pyramidenband*, das sich schon mit der Lupe erkennen läßt, stellt nun das vollkommenste Gegenstück der Riesenpyramiden dar, das folgende funktionelle Deutung nahelegt: Bei dem *V*-Pyramidenband handelt es sich gleichsam um eine kollektive Lagerungsform, die ihre extremste Ausprägung in den ebenfalls efferenten (allerdings nicht motorischen!) Ammonspyramiden des Archicortex besitzt, während die Riesenpyramiden der Gigantopyramidalis die individualisiertesten Zellgebilde der Hirnrinde überhaupt darstellen, deren Größe wahrscheinlich durch die große Zahl der an ihnen endigenden Synapsen mitbedingt ist.

Im Bereich des *medianen proisocorticalen* bzw. *paralimbischen V*-Bandes sahen wir uns gerade veranlaßt, die *supplementär-motorische* Repräsentation PENFIELDS als eine *Urmotorik* zu lokalisieren[1], während die Gigantopyramidalis mit ihren Riesenpyramiden die Rindenstätte der höchsten und zugleich spätesten Differenzierung der Motorik darstellt.

In Übereinstimmung mit diesen Vorstellungen steht nun die Tatsache der weiteren, nicht sehr glücklich *sekundär* benannten, *motorischen* und *sensorischen* Repräsentation am Fuße der *vorderen* und *hinteren* Zentralwindung unmittelbar am *Opercularrand* (Abb. 72), die PENFIELD u. RASMUSSEN im Anschluß an entsprechende Befunde von ADRIAN und von WOOLSEY gefunden haben. Das besondere dieser Repräsentation wurde im Tierversuch darin gefunden, daß sich hier *motorische* und *sensorische Repräsentation* zum Teil überdecken, was an sich schon den Gedanken nahegelegt hätte, daß es sich hierbei um ein *evolutionär älteres* Territorium handelt. PENFIELD fand hier eine *sensorische* und *motorische Repräsentation* der *Extremitäten*, wobei die letztere noch nicht so gut belegt werden

[1] Bei PENFIELD u. RASMUSSEN liegt diese Motorik nach Fig. 26 [*79*] mit Sicherheit direkt im agranulären Teil der paralimbischen Zone und nicht mehr im Gyrus cinguli.

konnte wie die *mediane paralimbische Urmotorik* (seine supplementäre motorische Area).

Der Bereich dieser Repräsentationen am Opercularrand der Zentralwindungen, der nach dem Affenbefund WOOLSEYS die Möglichkeit der Lokalisation in der *Opercularfläche* einschließt, entspricht nun wiederum, wenn eine genaue architektonische Festlegung auch noch nicht möglich erscheint, dem Bereich des Vorkommens eines *V-Pyramidenbandes*, das sich hier vom *Proisocortex* der Insel herleitet. Und als besonderes Charakteristikum dessen ist ja dieser *palaeocorticale Proisocortex* im Gegensatz zum *Proisocortex archicorticalis dysgranulär* bzw. postzentral *granulär*, beginnt doch seine *Granularisierung* schon im ventralen *mesocorticalen* Gürtel der Insel. In Übereinstimmung mit diesem *granularisierten V-Pyramidenband*-Bereich handelt es sich hier ja auch um eine kombiniert *sensomotorische Repräsentation* mit noch ungenügender Differenzierung der Funktionen, so daß wir diese Repräsentation auf Grund unserer Einsichten in den Gang der differenzierenden Gradationen als „*operculare Ursensomotorik*" bezeichnen möchten.

Urmotorik und Ursensomotorik unterscheiden sich in Übereinstimmung mit ihrem größeren evolutionären Alter von den klassischen Repräsentationen der Prä- und Postzentralrinde, abgesehen von deren größerer Gesamtausdehnung, insbesondere dadurch, daß nur die klassischen in der Primatenreihe die zunehmende Corticalisation der Hand zeigen, die dazu führt, daß, über Zwischenstufen bei Krallenaffen und Macacen, bei Schimpanse und Mensch das Handzentrum als spätester Neuerwerb sich zwischen Gesichtsregion einerseits und Hinterhaupts- und Nackenregion, die mit der Rumpfregion verbunden bleiben, andererseits schiebt [*116 u. 80*].

Architektonisch haben wir dazu noch folgendes zu ergänzen: v. ECONOMO hat als erster das in der Verdichtung der *V* bestehende Charakteristikum der dorsalen Insel erfaßt und als *Inselgürtel* hervorgehoben. Die schärfste Ausprägung erfährt diese *bandartige V* nach unseren Untersuchungen jedoch in dem *dysgranulären* Inselfeld, das unter dem Fuß der vorderen Zentralwindung liegt und das wir, ohne einer künftigen Nomenklatur vorgreifen zu wollen, vorläufig *J 41* genannt haben, da von hier aus die Gradation auf Feld *41* am Fuße der vorderen Zentralwindung wirkt. Das *granuläre* Feld am Fuße der *hinteren* Zentralwindung, *68 V'*, zeigte sich bei unserer Nachprüfung auch von der Insel beeinflußt, indem es noch eine verdichtete *V* besitzt, die aber an Dichte gegenüber Feld *41* zurücksteht.

Nach diesem neurophysiologischen Exkurs, der notwendig erschien, die auf die frontomotorische Zone einwirkenden und in ihr wirksamen Gradationen weiter zu erhellen, ist diese Zone abschließend in der Reichweite ihrer architektonischen Merkmale zu umreißen:

Cytoarchitektonisch ist die frontomotorische Zone durchgehend als *magnocellulär* zu bezeichnen mit dem Extrem in der Gigantopyramidalis. Sie ist *internopyramidal* und erreicht nur in ihrem oralen und ventralen Grenzfeld den *aequopyramidalen* (Feld *36 V'*) bzw. *aequopyramidalen* bis *externopyramidalen* Charakter (Feld *41 V'*). Nur *fokal* wird in der Gigantopyramidalis der *externopyramidale* Charakter gefunden. Die Zone ist *agranulär* mit der alleinigen Ausnahme des *ventralen* Grenzfeldes, das *dysgranulär* ist. *Myeloarchitektonisch* besitzt die frontomotorische Zone eine hohe *Gesamtfaserdichte*. Sie ist *unistriär*, welcher Charakter in ihren caudalsten Feldern *39 V'* und *42 V'* zum *propeastriären* und *astriären* gesteigert wird. Das Verhalten der Baillargers ist *aequodensus* mit der Ausnahme fokaler Verdichtungen des inneren Baillarger in der Gigantopyramidalis.

3. Die paramotorische Zone (PmZ)

Wir kommen nun zu der paramotorischen Zone (Abb. 59, 60 u. 63), die wir wiederum aus den sie gestaltenden Gradationen entwickeln wollen. Diese Zone bildet einen Feldergürtel um die frontomotorischen Felder der ersten Frontalwindung, der lateral die dorsale Hälfte der zweiten Frontalwindung einnimmt und bogenförmig vom S. praecentralis bis zur paralimbischen Zone reicht (Abb. 50 u. 51). Ventrolateral ist diese Zone vom S. frontalis medius begrenzt. Sie umfaßt die Felder *44 V'* bis *49 V'* einschließlich eines Zwischenfeldes zwischen *47 V'* und *48 V' (47/48)*.

Bevor wir diesen Feldergürtel in die topographisch naheliegende Beziehung zur *Area frontalis intermedia* BRODMANNS und zur *FC* v. ECONOMOS bringen und dagegen abgrenzen, tun wir gut, seine Eigenschaften an Hand der Gradationen exakt zu bestimmen. Dabei handelt es sich um zwei Gradationen, die *transzonal* von der *frontomotorischen* Zone auf die *paramotorische* einwirken: Die *polwärts* gerichtete Gradation, die wir, da sie auch intrazonal die agranuläre Felderfolge der F_1 mitgestaltete, schon kennengelernt haben und eine *opercularwärtige*, in vieler Beziehung verwandte Gradation, die von der intrazonalen opercularwärtigen Gradation der vorderen Zentralwindung, die durch die Somatotopik bedingt erscheint, zu unterscheiden ist.

Die *polwärtige* Gradation müssen wir uns transzonal von allen oralen Rändern der frontomotorischen Zone in Richtung auf den Pol ausgehend denken, so insbesondere von Feld *36 V'* und von Feld *39/40*, was die paramotorische Zone anbetrifft. Wir wollen uns nun die Komponenten dieser Gradation vergegenwärtigen, um sie für die paramotorische Zone zur Anwendung zu bringen:

Cytoarchitektonisch handelt es sich zunächst um einen *stufenweisen Abbau* der *Zellgrößen*, der von der im frontomotorischen Gürtel noch überwiegenden *Magnocellularität* hier zum Vorherrschen der *mittleren* Zellgrößen und erst in der *frontopolaren Zone* zu ausgesprochener *Parvocellularität* führt. Der zweite Gegenstand dieser Gradation, die Verschiebung des Gewichtes der *Pyramidenschichten* zugunsten der *IIIc*, war im oralsten *frontomotorischen* Feld (*36 V'*) zum *Gleichgewicht* der Schichten gelangt und führt hier zum *externopyramidalen Übergewicht* der *IIIc* infolge der schmäler und kleinerzellig werdenden *V*.

Als letzte cytoarchitektonische Komponente dieser Gradation hatten wir die *Schichtenbetonung*, die eng mit der Granularisierung zusammenhängt, behandelt, wobei es ebenfalls erst im oralsten der *frontomotorischen* Felder (*36 V'*) zur Ausbildung einer *IV-Lücke* und damit zur *Vorstufe der Granularisierung* gekommen war. Feld *44 V'* und *47 V'* stellen nun die *erste Granularisierungsstufe* dar, sie sind *dysgranulär*, wobei Feld *44 V'*, infolge seiner *caudaleren* Lage (unmittelbar vor der Präzentralwindung), ungleich größerzellig als *47 V'* ist, d. h. noch *relativ magnocellulär* in Übereinstimmung mit der Tatsache, daß die *polwärtige* Gradation am Rande der Präzentralwindung beginnt. Die Eigenschaften der übrigen Felder dieser Zone werden wir erst näher erörtern, wenn wir die *opercularwärts* gerichtete Gradation beschreiben, die sich bei den meisten Feldern mit der *polwärtigen* in ihrer Wirkung vereint. Zunächst noch die *myeloarchitektonischen* Komponenten dieser Gradation:

Der stufenweise Abbau der Gesamtfaserdichte, der sich von Feld *39 V'* bis Feld *36 V'* auf der F_1 vollzieht, setzt sich in der *paramotorischen* Zone wiederum parallel zu der durchschnittlichen *Zellverkleinerung* fort. In bezug auf das Verhalten der Baillargers zu ihren Nachbarschichten wird sowohl in *47 V'* wie in *44 V'*, den ersten Feldstufen dieser Zone, der *unistriäre* Charakter der *frontomotorischen* Zone zugunsten des *propeunistriären* überwunden, der sich nun von Feldstufe zu Feldstufe in polwärtiger Richtung durch *weitere Verarmung* an *substriären Fasern* steigert, um in der *frontopolaren* Zone den *bistriären* Charakter zu erreichen. Als letzte *myeloarchitektonische* Komponente der *polwärtigen* Gradation bleibt noch das Verhalten der Baillargers zueinander zu erörtern. Dieses war ja in der *frontomotorischen* Rinde *aequodensus* gewesen, und dieser aequodense Charakter ändert sich erst mit einer etwas *fortgeschrittenen* Granularisierung, so daß er in dieser *intermediär-granulären* Zone noch vorherrscht bis auf das auch in der Granularisierung am weitesten fortgeschrittene Feld *46 V'*, das *schwach internodensior* ist, was offenbar nicht nur seiner *polwärts* weit vorgeschobenen Lage, sondern vor allem der gleichzeitig *opercularwärts* weit vorgeschobenen Lage entspricht, — denn, wie wir gleich sehen werden, sind diese Komponenten *beiden* Gradationen gemeinsam, so daß die Einflüsse in einem Teil der Felder der *paramotorischen* Zone sich steigern.

Die *opercularwärts* gerichtete Gradation, die von den vorgeschobenen Feldern der *frontomotorischen* Zone ausgeht (*38 V'*, *37 V'* und *36 V'*) besitzt nämlich außer dem Fehlen einer cytoarchitektonischen und einer myeloarchitektonischen Komponente der *polwärtigen* Gradation die *gleichen* eben beschriebenen feldergestaltenden Komponenten. *Cytoarchitektonisch* fehlt ihr nur die *parvocelluläre* Komponente, so daß in Auswirkung der gemeinsamen Komponente der stufenweisen Gewichtsverschiebung zugunsten der *IIIc*, der *externopyramidale* Charakter, der in der dorsalen F_2 erreicht wird, im nächsten Feldergürtel, der ventralen Hälfte der F_2, noch *gesteigert* wird und schließlich sein *Wirkungsmaximum* in der F_3 *dergestalt* erfährt, daß hier in *IIIc* fast die *größten Pyramiden* der *Präfrontalrinde* zu finden sind, während sich die *V*-Pyramiden gegenüber den agranulären Feldern der F_1 etwas verkleinern. In dieser *außergewöhnlichen Größe* der *IIIc-Pyramiden* der F_3 haben wir aber zugleich den Effekt einer *gleichartigen Komponente* der von der *Insel* auf die Konvexität heraufwirkenden Gradation zu sehen, wie wir sie eben beim Mastikationsfeld *41* am Fuße der Präzentralwindung berührten und anschließend näher behandeln werden.

Die tatsächlich größten *IIIc*-Pyramiden der *Präfrontalrinde* werden ja in dem schon erwähnten externopyramidalen Extremfeld *60* der orbitalen F_3 erreicht, das nun nicht mehr der *opercularwärts* gerichteten Gradation der Konvexität unterliegen kann, aber neben der *insulären* Gradation noch anderen unterliegt, die hier zur Kumulation gelangen, wie wir noch im näheren sehen werden.

Zu erwähnen bleibt noch, daß die *IIIc*-Steigerung der *opercularwärts* gerichteten *Gradation* in diesem Punkte eine *Fortsetzung* der *dorsomedianen Gradation* ist, die vom Proisocortex des Gyrus cinguli heraufwirkt, wo die *III* ihr Minimum besitzt.

Cytoarchitektonisch ist dann noch die *granularisierende* Komponente der *opercularwärts* gerichteten Gradation mit der polwärts gerichteten gemeinsam. Sie ist es, die den *intermediär-granulären* Charakter dieses Gürtels mitschafft in enger Wirkungsgemeinschaft mit der polwärtigen Gradation, woraus sich ein *bogenförmiges* Ausstrahlen der Gradationspfeile aus den vorgeschobenen agranulär-frontomotorischen Feldern ergibt, das nicht nur die angenäherte Halb- bzw. Viertelkreisform des ganzen Feldergürtels bedingt, sondern z. T. auch die Bogenform ihrer Felder, ja auch der von ihnen besetzten *Windungen*, da, wie wir oben dargelegt haben, *Windungs-* und *Felderwachstum bzw. -differenzierung* Hand in Hand gehen und jeweils *senkrecht* zu den *Gradationsrichtungen* erfolgen, die wir offenbar zugleich als Kraftlinien des Wachstumsdruckes auffassen können.

Gerade dieser Vorgang läßt sich an der *dorsalen* Aufnahme des Windungsbildes von A 58 (Abb. 54) besonders gut demonstrieren. Das vordere, das vorgeschobene *agranuläre* Feld *36 V'* bogenförmig umfassende *dysgranuläre* Feld *47 V'* setzt sich aus zwei Windungseinheiten zusammen, die durch eine schmale Furche getrennt sind. Dabei erscheint es für das Verständnis der Architektonik dienlich, wenn wir unser architektonisches Vorgehen an dieser Stelle noch einmal demonstrieren: Wir haben es mit Frontalschnitten zu tun, die in gewissen Abständen *alternierend* mit Kresylviolett und nach Heidenhain gefärbt sind. In der von caudal nach oral untersuchten Präparatenfolge war nach dem *agranulären* Feld *37 V'* und dem *dysgranulären* Feld *44 V'* ein etwas kleinerzelliges *agranuläres* Feld (*36 V'*) gefolgt, unter dem ein ebenfalls kleinerzelliges *dysgranuläres* Feld (*47 V'*) auftauchte. Auf einem bestimmten Schnitt läuft nun Feld *47 V'* aus, und Feld *36 V'* wird wenige Schnitte danach durch ein dysgranuläres Feld abgelöst, dem man — das andere Präparat nicht mehr vor Augen — nicht ohne weiteres seine Identität mit Feld *47 V'* ansehen kann. (Es wurde inzwischen auch provisorisch von mir im Diagramm anders bezeichnet.) Erst nach sehr ausgiebigem cyto- und myeloarchitektonischem Vergleich mehrerer Präparate beider Windungseinheiten ließ sich in diesem Feld die *architektonische Identität* von Feld *47 V'* auf *beiden Windungseinheiten* sichern. Die Teilung eines Feldes auf zwei benachbarte Windungen ist nun kein häufiger Vorgang, erklärt sich hier aber zwanglos aus der Wirksamkeit der beiden Gradationsrichtungen, die hier im Anschluß an die frontomotorische Zone wirksam sind, wobei die unterschiedliche Komponente der parvocellulären Wirkung noch nicht erkennbar zur Wirkung kommt[1].

Wie ein *Wachstumsring* schließt sich als nächste Gradationsstufe an Feld *47 V'* Feld *48 V'* oral an, wozu auch noch durch eine kleine Zwischenstufe Z (*47/48*) eine Überleitung besteht. Feld *48 V'* nimmt zusammen mit Z nun wirklich einen *selbständigen* kleinen *bogenförmigen Windungszug* ein, den wir in der *Polaraufnahme* (Abb. 52) besonders gut beurteilen können und der sich dabei als Fortsetzung der lateralen Hälfte der, wie nicht selten, gespaltenen *vorderen* F_1 darstellt, die durch diese bis an die Medianebene heranreichende Bogenwindung ihr Ende erfährt. Mit dem medialen, in dieser Sicht *quer* verlaufend erscheinenden Windungsteil wird nun die allgemeine Richtung der *frontopolaren Querwindungen* und der *frontomarginalen Querwindung* vorweggenommen, die sich über die Zwischenstufe einer gedrungenen Querwindung (*49 V'* und *50 V'*) anschließen und von den frontopolaren Feldern *51d*, *51p*, *2 V'*, *1 V'* und *52v* besetzt werden.

Auf unser bogenförmiges Feld *48* zurückkommend ist festzustellen, daß es als *zweite Gradationsstufe* der *pol*wärtigen und der opercularwärtigen Gradation einen *schwach granulären* Charakter trägt, womit also schon eine etwas stärkere *IV* als bei den *dysgranulären* Feldern gemeint ist. Erst im nächsten Felderring *49 V'* bis *46 V'* kommt es zur Unterscheidung zweier Einheiten, wovon die laterale (*46*) noch um einen Grad *granulärer* ist, da sie beiden Gradationsrichtungen in der dritten Stufe unterliegt (polwärts über Feld *44 V'* und *45 V'*, s. Abb. 52). Es ist das gleiche Feld, das infolge dieses Stellenwertes innerhalb der Gradation als einziges der *paramotorischen* Zone schon schwach *internodensior* ist, wie wir bereits oben erörterten, da die das Verhältnis der Baillargers betreffende Komponente

[1] Der gleiche Vorgang lag wahrscheinlich der Beobachtung von STRASBURGER zugrunde, der seine Felder *45/46* und *47 V'* als architektonisch „sehr ähnlich“ erklärte und in unserem Fall Ku. waren Feld *46 V'* und *48 V'* fast gleich gebaut, so daß auch in diesen Fällen ein gleichartiger architektonischer Bogen besteht.

ebenfalls beiden Gradationen gemein ist. Es bleiben jedoch erst noch die Felder *44 V'* und *45 V'* der dorsalen F_2 zu erörtern, wovon das dysgranuläre *44* noch recht großzellig (und markfaserreich) ist, während Feld *45* in allen diesen Eigenschaften eine Zwischenstufe zu dem besprochenen Feld *46 V'* darstellt.

Wir kommen endlich zu den *myeloarchitektonischen* Komponenten der opercularwärts gerichteten Gradation, von denen entsprechend der oben dargelegten grundsätzlichen Koppelung von Magno- bzw. Parvocellularität und dem Grad der Gesamtfaserdichte (ebenso wie der Breite der Radiärfaserbündel und deren Kaliber) die die Gesamtfaserdichte reduzierende Komponente der polwärtigen Gradation ausfällt, so daß nur die beiden anderen Komponenten übrig bleiben: *Abschwächung* der *substriären* Fasern in Richtung auf den *bistriären* Charakter an Stelle des *unistriären* mit der Zwischenstation des *propeunistriären*, wie sie von der *paramotorischen* Zone innegehalten wird, und die Komponente der Zunahme des Gewichtes des inneren Baillarger mit allmählicher Überwindung des *aequodensen* Charakters zugunsten des *internodensioren*, und beide Komponenten sind es, die sich regelmäßig mit der Granularisierung und der Verstärkung der *IIIc* gegenüber den *V*-Pyramiden gekoppelt erweisen, wobei sich bald die eine, bald die andere Komponente stärker manifestiert.

In der *dritten Frontalwindung*, auf die die *opercularwärts* gerichtete Gradation noch einwirkt, kommt es nun nicht nur zur Erreichung des *bistriären* Charakters, sondern der *horizontal* betonte Zug des Markfaserbildes wird noch dadurch gesteigert, daß *interstriäre* Fasern (*5a*) in verstärktem Maße auftreten, was zum *unitostriären* Charakter verschiedenen Grades führt, der aber seine stärkste Ausprägung in der *orbitalen* F_3 besitzt. Wir können darin wiederum, ebenso wie bei den oben behandelten außergewöhnlich großen *IIIc*-Pyramiden, die Wirksamkeit der von der *Insel* hier einwirkenden Gradation sehen.

Die *paramotorische Zone* kann nunmehr *architektonisch* in der Reichweite der aus den Gradationen hervorgegangenen Merkmale umrissen werden. *Cytoarchitektonisch* weist sie eine mittlere Zellgröße zwischen der *magnocellulären frontomotorischen* und der *parvocellulären frontopolaren* Zone auf. Sie ist in ihrer Gesamtheit *schwach externopyramidal.* Der Granularisierungsgrad reicht von der *ersten Granularisierungsstufe* = *dysgranulär* bis zu *schwach granulär* und wird von uns, darin begrifflich Brodmann folgend, als *intermediär-granulär* zusammengefaßt.

Myeloarchitektonisch weist die *paramotorische* Zone eine *hohe* (Feld *44*!) bis *mittlere Gesamtfaserdichte* auf. Sie ist in ihrer Gesamtheit *propeunistriär.* In bezug auf das Verhalten der Baillargers zueinander ist sie *aequodensus*, bis auf das schwach internodensiore Feld *46*, das zugleich das granulärste der Felder ist, infolge der Tatsache, daß *beide* Gradationen hier in der dritten Stufe wirksam sind.

Wir kommen nun zum Vergleich mit Brodmanns Area frontalis intermedia (*8 BR'*). Dabei ist zu berücksichtigen, daß Brodmann die F_1 ganz in die Fläche projiziert hat, wodurch die Lateralansicht der Konvexität überhöht erscheint und zugleich der Vertikalcharakter seiner Felder *6* und *8* noch verstärkt wird. *Richtig* ist, daß Brodmann sein Intermediärfeld ventral nur bis zur *Mitte* von F_2 geführt hat, und der wesentlichste Unterschied besteht nur darin, daß er die caudale, *dysgranuläre* obere F_2, wie oben bereits erörtert, nicht einbezogen hat, andernfalls käme die Bogenform mit unserer paramotorischen Zone übereinstimmend heraus. Außerdem haben wir vorn — soweit sich das topographisch sicher beurteilen läßt — ihm gegenüber noch zwei *schwach granuläre* Feldstufen einbezogen (*49 V'* und *46 V'*), die bei ihm in seinem Feld *9 BR'* aufzugehen scheinen. Diese andersartige

Zonenabgrenzung war bei uns dadurch bedingt, daß erst mit Feld *50* der eugranuläre und zugleich propeunistriäre bis bistriäre Charakter erreicht wird.

BRODMANNS *Area frontalis intermedia* (*8*) stimmt damit viel besser mit unserem *paramotorischen* Feldergürtel überein als das entsprechende v. Economosche Feld *FC*, das dieser unverständlicherweise bis zur dritten Frontalwindung herabgeführt hat. Zugleich hatte er ja auch auf der caudalen F_2 ein viel größeres, mit Sicherheit schon granularisiertes Gebiet als BRODMANN fälschlich seiner Area frontalis agranularis (*FB*) eingeordnet.

4. Die frontoperculare Zone (FoZ)

Die *dorsale Hälfte* der Frontalrinde ist damit in ihren Gradationen erfaßt und zonal gegliedert. Sie reicht bis zu der zugleich architektonischen Grenzmarke des *S. frontalis medius*. Dieser meist zweiteilige und beim Menschen gar nicht sehr gut ausgebildete Sulcus wurde von EBERSTALLER schon in seiner Bedeutung für das Windungsbild erfaßt. Wir haben dazu seine *architektonische* und zugleich neuro*physiologische* Bedeutung als Grenzmarke fügen können und seine *Homologie* mit dem *Ramus horizontalis* des *S. arcuatus* der *Cercopithecinen* erwiesen. Diesen phylogenetisch ältesten der drei Sulci frontales könnte man in Analogie zum S. interparietalis des Parietallappens beinahe auch als Grenzfurche zwischen einem oberen und unteren Frontalläppchen ansehen, wovon das erstere beim Menschen den Gyrus frontalis superior und die Pars superior des Gyrus frontalis medius enthielte. Wie weit eine solche Gliederung auch einer *grundlegenden funktionellen* entspräche, bleibt noch offen, da insbesondere die Funktion von Feld *44 V'* im Winkel zwischen Präzentralwindung und F_1 einer Klärung bedarf. Ist es doch bisher, dem Brodmannschen Schema folgend, in das *motorische Tertiärfeld* einbezogen worden und seine hier durchgeführte *cytomyeloarchitektonische exakte* Abgliederung von der *frontomotorischen* Zone (in unserem engeren Sinne) kann erst als Aufforderung an die *Neurophysiologie* betrachtet werden, dieses Territorium besonders zu prüfen.

Dagegen ist Feld *55 V'* unterhalb des S. frontalis medius als *Blickfeld* gesichert und die ventral davon gelegenen Felder der *Pars opercularis* der F_3 *56 V'* und *57 V'* in ihrer Bedeutung für die Sprachmotorik und die damit wohl in Zusammenhang stehende Denervation einschließlich des aphasic arrest (s. o.).

Wie grundlegend die Grenzmarke des S. frontalis medius auch immer sei, die *opercularwärts* gerichtete Gradation wirkt ihrem *transzonalen* Wesen gemäß darüber hinaus auf die ventrale F_2 und weiter auf die F_3, wo sie sich mit der von der Insel her einwirkenden Gradation trifft. Deren Eigenart gilt es also als erstes zu bestimmen, wenn wir uns nun der *unteren* Hälfte der Frontalrinde zuwenden.

In dem den rhinencephalen Grenzgebieten gewidmeten Kapitel hatten wir die Morphologie der Insel und ihre Zusammenhänge mit der basalen Riechrinde schon behandelt. Wir konnten dabei, nachdem die Morphologie im Sinne von RETZIUS dargelegt war, an die architektonische Bearbeitung durch BROCKHAUS anknüpfen, der mit VOGT den Begriff des *Claustrocortex* eingeführt hatte, worunter sie die gesamte vom Claustrum unterlagerte und zugleich architektonisch charakteritische Rinde verstanden. Außer dem morphologisch umgrenzten Insellappen umfaßt dieser Claustrocortex die *präpyriforme* Rinde an der Hirnbasis und auf dem Temporallappen in der Nähe seiner Verwachsungsstelle mit dieser Basis. Es handelt sich dabei um den Bereich des fetal noch nachweisbaren Gyrus olfactorius lateralis, dessen Angulus morphologisch den Inselpol bildet (Abb. 37).

Brockhaus hat nun drei Differenzierungsstufen des Claustrocortex zur Darstellung gebracht, wovon der rein allocorticale, an der Basis und am Inselpol und z. T. noch temporal gelegene Kern, den er direkt als Differenzierungszentrum bezeichnet, der eben beschriebenen präpyriformen Rinde entspricht (Abb. 38). An diesen *allocorticalen* Kern schließt ein *mesocorticaler* Feldergürtel an, der der ventralen Insel angehört, und erst dann folgt die dorsale Hauptmasse der Insel mit *isocorticaler* Schichtung.

Wie schon erwähnt, hat Brockhaus als erster die areale Gradation Vogts zur Anwendung gebracht und als Bauprinzip der gesamten Insel dargestellt, indem er am Ende seiner Arbeit erstmalig auch Pfeile zur Kennzeichnung der Gradationsrichtungen verwendete. Brockhaus spricht hier auch erstmalig von *Differenzierungsrichtungen*, die er aber in Anführungsstriche setzt und noch nicht als Entwicklungsrichtung aufgefaßt wissen will. Die „Hauptdifferenzierungsrichtungen" führen dabei aus dem *allocorticalen* (präpyriformen) Kern in den *mesocorticalen* Feldergürtel, und von da aus in den sich weiter ausfächernden *isocorticalen* Feldergürtel der dorsalen Insel. Neben diesen Hauptdifferenzierungsrichtungen hat Brockhaus strukturelle Felderverwandtschaften in der dorsalen Insel durch dünne Doppelpfeile zum Ausdruck gebracht, ohne daß das Gradationsprinzip hier klar durchgeführt ist. Er schreibt selbst dazu, daß er diese Beobachtungen erst andeuten könne.

Jedenfalls sehen wir hier aus der basalen, *allocorticalen* Riechrinde über einen mesocorticalen Feldergürtel in die dorsale Insel aufsteigende Gradationspfeile, die allerdings noch keine Fortsetzung in Richtung auf die *operculare* und *Konvexitätsrinde* gefunden haben. Der in Frage stehende Zusammenhang schwebte jedoch dem Autor vor, denn er zitiert dafür alte *myeloarchitektonische* Beobachtungen O. Vogts, die teilweise in einem unveröffentlichten Manuskript ihren Niederschlag gefunden hatten, in denen dieser auf die Verwandtschaft der vorderen Insel mit dem *Operculum frontale* und der hinteren Insel mit dem *Isocortex temporalis* hinwies, wobei hier auch eine Verwandtschaft mit dem *Operculum parietale* besteht, die jedoch nicht so ausgesprochen sei wie die zur angrenzenden Temporalrinde. Diesen Befund können wir nun von der *cytoarchitektonischen* Seite für die Frontalrinde glänzend bestätigen, indem die *gesamte* F_3 direkt oder indirekt dem *Inseleinfluß unterliegt*[1].

Im Rahmen unseres Arbeitsplanes konnte dabei keine cyto-myeloarchitektonische Gesamtfelderung der Insel durchgeführt werden, sondern nur eine *orientierende* Untersuchung. Infolge der Markfaserarmut der Insel lassen sich nach Heidenhain gefärbte Präparate nicht so gut verwerten, wodurch die kombinierte cyto-myeloarchitektonische Felderung von Insel und Konvexität zugleich an derselben Hemisphäre nicht möglich ist. Wir haben daher gerade die *cytoarchitektonische* Verwandtschaft zwischen der vorderen Insel und den angrenzenden Feldern der F_3 herausgearbeitet, wie wir oben schon für den Fuß der Präzentralwindung dargestellt haben (Feld *41 V'* und *J 41*).

Zuvor wollen wir aber die drei von Brockhaus herausgearbeiteten Feldergürtel in ihren wesentlichen Eigenschaften umreißen: Der *allocorticale* Kern ist im Zell-

[1] Nachträglich wurde uns eine Vogtsche Arbeit aus dem Jahre 1910 zugänglich, in der diese Beobachtungen doch erstmals zur Veröffentlichung gelangt sind (20. Congr. Med. Alién. Neurol. *1*, 168—176). O. Vogt deutete diese architektonische Verwandtschaft aber noch nicht als Entwicklungszusammenhang, sondern äußerte hier die Vorstellung, daß die operculare Architektonik in der Inselrinde repräsentiert sei und erwog, ob dieser daher eine höhere Funktion zukomme.

bild wenig geschichtet, so daß seine Schichten sich noch nicht mit dem Isocortex homologisieren lassen. Eine Körnerschicht ist noch nicht vorhanden. Er besitzt eine sehr *faserreiche Zonalschicht* (*1*), in der die Fasermassen des *Tractus olfactorius lateralis* sich ausbreiten. Er ist „*descendent supraradiär*", d. h. Fasern der *1* steigen in die Rinde hinab, zugleich ist er *infraradiär*, was die Hauptmasse seiner *Radiärfaserbündel* betrifft.

Der *mesocorticale* Feldergürtel entspricht Roses *Regio propeagranularis*, er zeigt in den meisten Feldern den *ersten Granularisierungsgrad*. Dementsprechend sind die Felder besser geschichtet und eine Homologisierung ihrer Schichten mit dem Isocortex ist durchführbar. Die Zonalschicht ist nicht mehr so faserreich, wenngleich reicher als im Isocortex. Nach Brockhaus handelt es sich noch um Fasern des *Tractus olfact. lat.*, wie dieser Gürtel auch noch *descendent supraradiär* ist und zugleich *infra-medioradiär*.

Wir haben nun Gründe, den hieran anschließenden dorsalen Feldergürtel, der in seiner vorderen Hälfte eine *architektonische Zwischenstufe* zur *dritten Frontalwindung* darstellt, als einen *Proisocortex* aufzufassen. Er ist zwar *euradiär* und weist eine cytoarchitektonische Sechsschichtung auf, wobei die Granularisierung etwas fortgeschritten ist; in Form einer Überbetonung der *inneren* Hauptschicht mit stellenweisem *Übergewicht* der *VI* und sonst der bandartigen *V* (Inselgürtel v. Economos) weist er jedoch Charakteristica auf, die nur noch in ähnlicher Weise im *Proisocortex archicorticalis* des *vorderen Gyrus cinguli* zu finden sind, dem übrigen Isocortex aber fehlen. Als besonderes, den Zusammenhang mit dem Palaeocortex erweisendes Stigma kommt die Unterlagerung durch das *Claustrum* hinzu.

Wenn wir auch nicht die alte Ansicht, die noch Rose vertreten hat, erneuern wollen, daß das Claustrum als eine durch die Fasern der Capsula extrema abgespaltene Rindenschicht zu betrachten sei, so besteht doch ein inniger Entwicklungszusammenhang, der sich im Erwachsenengehirn noch dadurch kundtut, daß auch die *dorsale Inselrinde* durch „heterotop" liegende *Einzelzellen* mit dem Claustrum verbunden bleibt. Die Verbindung mit subcorticalen Zellmassen ist aber ein Kennzeichen des *Palaeocortex*. Das *basale Claustrum* unterlagert die präpyriforme Rinde ja noch *unmittelbar*, und im Bereich der *Substantia perforata* sind es *Zellhaufen* und *Zellinseln* des *Fundus striati* sowie des *Nucleus basalis*, die in unmittelbarem Kontakt mit der Rinde stehen, wobei letzteren eine *efferente Funktion* zugesprochen wird. Diese Unterlagerung mit *subcorticalen* Zellmassen entspricht ja auch einem besonderen *Entwicklungsmodus* dieser Rinde, indem es hier fetal nicht zu einer sich von der Zwischenschicht absetzenden selbständigen *primitiven Rindenplatte* kommt, was der reife Zustand eben noch mehr oder weniger widerspiegelt. Wir halten es daher für verfehlt, die verschiedenen Anteile des *Palaeocortex* architektonisch zu gliedern, ohne die sie unterlagernden grauen Massen in die Beschreibung einzubeziehen, wie es noch immer geübt wird. Bei der bisher zum Isocortex gezählten dorsalen Insel ist der Zusammenhang zum Claustrum zwar sekundär gelockert, aber er ist in *strenger architektonischer* Bindung an die *Inselrinde* vorhanden, so daß wir uns unter gleichzeitiger Berücksichtigung obiger architektonischer Charakteristica veranlaßt sehen, sie als *Proisocortex palaeocorticalis* einzuordnen.

Wenn wir nunmehr die vom allocorticalen Inselpol aufsteigenden Gradationspfeile, die bei Brockhaus schon über den *mesocorticalen* Gürtel auf den *proisocorticalen* Gürtel einwirkten, auf die *Konvexität* fortsetzen, müssen wir uns noch einmal den *opercularisierenden* Charakter der F_3 vor Augen halten. Sie gliedert sich in der Nomenklatur Eberstallers, an der wir festhalten, in die an die Präzentralwindung anschließende *Pars opercularis*, die *Pars triangularis* und die *Pars orbitalis*. Einen opercularisierenden Charakter haben jedoch alle drei Partes bis zu einer gewissen Tiefe, nämlich so weit der Ramus anterior ascendens und horizontalis der Fissura Sylvii reicht, die beide bis zum S. circularis der Insel durchstoßen. Dieser Befund hatte ja RETZIUS veranlaßt, die drei Teile der F_3 als *Pars opercularis superior*, *intermedia* und *orbitalis* zu benennen, wobei er sich darüber klar war, daß der *dorsale* Teil der beiden auf der Konvexität befindlichen Partes und der *orale* Teil der Pars orbitalis nicht mehr opercularisieren. Ebensowenig gehört die medialste schmale Windung der Pars orbitalis, die in der Regel von den Feldern *61* und *62 V'* besetzt ist (Abb. 53), zu den opercularisierenden Anteilen. Wir haben dennoch entsprechend dem Retziusschen anatomischen Vorgehen, das sich uns architektonisch bestätigte, die ganze dritte Frontalwindung in unsere „*frontoperculare Zone*" einbegriffen. Und sie ist es, die in ihrer Gesamtheit der insulären Gradation unterliegt, wie wir es in ähnlicher Weise schon für das *Operculum centrale* zeigen konnten.

Das Feld auf dem Fuße der Präzentralwindung überträgt dabei am deutlichsten den sog. *Inselgürtel* v. ECONOMOS, unser *V-Pyramidenband*, auf die Konvexität, was wir mit seiner Funktion als „*Mastikationsfeld*" in Verbindung bringen konnten. Das *V*-Band ist auch im angrenzenden Feld der dorsalen Insel *I 41* am *ausgeprägtesten* innerhalb der *proisocorticalen Insel*, zugleich ist dieses Feld am wenigsten granularisiert innerhalb derselben. Es ist als einziges *dysgranulär*. Während caudal davon entsprechend der *Postzentralregion* eine hochgradige Granularisierung zu finden ist, sind die übrigen proisocorticalen Felder der vorderen Insel schwächer granulär, das dorsooralste davon hat dabei die *stärkste IV*. Wir finden also hier in der Granularisierung der *dorsalen Insel* eine Parallele zu einer Komponente der *polwärtigen* Gradation der Konvexität, wie sie der Proisocortex des *Gyrus cinguli* nicht zeigte, wohl trat aber bei diesem die Komponente der Parvocellularität und gekoppelt damit der Markfaserverarmung insofern in Erscheinung, als besonders der ventrale Teil des Gyrus cinguli diese Zeichen bot, von dem aus, wie wir noch zeigen werden, Einflüsse auf die angrenzenden Zonen ausgehen.

Genau genommen müßte also eine Feld-für-Feld-Gradation von der *proisocorticalen* Insel zur F_3 durchgeführt werden, was die genaue cyto-myeloarchitektonische Gliederung der letzteren vorausgesetzt hätte, die aus oben erwähnten Gründen nicht zur Durchführung kam. Statt dessen bringen wir aber die *cytoarchitektonischen Hauptzüge* dieser *insulären Gradation* zur Darstellung: Der *mesocorticale* Gürtel ist charakterisiert außer durch die *Dysgranularität* durch eine äußerst schwache *III* bei hohem Übergewicht von *V* und *VI*. Im *proisocorticalen* Feldergürtel wird die *IV* und die *III* stärker. Diese Eigenschaften sind es nun, die sich in der *Pars opercularis* und der *Pars triangularis* der F_3 weiter steigern, und zwar kommt es hier zu einer solchen Steigerung der Größe der *IIIc*-Pyramiden, daß diese Felder ausgesprochen *externopyramidal* werden, in noch höherem Maße als die Felder der ventralen F_2, über die ja die opercularwärtige Gradation mit einer *gleichartigen* Komponente auf die F_3 einwirkt, so daß wir hier zu einer *Kumulation beider Wirkungen* gelangen. Das *Maximum des externopyramidalen* Charakters erreicht dabei von den Konvexitätsfeldern der F_3 Feld *58 V'*, das sich auf der *Pars triangularis dorsal* vom *Sulcus radiatus* ausbreitet, der seine Grenze gegenüber dem ventral davon gelegenen kleinerzelligen Feld *59 V'* zu sein pflegt, wie schon KNAUER (s. u.) und RIEGELE hervorgehoben haben. In unserem Fall A 58 (Abb. 50) sind eigentlich zwei Sulci radiati vorhanden, wovon der dorsale, nur als Mulde ausgeprägte, die Grenze zwischen *58 V'* und *59d* (dorsale) darstellt und der ventrale diejenige zwischen *59d* und dem noch etwas kleinerzelligen *59v* (ventrale), das ventral an den Ramus horizontalis der Fissura Sylvii grenzt. Es handelt sich also hier auf der Pars triangularis um eine Stufenfolge von drei architektonischen Einheiten, die in bezug auf *Magnocellularität* und parallel dazu im *Markfasergehalt* ihr Maximum in *58 V'* besitzt.

Feld *56 V'* hat demgegenüber noch gewisse *paramotorische* Züge, indem es noch schwach granulär ist und eine relativ *starke V* besitzt. Die großen *IIIc*-Pyramiden sichern ihm jedoch schon den *externopyramidalen* Charakter. In unserem Fall findet sich auf der Pars opercularis noch eine Zwischenstufe *56/41*, die die *insuläre Gradation* auch noch in Form eines *V*-Bandes zeigt, wenngleich nicht in gleicher Ausprägung wie Feld *41*. Feld *57* stellt innerhalb der F_3 schon wieder die nächste Stufe der *granularisierenden, IIIc-betonenden insulären Gradation* dar, indem es eine etwas stärkere *IV* und noch etwas größere *IIIc*-Pyramiden besitzt, während die *V* sich weiter abschwächt. In allen diesen Eigenschaften ist es wiederum *Zwischenstufe* zu *58*, auf das als das architektonische Maximum der F_3 der Konvexität die Gradationen noch innerhalb der *Pars opercularis* und *Pars triangularis* hinzielen, um hier mit der von *dorsal* einwirkenden Gradation zu kumulieren (Abb. 50).

Die besonders reiche Gliederung der F_3 gibt Anlaß, hier noch einmal speziell auf die Beziehungen zwischen *Architektonik* und *Windungsbild* einzugehen. Das Gehirn A 58, das unseren Felderkarten zugrunde liegt, zeigt makroskopisch innerhalb der Pars opercularis der F_3 nicht die häufigere von Eberstaller beschriebene Gliederung in eine *Pars basilaris* und eine *Pars ascendens* durch einen schräg dorsocaudal ziehenden S. diagonalis (Abb. 30). Wie wir in dem den Beziehungen der topistischen Grenzen zum Windungsbild gewidmeten Kapitel schon erwähnten, spiegelt die F_3 auch bei Brodmann und v. Economo schon die Bindung der Feldergrenzen an die untergliedernden *Furchen* der F_3 wieder, wie ein Blick auf ihre Felderkarte lehrt. Es läßt sich demzufolge auch leicht eine Homologisierung ihrer Felder mit den Vogtschen durchführen, die von uns *cyto-myeloarchitektonisch* gesichert wurden: Es entsprechen dabei einander v. Economos *FCBm* und Feld *44 BR'* einerseits den Feldern *56* und *57 V'* andererseits sowie v. Economos Feld *FD* γ und Feld *45 BR'* einerseits den Feldern *58* und *59 V'* andererseits. Innerhalb der Pars opercularis ist nun in der Regel der S. diagonalis — meist eine schwache Furche — die Grenze zwischen Feld *56 V'* auf der Pars basilaris und Feld *57 V'* auf der Pars ascendens. Zu dieser Feststellung gelangte primär Knauer, der bald nach Vogts Bekanntgabe seiner *myeloarchitektonischen* Gliederung des Stirnhirns, diese Gliederung in bezug auf die F_3 an *neun Hemisphären* überprüfte und bestätigt fand. Er ist dabei der erste gewesen, der an seinem speziellen Untersuchungsgut die gesetzmäßigen Bindungen zwischen der gegenüber Brodmann verfeinerten Felderarchitektonik und dem Windungsbild gefunden hat. Auch uns bestätigte sich die *topisch-architektonische* Gliederung der Pars opercularis bei regelmäßigem Verlauf des *Sulcus diagonalis*. Auf die andersartige Untergliederung der Pars opercularis bei A 58 und ihre Ursachen werden wir gleich noch zu sprechen kommen.

Was die Untergliederung der *Pars triangularis* betrifft, so danken wir auch hier Knauer die erste Feststellung über die gesetzmäßige Bindung der Feldergrenzen an deren topische Gliederung: So von Feld *57 V'* und *58 V'* an den Ramus ascendens Fissurae Sylvii und der Grenze von *58 V'* und *59 V'* an den Sulcus radiatus. Beides wurde von Riegele *cytoarchitektonisch* bestätigt, wie wir es wiederum bestätigen können.

Es bleibt noch festzuhalten, daß wir für diese bisher übersehenen oder in ihrer Tragweite nicht ermessenen Ergebnisse eine Bestätigung von unerwarteter Seite erhalten, nämlich von einem Schüler v. Economos, Stengel, der die F_3 an acht Hemisphären *cytoarchitektonisch* genau bearbeitet hat, wobei er speziell dem Problem nachging, wie sich bei der Variabilität des Windungsbildes die zugehörigen

Felder verhalten. Als ein Hauptergebnis möchten wir zitieren: „Im Bereich des Fußes und der Pars triangularis (der F_3) entsprechen die cytoarchitektonischen Seitenunterschiede den morphologischen Differenzen im Windungsbau.“ Dann weiter den S. diagonalis betreffend: „Falls innerhalb der Area des Fußes der unteren Frontalwindung eine Unterteilung in eine Pars anterior und posterior vorgenommen werden kann, entspricht die Grenze regelmäßig dem Sulcus diagonalis bzw. dessen Fortsetzung“. Nach der architektonischen Beschreibung handelt es sich zweifelsfrei um die Felder *56 V'* und *57 V'*, deren *furchengebundene gemeinsame Grenze* also von Stengel besonders erfaßt wurde. Daß er in drei Fällen keine Untergliederung der *Pars opercularis* durchführte, weil ihm die cytoarchitektonischen Unterschiede zu gering erschienen, ist eine Frage des individuellen Vorgehens. In den Fällen, wo er sich zu einer Untergliederung entschloß, war sie jedenfalls furchengebunden. Wir selbst sind bei unserer Rindengliederung zu einer relativ großen Zahl architektonischer Einheiten gelangt, wie die meisten späteren Gliederer, wobei wir die Bokschen Ergebnisse über den Einfluß der Krümmungen der Rindenoberfläche voll berücksichtigten. Dabei gab für uns den Ausschlag die *cyto- und myeloarchitektonische* Sicherung der architektonischen Einheiten; andererseits bewahrt die Erkenntnis der Einordnung dieser zum größten Teil auch *grobmorphologisch* gesicherten Einheiten in die *Stufenfolgen* der *Gradationen* vor der Überbewertung der einzelnen Einheit, da sie bis auf die Grenzfelder stets nur *Zwischenstufen* darstellen.

Betreffs der Untergliederung der Pars opercularis bleibt noch nachzutragen, daß im Falle des Fehlens des *S. diagonalis* der *Ramus ascendens* der *Fissura Sylvii* häufig eine dorsale Aufgabelung zeigt. Und in diesen Fällen liegt das die Zwischenstufe zwischen *56 V'* und *58 V'* darstellende Feld *57 V'* in der Regel in dieser Gabel (s. die Felderkarten Vogts und Strasburgers, Abb. 8 u. 10).

Wir haben noch unsere Feldergliederung auf der Pars opercularis (Abb. 55) zu diskutieren. Unser Feld *56/41* entspricht einem von v. Economo in gleicher Lage angegebenen Feld *FCop*, das wie bei uns die Annäherung an die Inselstruktur durch die Verdichtung der *V* zeigt. Von diesem Feld ist Feld *56 V'* durch eine Mulde abgetrennt, die in ihrer dorsalen Fortsetzung die Grenze zwischen *56 V'* und *57 V'* bildet. Letzteres Feld bleibt also hier unterhalb der Gabel des Ramus ascendens der Fissura Sylvii, die schon von Feld *58 V'* mit eingenommen wird. Das läßt sich aber wiederum mit einer Variante der Ausprägung der Pars triangularis erklären. Diese bildet in diesem Fall einen gegenüber der Norm zu *spitzen Winkel*, während sie in der Regel einen fast *rechten Winkel* bildet. Das ist auch daran erkennbar, daß der Ramus ascendens stärker als normal nach vorn geneigt ist. *Hier* liegt also der Grund dafür, daß im Zusammenspiel von *Windungsbild* und *Architektonik* in diesem Fall die Pars triangularis um das in der Gabel liegende Territorium architektonisch erweitert wurde, indem *hier* schon Feld *58*, das Maximalfeld des konvexen Teiles dieser Zone, beginnt.

Das *regelhafte Windungsbild* ist eben immer nur die Resultante der einwirkenden *Gradations*- und das heißt *Wachstums*- und *Differenzierungsrichtungen*. Jede größere Variation des Windungsbildes bedeutet zugleich Abweichungen in seiner architektonischen Gliederung, was an Hand der Diskussion von Architektonik und Windungsbild der Pars opercularis und triangularis noch einmal erhellt sein sollte.

Ehe wir zur *Pars orbitalis* der F_3 übergehen, erscheint es zweckmäßig, die in höherem Maße gemeinsame Züge aufweisenden *Konvexitätsanteile* der *frontopercularen Zone* auch erst in ihrer *Myeloarchitektonik* zu behandeln. Die besprochenen Felder gehören bis auf Feld *56 V'* Vogts *Regio unitostriata* an, allerdings stellen sie den Teil derselben dar, dessen *interstriäre Fasern* (*5a*) noch nicht so stark ausgebildet sind, und der daher von HOPF als *bi- bis unitostriär* geführt wurde, während erst die *Pars orbitalis* den *unitostriären* Charakter voll zeigt. Feld *57* stellt bei VOGT ein Grenzfeld seiner Regio *unitostriata* dar, das er *propebistriär* benannte, da es noch etwas weniger *interstriäre* Fasern aufwies als die Felder *58 V'* und *59 V'*. HOPF ordnete es als *bistriär* ein. Sein Charakter als Zwischenstufe ist offenbar wechselnd. In unserem Fall A 58 fanden wir einen *schwach unitostriären* Charakter. Feld *56 V'* dagegen, das ja an die Präzentralwindung angrenzt, ist *propeunistriär*, welchen Charakter die *paramotorische* Zone in ihrer Gesamtheit zeigte und der ja auch hier mit einer noch relativ starken *V* einhergeht. Aber jene Zone wie dieses Feld (*56 V'*) ist doch schon schwach *externopyramidal*, was hier durch sehr große *IIIc*-Pyramiden bedingt ist, die für die Beteiligung der *transzonalen insulären Gradation* sprechen. Dieser Befund der *IIIc*-Pyramiden ist es, der diesem Grenzfeld die architektonische Zugehörigkeit zur *frontopercularen* Zone sichert.

Die *unitostriären* ebenso wie die *bistriären* Felder überhaupt haben demgegenüber eine *schwächere V* und sind daher ausgesprochener *externopyramidal*. Hier deuten sich Zusammenhänge an, die noch einer neurophysiologischen Aufklärung harren: Es läßt sich aus diesem *cyto-* zu *myeloarchitektonischem* Verhalten auf einen ausgesprochenen Gegensatz zwischen den *interstriären* Fasern (*5a*) und den *substriären* Fasern (*6aα*) schließen. Der *unistriäre* Charakter, der infolge der Zunahme der *substriären* Fasern (*6aα*) den *inneren* Baillarger nicht mehr in Erscheinung treten läßt, ist an eine starke Ausprägung der *V-Pyramiden* gebunden, die ja unmittelbar oberhalb der *6aα* liegen. Er herrscht daher in der *frontomotorischen* Zone ebenso wie er in der faserärmeren, aber noch ausgesprochener *internopyramidalen paralimbischen* Zone herrscht und von da aus ventral noch auf die *orbitomediane* Zone übergreift.

Mit Abschwächung der *V*-Pyramiden zugunsten der *IIIc*-Pyramiden, die mit der *Granularisierung* einhergeht, vermindern sich die substriären Fasern zum *propeunisträren* Charakter der *paramotorischen* Zone und hier unseres *Grenzfeldes 56 V'*, und im daran anschließenden Feldergürtel kommt es mit weiterer Abschwächung der *V*-Pyramidenschicht zur weiteren Abnahme der substriären Fasern und damit zum *bistriären* Charakter, der etwa zugleich mit dem *eugranulären* Charakter erreicht wird.

Die Verstärkung des *inneren* Baillarger gegenüber dem äußeren (internodensior) ist dabei eine Steigerungsstufe, die frontal bei den meisten *bistriären* Feldern erreicht wird. Als letzte Steigerungsstufe erscheint in diesem Zusammenhang eine Zunahme der *interstriären* Fasern, die zum *unitostriären* Charakter führt, und diese Steigerungsstufe wird nur in der aus zwei *Richtungen granularisierenden* und *externopyramidisierenden*[1] Gradationen unterliegenden F_3 erreicht, als deren Ergebnis wir schon die außergewöhnliche Größe der *IIIc*-Pyramiden erkannten.

Bei den bisher geschilderten Komponenten der Gradationen handelte es sich immer um rein *quantitativ* erfaßbare Steigerungen bestimmter Eigenschaften. Hier handelt es sich wohl auch um eine Zunahme von *Horizontalfasern*, aber eben speziell jener, die sich *zwischen* den beiden Baillargers befinden, und die erst in dieser *gemeinsamen Endzone der Gradationen* vermehrt in Erscheinung treten,

[1] Um die schrittweise Verschiebung des Gewichtes der Pyramidenschichten von der *V* auf die *IIIc* in eine Formel zu fassen.

während die *unistriären Quellen* dieser Gradationen — auch die dorsale Insel ist nach BROCKHAUS vorwiegend *unistriär* — die *sub*striären Fasern vermehrt zeigen. Für letztere legt das gemeinsame Auftreten mit dem vorwiegend *efferenten* Feldcharakter in Form einer starken *V* einen indirekten Zusammenhang mit deren efferenter Funktion nahe — *indirekt* schon deswegen, weil diese substriären Fasern keine axosomatischen Synapsen mit den *V*-Pyramiden haben, sondern nur deren basales dendritisches Feld durchziehen und auf diesem Wege nur *bahnende* Wirkung haben können, während sie im übrigen über Schaltzellen wirken müssen.

Dagegen legt die Art des Auftretens der *inter*striären Fasern einen Zusammenhang mit der Integration der *verschiedenen Afferenzen* nahe, wie sie in den Feldergürteln der opercularwärtigen und insulären Gradation wirksam waren. Das gilt in ähnlicher Weise für die Pars orbitalis der F_3, wo wir den Vorgang noch im Näheren ausführen werden. So erscheint der *unitostriäre* Charakter, den die Konvexitätsfelder der F_3 mit Ausnahme des Grenzfeldes *56 V*', das in mancher Hinsicht noch einen paramotorischen Charakter besitzt, mehr oder weniger ausgeprägt bieten, als Produkt der hier von *dorsal* und *ventral* einwirkenden *Gradationen*. Gemeinsam ist diesen Feldern noch der *internodensiore* Charakter einschließlich des Grenzfeldes *56 V*', worin ebenso wie in den oben erwähnten sehr großen *III c*-Pyramiden eine Durchbrechung seiner paramotorischen Züge zu sehen ist, da die *paramotorische* Zone noch durchgehend *aequodensus* ist. Wir können in diesen Eigenschaften des Feldes *56 V*' eine architektonische *Brückenstellung* zwischen dem Fuß der Präzentralwindung und den oral anschließenden Feldern der F_3 erkennen.

Was die *Gesamtfaserdichte* dieser Felder betrifft, so ist sie relativ *hoch*, aber kleiner als diejenige der frontomotorischen Felder der Präzentralwindung. Sie verhält sich dabei wiederum parallel zur Größe der Zellen und ist daher in der Pars triangularis in dem Maximalfeld *58 V*' am höchsten.

Wir kommen nun zur *Pars orbitalis* unserer *frontopercularen Zone* (Abb. 53 u. 57), die vom Ramus ant. horiz. Fiss. Sylvii lateral bis zum medialen Schenkel des S. orbitalis transversus medial reicht, während die vordere Grenze durch den transversalen Abschnitt dieser Furche bestimmt ist, zugleich der Querbalken der „H"-Furche, deren orolateralem Ausläufer die Grenze (zwischen Feld *65 V*' und *53 V*') weiterhin folgt.

Caudal grenzt die Pars orbitalis an die *präpyriforme* Rinde im Bereich der *Stria olf. lat.*, das bedeutet architektonisch nach BROCKHAUS an den *Claustrocortex allocorticalis*, und z. T. grenzt sie aber auch an den *mesocorticalen* und an den angrenzenden *proisocorticalen* Feldergürtel der Insel. Sie umfaßt in diesen Grenzen die Felder *60—65 V*', deren Eigenschaften wir wiederum aus den sie bestimmenden Gradationen entwickeln wollen.

Es handelt sich hier erstens von caudal her ebenfalls um eine transzonale *insuläre Gradation*, die allerdings im Gegensatz zu den Konvexitätsanteilen der F_3 von dem *allocorticalen* Kern der Insel selbst, eben der präpyriformen Rinde, sowie vom *mesocorticalen* Gürtel und von dem vordersten *proisocorticalen* Feld ausgeht. Nicht entgegengesetzt, sondern etwa im rechten Winkel hierzu wirkt in diesem Fall die *zweite Gradationsrichtung* ein, nämlich vom *ventralen Gyrus cinguli* über die *ventrale paralimbische Zone*, die, wie wir gleich sehen werden, der opercularwärtigen Gradation der Konvexität ganz verwandt ist.

Es sind die Felder *66 V'*, *63 V'* und *65 V'*, an denen sich die ventrale, insuläre Gradation primär manifestiert, um von da aus oral weiter zu wirken. Wir beginnen mit dem an die Stria olfactoria lateralis grenzenden Feld *66*, das VOGT selbst „Übergangsfeld" zum Allocortex genannt hat. Bei diesem Allocortex handelt es sich eben um jene vom Claustrum basale *unmittelbar* unterlagerte, noch völlig *schichtenlose präpyriforme* Rinde, die in ihrer Zonalschicht die *Stria olfactoria*-Fasern führt. *Myeloarchitektonisch* ist dieser allocorticale Inselkern nach BROCKHAUS *descendent supraradiär*, d. h., daß aus der Zonalschicht Fasern der Stria olfactoria in die Tiefe der Rinde hinabsteigen, und zugleich infraradiär, was die Masse der Radiärfaserbündel betrifft. *Cytoarchitektonisch* ist diese Rinde von v.ECONOMO als Feld *FK* beschrieben worden. Es handelt sich um eine caudal mit Zellinseln beginnende, unentwickelte, sich nach vorn keilförmig verbreiternde, noch kaum geschichtete Rinde. Dieses Feld gehört bei BROCKHAUS zu den *a i*-Feldern, von denen er erstmalig cyto- und myeloarchitektonisch den *mesocorticalen* Feldergürtel der Insel abgetrennt hat. Letzterer zeigt nun eine gewisse Verwandtschaft mit Feld *66 V'*, weswegen wir seine architektonischen Hauptzüge beschreiben wollen: Er ist *agranulär* bis *dysgranulär* und dementsprechend noch gar nicht schichtenbetont. Zugleich zeigt er das für große Teile des Allocortex und seiner Grenzgebiete zum Isocortex typische *Überwiegen* der *inneren Hauptschicht*, hier vorwiegend der sehr breiten *VI*, von der sich die *V* erst unvollständig abgegliedert hat, wobei die *VIb* die für die Insel charakteristische, besonders *unscharfe* Grenze zum *Mark* hat. Im *dorsalen* proisocorticalen Feldergürtel der Insel bleibt, wenn auch nicht mehr so ausgesprochen, das *Übergewicht* der *inneren Hauptschicht* gewahrt, wobei sich nun die *V* als *dichteste* Schicht, das *V-Pyramidenband*, herausdifferenziert. Die *IV* hat sich in einem Teil dieser proisocorticalen Felder in diesem Entwicklungszuge weiter verbreitert.

Den fast gleichartigen Vorgang der schrittweisen Differenzierung einer unentwickelten Rinde über eine *VI*-überbetonte und mit dem Erscheinen einer *V* und schließlich einer *IV* zunehmend *geschichteten* Rinde werden wir am Ende dieses Kapitels in der *Area adolfactoria*, dem Einstrahlungsgebiet der Stria olfactoria *medialis*, darstellen. Es handelt sich dabei im Gegensatz zu den im Isocortex vorherrschenden Gradationen um die Darstellung eines *Gradienten*, also einer *stetigen* Rindenänderung. Für die *Insel* kam BROCKHAUS dagegen auch in ihren allo- und mesocorticalen Teilen noch zur Annahme einer *Gradation*.

Die Verwandtschaft des Feldes *66 V'*, des orbitocaudalen Grenzfeldes der F_3, zum *mesocorticalen* Gürtel der Insel besteht nun, wie Abb. R 21 zeigt, cytoarchitektonisch in einer kaum angedeuteten *IV* und einer übermächtigen *VI*, von der eine *V* erst unvollständig abgegliedert ist; besteht sie doch z. T. auch aus Spindelzellen. Und zwar kommen hier die uns vom Proisocortex des Gyr. cinguli bekannten *überschlanken Spindel- und Pyramidenzellen* vor. Beide *Spezialzellformen*, ebenso wie eine dritte, die *Gabelzellen*[1], sind im *allocorticalen* Kern und dem *mesocorticalen* Gürtel der Insel noch häufiger. Dieses ähnlich der *verpyramidisierten* motorischen Rinde extrem schichtenlose Rindenbild mit ganz unscharfer Markgrenze war es, das v. ECONOMO zu der Prägung des anschaulichen Begriffes einer „*verspindelten*" Rinde veranlaßte. Und gemeinsam mit der verpyramidisierten Rinde ist auch die Schichtenarmut im myeloarchitektonischen Bild, d. h. der

[1] Gabelzellen zeigen eine gewisse Ähnlichkeit mit Pyramidenzellen, sind aber um 180° gedreht, senden also ihren Spitzendendriten nach unten, während ihre basalen Dendriten, die aus *breiteren Zellausläufern* hervorgehen, nach außen ziehen.

propeastriäre Charakter, der hier jedoch durch einen relativen Mangel an *substriären* Fasern schon Anklänge an den *unito*striären Charakter der übrigen F_3 zeigt. Myeloarchitektonisch schichtenarm, zugleich aber *infraradiär*, im Gegensatz zu *66 V'*, ist auch der *mesocorticale* Gürtel, dessen Gesamtfaserdichte wie die der Insel überhaupt geringer ist. Gemeinsam ist dagegen wiederum, daß *66 V'* eine besonders faserdichte Zonalschicht mit auffallend derben *Tangentialfasern* besitzt und nicht minder starken *Supraradiärfasern*, die bis in diese Schicht „hinaufreichen". Auf beide hat STRASBURGER die Aufmerksamkeit gelenkt. Also auch darin bestätigt sich der Übergangscharakter von *66 V'* zum *Allocortex* der *präpyriformen* Rinde, bzw. seine Ähnlichkeit mit dem anschließenden *mesocorticalen* Inselgürtel, wo Zonalschicht und Supraradiärfasern allerdings noch ausgeprägter sind. Hier aber hatte BROCKHAUS schon unter Anwendung eines neuen Vogtschen Begriffes diesen supraradiären Charakter als *descendent supraradiär* (im Gegensatz zu ascendent, wobei die Fasern früher endigen) bezeichnet und die Fasern als der *Stria olfactoria lateralis* entstammend, also als in die Rinde hinabsteigend, erkannt. Da die Derbheit der Einzelfasern von *66 V'*, sowohl was die Zonalschicht wie die Supraradiärfasern betrifft, die gleiche ist, und ein *unmittelbarer Kontakt* dieses Feldes mit der *Stria olfactoria lateralis* besteht, dürfen wir uns den Schluß erlauben, daß es sich hier ebenfalls um olfaktorische Striafasern und deren Absteigen in die Rinde handelt.

Kennzeichnend für den *Grenzcharakter* von Feld *66 V'* ist noch unsere Beobachtung, daß es regelmäßig noch von einem *äußersten Ausläufer* des *Claustrums* unterlagert ist und seine Grenze gegenüber dem oral davon gelegenen, schon deutlich granulären Feld *62 V'* stets *genau* mit dem Ende dieser Unterlagerung übereinstimmt. Wir können Feld *66 V'* also auch insofern als eine Vorstufe zum Isocortex betrachten und damit als ein *proisocorticales* Feld, das im Gegensatz zur dorsalen Insel noch allein die *VI*-Betonung und noch nicht das *V*-Band aufweist. Es gehört aber als proisocorticales Feld nicht mehr in den Umfang der Pars orbitalis der frontopercularen Zone, sondern ist ein Grenzfeld zu dieser Zone.

Zu einer *V*-Betonung kommt es nun auch innerhalb der von *66 V'* in oraler und orolateraler Richtung ausgehenden Gradation nicht mehr, sondern sie wird gewissermaßen übersprungen, indem es gleich zur fortschreitenden *Granularisierung* und *IIIc*-Betonung kommt. Das ist auf die Tatsache zurückzuführen, daß die hier in Frage stehenden Felder *61 V'*, *62 V'*, *64 V'* und *60 V'* zugleich der hier schon fortgeschrittenen *ventromedianen Gradation* unterliegen.

Als nächstes Feld, das der ventralen insulären Gradation unterliegt, ist Feld *63 V'* (Abb. R 22) zu behandeln, das den *mesocorticalen* Teil der Insel opercularisiert und von hier sowie von dem diesem verwandten proisocorticalen Feld *66 V'* seine architektonische Gestaltung erfährt. Es ist demzufolge dem ausgereiften sechsschichtigen Isocortex um eine Gradationsstufe näher: Das ganze Rindenband wirkt geschichteter, was nicht nur durch die nun klar abgrenzbare, *dysgranuläre IV* bedingt ist. Auch die *V* läßt sich von der immer noch sehr breiten *VI* leichter abgliedern, wenn sie ihr auch noch in Zelldichte und Zellgröße sehr ähnelt. Zugleich hat die *IIIc* deutlich an Gewicht zugenommen und, da sie mit der *V* hier vergleichbar ist, erkennt man ihr Übergewicht gegenüber dieser, also den *externopyramidalen* Charakter dieses Feldes, wie er ja der ganzen Zone zukommt. Feld

63 V' steht übrigens durch heterotope Spindelzellen noch in lockerer Verbindung mit dem *Claustrum.*

Wir kommen schließlich zu Feld *65 V'*, das der ventralen insulären Gradation vom oralsten der proisocorticalen, dorsalen Inselfelder (i_1 nach BROCKHAUS) her unterliegt, einem Inselfeld, welches dem *mesocorticalen* Gürtel *räumlich* und *architektonisch* nahesteht, indem es keine besonders verdichtete *V* zeigt, sondern dieselbe von der sehr breiten *VI* bei mittlerer Vergrößerung nicht sehr gut abgehoben ist. Zugleich ist dieses Feld aber schon *eugranulär.* Diese Eigenschaften überträgt es unter weiterer Granularisierung und zunehmender *IIIc*-Betonung auf Feld *65 V'* (Abb. R 24), das seinen typischen Sitz ganz konstant in den *Furchenwänden* des *Ramus horizontalis Fiss. Sylvii* hat und von der ventralen Furchenwand regelmäßig auf die *Orbitalfläche* übergreift, wo es dann — in unserem Fall in einer Grenzmulde — an das Feld *60 V'* grenzt. In der tief eingeschnittenen Furchenwand des Ramus horizontalis kommen auch magnocelluläre Varianten dieses Feldes vor, die aber sonst den gleichen Gesamtcharakter haben. In unserem Fall greift Feld *65 V'* noch auf eine orolaterale Windungskuppe über (s. Abb. 53).

Wenn wir nun die von den beschriebenen drei Feldern ausgehenden Richtungspfeile betrachten, sehen wir, daß sie alle konzentrisch auf Feld *60* hinzielen, das RIEGELE schon wegen seiner konstanten, in Sonderheit an die Furchenwände des S. orbitalis transversus gebundenen Lage, um die sich die anderen Felder herumgruppieren, als *Zentralfeld* der *Pars orbitalis* bezeichnet hat. Als Zielpunkt der konzentrisch gerichteten Gradationspfeile der *ventralen insulären Gradation*, denen sich von medial her die Gradationspfeile der ventromedianen Gradation hinzugesellen, gewinnt die Bezeichnung „*Zentralfeld*" eine tiefere Bedeutung.

Dieses Feld *60 V'* (R 18) lernten wir nun oben als *externo*pyramidales *Extremfeld* kennen, das innerhalb der Stirnhirnrinde den architektonischen Gegenpol zur *Gigantopyramidalis* als dem *interno*pyramidalen *Extremfeld* bildet. Wenn wir nun seinen cytoarchitektonischen *Gesamtcharakter* ins Auge fassen, so stellt es auch darin einen vollständigen Gegensatz zur *motorischen* Rinde dar, indem es einen beinahe *verkörnelten* und das bedeutet sensorischen Aspekt bietet. Dafür ist typisch nicht nur die sehr breite körnerreiche *IV*, sondern auch die sehr kleinzellige, wie ein lichter Streifen im Rindenband wirkende *V*, in die die *IV* unmittelbar übergeht. Die ebenfalls sehr körnerreiche *II* geht nicht minder allmählich in die auffallend kleinzellige *IIIa* und *b* über, von der sich nur die sehr großen *IIIc*-Pyramiden abheben, die aber am Rand primär-sensorischer Felder nicht unbekannt sind. Typisch ist noch die schmale, aber sehr zelldichte *VI* mit scharfer Markgrenze, die beispielsweise ganz an die *VI* der Area striata erinnert. Ihre häufig zu Gruppen gelagerten, kleinen, ausgesprochen polymorphen Zellen liegen — ein auffallender Nebenbefund — in einer etwas stärker angefärbten Grundsubstanz, was wir auf ein besonders dichtes dendritisches Netzwerk und damit „dendritisches Feld" im Sinne von BOK zurückführen möchten, das noch der Kontrolle mit Silberfärbungen bedarf.

Myeloarchitektonisch besitzt dieses Feld *(60)* als einziges der gesamten Frontalrinde einen allerdings nicht immer sehr ausgeprägten *Kaes-Bechterewschen Streifen* (in *3a*), wie er uns sonst von Feldern der Postzentralrinde und Temporalrinde geläufig ist. Zugleich besitzt dieses Feld eine hohe Gesamtfaserdichte, nämlich die höchste der Pars orbitalis überhaupt, was von sensorischen Feldern auch durchaus geläufig ist. In der Regel sind diese jedoch *bistriär*, während wir es hier mit einem ausgesprochen *unitostriären* Feld zu tun haben, was wir schon oben als eine *Steigerungsstufe* des *bistriären Charakters* darlegten, die dort zustandekommt, wo verschiedene zugleich *granularisierende* und *externopyramidisierende* Gradationen mit ihren zugehörigen Afferenzen zur Wirkung kommen. Das besonders faserdichte Band der vereinigten, nicht voneinander abgrenzbaren Schichten *4* bis *5b* ist nun nur durch eine sehr schmale aufgelichtete *6a* von den dunkleren unteren Schichten getrennt, so daß das Rindenband bei starker Anfärbung einen beinahe *propeastriären* Eindruck macht (Abb. R 49). Feldspezifisch ist noch der auffallend unscharf nach außen begrenzte äußere Baillarger, in dessen besonders faserdichter Abschattierung die außergewöhnlich großen *IIIc*-Randpyramiden einbezogen sind, wie wir mit der Kombinationsfärbung nach Klüver u. Barrera zeigen konnten (s. o.). *Unmittelbare, axosomatische* Synapsen mit den spezifischen Afferenzen des äußeren Baillarger sind also für diese großen *IIIc*-Pyramiden gesichert. Natürlich machen diese nur einen Teil der bei der sehr großen Oberfläche dieser Zellen sehr heterogenen Synapsen aus, die im übrigen von der Masse der Schaltzellen der fast verkörnelten Rinde gebildet werden. Daß die Größe der Nervenzellen, genauer ihres Perikaryon durch die Zahl der Synapsen an ihrer Oberfläche und damit die Heterogenität ihrer synaptischen Felder bestimmt ist, wurde insbesondere von Bok herausgearbeitet. So erscheinen die zugleich *granularisierenden* und *externopyramidisierenden* Gradationen in einem neuen, zugleich *neurophysiologischen* Aspekt, wie er an dem externopyramidalen Extrem, dem Zentralfeld der Pars orbitalis der F_3, auf das die Gradationen konzentrisch zulaufen, klar wird. Sowohl der weithin verkörnelte Charakter dieses Feldes, wie die außergewöhnliche Größe der *IIIc*-Pyramiden gegenüber einer gelichteten *V* gewinnen aus dieser Zentrallage einen neurophysiologischen Sinn.

Eine Quelle spezifischer Afferenzen dieser Rinde können wir nun obendrein *architektonisch* ableiten: Es ist die *Stria olfactoria lateralis*. Jene auffallend derben und zahlreichen *Tangentialfasern*, die das am Rande der Stria olfactoria lateralis gelegene Feld *66 V'* auszeichneten, und die hier mit dem Vorkommen von *descendenten Supraradiärfasern* gleichen Kalibers einhergingen, lassen sich über die Brücke der Felder *63 V'* und *64 V'* in wenig verminderter Zahl und in der gleichen auffallenden Derbheit bis einschließlich Feld *60 V'* nachweisen. Und auch hier gelang es uns, *descendente Supraradiärfasern* gleichen Kalibers, wenn auch in geringerer Zahl als in Feld *66 V'*, aufzufinden.

Die *Zonalschicht* erscheint dabei als das, was sie im *Palaeocortex*, der mit seinen subcorticalen Massen mangels Aufbaues einer gesonderten fetalen Rindenschicht noch unmittelbar verbunden bleibt, ist, als *supraareale* Fasermasse, die die *olfaktorischen Afferenzen* heranführt und von der aus sie in die eigentliche Rinde *hinab*steigen, während im Neocortex die aus der Schalt- und Sammelstätte des *Thalamus* herangeführten sensorischen Afferenzen aus dem *Marklager*, das hier von der fetalen Zwischenschicht vorgeformt wird, in die Rinde *hinauf*steigen. Eine *ähnliche* Rolle scheint die Zonalschicht in einem gewissen Maße auch hier noch in der an den Palaeocortex (präpyriforme Rinde) angrenzenden Orbitalrinde der Felder *66 V'*, *63 V'*, *64 V'* und *60 V'* zu spielen. Konnten wir doch bei genauer Prüfung nachweisen, daß diese derben, hindurchziehenden *Tangentialfasern* die Grenzen zwischen diesen Feldern nicht respektieren und erst gegenüber Feld *65 V'* eine deutliche Grenze bilden, indem Zahl und Kaliber dieser Fasern sich hier vermindern.

Es ist noch einmal hervorzuheben, daß die Tangentialfasern im Isocortex sonst viel feinerer Art und auch ganz anderer, nämlich assoziativer Funktion sind, wobei C. und O. Vogt durch genaue Unterscheidung zwischen Grund- und Einzelfasern in den vier Unterschichten der *1* felderspezifische Unterschiede herausgearbeitet haben, auf deren Auswertung wir aus technischen Gründen verzichteten (s. o.). Dabei scheint eine grundsätzliche Parallele zwischen der Gesamtfaserdichte der Rinde und dem Faserreichtum der *1* zu bestehen, wie wir sie insbesondere in der motorischen Zone nachweisen konnten.

Von den orbitalen Feldern der F_3 haben wir *64 V'* bisher nur in seiner Zwischenstellung zwischen *63 V'* und *60 V'* erwähnt und in seiner Architektonik noch genauer zu bestimmen. Ebenso bleibt am Ende noch auf den medialen Grenzstreifen der beiden Felder *61 V'* und *62 V'* einzugehen.

In seiner *Gesamtfaserdichte* bleibt *64 V'* gegenüber *60 V'* zurück, der *unitostriäre* Charakter ist gleichermaßen ausgesprochen, wobei es noch zu einem schwach *internodensioren* Charakter kommt. Cytoarchitektonisch ist die Zwischenstellung des Feldes *64 V'* (Abb. R 23) zwischen *63 V'* und *60 V'* gut zu beobachten, indem es eine breitere *IV* und eine breitere *III* mit größeren *III c*-Pyramiden als *63 V'* aufweist, welche Eigenschaften in *60 V'* eine äußerste Steigerung erfahren.

Die medialen Grenzfelder der Pars orbitalis unserer *frontopercularen* Zone unterliegen noch stärker der *ventromedianen Gradation*, die wir daher hier kurz umreißen: Sie nimmt ihren Ursprung vom *ventralen Teil* des *Gyrus cinguli* mit seinem *archicorticalen Proisocortex*. Und von ihr wird die *ventrale paralimbische Zone* entscheidend gestaltet, ebenso wie die daran anschließende *orbitomediane Zone* (Abb. 51 u. 53), von wo aus die ventromediane Gradation eben bis auf das Zentralfeld *60 V'* der Pars orbitalis unserer Zone hineinwirkt.

Im Gegensatz zur *dorsomedianen*, vom dorsalen Proisocortex des Gyrus cinguli ausgehenden Gradation, kommt es ventral, innerhalb der *ventromedianen* Gradation zu einer *raschen Granularisierung* in der *paralimbischen* Zone, die sich auf die anschließende *orbitomediane* Zone überträgt, wobei sie gleichzeitig zu einer stufenweisen Zunahme der *III c*, aber nur sehr langsam zu einer Auflockerung des *V-Bandes* führt, das in abgeschwächter Form noch über den Gyrus rectus hinaus auf den *Gyr. orbitalis medialis* (Feld *5 V'*) zu verfolgen ist. Und erst Feld *9 V'* ist schließlich bei *fokal* wechselndem Überwiegen der Pyramidenschichten im Durchschnitt *aequopyramidal*, während unser Grenzfeld *61 V'* bei Weiterwirkung dieser Gradation *externopyramidal* ist, welcher Charakter über *64 V'* bis zum Zentralfeld *60 V'* gesteigert wird, unter weiterem Abbau der *V*-Pyramiden. Das caudal an Feld *61 V'* anschließende Feld *62 V'* ist ähnlich gebaut und unterscheidet sich nur dadurch, daß es zugleich der vom *proisocorticalen* Feld *66 V'* ausgehenden Gradation unterliegt: Es ist im ganzen etwas *kleinerzellig*, *schwächer granulär* und infolge kleinerer *III c*-Pyramiden *aequopyramidal*.

Die Grenzstellung dieser beiden Felder *(61 u. 62 V')* kommt auch *myeloarchitektonisch* zum Ausdruck. Die *orbitomediane* Zone gehört ebenso wie die *ventrale paralimbische* Zone der *faserarmen unistriären* Region VOGTS an. In diesem sehr faserarmen Bereich kommt es im Gegensatz zur *paramotorischen* Zone trotz der weiter fortgeschrittenen Granularisierung noch nicht zum Auftreten des *propeunistriären* Übergangscharakters, da sich der *innere* Baillarger zu schwach abzeichnet. Erst diese beiden Grenzfelder *61* und *62 V'* zeigen den *propeunistriären* Charakter zugleich mit einer höheren Gesamtfaserdichte als die Felder der orbitomedianen Zone.

Nachdem wir auch die Felder der *Pars orbitalis* aus den hier einwirkenden Gradationen entwickelt haben, ist abschließend die *frontoperculare* Zone in der Reichweite ihrer architektonischen Merkmale zu umreißen.

Cytoarchitektonisch weist diese Zone eine *mittlere* Zellgröße auf, aus der nur die *großen IIIc*-Pyramiden insbesondere von Feld *58 V'* und *60 V'* herausragen.

Sie ist *externopyramidal* bis auf das orbitocaudale Grenzfeld *66 V'*, das sich infolge seines *proisocorticalen* Charakters dieser Wertung entzieht und bis auf Feld *62 V'*, das seiner Gradation unterliegt und *aequopyramidal* ist. Bis auf die Grenzfelder *56 V'* einerseits und *63 V'* und *66 V'* andererseits ist die Zone *eugranulär, 56 V'* ist schwach granulär, *63 V'* ist *dysgranulär* und *66 V'* ist fast *agranulär.*

Myeloarchitektonisch besitzt diese Zone eine *mittlere* bis *hohe Gesamtfaserdichte* mit Maxima in Feld *58 V'* und *60 V'*. Sie ist bis auf die Grenzfelder *56 V'* einerseits und *66 V'*, *61 V'* und *62 V'* andererseits unitostriär, wobei dieser Charakter auf der *Pars orbitalis* besser ausgeprägt ist als auf der *Konvexität.* Feld *66 V'* ist *propeastriär* mit Annäherung an den *unitostriären* Charakter. Feld *56 V'*, *61 V'* und *62 V'* sind *propeunistriär*. Außerdem hat Feld *57 V' Übergangscharakter*; es ist *bistriär* bis *unitostriär.* Die Konvexitätsfelder dieser Zone sind *internodensior*, während die Felder der Pars orbitalis schwach *internodensior* bis *aequodensus* sind.

Wir haben noch die Gegenüberstellung unserer frontopercularen Zone mit den Felderkarten Brodmanns und v. Economos durchzuführen. Die *supraareale* Einheit dieser Zone ist von den Cytoarchitektonikern im Gegensatz zu O. Vogt nicht erfaßt worden, der sie in seiner Myeloarchitektonik des Stirnhirns als *Regio unitostriata* erstmals zum Ausdruck brachte. Wir konnten noch Feld *56 V'* der Pars opercularis der F_3 hinzufügen, das neben paramotorischen Zügen noch architektonische Eigenschaften besitzt, die es der insulären Gradation dankt, und die es mit den übrigen Feldern dieser Zone verbindet.

Wie oben schon erwähnt, weisen die Pars opercularis und die Pars triangularis der F_3 bei den beiden Cytoarchitektonikern die gleiche furchengebundene Gliederung auf, wobei die Felder *56 V'* und *57 V'* dem Feld *44 BR'* und dem Feld *FCBm* v. Economos entsprechen. Die Felder *58 V'* und *59 V'* entsprechen Feld *45 BR'* und Feld *FDγ* v. Economos. Unsere gesamte Pars orbitalis entspricht weiterhin Feld *47 BR'* und Feld *FF* v. Economos, wobei letzterer dieses Feld noch (ohne Grenzziehung!) untergliedert hat und dabei unserer Felderung nahekommt.

Noch größer ist aber die Übereinstimmung mit den Ergebnissen von Elisabeth Beck [*11*], die, angeregt durch Walkers Befunde bei Macacus, die Orbitalrinde an neun menschlichen Hemisphären *cytoarchitektonisch* gegliedert hat und erstmalig einen Entwicklungszug, ausgehend von den *caudalen*, an die *rhinencephalen* Grenzgebiete anschließenden Feldern, die *agranulär* sind (in unserer Wertung sind die Felder z. T. noch als dysgranulär zu bezeichnen), nach oral aufgezeigt hat. Und zwar läßt sie oral an die körnerarmen Felder der orbitalen F_3 ebenso wie des Gyrus rectus Übergangszonen *(transitional zones)* mit mittlerem Körnergehalt anschließen, die zu den *eugranulären* Feldern überleiten. Elisabeth Beck glaubt es dabei noch mit *stetigen* Veränderungen, also einem *Gradienten* zu tun zu haben, aber die wesentlichen Etappen unserer architektonischen *Gradation* der Orbitalrinde werden hier schon erfaßt.

5. *Die paropercularе Zone (PoZ)*

Die paropercularе Zone (Abb. 59) nimmt die ventrale Hälfte der zweiten Frontalwindung ein mit dem *Sulcus frontalis medius als dorsaler* und dem *Sulcus frontalis inferior* als ventraler Grenze (Abb. 50 u. 55). Die caudale Grenze wird vom S. praecentralis gebildet, während die Zone oral nicht durch eine *benannte* Furche, sondern *architektonisch* gegenüber dem Frontopolargebiet abgegrenzt wird. Die paropercularе Zone folgt dabei bogenförmig dem Verlauf der frontopercularen Zone und weist auch einen kleinen orbitalen Anteil auf, der bis zum S. orbitalis transversus reicht (Abb. 53 u. 57). Sie umfaßt die Felder *55 V'*, *54 V'* und *53 V'*. Wir sahen uns jedoch veranlaßt, den ventralen Teil des Vogtschen Feldes *53* als selbständige Einheit *53 v* (ventrale) vom dorsalen Teil *53 d* (dorsale) architektonisch abzutrennen. Außerdem waren noch zwei selbständige Zwischenstufen gegenüber den paramotorischen Feldern nachweisbar: *44/55* und *46/53*d. Die Seitenansicht der Hemisphäre erweckt den Eindruck, als liege *53 v* noch auf F_3. Die Orbitalansicht lehrt jedoch, daß es sich um eine Windungsbrücke handelt, die *vor* den Sulcus orbitalis transversus führt.

Die diese Zonen gestaltenden transzonalen Gradationen wurden von uns bereits beschrieben, so daß wir ihre Komponenten nur zu rekapitulieren brauchen, um daraus den Bau der einzelnen Felder entwickeln zu können. Es handelte sich erstens um die *opercularwärts* gerichtete Gradation, die von den auf der F_1 gelegenen Feldern *36 V'*, *37 V'* und *38 V'* der frontomotorischen Zone ausgeht, und zweitens um die *polwärtige Gradation*, die ihren Ursprung in der *Prä*zentralwindung hat. Wie wir noch sehen werden, sprechen einige Anzeichen dafür, daß die *dorsale insuläre* Gradation, die die *frontopercularе Zone* entscheidend mitgestaltet, auch auf die *paropercularе* Zone bis zu einem gewissen Grade einwirkt. Die Begegnung und gewissermaßen die Kumulierung dieser von dorsal und ventral einwirkenden Gradationen in der Pars triangularis und Pars opercularis der frontopercularen Zone schließt diesen Vorgang der Weiterwirksamkeit der dorsalen insulären Gradation auf die ventrale F_2 dem Wesen der Gradationen nach nicht aus, wenn wir die Wirksamkeit dieser *granularisierenden, externopyramidisierenden* Gradationen an die Zufuhr *spezifischer Afferenzen* zugeordneter *diencephaler Grisea* sowie *intercorticaler Afferenzen* gebunden denken.

Gerade die Vergrößerung der *IIIc*-Pyramiden als Wirkung zweier *externopyramidisierender* Gradationen konnten wir oben in dem Sinne deuten, daß die ausschlaggebende Oberflächenvergrößerung der Pyramiden der Ausdruck einer besonderen *Heterogenität* ihrer *synaptischen* Felder ist.

Die *cytoarchitektonischen* Komponenten der opercularwärts gerichteten Gradation bestanden in *Granularisierung* und *Externopyramidisierung*. Beide Komponenten besitzt auch die polwärtige Gradation, nur daß sich hier noch die stufenweise Zellverkleinerung hinzugesellt. Diese Komponenten hatten den dysgranulären und schwach externopyramidalen Charakter der *paramotorischen* Zone bestimmt, wobei die der *frontopolaren* Zone benachbarten Felder kleinerzellig als die caudalen waren.

Die entsprechenden *myeloarchitektonischen, beiden* Gradationen *gemeinsamen* Komponenten bestanden in stufenweisem Abbau des *unistriären* Charakters der *frontomotorischen* Ausgangsfelder durch Abnahme der *substriären* Fasern (*6a* α) und in zunehmender *Horizontalfaserbetonung* in Richtung auf den *bistriären* und *internodensioren* Charakter. In der *paramotorischen* Zone hatten diese Komponenten den *propeunistriären* Charakter bewirkt und nur in *einem*, dem zugleich granulärsten Feld (*46 V'*), war auch der internodensiore Charakter schon zum

Ausdruck gekommen. Die polwärtige Gradation trug hierzu noch den mit der zunehmenden Zellverkleinerung korrelierten Faktor der Abnahme der Gesamtfaserdichte bei.

Die Felder der paropercularen Zone unterliegen nun der opercularwärtigen Gradation auf einer *fortgeschrittenen* Stufe, während die polwärtige Gradation in den gleichen Stufen wie in der dorsalen F_2 wirksam ist. Das bewirkt ein Fortschreiten in der *Granularisierung* und im *externopyramidalen* Charakter einerseits und die Erreichung des *bistriären* und *internodensioren* Charakters andererseits. Die Abnahme von Zellgröße und Gesamtfaserdichte verläuft dagegen in gleichartiger Weise wie in der paramotorischen Zone, nur daß hier mit dem Feld *53 v* schon eine fortgeschrittene Kleinzelligkeit erreicht wird, worin dieses Feld schon der Polarzone ähnelt. Die Parvocellularität bewirkende Komponente der polwärtigen Gradation kann übrigens als ein Beispiel dafür genommen werden, daß nicht bei jeder Stufe einer bestimmten Gradation alle Komponenten in gleicher Weise augenfällig werden. So ist innerhalb der Felderfolge der paropercularen Zone die Abnahme des Zellgrößendurchschnitts deutlich nur zwischen Feld *55 V'* und *54 V'* (Abb. R 25 u. R 26) und Feld *53 d* und *53 v* zu beobachten.

Es bleiben noch die einzelnen Eigenschaften der Felder im Zusammenhang der Gradationen zu erörtern. Feld *55 V'*, das neurophysiologische Feld der Blickbewegungen, ist gegenüber dem dorsal davon gelegenen dysgranulären Feld *44 V'* eine Stufe *granulärer*, d. h. *schwach granulär* und infolge schwächerer *V* ausgesprochen *externopyramidal* und *zugleich bistriär, internodensior*. Diese Eigenschaften finden nun in dem ventral angrenzenden Feld *56 V'* keine Steigerung, vielmehr hatte dieses frontoperculare, mit der Sprachmotorik verknüpfte Feld, wie oben beschrieben, gewisse *paramotorische* Züge gewahrt, insbesondere in Form einer relativ *starken V* und des damit gekoppelten *propeunistriären* Charakters. Es erscheint daher nicht von dorsal, sondern nur von *ventral-insulär*, abgesehen von der Präzentralwindung selbst her beeinflußt, während die *opercularwärtige* Gradation über Feld *55 V'* auf Feld *58 V'* weiterwirkt, was in guter Übereinstimmung mit der Tatsache steht, daß STRASBURGER bei den beiden von ihm myeloarchitektonisch gefelderten Schimpansen für die Felder *55 V'* und *58 V'* noch ein *gemeinsames, einheitliches* Feld fand.

Die Felder *54 V'*, *53 d* und *53 v* sind *eugranulär* infolge der zugleich in fortgeschrittener Stufe einwirkenden *polwärtigen* Gradation, die sich ja auch in der abnehmenden Gesamtfaserdichte und Zellgröße spiegelt. Die Felder *53 d* und *53 v* bieten nun in Form eines *angedeutet unitostriären* Charakters, d. h. einer gewissen Anreicherung von *interstriären* Fasern, einen besonderen Zug gegenüber der sonst bistriären Zone.

Diese Beobachtung steht in Übereinstimmung mit Angaben von KNAUER, der die gleiche Beobachtung bei der myeloarchitektonischen Bearbeitung der F_3 in einigen Hemisphären an den „angrenzenden Feldern der F_2" machte. Diese bemerkenswerte Tatsache ist es, die uns zu der Erwägung veranlaßt, daß die dorsale *insuläre Gradation* auch noch, wenn auch in schwächerem Maße, auf die *paroperculare* Zone einwirken könne.

Wir kommen nun zur Zusammenfassung der architektonischen Merkmale der paropercularen Zone, wie sie sich aus den dargestellten Gradationen entwickeln: *Cytoarchitektonisch* weist sie eine *mittlere Zellgröße* zwischen den *magnocellulären frontomotorischen* Feldern der Präzentralwindung und der *parvocellulären frontopolaren* Zone auf. Sie ist in ihrer Gesamtheit *externopyramidal.* Im Granularisierungsgrad ist sie *eugranulär* bis auf das caudale Grenzfeld *55 V'*, das *schwach granulär* ist.

Myeloarchitektonisch weist die paroperculare Zone eine *mittlere* Gesamtfaserdichte auf. Sie ist *bistriär*, mit einer gewissen Zunahme der *interstriären* Fasern in Feld *53 d* und *53 v*, die einem *angedeutet unitostriären* Charakter entspricht. Sie ist in ihrer Gesamtheit *internodensior*.

Es bleibt noch der Vergleich der paroperculären Zone mit etwa entsprechenden Feldern BRODMANNS und v. ECONOMOS. Da BRODMANNS Feld *8*, seine Area frontalis intermedia, unserer paramotorischen Zone sehr nahe kam, läßt sich auch eine ganz gute Entsprechung mit seiner daran oral bogenförmig anschließenden Area frontalis granularis (Feld *9 BR'*) herstellen, deren caudaler, auf der ventralen Hälfte der F_2 liegende Teil topographisch unseren Feldern *55 V'* und *54 V'* entspricht, während die oralen Teile unserer Zone etwa seiner *Area frontalis media* (Feld *46 BR'*) entsprechen. Daß BRODMANN sein granuläres Feld *9* polwärts weitergeführt hat, ist daraus zu erklären, daß er offenbar den Granularisierungsgrad zum alleinigen Kriterium genommen hat ohne Berücksichtigung von durchschnittlicher Zellgröße und Verhalten der Pyramidenschichten, wobei tatsächlich ein solcher architektonischer *bogenförmiger* Gürtel im Anschluß an die intermediärgranuläre Area *8 BR'* resultiert.

Dagegen bezieht v. ECONOMOS Area frontalis granularis *(FD)* gerade unsere mit BRODMANN gut übereinstimmenden caudalen Partien der ventralen F_2 nicht mit ein, sondern diese sind fälschlich in die Area frontalis agranularis *(FB)* und intermedia *(FC)* eingeordnet. Auf diese Weise entspricht hier der *vordere* Teil unserer paroperculären Zone seiner Area frontalis granularis, die sich im übrigen wie bei BRODMANN polwärts ausbreitet.

Bis auf die frontopolare Zone ist die Konvexitätsrinde damit zonal gegliedert und in ihren architektonischen Eigenschaften aus den auf sie einwirkenden Gradationen abgeleitet. Es ist nun hier der Ort, zu prüfen, wie weit die *Hauptfurchen* dieser Rinde auf die gestaltende Wirkung der analysierten *Gradationen* zurückgeführt werden können. Dabei geht es also um die drei sagittal verlaufenden *Sulci frontales superior*, *medius* und *inferior* einerseits und um die quer zu diesen verlaufenden *Sulci centralis* und *praecentralis* andererseits. Die hier einwirkenden Gradationen sind erstens die beiden einander entgegengerichteten: die *opercularwärtige* und die *dorsale insuläre Gradation*, wovon die erstere in ihrer externopyramidisierenden Hauptkomponente eine Fortsetzung der *transzonal* vom *Proisocortex archicorticalis* auf die frontomotorische Zone einwirkenden *dorsomedianen Gradation* darstellt, während die zweite die Fortsetzung der vom *Palaeocortex* der *basalen Riechrinde* ausgehenden und über den *mesocorticalen* und *proisocorticalen* Gürtel der Insel wirkenden Gradation ist. Diese vom *Archicortex* und *Palaeocortex* ausgehenden, die Evolution des Neocortex widerspiegelnden Gradationen möchten wir als die beiden „*Urgradationen*" bezeichnen.

Als dritte Gradation fanden wir die von dem *myelogenetischen Primordialgebiet* der frontomotorischen Zone in sagittaler Richtung ausgehende *polwärtige Gradation*, die wiederum die externopyramidisierende Hauptkomponente der vom Proisocortex des Gyrus cinguli ausgehenden *Urgradation* fortsetzt, welch letztere sich also innerhalb der F_1-Felder der frontomotorischen Zone gewissermaßen aufgabelt. Einen ausschlaggebenden neuen Faktor besitzt die polwärtige Gradation noch in der Abstufung der Zellgröße und der Gesamtfaserdichte in Richtung auf die *parvocelluläre frontopolare* Zone hin.

Als vierte Gradation, wenn man hier, da es sich nur um den Aufbau einer Stufe handelt, von einer solchen sprechen soll, kam die caudalwärts gerichtete Differenzierung der Gigantopyramidalis hinzu, die eine weitere Steigerung der Eigenschaften der Felder *39 V'* und *40 V'* der Präzentralwindung darstellt.

Dieses *internopyramidale Extremfeld* war es aber, das in Form seiner *caudalen fokalen Differenzierung* Zeichen einer besonders intensiven funktionellen Verzahnung mit der *sensiblen Postzentralrinde* bot, die wir mit der Tatsache der sensomotorischen Verkoppelung, wie sie neuerdings von PENFIELD besonders herausgestellt wurde, in Verbindung bringen konnten. Die Anzeichen, daß es sich bei diesem der *Einzelmotorik* vorbehaltenen Feld um die späteste Differenzierungsform der motorischen Rinde handelt, deckten sich dabei mit der Tatsache, daß dieses Extremfeld *nicht* der vom Gyrus cinguli einwirkenden Urgradation *direkt* unterlag, sondern sich eben erst *sekundär* von den agranulär motorischen Feldern *39 V'* und *40 V'* ableitete.

Für die Konvexität des Stirnhirns gilt also, daß die *dorsomediane* und die *dorsale insuläre Gradation* die ursprünglicheren sind, wobei sich von der dorsomedianen noch die Aufgabelung in die *opercularwärts* und in die *polwärts* gerichtete innerhalb der frontomotorischen Zone ableitet. Und schließlich kommt es hier auch noch zu der *caudalwärts* gerichteten Differenzierung der Gigantopyramidalis. Unsere Gradationspfeile entsprechen ja nun vergleichend-morphologisch auch Richtungen der Rindenentwicklung und damit des Rindenwachstums und, wie wir im Kap. IIc mit LE GROS CLARK ableiteten, verlaufen die Hauptfurchen senkrecht zu den Wachstumslinien.

Danach hätten die beiden *Urgradationen* die drei *sagittalen* Frontalfurchen mit den zugehörigen vier Windungen bewirkt, während die polwärts gerichtete gemeinsam mit der caudalwärts gerichteten Gradation, sich in ihrem Wachstumsdruck ebenfalls summierend, für die *Präzentralfurche* und die *Zentralfurche* verantwortlich wären. Das steht nun in glänzender Übereinstimmung mit der Tatsache, daß die *Sagittalfurchen* tatsächlich im Säugetiergehirn die *phylogenetisch älteren* sind und noch das *Lemurengehirn* ausschließlich beherrschen, während bei den *Cercopithecinen* die *Querfurchen* ihre entscheidende Rolle zu spielen beginnen. Gerade dies war ja, wie wir oben erörterten, LE GROS CLARK zum Problem geworden, und er erwog für den *S. centralis* das Wachstum der *Präfrontalrinde* und für den *S. lunatus* — die Querfurche des Occipitallappens der Affen — das Wachstum der Sehrinde als Ursachen. Diese Ursachen erschienen dem Autor insofern nicht als zureichend, als das Wachstum *beider* Regionen schon bei den frühen Primaten gegenüber den Subprimaten einsetzte, also bei den Lemuren schon im Gange war und die Steigerung bei den Cercopithecinen nicht besonders auffallend erschien.

Den Faktor des Wachstums der Präfrontalrinde können wir nun voll und ganz bestätigen, denn an ihm ist ja gerade die *polwärtige* Gradation entscheidend beteiligt.

Die von der Insel bis zum Gyrus cinguli reichende grundlegende architektonische Zäsur in bezug auf die Granularität wies nun gerade in Form der Gigantopyramidalis ein entsprechend deren *dorsaler* Verbreiterung ausgesprochenes *caudales* Ausladen in den *granulären* Raum auf, so daß hier die Vorstellung besonders nahe liegt, daß die Differenzierung *dieses* Feldes, im Verein mit dem Ausbau der diskriminierenden Tastrinde, die beiden Zentralwindungen aufgebaut und so zur Bildung der Zentralfurche, wie der Prä- und Postzentralfurche Veranlassung gegeben hätten. Aber auch hier könnte man geltend machen, daß BRODMANN sein Feld *4* nicht nur schon bei den *Lemuren*, sondern sogar schon bei den *Subprimaten* nachgewiesen hat. Dabei bleibt aber zu berücksichtigen, daß Vorsicht bei der Homologisierung der Brodmannschen Felder geboten ist, worauf er selbst hingewiesen hat. Es gälte also, diese Homologien noch genau nach dem neuesten Stand der Architektonik zu prüfen, insbesondere auch daraufhin, ob hier auch schon jene *fokalen Differenzierungen* zu finden sind, die wir als speziellen Ausdruck der funktionellen Verzahnung im Sinne des „sensorimotor strip" PENFIELDS deuten konnten.

6. Die ventrale paralimbische Zone (PlZv)

Der ventrale Teil der paralimbischen Zone (Abb. 60) unterscheidet sich in so wesentlichen Punkten vom dorsalen Teil derselben, daß wir uns veranlaßt sahen, ihn abzutrennen. Diese seine Eigenart können wir wiederum auf eine besondere Modifikation der *medianen Urgradation* in diesem ventralen Bereich zurückführen, die weiterhin die noch zu besprechende *orbitomediane und frontopolare* Zone mitgestaltet und auch, wie schon behandelt, bis zum *Zentralfeld 60 V'* der *Pars orbitalis der frontopercularen* Zone wirksam ist.

Wie wir bei der Darstellung der *dorsomedianen* Gradation schon erwähnten, ist der der *ventromedianen* Gradation zur Ausgangsbasis dienende ventrale Teil des Gyrus cinguli *parvocellulärer*, *schwächer nissltingiert* und zugleich *markfaserärmer* als der dorsale Teil. Im übrigen stimmt er mit jenem im *unistriären, infraradiären, stark internopyramidalen und agranulären* Charakter und im Besitz überschlanker Spezialzellen überein.

Das *Besondere* dieser ventromedianen Gradation liegt nun darin, daß sie zu einer sehr *raschen Granularisierung* führt, wie sie ja dorsal erst nach dem Aufbau der frontomotorischen Zone an deren Rändern, also in der *paramotorischen Zone*, zustande kam. Gemeinsam mit der dorsomedianen Gradation ist die *externopyramidisierende* Komponente, nur kommt es hier nicht erst zu einem mit dem Ausbau der *III* gleichzeitigen Ausbau der *V* wie dorsal, sondern das *V-Band* des *Proisocortex* wird schrittweise aufgelockert; die Verdichtung der *V*-Pyramiden bleibt aber noch bis zu Feld *5 V'* auf dem *Gyr. orbitalis medialis* nachweisbar. Wie dorsal kommt es auch ventral zu einer stufenweisen Zellvergrößerung, die aber hier, von der parvocellulären Ausgangsbasis ausgehend, nur gerade bis zu mittleren Zellgrößen in der *Orbitalrinde* führt.

Wir wenden uns nun den *myeloarchitektonischen* Komponenten zu, von denen die *Gesamtfaserdichte* wiederum mit der *Parvo-Medio-Cellularität* gekoppelt ist, sich also nur in mäßigen Grenzen steigert. Der *unistriäre* Charakter des Proisocortex wird nicht nur in der *paralimbischen*, sondern auch noch in der anschließenden *orbitomedianen* Zone beibehalten, und erst in den Grenzfeldern *(61 V'* u.

62 V') der *frontopercularen* Zone zugunsten des *propeunistriären* Übergangscharakters überwunden.

Hier besteht ein Gegensatz zur Konvexität insofern, als dort meist schon mit dem ersten *Granularisierungsschritt* (dysgranuläre Felder *44 V'* und *47 V'*) der *propeunistriäre* Charakter erreicht wird. Wahrscheinlich hängt dieses andersartige Verhalten mit der relativen *Markfaserarmut* der von der ventromedianen Gradation aufgebauten Felder zusammen, genau so wie es hier nicht zum Hervortreten des inneren Baillarger in Form des internodensioren Charakters kommt.

Die ventrale paralimbische Zone nimmt einen etwas schmaleren Streifen um den Gyr. cinguli ein als der dorsale Teil derselben (Abb. 51 u. 56), indem sie nur den *Gyrus rostralis* bedeckt, so daß der Sulcus rostralis ihre *ventrale Begrenzungslinie* darstellt. *Caudal* endet sie in der Höhe des S. parolfactorius anterior *(S. rostralis transversus)*, der hier, wie es nicht selten vorkommt, *dreistrahlig* ist, indem er auch einen kleinen *horizontalen* Ast besitzt. Wir können in dieser auffälligen Form das Produkt zweier *Wachstums-* und zugleich *Gradationsrichtungen* erkennen. Die eine ist die eben besprochene *ventromediane*, zu der noch die *sagittale*, von der *Area adolfactoria* ausgehende kommt. Dieses anatomische Areal, das mit dem transversalen Teil dieses Sulcus oral endet, und das wir am Ende dieses Kapitels eingehender behandeln werden, stellt ja caudal das Endigungsgebiet des *Gyrus olfactorius medialis* dar, das auch neurophysiologisch gesichert ist [*73*]. *Innerhalb* dieses Gebietes besteht ein *Gradient*, indem der Übergang von der caudalen, extrem unentwickelten Rinde zu der geschichteten Rinde hier nicht in *Stufen*, sondern *fließend* vor sich geht, und erst in Höhe des Grenzsulcus (parolf. ant.) kommt es zu einer *Gradation*, die auf zwei Wegen auf die *paralimbische* Zone einwirkt: erstens direkt über Feld *12 V'* auf Feld *Pvl* und außerdem über Feld *6 V'* auf Feld *Pvz*. (Abb. 56).

Auch hier handelt es sich um eine ganz verwandte granularisierende und externopyramidisierende Gradation, die auch in ihren myeloarchitektonischen Komponenten übereinstimmt. Hinzu tritt jedoch noch das Auftreten bzw. besser der *Übertritt ultratangentialer derber Einzelfasern* (in Schicht *2*) aus der *Area adolfactoria*, in der sie entsprechend deren *allocorticalem* Charakter besonders zahlreich sind. Dieser Nachweis von ultratangentialen Fasern noch in einem transversalen Feldstreifen *(11 V')* hat bei VOGT zu der *myeloarchitektonisch* anderen Felderkonfiguration der ventralen paralimbischen Zone geführt als die unsere, zugleich *cytoarchitektonisch* gesicherte. Übrigens nähert sich schon STRASBURGERS Gliederung unserer konzentrischen Felderordnung und der Widerspruch zu VOGTS Gliederung wurde von ihm auch besonders hervorgehoben. Auch NGOWYANGS Gliederung des paralimbischen Bereichs in seiner Arbeit über die Felder des *Gyrus rectus* ist der unseren ähnlich. Wahrscheinlich liegt die Ursache der mangelnden Übereinstimmung darin, daß es in den allocorticalen Stigmata, die sich den Grenzfeldern des Isocortex mitteilen, eine sehr große *individuelle Variabilität* gibt, wie wir es besonders auch für die *Spezialzellen* feststellen konnten. Ähnliche Erfahrungen über den Allocortex und seine Grenzgebiete zum Isocortex hat v. ECONOMO festgehalten.

So mußten wegen mangelnder Übereinstimmung bei uns die Feldbezeichnungen *10 V'* und *11 V'* ganz wegfallen, und wir haben statt dessen die beiden *konzentrischen paralimbischen* Felder mit *Pvl* und *Pvz* bezeichnet, also als paralimbischen ventralen Feldergürtel mit den Suffixen *l* und *z* wie bei den dorsalen paralimbischen Feldern. Die Benennung nach den anschließenden Feldern, zu denen die paralimbischen überleiten, schied in diesem Fall aus, da infolge der Interferenz der *sagittalen* Gradation hier nicht so einfache Beziehungen wie dorsal paralimbisch bestehen.

Übrigens kam auch Feld 3 *V'* in Wegfall, da es sich bei genauer cyto- und myeloarchitektonischer Kontrolle als identisch mit Feld *Pvz* erwies, also kein dorsaler Teil von diesem abzugliedern war.

Wir können nun nach Darstellung der einwirkenden Gradationen die drei ventral paralimbischen Felder in ihren Hauptmerkmalen ableiten. Wir beginnen mit Feld *12 V'* (Abb. R 28), das unmittelbar an die *Area adolfactoria* angrenzt und meist — hier allerdings nur unvollständig — durch die schwache Furche, oft nur Mulde, des *S. parolfactorius anterior* abgetrennt ist. Es ist in seinem Bau mit dem oral anschließenden Feld *Pvl* verwandt, trägt jedoch noch einige *allocorticale* Züge, *myeloarchitektonisch* in Form der Ultratangentialfasern, *cytoarchitektonisch* in Form einer ausgesprochenen Gruppenbildung innerhalb der *II*, einer sehr schwachen *III* bei starkem Übergewicht der inneren Hauptschicht und reichlich *überschlanken Spezialzellen* in der *Vb*. Gegenüber dem schwach granulären *Pvl* ist *12 V'* erst *dysgranulär*. In den übrigen Eigenschaften stimmen beide Felder überein, insbesondere auch in dem dichten *V*-Pyramidenband.

Das ventral anschließende paralimbische Feld *Pvz* (Abb. R 29) ist nun überraschenderweise bereits *eugranulär* und bei noch erkennbarem *V*-Band schon leicht *externopyramidal*, was seine Erklärung nur darin finden kann, daß hier über Feld *6 V'* zugleich die *sagittale* Gradation in der zweiten Stufe zur Wirkung kommt. Feld *6 V'* selbst ist dabei nur *schwach granulär* und noch deutlich *internopyramidal*, ebenso wie das *orbital* anschließende Feld *5 V'*. Wir müssen also in diesem Fall annehmen, daß nach der kumulierenden Wirkung der beiden Gradationen in Feld *Pvz*, das übrigens als paralimbisches Zeichen noch überschlanke Spezialzellen in geringer Zahl besitzt, die dorsomediane Gradation erst einmal zum Stillstand kommt. Von Feld *6 V'* aus ist aber dann die gleiche *stufenweise* Granularisierung und Externopyramidisierung Feldstreifen für Feldstreifen bis zum Zentralfeld *60 V'* der Pars orbitalis der frontopercularen Zone zu verfolgen, Hand in Hand mit den schon besprochenen *myeloarchitektonischen* Änderungen. In Feld *4 V'* der *orbitomedianen* Zone kommen wir übrigens auf etwas fortgeschrittenerer Gradationsstufe noch einmal zu dem interessanten Befund einer solchen *Kumulierung* dieser beiden *externopyramidisierenden und granularisierenden* Gradationen, aus der hier das Feld mit den größten *IIIc*-Pyramiden des *Gyrus rectus* hervorgeht, wie es auch von Ngowyang beschrieben wurde. Gemäß dem allgemeinen Charakter dieser Zone handelt es sich jedoch erst um mittelgroße Pyramiden, im Gegensatz zu den großen *IIIc*-Pyramiden der *frontopercularen* Zone.

Zunächst ist jedoch die ventrale paralimbische Zone noch abschließend in der Reichweite ihrer architektonischen Merkmale zu umreißen: Es handelt sich um eine ausgesprochen schmale Rinde. *Cytoarchitektonisch* ist sie *parvocellulär* und *dysgranulär* bis *eugranulär*. In bezug auf das Verhalten der Pyramidenschichten ist sie *internopyramidal* bis leicht *externopyramidal*. Gemeinsam ist ihren drei Feldern die *bandartige* Verdichtung der *Va* und das Vorkommen überschlanker Spezialzellen in *Vb*.

Myeloarchitektonisch ist die ventrale paralimbische Zone durch eine *sehr geringe Gesamtfaserdichte* gekennzeichnet. Sie besitzt im Anschluß an die Area adolfactoria derbe *Ultratangentialfasern* und ist in ihrer Gesamtheit *unistriär* und in bezug auf das Verhalten der Baillargers *aequodensus*.

Wie wir oben schon berührten, ist *dieser Teil der paralimbischen Zone* bisher nur von v. ECONOMO als solcher in seiner Eigenart erfaßt worden. Es entspricht im wesentlichen seinen Feldern *FHL* und *FEL*. Bei BRODMANN geht er in dem Feld *32* auf. Bei VOGT sind seine Felder Teil der faserarmen unistriären Region, die zugleich die angrenzende orbitomediane Zone mitumfaßt.

7. Die orbitomediane Zone (OmZ)

Die orbitomediane Zone (Abb. 51 u. 53, 60 u. 62) umfaßt die Felder des Gyrus rectus und des Gyrus orbitalis medialis, dessen lateral begrenzende Furche, der Sulcus medialis der H-Furche, diese Zone im vorderen Abschnitt gegen die Pars orbitalis der frontopolaren Zone und im hinteren Abschnitt gegen die Pars orbitalis der frontopercularen Zone abgrenzt. Bei dieser medialen Furche der vielstrahligen Orbitalfurche (EBERSTALLER) handelt es sich übrigens wiederum um eine ganz *konstante* Grenze *bestimmter* Felder, wie in Übereinstimmung mit meiner Gliederung (Abb. 53) aus den Felderkarten von VOGT (Abb. 8), NGOWYANG (Abb. 9) und STRASBURGER (Abb. 10) hervorgeht.

Vorn ist die Zone gegen das im Bau verwandte orbitale frontopolare Feld *1 V'* nicht durch eine Furche, z. T. aber durch Mulden, die architektonische Grenzen darstellen, abgegrenzt. Die hintere Begrenzung ist mit den Grenzen des Frontalhirns gegen die *rhinencephalen Grenzgebiete* identisch. Innerhalb dieser Grenzen umfaßt diese Zone *median* und *orbital* die Felder *6 V'*, *4 V'*, *5 V'*, *8 V'* und *9 V'* sowie das Zwischenfeld *6/1* zur *frontopolaren* Zone. Dieses Zwischenfeld ist von Feld *4 V'* durch den *Sulcus rostralis accessorius* getrennt, der, wie häufig, nur schwach ausgeprägt ist, so daß es sich um eine der bereits hervorgehobenen Mulden- oder Rinnengrenzen handelt. Auch zwischen Feld *9 V'* und Feld *5 V'* besteht eine Muldengrenze. Diese noch flachere Mulde, die den Gyrus olfactorius medialis in der Längsrichtung unvollständig teilt, ist ein sehr häufiger Befund, so daß wir sie in unserer Arbeit über die *persistierenden* Zonen an Feldergrenzen als *Incisura parolfactoria* benannt haben [*91*]. Stellte sie doch in allen von uns untersuchten Fällen die Grenze zwischen den Feldern *9 V'* und *5 V'* dar und wies dabei regelmäßig das Grenzphänomen der *persistierenden* Zonen auf.

Die *orbitomediane* Zone wird von den *gleichen* Gradationen gestaltet wie die eben besprochene *ventrale paralimbische* Zone: der *ventromedianen* und der *sagittalen* Gradation. Wir haben dabei den Eindruck gewonnen, daß die *ventromediane* Gradation in ihrer Wirkung die ausschlaggebende ist, da sich, von Feld *6 V'* angefangen, quer zu ihrer Richtung Feldstreifen für Feldstreifen, über die ganze orbitomediane Zone hinweg, bis zum Zentralfeld *60 V'* der Pars orbitalis der frontopercularen Zone anordnet und mit der oben erwähnten Ausnahme des Feldes *4 V'* ganz streng den stufenweisen Abbau der *V* und den gleichzeitigen Aufbau der *III* und *IV* spiegelt. Am Ende dieser Felderfolge steht eben das beinahe verkörnelte, externopyramidale *Extremfeld 60 V'*, das als Zentralfeld dieser Pars orbitalis gewissermaßen *Sammelpunkt* der *Gradationen* ist.

Es mag der Veranschaulichung dienen, wenn wir mitteilen, daß es diese Felderfolge war, an der uns der architektonische Vorgang der Gradationen bei unseren cytoarchitektonischen Studien erstmals so recht klar wurde, und zwar hatten wir hier das markante Feld *60 V'* mit seinen extrem großen *IIIc*-Pyramiden und seiner extrem schwachen *V* als Ausgangspunkt unserer mikroskopischen Felderung genommen. Über die Felderstufen *64 V'* und *61 V'* büßten nun die *IIIc*-Pyramiden soweit an Größe und Tingiertheit ein, daß im Grenzfeld *9 V'* der orbitomedianen Zone das architektonische *Gleichgewicht* der Pyramidenschichten, der *aequopyramidale* Charakter, erreicht war. Die Änderung in der Granularisierung, hier deren Rückgang war dagegen nicht in allen Feldstufen gleich deutlich, am deutlichsten wiederum bei dem Nehmen der ersten Stufe von *60 V'* zu *64 V'*.

Auch der Übergang von Feld *9 V'* zu *5 V'* der orbitomedianen Zone ist sowohl in der Abnahme der *IV* wie im beginnenden Übergewicht der *V*, die sich nun bandartig zu verdichten beginnt, deutlich. Nach Feld *6 V'* hin wird nun gewissermaßen eine kleine Stufe genommen, indem die *IV* nur wenig zellärmer wird und die *V* etwas an Dichte zunimmt. In dem dazwischen liegenden Sulcus olfactorius spielt sich nun jene *topische* Variation ab, die wir im Kapitel über die Beeinflussung des architektonischen Rindenbildes durch die *Krümmungen* der *Großhirnoberfläche* schon erwähnten: die besonders dichte Zusammendrängung des Rindenbandes auch auf gerader Furchenwandstrecke, die NGOWYANG veranlaßte, hier ein besonderes Feld, seine *Area recta profunda tenuilaminaris*, anzunehmen. Dieser gesteigerte Furchenwandcharakter ist nun keineswegs mit BOK erklärbar. Trotzdem nehmen wir hier keine neue *topistische* Einheit an, da sich Granularisierungsgrad und Verhalten der Schichten zueinander nicht ändern. Diese extreme Variation läßt nun innerhalb der Furche den an sich geringen architektonischen Unterschied zwischen den beiden Feldstufen *5 V'* und *6 V'* verschwinden, so daß dieser nur auf den Kuppen zu erfassen ist. Im dorsal anschließenden S. rostralis besitzt Feld *6 V'* wiederum die gleiche Variation, die aber im Furchengrund oder dessen Nähe klar von dem etwas granulären und mehr *IIIc*-betonten Feld *Pvz* abgelöst wird.

Wir haben nun noch die Felder *6/1*, *4 V'* und *8 V'* in ihrem Gradationsort und den daraus resultierenden wesentlichen Eigenschaften zu erfassen: Feld *6/1* stellt in bezug auf eine stärkere *IV* gegenüber Feld *6 V'* eine Zwischenstufe zu dem frontopolaren Feld *1 V'* dar. In Feld *4 V'* (Abb. R 31) kommt es ähnlich wie in dem paralimbischen Feld *Pvz* zu einer Kumulierung der Gradationen, hier auf etwas fortgeschrittener Stufe, so daß eine stärkere *IV* und die, wie schon erwähnt, größten *IIIc*-Pyramiden des *Gyrus rectus* hier zu finden sind, so daß dieses Feld als einziges der Zone *externopyramidal* ist. Die *IIIc*-Pyramiden sind jedoch nicht die größten dieser Zone, denn sie werden an Größe etwas übertroffen von denen des Feldes *9 V'*, dem Grenzfeld zur *frontopercularen* Zone, das *aequopyramidal* ist.

Feld *8 V'* ist etwas *parvocellulärer* und seine *IV* ist noch etwas schmäler als die von Feld *5 V'*, dem es im übrigen ähnelt. Sein Verhältnis zu Feld *5 V'* ist damit ein ähnliches wie das des benachbarten Feld *62 V'* zu Feld *61 V'*. Beide Male ist das caudalere Feld (*8 V'* und *62 V'*) auch das *markfaserärmere*. Bei Feld *62 V'* führten wir die Eigenart auf eine von dem *rhinencephalen Grenzfeld 66 V'* ausgehende Gradation zurück, das gleiche gilt auch von Feld *8 V'*.

Myeloarchitektonisch bieten die besprochenen Felder nicht so viele charakteristische Unterschiede. Der ventromedianen Gradation von der sehr *markfaserarmen Ausgangsbasis* über die ein wenig *markfaserreichere paralimbische* Zone folgend, nehmen sie von Feld *6 V'* über Feld *5 V'* bis Feld *9 V'* an Gesamtfaserdichte zu, wobei dieses Feld wiederum auch darin eine Zwischenstufe zur Pars orbitalis der frontopercularen Zone darstellt. Feld *6/1* und *4 V'* unterscheiden sich *myeloarchitektonisch* nicht deutlich von Feld *6 V'*. Wie schon STRASBURGER feststellte, daß Feld *4 V'* schwer von Feld *6 V'* abzusondern ist. *Myeloarchitektonisch* imponiert der Gyrus rectus also fast als eine Einheit, und nur auf den sehr feinen Unterscheidungen innerhalb der Zonalschicht baute VOGT seine Abtrennung des Feldes *4* auf, die *cytoarchitektonisch* sehr viel leichter ist (s. o.). Die entsprechend der Parvocellularität geringere Gesamtfaserdichte von Feld *8 V'* gegenüber dem oral anschließenden Feldstreifen *5 V'* wurde von uns bereits oben erwähnt. Im übrigen wird in dieser Zone der *paralimbische unistriäre* Charakter ebenso wie der *aequodense* Charakter der Baillargers gewahrt.

Hiermit können wir die *orbitomediane Zone* in der Reichweite ihrer architektonischen Merkmale umreißen: Es handelt sich um eine schmale Rinde. *Cytoarchitektonisch* ist sie etwas größerzellig als die extrem *parvocelluläre paralimbische* Zone, sie ist jedoch auch in dem größtzelligen Grenzfeld *9 V' kaum mediocellulär* zu nennen. Sie besitzt mit Ausnahme dieses Feldes noch ein *V-Pyramidenband*, wenn auch in zunehmend schwächerer Ausprägung als die ventrale paralimbische Zone. Sie ist *internopyramidal* mit Ausnahme des Feldes *4 V'*, das *externopyramidal* ist und des Feldes *9 V'*, das *aequopyramidal* ist. Auch in der Granularisierung ist sie gegenüber der paralimbischen Zone etwas fortgeschritten: Sie ist *schwach granulär* bis *eugranulär*.

Myeloarchitektonisch ist die orbitomediane Zone von etwas *größerer Gesamtfaserdichte* als die extrem faserarme ventrale paralimbische Zone, bleibt aber gegenüber der orbitalen frontopercularen Zone darin noch zurück. Sie ist wie die paralimbische Zone in ihrer Gesamtheit noch *unistriär und aequodensus*.

Wir kommen abschließend zur Gegenüberstellung der orbitomedianen Zone mit den früheren Untersuchern: Sie entspricht weitgehend BRODMANNS Feld *11*, nur daß dieser unsere orbitalen frontopolaren Felder, die im Bau etwas verwandt sind, mit einbezogen hat. Bei v. ECONOMO entsprechen ihr die Felder *FG, FH* und ein Teil von *FF*. Bei VOGT entspricht sie einem Teil der faserarmen unistriären Region.

8. Die frontopolare Zone (FpZ)

An der frontopolaren Zone (Abb. 50—63) können wir einen *dorsalen*, auf der Konvexität gelegenen Teil und einen *orbitalen* Teil unterscheiden. Dorsal schließt die frontopolare Zone an die *paramotorische* Zone an, lateral an die *paroperculare*, orbito-caudal an die *Pars orbitalis* der *frontopercularen* und die *orbitomediane Zone* und median an die *ventrale* und *dorsale paralimbische Zone*.

Die Eigenart dieser Zone können wir am besten an der bisher mit Ausnahme von den russischen Architektonikern vernachlässigten *frontopolaren* Aufsicht der Frontalrinde erkennen (Abb. 52), soweit nicht die mediane oder die orbitale Ansicht (Abb. 51 und 53) heranzuziehen sind. Die frontopolare Zone umfaßt in diesem Raum die Felder *50 V'*, *51d*, *51p* und *52d* auf der Konvexität, wovon *50 V'* und *51p* median an der Grenze zur dorsalen paralimbischen Zone beginnen, ferner das vorwiegende Medianfeld *2 V'*, das nur auf einer schmalen Teilwindung ventral auf die *frontopolaren Querwindungen* übergreift, sowie die orbitalen Felder *1 V'*, *1/52v*, *52v* und *52v/53v*, wovon *1 V'* median im ventralen Anschluß an Feld *2 V'* beginnt und sich auf die *frontomarginale Querwindung* fortsetzt, auf der sich *52v* lateral anschließt.

Die von uns durchgeführte Abgliederung von dorsalen und ventralen Feldern innerhalb der bei VOGT sehr umfangreichen Felder *51* und *52* entspricht für Feld *52* dem cytoarchitektonischen Vorgehen von NGOWYANG, der sich als erster zur Abgliederung einer orbitalen Einheit auch von Feld *53 V'* veranlaßt sah, wozu wir uns ebenso genötigt gesehen hatten (*53v*). Diese orbitalen frontopolaren architektonischen Einheiten *1/52v, 52v, 52v/53v* und das im Rahmen der paropercularen Zone schon besprochene *53v* unterscheiden sich von den dorsalen gleichnamigen Einheiten durch eine noch ausgesprochenere *Kleinzelligkeit* und eine größere *Dichte* und damit *Betontheit* der *V-Pyramiden. Myeloarchitektonisch* hat diese Kleinzelligkeit bei VOGT insofern eine Entsprechung, als er von den Feldern *51 V'* und *52 V'* angab, daß sie in ihren *ventralen* Anteilen *faserärmer* und ihre *Radii* aus *dünneren Einzelfasern* zusammengesetzt seien, was der von uns schon mehrfach herausgestellten *Korrelation* zwischen *Fasergehalt* und *Klein-* bzw. *Großzelligkeit* entspricht. Die ventrale Partie von *51* in VOGTS Felderkarte entspricht nämlich in Übereinstimmung damit zum guten Teil unserem Feld *1* V',das weiter oral als das Vogtsche Feld *1* beginnt und, eben wie diese ventrale Partie von *51* bei VOGT, die frontomarginale Querwindung mit einnimmt. Faserarmut und Kleinzelligkeit gehen eben auch hier Hand in Hand, wobei wir es in Feld *1* mit dem *parvocellulären Pol* der *Frontalrinde*, d. h. mit der *kleinstzelligen Endstation* der *polwärtigen* Gradation zu tun haben. Diese polwärtige Gradation, die wir auf der Konvexität kennenlernten, wirkt vom Rande der paramotorischen Zone über Feld *50 V', 51d, 51p, 52d* und *2 V'* auf die orbitalen Felder *1,1/52v, 52v,* und *52v/53v* ein.

Es handelt sich hier bekanntlich um eine *externopyramidisierende* und *granularisierende* Gradation, die als besonderen Faktor die von der Ausgangsbasis der magnocellulären motorischen Felder der Präzentralwindung aus beginnende stufenweise *Zellverkleinerung* besitzt. Und nur dieser Faktor der zunehmenden Kleinzelligkeit der polwärtigen Gradation setzt sich tatsächlich bis zu den *orbitalen* Polarfeldern fort und erreicht hier über Feld *2 V'* seinen extremen Endpunkt in Feld *1 V'*, während die lateral anschließenden drei schmalen Feldstreifen *1/52v, 52v* und *52v/53v* stufenweise etwas größerzellig sind, dabei jedoch stets kleinerzellig als die dorsalen Polarfelder. Die beiden anderen cytoarchitektonischen Komponenten der polwärtigen Gradation, Granularisierung und Externopyramidisierung, enden hingegen schon in den *dorsalen* Polarfeldern *51p* und *52d.* Auch Feld *2 V'* unterliegt nur der *parvocellulären* Wirkung der *polwärtigen* Gradation und ist im übrigen *Grenzfeld* zum *ventralen paralimbischen* Gürtel, von wo es die *ventromediane* Gradation auf Feld *1* überträgt, die dann über die ganze Reihe der *orbitopolaren* Felderstreifen zu verfolgen ist.

Ehe wir die Wirkung dieser Gradation genauer betrachten, sind zuvor jedoch noch die *myeloarchitektonischen* Komponenten der polwärtigen Gradation in unserer frontopolaren Zone zu verfolgen. Wie wir oben in Würdigung von VOGTS Befunden schon berührten, ist parallel zur Parvocellularität die stufenweise Abnahme der Gesamtfaserdichte bis zu den *orbitopolaren* Feldern als *Endpunkt* der *polwärtigen Gradation* nachweisbar. Die beiden anderen Komponenten: Abbau des *unistriären* Charakters (der frontomotorischen Zone) durch stufenweise Abnahme der *substriären Fasern* (*6aα*) und die Verstärkung des *inneren* Baillarger zum internodensioren Charakter, haben entsprechend ihrer ständigen Korrelation mit *Granularisierung* und *Externopyramidisierung* ihren Endpunkt ebenfalls schon in den *dorsalen* Polarfeldern *51p* und *52d.*

Die Zwischenstufe des propeunistriären Charakters beherrschte ja noch die paramotorische Zone. Im dorsalsten der frontopolaren Felder, *50 V'*, wird nun der *propeunistriäre* bis *bistriäre* Charakter eben erreicht und desgleichen wird es eben *internodensior*. Es ist zugleich, von dorsal kommend, als erstes Feld *eugranulär*, und der *externopyramidale* Charakter nimmt etwas zu. Ähnlich wie innerhalb der paramotorischen Zone (Feld *46*!), und klarer noch zwischen dieser und der paropercularen Zone und weiter der opercularen Zone selbst, die opercularwärtige Gradation externopyramidisierend und granularisierend und mit den gekoppelten myeloarchitektonischen Komponenten wirksam war, sind die gleichen Komponenten auch auf dem *dorsalen* Teil der *frontopolaren* Zone von medial nach lateral nachweisbar. Nur wirkt die dorsomediane Gradation hier über die *paralimbischen* Felder *50 l* und *50 z direkt*, d. h. ohne den Umweg der Ausdifferenzierung der *frontomotorischen* Zone. Sie bewirkt architektonische Unterschiede zwischen den Feldern *50 V'*, *51d* und *52d* dahingehend, daß die *lateralen* Felder jeweils einen Grad *granulärer* und *externopyramidaler* sind als die *medialen*, während die *myeloarchitektonischen* Komponenten nach Erreichung des *bistriären* Charakters in Feld *51d* und des *internodensioren* Charakters nicht weiter steigerungsfähig sind. Es bleibt von den dorsalen Polarfeldern noch Feld *51p* zu erörtern, das *median* bis an den *paralimbischen* Gürtel reicht und wohl als Ausdruck dessen eine etwas *dichtere V* aufweist als *51d* (Abb. R 34), wobei die *V*-Pyramiden etwas in Gruppen gegliedert sind. Es ist dadurch bei *fokal* wechselndem Übergewicht der Pyramidenschichten *aequopyramidal*, bei *breiter, körnerreicher IV*. *Myeloarchitektonisch* ist es *bistriär* und *internodensior*.

Auf die *orbitalen* Felder der frontopolaren Zone können wir nun besonders deutlich die *ventromediane* Gradation Feldstreifen für Feldstreifen einwirken sehen, wobei die *sagittal* verlaufenden, ausgesprochen *schmalen* Windungen im Furchengrund der sie trennenden flachen Furchen stets die Grenze zwischen den beiden angrenzenden, mit den Windungseinheiten zusammenfallenden architektonischen Einheiten bergen[1].

Der ventrale Teil der medianen Gradation hat außer den bekannten, der *medianen Urgradation* gemeinsamen Komponenten, noch die bei den Feldern der *orbitomedianen* Zone schon zutage getretene Eigenschaft, das *V-Band* bzw. die relative Dichte der *V*-Pyramiden, lange zu *persistieren*, also erst über viele kleine Feldstufen abzubauen. Im Verein mit den externopyramidisierenden und granularisierenden Komponenten dieser Gradation ergibt das folgendes Bild der *orbitopolaren* Felderfolge: Feld *2 V'* (Abb. R 37) besitzt noch ein ausgesprochenes *V*-Band und ist daher bei etwas wechselnder Ausbildung der *III internopyramidal* bis *aequopyramidal* und zugleich *eugranulär*. In Feld *1 V'* (Abb. R 36) ist die *V* noch kleinerzellig, aber immer noch sehr dicht. Die *IV* hat etwas an Breite und Körnerdichte zugenommen. Durch die *Ausgewogenheit* der *inneren* und äußeren Schichten macht das Rindenband beim ersten Anblick einen *beinahe verkörnelten* Eindruck. Es handelt sich aber ganz überwiegend um *kleine Pyramidenzellen*, und der Körnerreichtum ist nicht besonders groß. Das Feld ist *aequopyramidal*, während die sich lateral anschließenden Felder *externopyramidal* sind. Aber auch hierin

[1] Übrigens bestätigt sich hier ganz der Windungstyp, den v. ECONOMO für die Orbitalrinde als Paradigma angegeben hat (s. Abb. 12), während er für die anderen Anteile derselben weniger gilt.

gibt es noch stufenweise Steigerungen, wobei bei einer Feldstufe die Abnahme der Dichte der *V*-Pyramiden, bei einer anderen die Verstärkung der *IIIc* und der *IV* mehr im Vordergrund stehen kann. Die relative Dichte der *V*-Pyramiden erhält sich aber sogar noch bis zu dem angrenzenden Feld *53v* der paropercularen Zone, das dieser Gradation noch unterliegt und sich darin von seinem gleichnamigen Dorsalfeld (*53d*) — abgesehen von seiner Parvocellularität — unterscheidet (s. o.).

In der Parvocellularität entsprechen die ersten beiden Felder dieser Folge *2* und *1* etwa dem *ventralen paralimbischen* Gürtel, von dem aus sie *mitbestimmt* sind, wobei Feld *1 V'* durch die Ausgewogenheit seiner Zellelemente eben das kleinstzellige Feld dieser Zone darstellt. Die lateral folgenden Felder werden in engen Grenzen zunehmend zellgrößer, gekoppelt damit ist wiederum der Markfasergehalt, der sich von dem sehr *niedrigen paralimbischen* Niveau nach lateral zunehmend steigert. Es bleibt noch das Verhalten der Baillargers, das im *paralimbischen* Gürtel noch *unistriär* war und in Feld *2 V'* und *1 V'* die Zwischenstufe des *propeunistriären* Charakters erreicht, um in den lateral anschließenden Feldern *bistriär* zu werden. Alle diese Felder behalten wie die ventrale paralimbische Zone den *aequodensen* Charakter bei.

Was die *Parvocellularität* betrifft, wird nun klar, daß diese Komponente der *polwärtigen*, über die ganze Ausdehnung der Konvexität verfolgbaren Gradation hier in ihrer *ausgeprägtesten Endstufe* der Felder *2 V'* und *1 V'* mit einer *Annäherung* an die *Parvocellularität* der *ventralen paralimbischen Zone* endet, die sich wiederum von dem kleinerzelligen (als dorsal) *ventralen Proisocortex* ableitet. Diese architektonischen Entwicklungszusammenhänge werden in der Besprechung nochmals besonders durchleuchtet werden.

Wir können nun abschließend die frontopolare Zone in der Reichweite ihrer architektonischen Merkmale umreißen. Es handelt sich um eine ausgesprochen schmale Rinde. *Cytoarchitektonisch* ist diese Zone *parvocellulär*, wobei die Felder des *orbitalen* Teiles einschließlich des angrenzenden Medianfeldes *2 V'* noch um einen Grad *parvocellulärer* sind als die Felder des *dorsalen* Teiles. Sie ist *externopyramidal* bis auf das Grenzfeld zur *ventralen paralimbischen* Zone *2 V'*, das *internopyramidal* bis *aequopyramidal* ist und das daran angrenzende Feld *1 V'*, das *aequopyramidal* ist. Die Zone ist in ihrer Gesamtheit *eugranulär*.

Myeloarchitektonisch besitzt die frontopolare Zone eine *geringe Gesamtfaserdichte*, wobei wiederum, in Korrelation mit der Kleinzelligkeit, der *orbitale* Teil *markfaserärmer* ist als der *dorsale*. Sie ist *bistriär* mit den gleichen Ausnahmen, wie sie für den *externopyramidalen* Charakter gelten (s. o.), der Felder *2 V'* und *1 V'*, die *propeunistriär* sind, als Übergangsstufe vom ventralen paralimbischen Gürtel her. Außerdem ist das dorsale Grenzfeld *50 V'* zur paramotorischen Zone *propeunistriär* bis *bistriär*. Der dorsale Teil der Zone ist *internodensior*, während der orbitale Teil *aequodensus* ist, wiederum als Auswirkung der ventromedianen Gradation und der nur teilweisen Einwirkung der polwärtigen Gradation.

Es ist noch festzuhalten, daß die Felder des *orbitalen* Teiles der *frontopolaren Zone*, wie sich aus den geschilderten architektonischen Merkmalen und den Abbildungen ergibt, eine große Ähnlichkeit mit den Feldern der *orbitomedianen Zone* besitzen, was mit der Tatsache zusammenhängt, daß auch sie von dem ventralen Teil der medianen Gradation mitgestaltet werden, wozu aber noch modifizierende Einflüsse der *polwärtigen* Gradation kommen.

Es bleibt die Gegenüberstellung dieser Zone mit den früheren architektonischen Gliederungen. Wie oben schon erwähnt, umfaßt Brodmanns Area *11* außer der *orbitomedianen* Zone etwa die *orbitalen* Felder der *frontopolaren* Zone einschließlich des *Gyrus frontomarginalis transversus*, was der oben beschriebenen architektonischen Verwandtschaft entspricht. Area *10 BR'* umfaßt einen großen Teil der *dorsalen* Polarfelder, wobei in unserem Fall nur Feld *50 V'* nicht mit einbezogen wäre. Außerdem umfaßt Area *10 BR'* mindestens noch unser Feld *53d*, das der paropercularen Zone angehört.

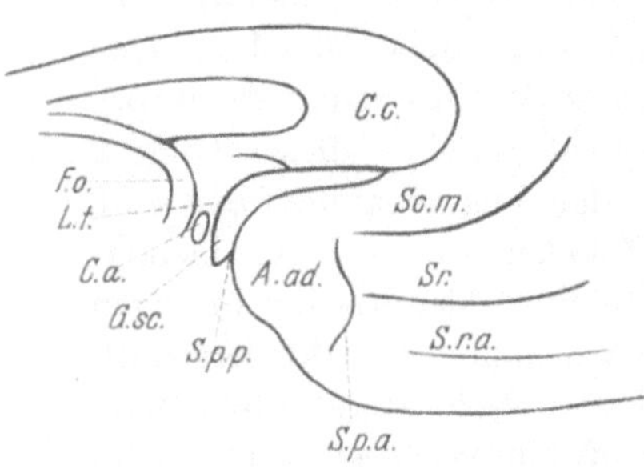

Abb. 73. Area adolfactoria (A. ad.) und umgebende mediane Hemisphärenwand. *C a* = Comm. ant.; *C c* = Corpus callos.; *Fo* = Fornix; *G sc* = Gyr. subcall.; *Lt* = Lamina term.; *Scm* = Sulc. callosomarg.; *Spa* = Sulc. parolfact. ant.; *Spp* = Sulc. parolfact. post.; *Sr* = Sulc. rostralis; *Sra* = Sulc. rostr. access.

Bei v. ECONOMO entspricht die Area *FE* weitgehend der *frontopolaren* Zone, ohne daß sie die orbitomediane Zone einschließt (s. o.). Auch stimmt die laterale Grenze besser überein, indem unser Feld *53d* topographisch nicht mit eingeschlossen ist. Das *dorsale frontopolare* Feld *50 V'* ist wiederum nicht in *FE* einbezogen, sondern wäre ein Teil von *FD*.

Bei VOGT entspricht unserer *frontopolaren* Zone der vordere Teil der ***bistriären*** Region und Teile der *propeunistriären* Region (Feld *50 V'*) und faserarmen *unistriären* Region (Feld *2 V'* und z. T. Feld *1 V'*), wobei in der Beschreibung dieser Felder von VOGT der propeunistriäre Charakter angedeutet wird.

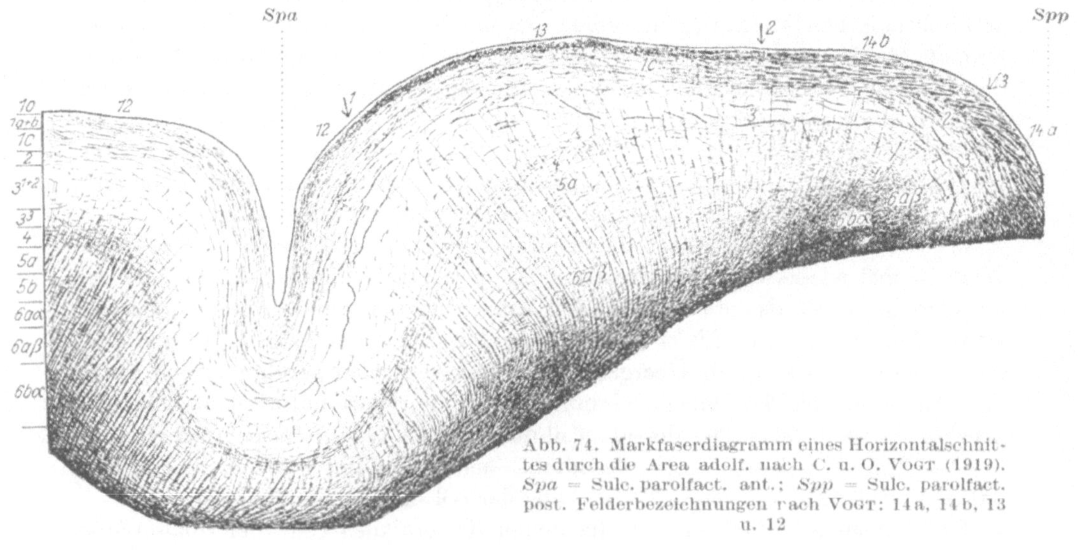

Abb. 74. Markfaserdiagramm eines Horizontalschnittes durch die Area adolf. nach C. u. O. VOGT (1919). *Spa* = Sulc. parolfact. ant.; *Spp* = Sulc. parolfact. post. Felderbezeichnungen nach VOGT: 14a, 14b, 13 u. 12

9. *Die präkommissurale Zone*

Anhangsweise soll hier noch die präkommissurale Zone (Abb. 56 u. 60, A. ad.) behandelt werden, die nicht mehr zum Stirnhirn selbst, sondern zu seinen rhinencephalen Grenzgebieten gehört. Der Grund dafür liegt darin, daß wir hier, im Gegensatz zu den bisher dargestellten, das isocorticale Stirnhirn beherrschenden architektonischen *Gradationen*, einen architektonischen *Gradienten* demonstrieren können, also keine stufenweisen Änderungen des architektonischen Gefüges, sondern allmähliche, fließende Übergänge desselben.

Unter *präkommissuraler* Zone fassen wir das Territorium vor der *Lamina terminalis* und der *Commissura anterior* zusammen (Abb. 73), das anatomisch aus dem schmalen *Gyrus subcallosus* besteht, der die Fortsetzung des diagonalen Bandes der basalen Riechrinde (Abb. 34) darstellt, und der *Area adolfactoria*, die bis zum Sulcus parolfactorius anterior reicht, einem oft nur in Form einer Mulde ausgebildeten Sulcus. Zu unterscheiden ist außerdem der schwache S. parolfactorius posterior *(Spp)*, der die Area adolfactoria von dem Gyrus subcallosus abtrennt. Dieser Sulcus ist übrigens identisch mit der „Fissura prima" von HIS, die fetal aber auch nicht sehr ausgeprägt ist.

Der Gyrus subcallosus gehört wie das gesamte diagonale Band zum *Palaeocortex*, der nur hier von der *basalen Riechrinde*, also dem Endigungsbereich der Stria olfactoria lat., auf die *mediane* Rinde übergreift und den caudalen Abschnitt der Area adolfactoria, der als Endigungsgebiet der Stria olfactoria med. zum *Archicortex* gehört (sog. Hippocampus praecommissuralis SMITH), caudal säumt.

Dieses Territorium ist primär von C. und O. VOGT *myeloarchitektonisch* erforscht worden. Und zwar erschließt sich seine Struktur am besten an einem *Horizontalschnitt*, wie wir ihn in der zeichnerischen Wiedergabe des Vogtschen rindenarchitektonischen Standardwerkes [*108*] zur Abbildung bringen (Abb. 74). In Abb. R 38 stellen wir das Nisslbild eines *Horizontalschnittes* in ganz ähnlicher Position gegenüber, so daß der sich von caudal (rechts) nach oral (links) abspielende Wandel der Struktur dieser Rinde *cyto-* und *myeloarchitektonisch* verfolgt und miteinander verglichen werden kann.

Das Zellbild gibt bei *50facher* Vergrößerung einen etwas kleineren Ausschnitt wieder als das Markfaserbild, das etwa *20fach* vergrößert ist. Die rechte (caudale) Grenze beider Abbildungen bildet der *Sulcus parolfactorius posterior*. Caudal von demselben befindet sich der *palaeocorticale* Streifen des *Gyrus subcallosus*, der gar keine Rinde im eigentlichen Sinne darstellt, sondern wie das basale diagonale Band die oralste Zellgruppe des *Nucleus basalis* birgt. Die auffallend großen Spindelzellen desselben lassen sich vereinzelt noch im Marklager unterhalb des keilförmigen Rindenbeginnes des Feldes *14a V'* erkennen, ohne daß sie zu dieser unentwickelten Rinde in direkten Kontakt treten.

Wir wollen nun zunächst die *cytoarchitektonischen* Änderungen von rechts nach links schildern, wo wir uns am Abhang einer Mulde befinden, die dem S. parolfactorius anterior *(Spa)* entspricht, der in Abb. 74 als kleine Furche ausgebildet ist. Wir ziehen dazu noch drei Abbildungen (Abb. R 39—41) unserer *Frontalserie* A 58 hinzu, die bei *80facher* Vergrößerung typische Stellen dieses horizontal *geschlossen* wiedergegebenen Rindenstreifens der *Area adolfactoria* im Frontalschnitt zur Darstellung bringen. (Die Pfeile in der Abb. des Horizontalschnittes (R 38) bezeichnen die Stellen, die den Frontalschnitten R 40 u. R 41 etwa entsprechen.)

Die keilförmig beginnende Rinde (Abb. R 38) besteht vorwiegend aus kleinen dicken Spindelzellen, die keinerlei Schichtung erkennen lassen. Sie besitzt zu Beginn eine ebenso starke I wie das gesamte Zellband, die sich bis zum Angulus auf die Hälfte ihrer Breite reduziert. Kurz vor dem Angulus tritt eine hellere, locker mit Zellen besetzte Oberschicht in Erscheinung, in der *Zellgruppierungen* zu erkennen sind mit der für den *Allocortex* bekannten Neigung zur *Glomerulus*bildung. In Abb. R 39 sehen wir bei 80facher Vergrößerung einen entsprechenden *Frontalschnitt* von A 58 mit dem keilförmigen (dorsalen) Rindenbeginn.

Auch hier findet sich innerhalb des Rindenbandes eine primitive Zweischichtigkeit, wobei die lichtere Oberschicht wieder die Neigung zur *Glomerulus*bildung erkennen läßt. Im Horizontalschnitt verbreitert sich diese Rinde allmählich nach oral. Nur an einer Stelle kurz nach dem Angulus kommt es zu einer Zäsur, indem die I zapfenförmig in die Tiefe eindringt, wobei auch der Längsschnitt eines in die Tiefe dringenden Gefäßes (g) zu erkennen ist. Es handelt sich hierbei um keinen Zufallsbefund, denn dieser „Zapfen" wurde auch von v. ECONOMO an genau gleicher Stelle beschrieben und als Grenze seiner Felder FM und FL angegeben (s. Tafel XL und russischer Atlas Tafel 189). In einem Teil der Fälle ist an dieser Stelle eine Mulde zu erkennen, die v. ECONOMO S. parolfactorius medius genannt hat.

Unmittelbar nach dieser Zäsur kommt es zu einer besonderen Verstärkung der überwiegend spindelzelligen Unterschicht und von hier geht der eigentlicheProzeß der stetigen Veränderung der Architektonik der Rinde aus und das bedeutet des Gradienten.

Zunächst wollen wir diesen Ausgangspunkt im stärker vergrößerten Frontalschnitt betrachten (R 40). Wir sehen, wie sich im linken Teil dieser Abbildung die Oberschicht in eine *II* mit Glomerulusneigung und eine lichte *III* ausdifferenziert hat, an die sich die übergewichtige Unterschicht anschließt, die, vorwiegend *spindelzellig*, noch keine *V*. Schicht erkennen läßt. Es handelt sich um das Bild einer *verspindelten* Rinde, wie wir sie als Feld *66 V'* (Abb. R 21) unmittelbar an die Stria olfactoria lateralis grenzend gefunden haben, und wie sie auch in ihrem Ausstrahlungsgebiet, der präpyriformen Rinde, vorherrscht (s. o.). Im rechten Teil der Abbildung kommt es zu einer allmählichen Rindenverbreiterung ohne Änderung des Schichtencharakters.

Abb. R 41, die dem linken Pfeil der Horizontalaufnahme entspricht, zeigt die verspindelte Rinde in stärkerer Ausprägung, wobei an der Oberfläche der dichten Unterschicht in Form einer gewissen Zellverdichtung eine *V* sich herauszudifferenzieren beginnt. Aber auch sie besteht noch überwiegend aus *Spindelzellen* und nur zum geringeren Teil aus *Pyramidenzellen*. Zu ergänzen ist noch, daß innerhalb der Unterschicht hier ebenso wie in dem vorherigen Rindenbild sich reichlich überschlanke Spezialzellen (überwiegend Spindeln!) und auch einzelne Gabelzellen finden, welche beide Erscheinungen uns ebenfalls von der *palaeocorticalen verspindelten* Rinde (im Umkreis der Stria olf. lat.) geläufig sind. Die *II*. Schicht setzt sich in R 41, im Gegensatz zu dem vorigen Feld, vorwiegend aus Körnern zusammen und zeigt auch nur noch geringe Gruppenbildung.

Am Abhang der Mulde, am linken Rand unseres Horizontalschnittes, kommt es nun zu einer stärkeren Schichtenbetonung, indem sich die Unterschicht etwas klarer in eine *V*. und *VI*. Schicht untergliedert, was z. T. topisch bedingt sein kann. Eine deutliche Grenze ist erst in dem nicht mehr wiedergegebenen Grund dieser Mulde zu erkennen, die ein in sich gleichbleibendes Feld mit ausgesprochenem *V*-Band *ohne* Übergewicht der *VI* und mit einer schwachen *IV* abtrennt. Es handelt sich um das Feld *12 V'* des *ventralen paralimbischen* Gürtels, das wir oben besprochen und abgebildet haben (Abb. R 28).

Im Anschluß an den *Gyrus olfactorius medialis*, der dem caudalen Abschnitt der *Area adolfactoria* des Erwachsenengehirns entspricht, erleben wir also in Form eines *Gradienten* die Übergänge von *unentwickelter* zu *verspindelter* Rinde und die allmähliche Herausdifferenzierung einer noch *bandartigen V* und schließlich einer schwachen *IV*. Die Aufeinanderfolge der Rindendifferenzierung, die sich hier im Anschluß an den *oralsten* Teil des *Archicortex*, den Hippocampus praecommissuralis, abspielt, ist aber in den Hauptzügen die gleiche, die wir im *palaeocorticalen* Bereich des *allocorticalen* und *mesocorticalen* Claustrocortex und schließlich im *V*-Band-betonten *Proisocortex* palaeocorticalis der *dorsalen Insel* angetroffen haben. Nur, daß BROCKHAUS hier noch zu der Auffassung einer Stufenbildung, also einer architektonischen *Gradation*, gekommen war.

Der grundlegende Unterschied zwischen beiden Formationen besteht aber in der unmittelbaren Unterlagerung des *Palaeocortex* durch *subcorticale* Zellmassen, hier des *Claustrum basale*, während dort nur eine sehr lockere Beziehung zu den *Basalis*-Zellen des anschließenden *Gyrus subcallosus* besteht. Der Unterschied in der Unterlagerung ist wohl auch die Ursache dafür, daß die *palaeocorticale* verspindelte Rinde eine viel tiefergründige und breitere ist als die *archicorticale* verspindelte Rinde der Area adolfactoria, deren architektonische Strukturen sich nun übrigens unter weiterer Verschmälerung in die dem Balken zugewandte Furchenwand des *Gyrus cinguli* (S. corporis callosi) verfolgen lassen. Den unentwickelten Beginn stellt hier circumcallös die rudimentäre „*Taenia tecta*“ mit dem Induseum griseum dar, das im Furchengrund, sich keilförmig verbreiternd, in das allocorticale Rindenband übergeht. Und dieses Rindenband erlebt eben innerhalb der Furchenwand in etwas zusammengedrängter Form genau die gleichen fließenden architektonischen Übergänge zu einer *verspindelten* Rinde, die stets etwa am Angulus das dichte *V-Pyramidenband* ausdifferenziert, das dann den damit beginnenden Proisocortex archicorticalis des Gyrus cinguli bis in den S. callosomarginalis begleitet. Auch hier haben wir also im Bereich des vorderen Gyrus cinguli den gleichen architektonischen *Gradienten* nachweisen können.

Wie oben ausgeführt, kommt es dorsal jedoch nicht schon *paralimbisch* zu einer *Granularisierung* wie *ventral paralimbisch*, sondern zum *Persistieren* der *Agranularität* und des *internopyramidalen* Charakters unter Ausbau eines besonderen Differenzierungstypus, der *frontomotorischen* Rinde.

Caudal geht die „*Taenia tecta*“ retrosplenial in den Gyrus fasciolaris über, der sich in das Ammonshorn fortsetzt. Mit diesem allein und nicht mit der Fascia dentata ist die „*Taenia tecta*“ nach ROSE homolog. Das Ammonshorn mit dem dichten Band der Ammonspyramiden stellt nun gleichsam das Urbild einer rein *effektorischen* Formation dar, wie noch in letzter Zeit von BRODAL und PAPEZ hervorgehoben worden ist, während die Fascia dentata das Urbild einer *sensorischen* Rinde darstellt. Demgegenüber ist das *proisocorticale V*-Band, welches wir sowohl im Proisocortex archicorticalis (Gyrus cinguli) wie im Proisocortex palaeocorticalis (dorsale Insel) beschrieben, schon der letzte Differenzierungsschritt vor dem Isocortex im engeren Sinne. Es ist nun entwicklungsgesetzlich bedeutungsvoll, daß nur der *agranulär* bleibende *Proisocortex archicorticalis*, der sich von der den Ammonspyramiden homologen „Taenia tecta“ herleitet, die frontomotorische Rinde aufbaut, während der *Proisocortex palaeocorticalis* nur die Motorik der Intestinalorgane und des Kopfdarms entwickelt und die hier lokalisierte Ursensomotorik von der Sensibilität noch schwer zu trennen ist (s. o.).

Es war notwendig, hier einen erhellenden Blick auf die *Homologie*verhältnisse des behandelten *Archicortex* zu werfen, wobei wir uns im übrigen hier auf seine an das Frontalhirn grenzenden Differenzierungsformen (praecommissuraler und supracommissuraler Hippocampus) beschränken müssen. Es sei nur erwähnt, daß es retrosplenial noch zur Differenzierung einer archicorticalen *granulären* Rinde (Feld *29 BR'*) und *agranulären* Rinde (Feld *30 BR'*) von ganz anderem Typus kommt, die beim Menschen jedoch gegenüber niederen Säugern stark zurückgebildet sind.

Um auf den Ausgangspunkt der Darstellung des architektonischen Gradienten in der Area adolfactoria als eines rhinencephalen Grenzgebietes des Stirnhirns zurückzukommen, lehrte uns diese Untersuchung noch ein Wesentliches: Die Differenzierungsschritte der unentwickelten *archicorticalen* wie *palaeocorticalen* Rinde in Richtung auf den *neocorticalen Isocortex* sind in den Grundzügen die gleichen, trotz der grundlegenden, vergleichend-morphologischen und ontogenetischen Unterschiede beider Rindenarten, wie sie in der palaeocorticalen grisealen Unterlagerung noch im reifen Gehirn zu erkennen sind.

Diese wesentliche Erkenntnis einer architektonisch verwandten Differenzierungsfolge läßt sich nun auch *myeloarchitektonisch* belegen. Wir ziehen dazu das Vogtsche Diagramm eines Horizontalschnittes durch die Area adolfactoria heran, das zugleich dem myeloarchitektonischen Nachweis des hier herrschenden *Gradienten* dient (Abb. 74). VOGT selbst hat in diesem Bereich das Vorhandensein von *limitrophen Adaptationen* zwischen den Feldern *14a*, *14b*, *13* und *12* hervorgehoben, womit er das Vorhandensein von architektonischen Übergangsabschnitten an der Grenze dieser Felder konzediert. Gleichwohl weist er in Form der Grenzpfeile auf deutlich erfaßbare Grenzen hin. Wir wollen nun den *myeloarchitektonischen* Wandel, ebenso wie oben den *cytoarchitektonischen*, von dem caudalen Beginn des Rindenbandes im S. *parolfactorius posterior* bis zum *S. parolfactorius anterior* verfolgen. Unsere Beschreibung stützt sich dabei auf eigene myeloarchitektonische Kontrolle dieser *praecommissuralen* Zone, so daß nicht alle Angaben nur aus dem Diagramm allein entnommen werden können.

Der Beginn der unentwickelten Rinde im S. parolf. post. ist gekennzeichnet durch ein schmales Rindenband, das bis in seine tiefen Schichten von sehr derben *Ultratangentialfasern* erfüllt ist, welche jedoch in der Zonalschicht selbst am dichtesten liegen. Die üblichen myeloarchitektonischen Schichten sind in diesem von VOGT mit *14a* bezeichneten Furchenwandabschnitt noch nicht zu unterscheiden. Die Radiärfaserbündel reichen bis in die an Ultratangentialfasern reichen Schichten hinein. Erst nach dem Angulus, in dem mit *14b* bezeichneten Rindenabschnitt, ziehen sich mit allmählich breiter werdender Rinde die derben Ultratangentialfasern aus den tiefen Schichten zurück und sind nur noch in der jetzt unterscheidbaren *1.*, *2.*, und *3.* Schicht nachweisbar. Zugleich wird deutlich, daß die Masse der *Radiärfaserbündel* den sich jetzt abzeichnenden äußeren Baillarger nicht durchdringen, sondern zuvor enden, während eine größere Zahl *einzelner Radiärfasern* bis in die faserdichte *2* und *1* ragt. Es handelt sich also hier wieder um einen zugleich *descendent supraradiären* und *infraradiären* Charakter, wie wir ihn vom *allocorticalen* und *mesocorticalen* Gürtel der Insel oben kennengelernt haben. Und wie es sich dort in der überbreiten Zonalschicht um die Fasern der *Stria olfactoria lateralis* handelte, haben wir es hier mit den Fasern der *Stria olfactoria medialis* zu tun, die als *Ultratangentialfasern* zunächst noch in tieferen Schichten einströmen, um sich ganz allmählich auf die *2.* und *1.* Schicht zurückzuziehen. Zugleich hören am Angulus zum *S. parolfactorius anterior* die *Supradiär-*

fasern auf, wobei aber noch bis zum Furchengrund der *infraradiäre* Charakter gewahrt wird. Und erst in dessen Bereich kommt es zu einer deutlich markierten Abnahme der Dichte und Derbheit der Tangentialfasern und im unmittelbaren Anschluß zum *euradiären* Charakter, indem die Radii bis an die Grenze von unterem und mittlerem Drittel der *3* reichen. Damit hat der Isocortex mit einer klaren Grenze begonnen, so daß wir Feld *12 V'* erst vom Furchengrund an rechnen möchten. Alle geschilderten architektonischen Änderungen zwischen den beiden Sulci parolfactorii sind aber allmähliche gewesen. Es bleibt nur das relativ unvermittelte Aufhören der Supraradiärfasern am Angulus (Pfeil 1), was aber, da die Gegenkrümmung des Furchengrundes nahe ist, z. T. topisch bedingt sein könnte.

Wir können damit die Annahme eines *architektonischen Gradienten* innerhalb der präkommissuralen Zone auch im *myeloarchitektonischen* Bild als hinreichend belegt erachten. Überdies konnten wir auch für das Markfaserbild auffallende Parallelen des architektonischen Charakters zwischen diesem dem *Archicortex* zugeordneten Territorium und dem *Palaeocortex* des allo- und mesocorticalen Gürtels der Insel feststellen.

Die beiden architektonisch verwandten, verspindelten Grenzfelder zur Frontalrinde *13 V'* und *66 V'* sind übrigens auch von Vogt als *Übergangsfelder* zwischen *Allocortex* und *Isocortex* klassifiziert worden. Nur bezog er das markreiche Feld *66* noch in seine *Regio unitostriata* ein, während wir es vorziehen, *beide* Felder als eine Art *Proisocortex* palaeocorticalis zu den rhinencephalen Grenzgebieten der Frontalrinde zu zählen.

e) Beschreibung der cyto- und myeloarchitektonischen Felderabbildungen R 1 — R 51

Nachdem alle in dem Gehirn A 58 aufgefundenen architektonischen Einheiten im vorigen Kapitel ihre Einordnung in die ihre Struktur bestimmenden Gradationen und ihre Zusammenfassung zu Zonen erfahren haben, kommen in diesem Kapitel noch die abgebildeten *cyto-* und *myeloarchitektonischen* Felder zur *Einzelbeschreibung*, um das Verständnis der Abbildungen zu erleichtern. Es handelt sich erstens um die ganzseitigen Abbildungen R 1—41, die mit Ausnahme von R 38 Nissl-Präparaten des *frontal*geschnittenen Gehirns A 58 entstammen und *80*fach vergrößert sind. R 38 ist die Wiedergabe eines Nissl-Präparates des *horizontal*geschnittenen Gehirns A 66 bei *50*facher Vergrößerung.

Die Abb. R 42—51 entstammen dem nach Weigert-Pal Kulschitzky gefärbten, frontalgeschnittenen Gehirn Ri 61 und stellen Wiedergaben von *Gruppen* von Feldern bei fünffacher und z. T. bei zweieinhalbfacher Vergrößerung dar. Insgesamt kommen 35 *myeloarchitektonische* Felder zur Darstellung.

Wir bringen die Abbildungen entsprechend der Reihenfolge der Darstellung der Gradationen des vorigen Kapitels *zonal* gegliedert zur Beschreibung.

Die *dorsale paralimbische Zone (Plzd)* (Abb. 51, 56 u. 60) wird cytoarchitektonisch mit den zwei Bildern R 2 und 3 vorgestellt und mit einer ergänzenden Wiedergabe des *medianen Proisocortex* des Gyrus cinguli (R 1).

Abb. R 1 zeigt ein Feld mittlerer Zellgröße, das keine innere Körnerschicht (*IV*) erkennen läßt. Es ist wohl gerade möglich, eine äußere Körnerschicht (*II*) abzugrenzen, doch besteht diese vorwiegend aus kleinen Pyramidenzellen und nur zum kleinen Teil aus Körnern und hebt sich von der *III* nicht sehr gut ab. Die schmale *III* läßt sich nicht gut untergliedern.

Die dicht gelagerten *V*-Pyramiden haben das Übergewicht gegenüber den inneren größeren *III*-Pyramiden (internopyramidal). Die Pfeile deuten auf überschlanke Spezialzellen.

Abb. R 2 zeigt Feld *37 l*, das medio- bis magnocellulär ist. Eine innere Körnerschicht fehlt; die *II* ist wiederum vorwiegend aus kleinen Pyramiden zusammengesetzt. Die *III* zeigt eine mittlere Breite, die *IIIc* ist gegenüber der *V* untergewichtig (internopyramidal). Die *V* ist dichtzellig und die größtzellige Schicht des Feldes. Die größeren *V*-Pyramiden neigen zu girlandenartiger Anordnung. Die *VI* ist relativ kleinzellig.

Abb. R 3 zeigt Feld *50 z*, das mediocellulär ist. Eine schmale, eben geschlossene innere Körnerschicht ist vorhanden. Die *II* besteht teils aus Körnern, teils aus kleinen Pyramiden. Die *III* ist schmal und schwach tingiert. Sie läßt sich nur in zwei Unterschichten: eine kleinzellige *IIIa* und eine mittelzellige *IIIc* untergliedern. Die *V* ist gegenüber der *IIIc* klar im Übergewicht. Sie ist dichtzellig und zeigt bei Lupenvergrößerung das proisocorticale *V*-Pyramidenband. In *Vb* sind überschlanke Spezialzellen in mittlerer Zahl (s. Pfeile). Die *VI* ist schwach betont.

Die *frontomotorische Zone* wird cytoarchitektonisch mit den Feldern *42 V'*, *39 V'*, *37 V'*, *36 V'*, *40 V'* und *41 V'* vorgestellt. Hinzu tritt noch das an den Fuß der Präzentralwindung angrenzende Inselfeld *I 41*, von dem aus die Gradation auf Feld *41* und *40/41* wirkt.

Abb. R 4 zeigt Feld *42 V'*, die Area gigantopyramidalis BRODMANNS. Dieses größtzellige und zugleich breiteste Feld der Großhirnrinde ist agranulär und ausgesprochen wenig schichtenbetont. Nur die *äußere* Körnerschicht läßt sich mit einiger Mühe von der *IIIa* abgrenzen. Sie besteht jedoch vorwiegend aus kleinen Pyramiden. Die breite *III* weist in *IIIc* auffallend große Pyramiden auf. Die sehr breite *V* weist auf dem Grund mittelgroßer bis großer Pyramiden eine fast laminäre Anordnung von Riesenpyramiden auf, die das Feld zum *internopyramidalen Extremfeld* machen. Auch die *VI* ist großzellig und breit.

Abb. R 5 zeigt Feld *39 V'*, das magnocellulär, agranulär und ebenfalls noch sehr breit und wenig schichtenbetont ist. Die kleinpyramidige *II* ist ebenfalls schwer von der *IIIa* abgrenzbar. Die *IIIc* ist gegenüber *V* unterbetont (internopyramidal). Auch die breite *VI* ist noch ausgesprochen großzellig.

Abb. R 6 zeigt Feld *37 V'*, das die übernächste Stufe in der polwärtigen Gradation nach Feld *39 V'* darstellt. Es ist dementsprechend kleinerzellig und schmäler, im übrigen weiterhin agranulär und wenig schichtenbetont. Das Übergewicht der *V* gegenüber *IIIc* ist noch immer deutlich. In der Aufnahme ist es dadurch etwas übertrieben, daß die *IIIc* in der Mitte des Bildes eine *fokale* Zellichtung aufweist.

Abb. R 7 zeigt mit Feld *36 V'* das oralste frontomotorisch-agranuläre Feld, das wiederum etwas kleinerzellig ist als *37 V'*. Das Feld ist im ganzen schichtenbetonter. Dieser Eindruck geht vor allem von der besser abgrenzbaren *II* und einer angedeuteten, streifenartigen Auflichtung zwischen *IIIc* und *V* aus, die wir *IV*-Lücke genannt haben, da sie innerhalb der Gradationen dem Erscheinen einer geschlossenen inneren Körnerschicht vorauszugehen pflegt. Die *V* hat an Zellgröße und Breite eingebüßt, so daß es zu einem Gleichgewicht mit der *IIIc* kommt[1] (aequopyramidal). Die *VI* ist schon relativ kleinzellig, so daß nur *IIIc* und *V* als Mittelband eine relative Großzelligkeit gewahrt haben.

Abb. R 8 zeigt mit Feld *40 V'* nach *39 V'* die übernächste Stufe in der *opercularwärtigen* Gradation der Präzentralwindung. Das Feld ist um einen geringen Grad kleinerzellig als *39 V'*, unterscheidet sich im übrigen aber von letzterem vor allem durch die hier schon eingetretene Schichtenbetonung, die außer auf einer besseren Abgrenzbarkeit der *II* vor allem auf dem Erscheinen einer kleinpyramidigen Zellschicht an der Grenze von *IIIc* und *V* beruht. Auch die *VI* setzt sich, da kleinerzellig, deutlich von der *V* ab. Das Feld ist internopyramidal.

Abb. R 9 zeigt mit Feld *41 V'* am Fuße der Präzentralwindung ein zugleich der insulären Gradation unterliegendes Feld, was in der Verdichtung der *Va*, dem dysgranulären Charakter und der Zunahme des relativen Gewichtes der *IIIc* zum Ausdruck kommt.

Das Feld ist im ganzen nicht weniger großzellig als Feld *40 V'*. Die schmale *IV* ist noch reichlich mit kleinen und mittleren Pyramiden durchsetzt und grenzt sich von der dicht- und

[1] Für die Beurteilung der architektonischen Eigenschaften wurde stets das gesamte Präparat zu Rate gezogen, da der wiedergegebene Ausschnitt zur Beurteilung allein nicht genügt.

kleinzelligen *Va* nicht gut ab. Die relativ großen *IIIc*-Pyramiden sichern dem Feld einen aequopyramidalen Charakter.

Abb. R 10 zeigt mit Feld *I 41* das Inselfeld, von dem aus der Einfluß auf den Fuß der Präzentralwindung ausgeht. Das im Bau verwandte dysgranuläre Feld hat eine noch *dichtere Va*, die jedoch etwas kleinerzellig ist. Auch die *Vb* ist etwas kleinerzellig als in Feld *41*. Da die *IIIc*-Pyramiden ebenfalls etwas kleinerzellig sind, besteht ein leichtes Übergewicht der dichten *V-Pyramiden* (internopyramidal). Die *VI* des Inselfeldes ist deutlich kleinerzellig.

Die *paramotorische Zone* wird cytoarchitektonisch mit den Feldern *44 V'*, *45 V'*, *46 V'* und *47 V'* vorgestellt.

Abb. R 11 zeigt Feld *44 V'*, das im Winkel zwischen S. frontalis superior und S. praecentralis gelegen ist und als caudalstes Feld dieser Zone auch das größtzellige ist. Das Feld besitzt eine eben geschlossene innere Körnerschicht, die aber noch mit kleinen Pyramiden durchsetzt ist (dysgranulär). Die Gewichte der Pyramidenschichten haben sich etwas zugunsten der *IIIc* verschoben, die große, gut tingierte Pyramiden besitzt (schwach externopyramidal). Die *V* läßt sich noch nicht untergliedern. Die *VI* ist noch relativ großzellig.

Abb. R 12 zeigt Feld *45 V'*, das oral anschließende Feld, das demgemäß etwas kleinerzellig ist. Die Körnerschichten *II* und *IV* sind verbreitert und setzen sich nun schärfer von den Nachbarschichten ab, so daß das Feld strenger schichtenbetont ist. Die *V*-Pyramiden haben stärker an Größe abgenommen; das Feld ist deutlich externopyramidal.

Abb. R 13 zeigt Feld *46 V'*, das oral anschließt und zugleich das ventrolateralste Feld der paramotorischen Zone ist. Es besitzt daher auch eine noch stärkere, körnerreiche *IV*. Das Übergewicht der *IIIc*-Pyramiden gegenüber der *V* ist unverändert (externopyramidal).

Abb. R 14 zeigt Feld *47 V'*, das das oralste frontomotorische Feld *36 V'* auf zwei kleinen Windungseinheiten bogenförmig umsäumt. Es besitzt als erste Granularisierungsstufe — wie Feld *44 V'* — eine eben geschlossene *IV*, in die einzelne Pyramiden der Nachbarschichten hineinreichen. Die Schichtenbetonung des Feldes, die auch auf die gut abgrenzbare *II* zurückgeht, ist ausgesprochen. Es ließ sich hier bei den schmalen Windungen nicht vermeiden, daß eine konvex gekrümmte Kuppe wiedergegeben ist, was eine relativ dichtere Lagerung der *V*-Pyramiden bedingt (vgl. Kap. IIa). Auf diese Weise tritt das bei Betrachtung des ganzen Präparates deutliche leichte Übergewicht der *IIIc*-Pyramiden gegenüber den *V*-Pyramiden in der Abbildung nicht klar hervor.

Die *frontoperculare Zone* wird cytoarchitektonisch mit 11 Feldern vorgestellt: 4 Feldern der konvexen Anteile Pars opercularis (Eberstaller) und Pars triangularis *56 V'*, *57 V'*, *58 V'* und *59 V'* und 7 Feldern der Pars orbitalis *60 V'*, *61 V'*, *62 V'*, *63 V'*, *64 V'* und *65 V'*, wozu Feld *66 V'*, das proisocorticale Grenzfeld der basalen Riechrinde, tritt.

Abb. R 15 zeigt Feld *56 V'*, das caudale Feld der Pars opercularis, das an die Präzentralwindung angrenzt und dieser Lage gemäß noch ausgesprochen magnocellulär ist. Es besitzt erst eine schwache *IV*, die mit einzelnen Pyramiden der Nachbarschichten durchsetzt ist. Es ist noch nicht sehr schichtenbetont. Die *IIIc*-Pyramiden sind so groß, daß sie gegenüber der immer noch gut ausgebildeten, relativ dichtzelligen *V* überwiegen (externopyramidal). Auch die *VI* ist noch relativ großzellig.

Abb. R 16 zeigt Feld *57 V'*, das orale Feld der Pars opercularis, das etwas kleinerzellig ist und eine schon etwas breitere, körnerreiche *IV* besitzt. Die ebenfalls körnerreiche, gut abgrenzbare *II* trägt dazu bei, daß dieses Feld sehr schichtenbetont ist. Seine *V* ist schwächer geworden, so daß das Übergewicht der *IIIc*-Pyramiden ausgesprochener ist (externopyramidal).

Abb. R 17 zeigt mit Feld *58 V'* das dorsale Feld der Pars triangularis, das das architektonische Maximum der Konvexitätsanteile der F_3 darstellt. Es besitzt die größten *IIIc*-Pyramiden derselben und eine breite, körnerreiche *II* und *IV*. Die Schichtenbetonung ist ausgesprochen. Die *V* ist verschmälert und hat nur noch mittelgroße Pyramiden, so daß das Feld stark externopyramidal ist.

Abb. R 18 zeigt Feld *60 V'*, das Zentralfeld der Pars orbitalis der frontopercularen Zone. Es ist das externopyramidale Extremfeld der Frontalrinde. Seine sehr großen *IIIc*-Pyramiden (es kommen darin noch größere als diejenigen des Abbildungsausschnittes vor!) stehen einer relativ kleinzelligen *V* gegenüber, die im ganzen als Lichtung im Rindenband imponiert. Die *II* ist breit und körnerreich und geht ohne scharfe Grenze in eine sehr kleinzellige, breite *IIIa* über. Auch die *IV* ist sehr breit und sehr körnerreich. Die *VI* ist gegenüber der *V* durch Zelldichte bei mittlerer Zellgröße deutlich betont und relativ scharf vom Marklager abgetrennt. Das Feld macht bis auf die auffallenden *IIIc*-Pyramiden einen verkörnelten Eindruck.

Abb. R 19 zeigt Feld *61 V'*. Dieses Feld und das caudal davon gelegene Feld *62 V'* (Abb. R 20) bilden die medialen Grenzfelder der Pars orbitalis der frontopercularen Zone gegenüber der orbitomedianen Zone. Feld *61* besitzt eine mittlere Zellgröße und eine gute Schichtenbetonung. Die innere und äußere Körnerschicht sind gut ausgebildet. Die *IV* ist breit aber nicht sehr körnerreich. Die schmale *III* läßt sich nur in zwei Unterschichten, *IIIa* und *c*, unterteilen. Die *IIIc* ist mit relativ großen und gut tingierten Pyramiden gegenüber der *V* noch übergewichtig (externopyramidal). Die *VI* ist gegenüber der *V* relativ großzellig.

Abb. 20 R zeigt Feld *62 V'*, das caudal anschließende Grenzfeld, das wiederum caudal an das proisocorticale Grenzfeld *66 V'* der basalen Riechrinde grenzt und mit dem vorigen Feld *(61)* verwandt ist. Es zeigt jedoch die Einflüsse der Annäherung an die Riechrinde in Form einer schwachen Ausbildung der Körnerschichten und einer Kleinzelligkeit. Die schmale *IV* ist mit Pyramiden der Nachbarschichten durchsetzt. Die Schichtenbetonung des Feldes ist geringer als die des vorigen [*61*]. Die *IIIc*-Pyramiden sind etwas kleiner, so daß ein Gleichgewicht mit der *V* besteht (aequopyramidal).

Abb. R 21 zeigt mit Feld *66 V'* das proisocorticale Grenzfeld der basalen Riechrinde zur Pars orbitalis der frontopercularen Zone. Es gehört zur *verspindelten* Rinde v. Economos, indem die *VI*, von der sich eine *V* erst unvollständig differenziert hat, sehr breit und übergewichtig ist. In ihr sind auch viele überschlanke Spezialzellen nachweisbar. Zugleich ist das Feld fast agranulär, indem die *IV*-Körner noch keine geschlossene Schicht bilden. Auch die *II* besitzt noch viele kleine Pyramiden in unregelmäßiger Anordnung und grenzt sich schlecht von der *III* ab. Die *III* ist relativ schmal, klein- und lockerzellig und läßt sich noch nicht untergliedern. Das Feld ist wenig schichtenbetont. Bei diesem mangelnden Differenzierungsgrad der Pyramidenschichten muß das gegenseitige Abwägen derselben unterbleiben.

Abb. R 22 zeigt mit Feld *63 V'* das lateral von Feld *66 V'* gelegene, nächst verwandte Feld der Pars orbitalis der frontopercularen Zone. Der Granularisierungsgrad ist etwas fortgeschritten: das Feld ist dysgranulär. Zugleich ist es relativ kleinzellig. Die Schichtenbetonung ist noch relativ schlecht. Die *V* hat sich von der *VI* etwas deutlicher abgegliedert, die *III* läßt sich noch schlecht untergliedern, immerhin ist die innere Hälfte etwas größerzellig und zeigt beim Vergleich mit der *V* ein Übergewicht (externopyramidal).

Abb. R 23 zeigt Feld *64 V'*, das oral an das Feld *63 V'* angrenzt und größerzellig und granularisierter ist. Die breite *II* und *IV* sind relativ körnerreich, so daß die Schichtenbetonung weiter zugenommen hat. Die *IIIc*-Pyramiden sind weiter vergrößert und zeigen ein noch stärkeres Übergewicht gegenüber der schwachen *V*. Die *VI* ist gegenüber der *V* etwas größerzellig und betonter.

Abb. R 24 zeigt Feld *65 V'*, das die Pars orbitalis dieser Zone lateral säumt, indem es die Wände des Ramus anterior horizontalis der Fissura Sylvii begleitet und auf die medioorbitale Kuppe übergreift, wo es in einer Mulde an Feld *60 V'* grenzt. Das schichtenbetonte Feld ist mediocellulär und besitzt eine breite, relativ körnerreiche *IV*. Die *III* unterteilt sich in zwei Unterschichten *IIIa* und *IIIc*. Letztere ist gegenüber der *V* übergewichtig (externopyramidal). Die *V* läßt sich nicht untergliedern und setzt sich auch von der *VI* durch gleichbleibende Zelldichte und Zellgröße nicht sehr deutlich ab, allerdings besser als in Feld *66* (s. o.).

Die *paroperculare* Zone wird *cytoarchitektonisch* mit den Feldern *55 V'*, *54 V'* und *53 d* vorgestellt, die zwischen den Konvexitätsanteilen der frontopercularen Zone und der paramotorischen Zone gelegen sind.

Abb. R 25 zeigt mit Feld *55 V'* das caudalste an die Präzentralfurche grenzende Feld dieser Zone. Das relativ zellgroße Feld ist bereits schwach granulär und schichtenbetont. Die *IV* ist noch mit Pyramiden der Nachbarschichten durchsetzt, die *III* läßt sich in drei Unterschichten, *IIIa*, *b* und *c* untergliedern, wovon die *IIIc* gegenüber der *V* übergewichtig ist (externopyramidal).

Abb. R 26 zeigt Feld *54 V'*, das oral an Feld *55 V'* angrenzt und demgemäß etwas kleinerzellig ist. Es ist zugleich in der Granularisierung fortgeschritten und schichtenbetonter. Die *IV* ist breit und körnerreich. Die *V* ist noch schwächer geworden, so daß die *IIIc*-Pyramiden ein noch etwas größeres Übergewicht haben (externopyramidal).

Abb. R 27 zeigt Feld *53d*. Das wiederum oral an Feld *54 V'* angrenzende Fe[illegible]h kleinerzellig, aber körnerreicher als das letztere und im [illegible]brig[illegible] im B[illegible] verwand[illegible]lere *III* besitzt große *IIIc*-Pyramiden, die das Übergew[illegible]cht gegenüber der mittelzelligen [illegible] noch ausgesprochener erscheinen lassen. Die Spindelzellen der *VI* sind relativ groß.

Die *ventrale paralimbische Zone* wird *cytoarchitektonisch* mit den Feldern *12 V'* und *Pvz* vorgestellt. Sie nimmt den Gyrus rostralis ein, der vom Sulcus rostralis bis zum Sulcus callosomarginalis reicht und besteht aus den beiden konzentrischen Feldern *Pvl* und *Pvz*. An das erstere schließt sich caudal noch *12 V'* an, das an die Area adolfactoria grenzt.

Abb. R 28 zeigt Feld *12 V'*, das infolge des Einflusses der angrenzenden Area adolfactoria trotz seiner isocorticalen Sechs-Schichtung noch einige allocorticale Züge trägt. Das Feld ist dysgranulär, indem es eine eben geschlossene *IV* besitzt. Allocortical ist die Bildung von Zellgruppen der *II*, die auch nicht aus Körnern, sondern aus zwei- bis dreimal so großen Pyramiden zusammengesetzt sind. Allocortical sind auch die in *Vb* reichlich vorhandenen überschlanken Spezialzellen. Die *Va* besitzt ein dichtes *V*-Pyramidenband, das gegenüber der *IIIc* deutlich übergewichtig ist (internopyramidal). Die *IIIa* ist auffallend zellarm, so daß sie gegenüber den Nachbarschichten gelichtet erscheint.

Abb. R 29 zeigt Feld *Pvz*, das ventrale konzentrische Feld der ventralen paralimbischen Zone. Das Feld ist schmal und kleinzellig und hat bereits eine gut ausgebildete *IV*. Es ist schichtenbetont. Die schmale *III* läßt sich gerade in *IIIa* und *IIIc* untergliedern. Die *IIIc* ist infolge der relativ großen *IIIc*-Pyramiden gegenüber der bandartigen, schmalen *V* etwas übergewichtig (schwach externopyramidal). Bei der dichten *V* handelt es sich in der ventralen wie der dorsalen paralimbischen Zone stets um das auch bei Lupenvergrößerung erkennbare *V*-Band.

Die *orbitomediane Zone*, die sich ventral an die ventrale paralimbische Zone anschließt und den Gyrus rectus und Gyrus orbitalis medialis einnimmt, wird *cytoarchitektonisch* mit den Feldern *6 V'*, *4 V'* und *9 V'* vorgestellt.

Abb. R 30 zeigt Feld *6 V'*, das ventral an die ventrale paralimbische Zone anschließende Feld. Das Feld ist kleinzellig und schwach granulär. Zugleich ist es deutlich schichtenbetont. Die *III* gliedert sich nur in eine *IIIa* und eine *IIIc*, welche gegenüber der sehr zelldichten *V* untergewichtig ist (internopyramidal). Auch die *VI* ist noch relativ gewichtig.

Abb. R 31 zeigt Feld *4 V'*, das im vorderen Teil des Gyrus rectus zwischen dem nur rinnenartig ausgebildeten Sulcus rostralis accessorius und Sulcus olfactorius liegt. Das im ganzen kleinzellige, schmale Feld besitzt gut ausgebildete Körnerschichten. Seine relativ großzellige *IIIc* zeigt ein klares Übergewicht gegenüber der zelldichten, aber kleinzelligen *V*. Die *VI* ist schmal und scharf gegenüber dem Mark begrenzt.

Abb. R 32 zeigt Feld *9 V'*, das sich lateral an Feld *5 V'* anschließt und an die Pars orbitalis der frontopercularen Zone grenzt, was auch in einer architektonischen Zwischenstellung zum Ausdruck kommt. Das Feld ist stärker granularisiert, seine *IV* ist breit und körnerreich. Seine relativ großen und dichten *IIIc*-Pyramiden sind gegenüber der *V*, die keine bandartige Dichte mehr zeigt, gleichgewichtig bei fokal wechselnden Übergewichten (aequopyramidal). Die *VI* ist relativ großzellig und gegenüber der *V* betont.

Die *frontopolare Zone* wird mit den Feldern *50 V'*, *51 d* und *2 V'* ihrer Pars dorsalis und den Feldern *1 V'* und *52 v* ihrer Pars orbitalis cytoarchitektonisch vorgestellt.

Abb. R 33 zeigt Feld *50 V'*, das dorsomediale, an die paramotorische Zone angrenzende Feld der Pars dorsalis. Das Feld ist kleinzellig und besitzt voll ausgebildete Körnerschichten. Die *IV* wird jedoch noch von Pyramiden der Nachbarschichten durchsetzt. Die *III* läßt sich nur in eine *IIIa* und eine *IIIc* untergliedern. Die *IIIc* ist gegenüber der schmalen *V* etwas übergewichtig (schwach externopyramidal). Die *Va* ist relativ dichtzellig. Die breite *VI* ist relativ betont.

Abb. R 34 zeigt Feld *51d*, das lateral an Feld *50 V'* angrenzende Feld. Das Feld ist ebenfalls kleinzellig. Es ist stärker granularisiert, indem sowohl *II* wie *IV* körnerreich sind. Die *III* gliedert sich nur in *IIIa* und *IIIc*, wovon letztere gegenüber der *V* übergewichtig ist (externopyramidal). Die *VI* ist gegenüber der *V* relativ betont.

Abb. R 35 zeigt Feld *52v*, das der Pars orbitalis der frontopolaren Zone angehört. Das Feld ist im ganzen noch etwas kleiner- und dichterzellig als die Dorsalfelder dieser Zone. Seine Körnerschichten sind gut ausgebildet. Die *IV* ist jedoch etwas mit Pyramiden der Nachbarschichten durchsetzt. Die relativ breite *III* läßt sich in *IIIa*, *IIIb* und *IIIc* untergliedern, wovon letztere gegenüber der *V* noch übergewichtig ist (externopyramidal). Die schmale *V* hat jedoch durch Verdichtung ihrer Pyramiden einen leicht bandartigen Charakter angenommen. Im rechten Teil der Abbildung wird dieser Charakter durch eine Radiärordnung, die topisch durch den nahen Angulus bedingt ist, durchbrochen.

Abb. R 36 zeigt Feld *1 V'*, das mediale Feld der Pars orbitalis, das den parvocellulären Pol der Frontalrinde darstellt. Das Feld macht einen beinahe verkörnelten Eindruck, besitzt aber in Wirklichkeit keine besonders starken Körnerschichten. Der Eindruck kommt vielmehr durch die Kleinzelligkeit der übrigen Schichten zustande, wozu beiträgt, daß die Pyramidenschichten *IIIc* und *V* in der Größe ihrer Pyramiden vollkommen ausgewogen sind (aequopyramidal). Die *V* weist eine Verdichtung ihrer Pyramiden auf. Die *VI* ist schmal und relativ dichtzellig.

Abb. R 37 zeigt Feld *2 V'*, das zwar noch zu den dorsalen Feldern dieser Zone als deren ventralste Einheit gehört, seinen Schwerpunkt jedoch median im Anschluß an die ventrale paralimbische Zone besitzt (s. Abb. 56). Ventral grenzt es an Feld *1 V'*. Seine Kleinzelligkeit ist ähnlich der dieses Feldes. Nur in der *Va* besitzt es etwas größere Pyramiden, die deutlich bandartig verdichtet sind (bei Lupenvergrößerung sind sie als *V*-Band zu erkennen). Diese *V*-Pyramiden überwiegen in der Abbildung gegenüber den *IIIc*-Pyramiden. Dieses Überwiegen ist aber bei fokaler Häufung der *IIIc*-Pyramiden im Präparat nicht immer ausgesprochen, so daß wir dieses Feld als internopyramidal bis aequopyramidal bezeichnet haben.

Die Körnerschichten sind gut ausgebildet, aber nicht besonders körnerreich. Die *VI* ist klein- und dichtzellig.

Die **Abb. R 38—41,** die die anhangsweise behandelte *präkommissurale Zone* wiedergeben, haben schon im vorigen Kapitel ihre ausführliche Beschreibung erfahren.

Wir kommen nun zu den Markscheidenbildern der Frontalrindenfelder, die in Abb. R 42—R 51 in Gruppen von mehreren Feldern wiedergegeben sind.

Abb. R 42 zeigt bei zweieinhalbfacher Vergrößerung einen Sagittalschnitt durch die frontomotorische Zone und die paramotorische Zone in Höhe der oberen Frontalwindung. Wir sehen, beginnend im S. centralis, von caudal nach oral zuerst das astriäre Feld *42 V'* und das propeastriäre Feld *39 V'* auf der Präzentralwindung. Es folgen die unistriären Felder *38 V'*, *37 V'* und *36 V'*, die stufenweise an Gesamtfaserdichte abnehmen. Daran anschließend folgen die propeunistriären Felder der paramotorischen Zone, d. h. ab Feld *47 V'* ist erstmals durch Aufhellung der substriären Fasern *(6aα)* auch der *innere* Baillarger *(5b)* erkennbar. Er wird mit weiterer Abnahme der substriären Fasern stufenweise in Feld *48 V'* und *49 V'* deutlicher. Feld *49 V'* macht dabei schon einen fast bistriären Eindruck, d. h. die substriären Fasern *(6aα)* sind fast so aufgelichtet wie die interstriären Fasern *(5a)*. Unter Berücksichtigung der relativ schwachen Färbung des Präparates ist dieses Feld aber noch als propeunistriär zu werten, und erst das folgende erste frontopolare Feld *50 V'* ist bistriär. Zugleich tritt hier noch eine neue Eigenschaft zutage, indem der innere Baillarger gegenüber dem äußeren etwas betont ist (internodensior), während die beiden Baillargers in den bisherigen Feldern gleichwertig waren (aequodensus).

Abb. R 43 zeigt bei zweieinhalbfacher Vergrößerung einen Sagittalschnitt durch die frontomotorische, die paramotorische und dorsale Teile der frontopolaren Zone in Höhe der dorsalen Hälfte der mittleren Frontalwindung. Auf der Präzentralwindung ist wiederum das astriäre Feld *42 V'* und das propeastriäre Feld *39 V'* erkennbar. Feld *42 V'* ist nahe daran, sich auf die Furchenwand des S. centralis zurückzuziehen, was etwas weiter ventral, etwa in Höhe des S. frontalis medius, vor sich geht. Die auf der dorsalen F_2 liegenden Felder der paramotorischen

Zone *44 V'*, *45 V'* und *46 V'* haben eine relativ hohe Gesamtfaserdichte. So ist insbesondere Feld *44 V'* noch faserdunkler als Feld *47 V'* (s. o.). Der propeunistriäre Charakter der drei Felder kommt aber gleichermaßen gut heraus. Feld *44 V'* und *45 V'* sind in den beiden Baillargers gleichwertig (aequodensus). Dagegen zeigt Feld *46 V'* schon eine etwas stärkere Betonung des inneren Baillarger (schwach internodensior), was mit unserer Feststellung bei Gehirn A 58 (s. o.) in Übereinstimmung steht.

Die Felder *51d* und *51p* sind bistriär, internodensior und stufenweise markfaserärmer. In beiden Präparaten (R 42 u. R 43) wird die ganze Spannweite der Gesamtfaserdichte von dem frontomotorischen Primordialgebiet (Flechsig) bis zu den Polfeldern demonstriert.

Abb. R 44 zeigt bei fünffacher Vergrößerung den S. interhemisphaericus mit Teilen der medianen Rinde beider Hemisphären. Ventral würde sich der Balken anschließen. Innerhalb der beiden Gyri cinguli befindet sich die sehr markfaserarme unistriäre Rinde des Proisocortex *(Pro)*. Dorsal schließen sich Felder der dorsalen paralimbischen Zone *(47l* und *47z)* und der paramotorischen Zone *(47 V')* an. Auf beiden Seiten spielt sich die stufenweise Zunahme der Gesamtfaserdichte ab, die links über eine Windung *(47l)* und eine Teilwindung *(47z)*, rechts aber nur über eine Teilwindung *(47l)* vonstatten geht. Dabei sind die paralimbischen Felder beider Seiten *(47l* und *47z)* unistriär, während Feld *47 V'* propeunistriär ist, d. h. der innere Baillarger beginnt sich von den etwas aufgehellten substriären Fasern etwas abzuheben. Bei Vergleich von Feld *47 V'* von Abb. R 42 mit unserer Abb. R 44 fällt die viel stärkere Färbung dieses Präparates auf. Es handelt sich dabei, wie in allen folgenden Abbildungen, um die Frontalschnittserie Ri 61, die deswegen gewählt wurde, weil bei stärkerer Färbung außerhalb der faserreichen frontomotorischen Zone die Felder besser beurteilt werden können. Wie oben schon erörtert, ist die *genaue* Zuordnung eines Feldes insbesondere myeloarchitektonisch über die Zonenzugehörigkeit hinaus jeweils nur aus dem Zusammenhang einer ganzen Schnittfolge möglich, wobei die Feldstufen erfaßt werden.

Abb. R 45 zeigt bei fünffacher Vergrößerung einen ventralen Ausschnitt der Präzentralwindung. Dorsal ist das propeastriäre Feld *39 V'* sichtbar. Im Furchengrund beginnt das markfaserärmere unistriäre Feld *40 V'* und in der darauffolgenden Mulde das noch etwas markfaserärmere, aber gleichfalls unistriäre Feld *41 V'*.

Abb. R 46 zeigt bei zweieinhalbfacher Vergrößerung einen Frontalschnitt in Höhe des frontomotorischen Feldes *37 V'* durch alle drei Frontalwindungen. Vom Sulcus interhemisphaericus (S. ih.) angefangen, sind Felder aller vier Zonen der Konvexität zur Darstellung gekommen. Dabei wird klar, daß die Gesamtfaserdichte in diesem Querschnitt *keine* bedeutenden Änderungen erfährt, dagegen ändern sich die übrigen Charaktere in typischer Weise: Das frontomotorische Feld *37 V'* ist unistriär, was allerdings durch den Schrägschnitt etwas verwischt ist. Die nächsten beiden, jeweils einer kleinen Windung vorbehaltenen Feldstufen *44 V'* und *Z* sind propeunistriär, wobei das ventrale Feld *Z* schon eine leichte Betonung des inneren Baillarger gegenüber dem äußeren zeigt (internodensior). Beide Felder gehören der paramotorischen Zone an.

Die nächste Windung ist dorsal schräg angeschnitten und daher erst in der ventralen Hälfte sicher zu beurteilen. Sie ist durch weitere Abnahme der substriären Fasern bistriär, und der innere Baillarger ist noch stärker betont gegenüber dem äußeren. Es handelt sich um Feld *55 V'* der paropercularen Zone. Daran schließt sich ein schräg angeschnittener Rest der Präzentralwindung an. Nur aus dem Schnittzusammenhang kann auf die Zugehörigkeit zum unistriären Feld *40 V'* an der Oberfläche und zum faserärmeren Feld *41 V'* in der Tiefe geschlossen werden.

Es folgt der Anschnitt der Pars opercularis der F_3, der propeunistriär und zugleich deutlich internodensior ist (Feld *56 V'*). Zum Vergleich mit Feld *55 V'* sind dabei die tieferen Furchenwandabschnitte infolge Aufhellung weniger geeignet. Erst bei der Gegenüberstellung der Kuppen wird der Befund ganz klar.

Abb. R 47 zeigt bei fünffacher Vergrößerung einen Frontalschnitt durch die vordere F_3. In der dorsalen Windung ist der innere Baillarger deutlich von den hellen substriären Fasern abgehoben, dagegen sind die interstriären Fasern *(5a)* stärker ausgebildet als die substriären. Es handelt sich um den unitostriären Charakter, der hier aber erst schwach ausgebildet ist, da die Baillargers noch deutlich von *5a* zu trennen sind. Der innere Baillarger ist dabei betont (internodensior). Es handelt sich um Feld *59 V'* der frontopercularen Zone. Ventral schließt sich ein bistriäres, schwach internodensiores Feld der paropercularen Zone an *(53V')*.

Abb. R 48 zeigt bei zweieinhalbfacher Vergrößerung einen Frontalschnitt durch die F_2 und F_3 in Höhe der Pars triangularis. Die dorsale Windung wird von einem propeunistriären Feld eingenommen, dessen innerer Baillarger schon etwas gegenüber dem äußeren betont ist. Es handelt sich um Feld *45 V'* der paramotorischen Zone. Die nächste Windung wird von einem etwas faserreicheren, bistriären, deutlicher internodensioren Feld eingenommen, das der paropercularen Zone angehört *(54 V')*. Es folgt ein faserreiches unitostriäres Feld mit ebenfalls betontem inneren Baillarger, Feld *58 V'* der frontopercularen Zone.

Abb. R 49 zeigt bei fünffacher Vergrößerung einen Frontalschnitt, der sowohl Konvexitätsanteile als auch orbitale Teile der frontopercularen Zone erfaßt. Die dorsale Windung wird von einem Feld eingenommen, dessen interstriäre Fasern gegenüber den substriären Fasern etwas verstärkt sind. Es ist das bistriäre bis unitostriäre Feld *57 V'*, das einen betonten inneren Baillarger hat. Das nächste Feld *(58 V')* ist klarer unitostriär und zugleich internodensior. Es folgt ein markfaserärmeres und im übrigen in gleichem Grade unitostriäres und zugleich internodensiores Feld *(59 V')*.

Mit dem nächsten Grenzpfeil beginnt die Pars orbitalis der frontopercularen Zone, kenntlich an einem noch stärker unitostriären Charakter bei schwachem Hervortreten des inneren Baillarger. Feld *65 V'* zeigt dabei schon eine etwas größere Gesamtfaserdichte, die im nächsten Feld *(60 V')*, dem Zentralfeld der Pars orbitalis, weiter ansteigt. Zugleich ist hier der höchste Grad des unitostriären Charakters erreicht, indem die Baillargers vollständig mit den interstriären Fasern konfluieren. Bei der starken Färbung wirkt das schmalrindige Feld daher fast astriär.

Abb. R 50 zeigt bei fünffacher Vergrößerung einen Frontalschnitt durch die Pars orbitalis der frontopercularen Zone (FoZ) und die orbitomediane Zone (OmZ). Das Präparat ist schwächer gefärbt als die bisherigen von Ri 61. Links sind zuerst die unitostriären Felder *65 V'* und *60 V'* zu erkennen, die durch eine Mulde mit dysfibröser Zone getrennt sind. Man sieht auch bei dieser schwächeren Färbung, daß die Baillargers in Feld *60 V'* stärker konfluieren als in Feld *65 V'*. Der internodensiore Charakter ist in letzterem besser ausgeprägt als in Feld *60 V*. Auf der schmalen nächsten Kuppe befindet sich die nicht scharf ausgeprägte Grenze zum Grenzfeld dieser Zone *(61 V')*, das einen propeunistriären und schwach internodensioren Charakter hat.

Im nächsten Furchengrund schließt sich das erste Feld der orbitomedianen Zone an *(9 V')*, das schon etwas markfaserärmer und unistriär ist. Mit unscharfer Muldengrenze beginnt dann das sehr schmalrindige Feld *5 V'*, das im allgemeinen faserärmer als in diesem Fall ist. Eine deutliche Abnahme der Gesamtfaserdichte zeigt dann der Gyrus rectus mit dem ebenfalls unistriären Feld *6 V'*, dem sich dorsal das noch markfaserärmere unistriäre ventrale paralimbische Feld *Pvz* anschließt. Dieses Feld sowie die drei Felder der orbitomedianen Zone sind im Gegensatz zur frontopercularen Zone aequodensus in bezug auf das Verhalten der Baillargers.

Abb. R 51 zeigt bei fünffacher Vergrößerung einen Frontalschnitt durch die caudale Orbitalrinde und die Insel. Rechts ist wiederum das faserarme unistriäre Feld *6 V'* der orbitomedianen Zone zu erkennen. Auf der Windung links vom Tractus olfactorius (Tr. o.) befindet sich das faserreichere unistriäre Feld *62 V'*, das mit unscharfer Grenze in das propeastriäre Feld *66 V'* übergeht, das bis zum Furchengrund reicht, in welchem ein deutlicher astriäres Inselfeld beginnt, das jedoch bei mikroskopischer Untersuchung eine ungleich faserreichere Zonalschicht besitzt. Wir haben das Feld vorläufig *J 66* benannt. Kennzeichnend ist noch, daß das die Insel unterlagernde Claustrum gerade noch bis zum Eingang der schmalen Windung von Feld *66 V'* reicht. Leider ist das Claustrum bei der Färbung schwer erkennbar.

IV. Besprechung

Die vorgelegte architektonische Bearbeitung des Stirnhirns hatte verschiedene Aufgaben zu lösen. Als erstes waren die bisherigen cyto- und myeloarchitektonischen Gliederungen desselben zu überprüfen und ihre Widersprüche aufzuklären. Wie eigentlich nicht anders zu erwarten gewesen war, wurde bei den an Nachbarschnitten alternierenden *cyto-* und *myeloarchitektonischen* Untersuchungen derselben Frontalschnittserien ein *vollständiges Zusammenfallen* der Felder beider Formen der Architektonik gefunden und damit auch deren Grenzen. Im ganzen hat unsere kombiniert durchgeführte Felderung eine weitergehende Übereinstimmung mit der feineren, durch VOGT durchgeführten *myeloarchitektonischen* Gliederung ergeben, insbesondere auch in dem uns wesentlich erscheinenden Punkte, daß sie die Hauptfurchen des Stirnhirns respektiert; ja seine Regionengrenzen stimmen zum großen Teil mit unseren Zonengrenzen überein. Nur daß wir noch zur Abtrennung einer *frontopolaren* und einer *dorsalen* und *ventralen paralimbischen* Zone gelangten. Letztere haben ihre Vorläufer in den *paralimbischen* Feldern von v. ECONOMO u. KOSKINAS, die diese architektonische Zwischenstufe zwischen der Rinde des vorderen Gyrus cinguli und den benachbarten Konvexitäts- und Orbitalfeldern erstmals erfaßt haben.

Unsere frontopolare Zone hat dagegen als *überareale* Gliederung *keinen* Vorläufer. Immerhin entspricht die größere Pars dorsalis weitgehend Feld *10* BRODMANNS. Es ist derjenige Teil, der von den von uns erstmals beschriebenen *frontopolaren Querwindungen* (Abb. 31) eingenommen wird, wie auch besonders anschaulich aus der frontopolaren Ansicht der russischen Felderkarte (Abb. 11d) hervorgeht. Übrigens besitzt die russische Felderkarte in diesem Punkte eine weitergehende Übereinstimmung mit der unseren, indem sie die oralen Teile der Orbitalrinde genau bis zum Sulcus orbitalis transversus, die unserer *Pars orbitalis* der *frontopolaren Zone* entsprechen, mit in ihr Feld *10* einschließt. Nur lateral wurden dorsal wie orbital Teile unserer *paropercularen Zone* zusätzlich in Feld *10* einbezogen. Hier haben die russischen Forscher auch keine Unterfelder vorgemerkt, zu welchem Mittel sie sonst gegenüber dem gröberen Schema der Brodmannschen Felderkarte gegriffen haben, so wie sie beispielsweise das die *Pars orbitalis* der F_3 einnehmende Feld *47* BRODMANNS in fünf Felder untergliedert haben, die beim Vergleich ihrer Abbildungen eine weitgehende Übereinstimmung mit den Einheiten unserer entsprechenden *Pars orbitalis* der *frontopercularen* Zone zeigen.

Grundsätzlich ist zu sagen, daß BRODMANN auf der damaligen Stufe der architektonischen Erschließung quasi-regionäre Obereinheiten als Felder abgegrenzt hat, die erst durch Verfeinerung des architektonischen Arbeitens, wie es C. und O. VOGT unter reizphysiologischer Kontrolle beispielgebend leisteten, als solche Einheiten höherer Ordnung erkannt wurden. Diese strengere Untergliederung der Vogtschen Schule mit *nachträglicher* Zusammenfassung zu Regionen bzw. Zonen, wie wir der Plastizität unserer Feldergruppierungen wegen formuliert haben, läßt nun in einigen Punkten Ungenauigkeiten und daraus resultierende Fehler der Brodmannschen Gliederung erkennen. v. ECONOMO ist z. T. der Faszination der Brodmannschen Felderkarten erlegen und hat selbst da, wo er Unterfelder richtig vermerkte und beschrieb, diese nicht genau zur Abgrenzung gebracht, so daß er sich gewissermaßen um den sichtbaren und kontrollierbaren Erfolg seines weitergehenden Gliederns gebracht hat. Das hängt, wie in Kapitel IIb dargelegt, mit der bei ihm herrschenden Vernachlässigung des Problems der Grenzen der architektonischen Einheiten zusammen, die durch seine Blöckchenmethode mitbedingt ist.

Diesem Problem der architektonischen Feldergrenzen haben wir nun das zweite, „*Architektonik und Windungsbild*" genannte Hauptkapitel unserer Arbeit gewidmet, denn die Aufdeckung einer Beziehung der Grenzen zu den Einsenkungen der Rindenoberfläche ist schon das Ergebnis unserer architektonischen Vorstudien zur Bearbeitung des Stirnhirns gewesen.

Das erste Hauptkapitel war hingegen einer *Einführung* in die *allgemeine Architektonik* auf Grund der Lehren BRODMANNS und VOGTS gewidmet und konnte auch immer wieder auf das reiche Forschungsgut zurückgreifen, wie es in v. ECONOMOS u. KOSKINAS' handbuchartigem Textband zu ihrem cytoarchitektonischen Tafelwerk niedergelegt ist. Zugleich wurde hier der Brückenschlag zum Forschungsgut der *Silberimprägnation* der Hirnrinde, wie es insbesondere an die Namen CAJAL und LORENTE DE NO gebunden ist, durchgeführt. An Hand von Präparaten, die mit der *Nervenzell-* und *Markfaser-Kombinationsmethode* nach KLÜVER u. BARRERA gefärbt sind, konnte den Beziehungen zwischen den Zell- und Faserschichten näher nachgegangen und gewisse Angaben v. BONINS berichtigt werden. Diese Beziehungen erlauben, exakt erschlossen, schon gewisse neurophysiologische Rückschlüsse, wenngleich der Einbau einer Silberimprägnationsmethode der Nervenfasern in die bisher Zell- und Markfaserdarstellungen vorbehaltenen Frontalschnittserien noch ungleich fruchtbarer zu sein verspricht. Eine Aufgabe, die noch der Durchführung harrt, denn nur aus der alternierenden Bearbeitung an Nachbarschnitten von *Cyto-*, *Myelo-* und *Fibrilloarchitektonik* wird sich im Sinne einer anzustrebenden *Panarchitektonik* das ganze lebensnahe Strukturgefüge der Großhirnrinde erschließen lassen.

Wenn dieses Ziel auch erst gewissermaßen anvisiert werden und durch Behandlung und Gegenüberstellung des vorhandenen Forschungsgutes vorbereitet werden konnte, so gelang doch in anderer Richtung eine Verlebendigung der etwas starren bisherigen Architektonik durch Herausarbeitung ihrer *Entwicklungsprinzipien*. Das geschah zunächst im *ontogenetischen* Bereich in Form der Darstellung der Beziehungen der Architektonik zu den Phasen der Windungsbildung in Kapitel IIc. Zugleich wurde hier das *vergleichend-morphologische* Forschungsgut über *Windungsbild und Windungsbildung*, insbesondere aus den Werken von ARIËNS KAPPERS [*6a*], JELGERSMA [*57*] und LE GROS CLARK [*23*] einbezogen.

Vorausgegangen war noch in Kapitel IIa eine Auseinandersetzung mit BOKS kritischer geometrisch-statistischer Durchdringung des Einflusses der *Krümmungen* der *Großhirnoberfläche* auf das *Rindenbild* [*12*], die geeignet erschien, den Blick für die Fehlermöglichkeiten der Rindengliederung zu schärfen. Auf der anderen Seite mußte die die Rindenarchitektonik nivellierende Tendenz der Bokschen Darstellung in ihre Grenzen gewiesen werden.

Schließlich war Kapitel IIb den Beziehungen der *topistischen Grenzen* zum *Windungsbild* im Näheren gewidmet. Es wurde hier gezeigt, daß die zu den letzten architektonischen Einheiten vorstoßende Gliederung C. und O. VOGTS zwangsläufig die Auffindung der Furchenbindung eines sehr großen Teiles der Feldergrenzen zum Ergebnis gehabt hatte. Es ist wesentlich, daß diese Bindung gar nicht in der Blickrichtung gelegen hatte, da es damals galt, der Erschließung des *eigentlichen* Substrates der höheren Nerventätigkeit durch die *Architektonik der Hirnrinde* gegenüber der vorherrschenden Lehre vom *Windungsbild* Gehör zu verschaffen. So ist auch immer wieder herausgestellt worden, daß, bis auf die großen konstanten Furchen, wenigstens keine Bindung *bestimmter* Feldergrenzen an *bestimmte* Furchen herrsche, also keine sichere Voraussage aus dem Windungsbild möglich sei. Dabei gibt es zwei allerdings wenig beachtete Arbeiten, die dies *myeloarchitektonisch* (KNAUER 1909) und *cytoarchitektonisch* (STENGEL 1930) für die dritte Frontalwindung widerlegen, und zwar auf Grund der architektonischen Untersuchung an immerhin insgesamt 17 Hemisphären. In diesem besonders intensiv bearbeiteten Bereich der sog. erweiterten Brocaschen Region konnte auf Grund der besseren Erschließung der Variabilität des Windungsbildes die Beziehung zur Architektonik genauer herausgearbeitet werden. Für die anderen Windungen ist dies unseres Erachtens ebenfalls nur eine Frage der intensiven Bearbeitung der betreffenden Zonen. Weitere derartige Beziehungen konnten von uns erschlossen werden und werden bei der Behandlung des Entwicklungsprinzipes der Gradationen berührt werden.

Neu erschlossen wurde von uns noch die Bindung eines Teiles der Feldergrenzen an *Mulden* und *Rinnen* der Großhirnoberfläche, der sog. *tertiären Oberflächengestaltung* JACOBS (*53*, *54*), die mittlerweile von anderer Seite bestätigt wurde (*95*).

Nach allen herangezogenen fremden und eigenen Untersuchungsergebnissen konnten wir die Beziehungen der Feldergrenzen zu dem Windungsbild dahingehend zusammenfassen, daß die große Mehrzahl aller Feldergrenzen der menschlichen Großhirnrinde in *Einsenkungen* der *Rindenoberfläche* liegt. Und zwar verläuft die Grenze bei den oberflächlichen Einsenkungen wie den Mulden und Rinnen deutlich erkennbar in ihrem Grund, bei den tieferen Furchen zumindest in unmittelbarer Nähe des Furchengrundes, während dieser selbst architektonisch indifferent bzw. neutral erscheint. Soweit Feldergrenzen doch auf der freien Windungskuppe angetroffen wurden, handelte es sich bei genauer Prüfung der Serienschnitte zumeist um die Fortsetzung von Furchen- und Muldenabschnitten der *gleichen* Grenze zwischen den betreffenden Feldern. Dieses Ergebnis ist besonders anschaulich unseren ersten *Felderkarten* (Abb. 50—54) zu entnehmen, die erstmals direkt in das *Hemisphärenbild* eingezeichnet sind. Wir haben dabei die grenzbildenden Mulden und Rinnen nach Möglichkeit bei der Ziehung der Grenzlinien etwas ausgespart. In der *ersten Abstraktionsstufe* der *Felderkarten* vom natürlichen *Windungsbild*, den Abb. 55—58, sind sowohl Furchen als auch grenzbildende Mulden und Rinnen durch geschlossene Linien gekennzeichnet und nur die übrigen Teile der Grenzlinien durch Punktierung angegeben, wobei erkennbar wird, daß diese Teile nur einen sehr kleinen Anteil der Feldergrenzen ausmachen.

Eine weitere entscheidende Bestätigung für die von uns neu erschlossene Furchenbindung der Feldergrenzen kommt nun in jüngster Zeit noch von neurophysiologischer Seite. Sie ergibt sich aus den vergleichenden Studien über die Lokalisation von Funktionen im Neocortex der Säuger, wie sie von WOOLSEY [*118*] und WELKER u. SEIDENSTEIN [*116*] unter Verwendung der neuen Technik der „evoked potentials“ für die genaue Gliederung der sensorischen Projektionsgebiete und der elektrischen Stimulation für die motorischen Areale durchgeführt wurden. Rein neurophysiologisch, ohne jede architektonische Kontrolle, kamen sie zu dem Schluß, „that cortical sulci are formed at the boundaries of physiological subdivisions“. Es ist dabei nicht wesentlich, ob diese „subdivisions“ sich auch in jedem Falle *architektonisch* sichern lassen — *fasersystematisch* sind sie ja durch die Experimente gesichert! — und architektonische Unterschiede zwischen Gesichts- und Armfeld beispielsweise, deren Ausbau nach WOOLSEY bei den Carnivoren zur Bildung des trennenden Sulcus coronalis führt, erscheinen beim Menschen durchaus wahrscheinlich.

Die erstaunlichsten Resultate hatten aber Welker u. Seidenstein bei der genauen Ausarbeitung der sensorischen postzentralen Repräsentation des Waschbären. In Parallele zu einem gesteigerten Gebrauch seiner Vorderpfoten in der Manipulation und taktilen Erkundung der Umgebung fanden sie hier eine ungewöhnlich große Handregion, die noch viermal größer als diejenige des Rhesusaffen ist. Und Hand in Hand mit diesem sensorischen Zuwachs entwickelt sich bei dem Waschbären ein „Sulcus centralis", d. h. ein Sulcus, der die klassische motorische von der klassischen sensiblen Region trennt, und zwar entwickelt er sich nur in Abgrenzung der so vergrößerten sensorischen Vorderextremitätenregion. Innerhalb dieser Region kommt es zu einer sehr genauen Einzelprojektion der Zehen und Ballen, die fast alle durch Furchen, Grübchen oder spornartige Furchenäste getrennt sind, so daß die Verfasser zu der Feststellung gelangten: „Each sulcus, dimple or spur demarcates one physiological subdivision (foot, hand, digit) from an adjacent one."

Wenn diese Ergebnisse über die architektonische bzw. funktionelle Untergliederung des Cortex in ihrer Beziehung zum Windungsbild auch von ganz verschiedenen Forschungsrichtungen aus, an sehr verschiedenen Mammaliern mit verschiedener Methodik gewonnen worden sind, so glauben wir doch, daß sie sich gerade deshalb glücklich ergänzen.

Wir müssen uns nun etwas eingehender mit unseren Ergebnissen zur *Windungsbildung* beschäftigen (Kapitel IIc), da diese zu einem Hauptgegenstand dieser Arbeit, der Darstellung des Windungs-Gradationsprinzipes innerhalb der Stirnhirnrinde, überleiten: Ausgehend von dem *Grenzphänomen* der von uns sogenannten *persistierenden Zonen*, die, in Form von umschriebenen Verdichtungen kleiner Nervenzellen, von uns entlang cytoarchitektonischer Feldergrenzen, insbesondere wenn diese in Mulden und Rinnen der Rindenoberfläche gelegen waren, nachgewiesen werden konnten, gelang es uns, eine *Kontinuität* mit *fetalen Befunden* von ähnlichen Verdichtungen von *Neuroblasten* am Grunde sich entwickelnder Furchen herzustellen [*91*]. Wir entwickelten auf dieser Grundlage eine Windungsbildungstheorie, nach der diese fetalen Zellverdichtungen als *Wachstumszonen*, die durch die versorgenden Blutgefäße zu Puncta fixa werden, Ausgangspunkt der Aufrichtung der Windungen sind. Zugleich mit dem von diesen Zellverdichtungen ausgehenden Wachstum kommt es aber zur Differenzierung zweier architektonisch unterschiedlicher Felder, wobei die Feldergrenze eben im Furchengrund oder dessen Nähe verbleibt bzw. bei der spätfetalen und wahrscheinlich auch noch nachgeburtlichen *tertiären Oberflächengestaltung* im Grunde der Mulden oder Rinnen. Wir unterscheiden mit Jacob außerdem eine *sekundäre* und *primäre* Phase der Oberflächengestaltung der menschlichen Hirnrinde.

Dieser kurz umrissene Modus der Windungsbildung gilt nun auch für die am Ende des fünften Fetalmonats nach Beendigung der Migrationsperiode einsetzende *sekundäre Oberflächengestaltung*, nicht aber für die frühfetale *erste* Phase der Windungsbildung, der ein diffuses Wachstum zugrunde zu liegen scheint, das durch Faltung der *gesamten* Hemisphärenwand zur Bildung der Hirnlappen und der Totalfissuren wie der Fissura Sylvii und der Fissura calcarina führt.

Der ungeheure Windungsreichtum des menschlichen Großhirns läßt sich aber aus der *vergleichend-morphologischen* Wurzel ableiten. Wir brachten dazu die Darstellung des Gesetzes von Baillarger-Dareste durch Kappers, wonach die kleinen Vertreter einer Ordnung ein *lissencephales* und die größeren Vertreter ein zunehmend *windungsreicheres* Gehirn besitzen, was, wie näher ausgeführt wurde, mit der Begrenzung des Wachstums der *Rindendickc* zusammenhängt. So kommt es bei den größeren Arten jeweils zu einer Spannungslage zwischen Rindenzunahme und Zunahme des Marklagerraums und damit einem *Wachstumsüberdruck* der Rinde. JELGERSMA lenkte die Aufmerksamkeit auf den anderen Ausweg der Natur aus diesem Dilemma: der Einschränkung des Marklagerraums durch *Erweiterung der Ventrikel* bei den *Seekühen.* Bildlich gesprochen hat es sich dabei aber um eine *Sackgasse* gehandelt, denn diese Tiergruppe ist im Aussteıben begriffen. Eine Grenze für diesen Ausweg setzt hier ja insbesondere das knöcherne Schutzdach des Schädels, das *unökonomisch* wachsen müßte.

Daß wir es von dieser Seite her mit dem Befund einer *Raumnot* des Gehirns zu tun haben, geht aus der von SPATZ gezeigten Tatsache hervor, daß jeweils die vergleichend-morphologisch im Ausbau befindlichen Hirnteile sich an der knöchernen Schädelkapsel imprimieren.

Die *Raumnot* des knöchern umgrenzten Gehirns führt so bei dem Wachstum der Arten zur *Oberflächennot* seiner Rinde und damit zum *Zwang* zur *Windungsbildung.* Dieser Wachstumsüberdruck der menschlichen Hirnrinde — in geringerem Maße gilt das auch für die Menschenaffen — ist es, der die große Mehrzahl der architektonischen Felder auch *makroskopisch* als Windungen oder Teilwindungen hervortreten läßt. Denn gerade das ist der entscheidende Unterschied gegenüber dem *kleineren Primatengehirn* der Cercopithecinen, bei denen sich nur ein kleiner Teil der nachweisbaren Felder im Relief der Großhirnoberfläche ausprägt.

Diese Darlegungen gipfelten in der Feststellung: Ob eine Wachstumszone zur Aufrichtung zweier Windungen führt oder nicht, d. h. ob die beiden Felder, deren Wachstum von ihr ausgeht und deren Grenze sie bildet, je eine Windung oder Teilwindung einnehmen oder aber auf der glatten Konvexität placiert sind, hängt eben von den *entwicklungsmechanischen Allgemeinbedingungen* dieses Rindenabschnittes ab.

LE GROS CLARK danken wir nun die Herausarbeitung entwicklungsmechanischer Bedingungen für Form und Verlauf *bestimmter* Hauptfurchen und -windungen. Als Ergebnis dessen leitete er vergleichend-morphologisch die Regel ab, daß sich die Furchen *senkrecht* zu den Linien des *Wachstumsdruckes* bilden. Wir brachten dazu das Beispiel des *Balkenmangels,* der die Bildung des konzentrischen S. callosomarginalis verhindert und den Sagittalkräften zur Bildung von Radiärfurchen den Raum freigibt (Abb. 15).

Die Großhirnrinde wurde also in ihrem Windungsbild schon hier aus ihrem Werden begriffen, wozu wir nun in Form der *Gradation* den Faktor der *stufenweisen Differenzierung* ihrer *Architektonik* fügen konnten. Diese Gradationen, d. h. stufenmäßige Felderordnungen nach ihren architektonischen Merkmalen, konnten wir aber bis zu den *archicorticalen* und *palaeocorticalen* Grenzgebieten des Stirnhirns zurückführen, d. h. bis zu den beiden phylogenetisch alten Rindenformen, an deren gemeinsamem Rand die ersten Anfänge des *Neocortex* als Verarbeitungsstätte *thalamischer* Afferenzen bei den Reptilien entstanden sind (s. u.). Damit entsprechen aber die *Gradationspfeile,* die unsere Felder- und Zonenkarten durchziehen (Abb. 50—63), *Entwicklungs-* und *Differenzierungsrichtungen,* also eben den von LE GROS CLARK postulierten Richtungen des *Wachstumsdruckes,* und in

Übereinstimmung damit verlaufen die *Gradationspfeile* senkrecht zu den Furchen, die die in deren Richtung hintereinander geordneten Windungs- und zugleich architektonischen Einheiten begrenzen.

Wie wir in dem der Darstellung des Windungsgradationsprinzipes innerhalb der Frontalrinde gewidmeten Kapitel ausgeführt haben, stammt die Konzeption einer „*arealen Gradation*" von C. und O. VOGT. Sie kam aber bei ihnen noch nicht zur Anwendung. *Bruchstücke* von Gradationen — die wir ja erst als *geschlossene Entwicklungszüge* erkannt haben — sind allerorten ans Licht befördert worden. So von HOPF bei der myeloarchitektonischen Bearbeitung des *Temporalpols*. Hier konstatierte er übrigens auch die konstante Gebundenheit einer *bestimmten* architektonischen Grenze an eine *bestimmte* Furche (Sulcus temporopolaris medialis als Grenze zwischen medialer und dorsaler Subregion).

Auch von ED. BECK kam das Gradationsprinzip in bezug auf den Kaes-Bechterewschen Streifen und auf den inneren Baillargerschen Streifen bei der Gliederung der *dorsalen Temporallappenrinde* des Menschen zur Beobachtung. Zugleich kam es aber bei ihm zur Verwässerung des Begriffes der Gradation, indem er gewisse Schwankungen des Markfasergehaltes *innerhalb* der Felder unter die *Gradation* subsummierte. Diese *intraarealen* Schwankungen, die wir im Rahmen der *allgemeinen Architektonik* behandelten, stehen aber, wie noch jede unserer myeloarchitektonischen Abbildungen lehrt (Abb. R 42—51), mit den über ganze Feldereinheiten sich abstufenden *Gradationen* in keinerlei Zusammenhang. Diese *intraarealen* Schwankungen wurden von C. und O. VOGT als *fokale Differenzen* oder *Differenzierungen* bezeichnet, und wir hatten Gelegenheit, solche in der Area gigantopyramidalis und bei den cytoarchitektonischen Felderabbildungen zu beschreiben. Sie ordnen sich in der Regel eben *keinen* Gesetzmäßigkeiten unter und erschweren *cyto-* wie *myeloarchitektonisch* zuweilen die architektonische Einordnung. Die oben beschriebenen fokalen Differenzen der *Riesenpyramiden* waren insofern eine Ausnahme, als sie eine bestimmte *topische* Ordnung zeigten.

Nur der vertrauteste, früh verstorbene Schüler VOGTS, BROCKHAUS, hat das Gradationsprinzip für einen *größeren* Rindenbezirk, die Inselrinde, zur Anwendung gebracht und den Entwicklungszusammenhang, der ihm zugrunde liegt, angedeutet, indem er die Gradationsrichtungen erstmals durch *Pfeile* symbolisierte, die er in seine Felderkarten einzeichnete, und die hier von einem ventralen *allocorticalen* „Differenzierungskern" der Insel über einen *mesocorticalen* Feldergürtel in die von ihm noch *isocortical* benannte dorsale Insel aufsteigen.

Wir haben uns nun veranlaßt gesehen, diesen dorsalen, ausgedehntesten Teil der Insel als einen *Proisocortex*, und zwar einen *Proisocortex palaeocorticalis* (entsprechend der palaeocorticalen Abkunft der ventralen Inselrinde) einzuordnen, also als letzte Vorstufe vor dem Isocortex der Opercula. Wir haben diese Einordnung in Kapitel III d ausführlich begründet; und zwar sprachen dafür erstens die streng umgrenzte Unterlagerung der Inselrinde durch das *Claustrum*, welches noch durch „heterotop" liegende Nervenzellen mit derselben verbunden ist, denn Unterlagerung durch subcorticale Zellmassen ist kennzeichnend für den *Palaeocortex*, und zweitens ein architektonisches Stigma, das von uns sogenannte *V-Pyramidenband*, d. h. eine solche Verdichtung der Pyramidenzellen der *V.* Schicht, daß sie bei Lupenvergrößerung innerhalb der Rinde als schmales Band erkennbar werden (Abb. 45). Dieses Stigma weist nämlich auch der *Proisocortex archicorticalis* des vorderen *Gyrus cinguli* auf (Abb. 67), und zwar wird es von hier bei stufenweiser Auflockerung auf den *paralimbischen* Gürtel übertragen. Von der Insel überträgt sich dieses Stigma am deutlichsten — aber auch um eine Stufe aufgelockert — auf den *Fuß* der *Präzentralwindung* und bestimmt hier den Charakter des dysgranulären Feldes *41 V'*, VOGTS Masticationsfeld, mit. Diese zugleich *neurophysiologischen* Gradationszusammenhänge wurden im Rahmen der *frontomotorischen Zone* näher behandelt.

Der Begriff eines *Proisocortex archicorticalis* und *palaeocorticalis* als letzte Vorstufe zum ausgereiften Isocortex erfährt aber noch *vergleichend-morphologisch* eine entscheidende Stütze. Zunächst sei daran erinnert, daß die architektonische Ähnlichkeit beider Proisocortices das Ergebnis einer architektonisch verwandten Differenzierungsfolge ist, die vom Allocortex des archicorticalen Bereiches einerseits und des palaeocorticalen Bereiches andererseits ausging (s. S. 164 f).

Den systematischen Untersuchungen KUHLENBECKS über das Vorderhirn der Schildkröte (Testudo) [*66a*], die sich eng an Befunde von SMITH [*96c*] anschließen, danken wir nun das Wissen, daß beide Arten des Proisocortex als Nebenrinden des Archicortex und Palaeocortex schon bei den Reptilien vorhanden sind. Im dorsalen Pallium findet sich hier im Anschluß an den medialen Archicortex und den ventrolateralen Palaeocortex ein dreigeteilter Cortex dorsalis, dessen medialen Abschnitt KUHLENBECK der *Parahippocampusrinde* der Säuger — also u. a. dem *Gyrus cinguli* — und dessen lateralen Abschnitt der *Regio insularis* der Säuger homolog erklärte. Die Regio insularis entspricht aber unserem *Proisocortex palaeocorticalis*, wobei möglicherweise noch der ventral anschließende „mesocorticale" Gürtel der Insel einzubeziehen ist. Diese beiden palaeocorticalen und archicorticalen Nebenrinden schließen nun als schmalen dorsalen Teil (Pars intermedia) die erste Anlage des Neocortex ein, die die erste Rindenbearbeitungsstätte neothalamischer Afferenzen darstellt und dem Isocortex der Säuger homolog ist.

Die *proisocorticalen* Ausgangsbasen der beiden *Urgradationen* sind also hier schon als Nebenrinden des *Archi-* und *Palaeocortex* nachweisbar und haben zwischen sich die erste Anlage des Neocortex entstehen lassen, der innerhalb der Säugerreihe seine durch beide Urgradationen bestimmte gewaltige Entwicklung und Differenzierung erfährt. Es war das letzte Stadium dieser Entwicklung, das wir im menschlichen Großhirn nachgewiesen haben. Alle früheren Stadien warten noch der architektonischen Bearbeitung unter diesem wesentlichen neuen Aspekt.

Nach Abschluß dieser Arbeit wurde ich nun von ANDY aufmerksam gemacht, daß ABBIE im Jahre 1940 in einer Arbeit über den Cortex der Monotremen (J. comp. Neurol. *72*, 429—467 (1940)) Ergebnisse mitteilte, die den meinen über die menschliche Großhirnrinde grundsätzlich ähneln. Bei der Lektüre dieser Arbeit stellte sich heraus, daß die Hypothese von der *zweifachen* Natur des Neopalliums in der *vergleichend-morphologischen* Literatur nicht neu ist. ABBIE war jedoch der erste, der diese Hypothese auf exakte architektonische Untersuchungen an einer Säugerordnung, den *Monotremen*, basierte. Er unterteilt den gesamten Neocortex der Monotremen in *zwei Hauptkomponenten*, von denen die eine sich vom *Hippocampus* und die andere vom *piriformen Cortex* (Palaeocortex) ableitet. In beiden Hälften kommt es zu einer Differenzierung in verschiedenen Stadien (stages). Im parahippocampischen Neocortex unterscheidet ABBIE *vier* Stadien der Differenzierung, im parapiriformen Neocortex *drei*. Die zunehmende Differenzierung besteht beide Male in Verbreiterung der Rinde, Schichtenbetonung und Granularisation. ABBIE gibt an, innerhalb der parapiriformen und der parabippocampischen Formation keine scharfen Grenzen zwischen den einzelnen Stadien gefunden zu haben, auch nicht in dem windungsreichen Gehirn des Tachyglossus, wo die Grenzen der einzelnen Areae sich fast immer im Furchengrund befinden. Dagegen gibt er eine abrupte Grenze in dem Furchengrund an, der die parahippocampische und parapiriforme Rinde trennt.

Dazu ist zu bemerken, daß die Frage der Beurteilung der architektonischen Grenzen noch sehr von dem einzelnen Hirnforscher abhängt. Sie bedürfte noch der grundsätzlichen Überprüfung bei den niederen Säugetieren, wobei vor allem auch die Myeloarchitektonik mit heranzuziehen ist.

Es ist also bei dieser primitiven, den *Sauropsiden* nahestehenden Ordnung der Mammalier von ABBIE jene Zweiteilung des Neocortex architektonisch belegt worden, die ich in Form der beiden *Urgradationen* archicorticaler und *palaeocorticaler* Herkunft beim Menschen nachweisen konnte. Daß die polwärtige Gradation hier nicht gefunden wurde, ist dabei nicht verwunderlich, da sie, wie wir oben ableiteten, phylogenetisch jüngerer Herkunft ist. Übereinstimmend mit unseren Ergebnissen ist auch die beschleunigte Granularisierung in der *parapiriformen* Rinde gegenüber der *parahippocampischen*, wie sie im Frontallappen des Menschen in der körnerreichen, *frontopercularen* Zone (F_3) zum Ausdruck kommt. Hier waren wir zu der Annahme des Zusammenwirkens beider Urgradationen palaeo- und archicorticalen Ursprungs gelangt. Möglicherweise kommt es zu dieser *Integration* beider Gradationen tatsächlich erst bei den höheren Säugern. Eine weitere Übereinstimmung besteht auch darin, daß ABBIE zu *vier* parahippocampischen und nur zu *drei* parapiriformen architektonischen Gürteln gelangte, insofern auch bei uns die mediane (archicorticale) Urgradation überwiegt.

Wir selbst konnten die Gradationen außer mit Hilfe der *cytoarchitektonischen* Charakteristika auch mit Hilfe der *myeloarchitektonischen* belegen und damit *weitergehend* sichern. An der prinzipiellen Übereinstimmung der bei den Monotremen von ABBIE und beim Menschen von mir beobachteten Differenzierungsordnung des Neocortex kann damit kein Zweifel bestehen. Da die Monotremen keine weiterführende Ordnung der Säuger darstellen, ist es um so wahrscheinlicher, daß diese Entwicklungsprinzipien auch für die übrigen Säugerordnungen gelten. Die Arbeit von ABBIE hatte offenbar noch nicht die verdiente Beachtung gefunden. Denn noch hatte sich niemand veranlaßt gesehen, dieser Differenzierungsordnung des Neocortex in der Säugerreihe nachzugehen und noch viel weniger war man auf die Idee gekommen, sie beim Menschen nachzuweisen. —

Mit dem *Proisocortex archicorticalis* und *palaeocorticalis* sind also zugleich die Ausgangsbasen unserer „*Urgradationen*" angesprochen, von denen sich auch die anderen Gradationen zum größten Teil ableiten. Die Art der hier ausgehenden Differenzierungsschritte ist jeweils bei der Behandlung der einzelnen Feldergürtel (Zonen) genau beschrieben worden. Sie lassen sich aber in großen Zügen hier zusammenfassen, denn interessanterweise sind die *cyto-* und *myeloarchitektonischen* Hauptkomponenten *beiden* Urgradationen gemeinsam; und zwar handelt es sich *cytoarchitektonisch erstens* um die Komponente der *Granularisierung*, d. h. des

Auf- und Ausbaues der Körnerschichten *II* und *IV* und *zweitens* um die Komponente der *Externopyramidisierung*, d. h. der stufenweisen Verlagerung des Schwerpunktes der Pyramidenschichten von den efferenten *V*-Pyramiden zu den mit der Verarbeitung der Afferenzen betrauten *IIIc*-Pyramiden. *Myeloarchitektonisch* handelt es sich *erstens* um die Komponente des Abbaues des *unistriären* Charakters (nur der äußere Baillarger ist erkennbar) in Richtung auf den *bistriären* (beide Baillargers heben sich ab) und den *unitostriären* Charakter, bei dem beide Baillargers miteinander konfluieren und *zweitens* um die Komponente der stufenweisen Steigerung des Gewichtes des *inneren* Baillarger gegenüber dem *äußeren*. Hinzu tritt noch eine stufenweise Steigerung der *Gesamtfaserdichte* der Felder gegenüber den *markarmen Ausgangsbasen* und Hand in Hand damit eine *Vergrößerung* der *Nervenzellen*.

Die Komponente der mit der Granularisierung gekoppelten *Externopyramidisierung*, und das heißt praktisch der Verlagerung des Gewichtes von den *Efferenzen* auf die *Afferenzen*, war bisher als cytoarchitektonisches Merkmal noch nicht verwertet worden, d. h. man beschrieb nur die einzelnen Pyramidenschichten und nicht diese gegenseitige Beziehung derselben. Sie hat sich uns aber als ein genau so wertvolles architektonisches Merkmal erwiesen wie der bisher vorwiegend beachtete Grad der Granularisierung.

Abgesehen von gewissen Stigmata, die dem *Allocortex* oder *Proisocortex* entstammen und z. T. noch im angrenzenden Feldergürtel etwas zu finden sind, ist mit den geschilderten Komponenten jedes architektonische Feld in seinen Hauptzügen[1] *cyto-* und *myeloarchitektonisch* bestimmt und aus seinem Stellenwert innerhalb einer Gradationsfelderkarte auch bis zu einem gewissen Grade *bestimmbar*.

Wir wollen nun kurz, den Gradationspfeilen der Zonenkarten (Abb. 59—63) folgend, die Differenzierung der einzelnen Feldergürtel erörtern. Aus dem *Proisocortex archicorticalis (Pro)* sehen wir die Gradationspfeile in die dorsale *paralimbische* Zone *(PlZd)* und weiter in die *frontomotorische* Zone *(FmZ)*, in die *paramotorische* Zone *(PmZ)* und die *frontopolare* Zone *(FpZ)* steigen.

Im Gegensatz zum ventralen *paralimbischen* Gürtel *(PlZv)* kommt es dorsal nur im *oralen* Abschnitt und nur in ersten Anfängen zur Granularisierung, während die die Brücke zur *frontomotorischen* Zone bildenden Felder den *agranulären* Zustand persistieren, ebenso wie sie übrigens den *unistriären* Zustand persistieren. Die Komponenten *Externopyramidisierung* und allgemeine *Zellvergrößerung* insbesondere auch der *V*-Pyramiden kommen dagegen zur Auswirkung, ebenso die Zunahme der *Gesamtfaserdichte*. Was die Pyramidenschichten betrifft, hatten wir es in der Ausgangsbasis der cingulären Rinde mit einem ausgesprochenen *Untergewicht* der *III* gegenüber der *V* zu tun, das nun schrittweise abgebaut wird. Noch in der *frontomotorischen* Rinde, die im übrigen den agranulären und unistriären Charakter der proisocorticalen Ausgangsbasis weiter persistiert, besteht ein leichtes Untergewicht der *IIIc* gegenüber den *V*-Pyramiden, die ja hier zu den größten Zellen der Hirnrinde zählen. Von den Rändern der *frontomotorischen* Zone gehen nun die Gradationspfeile *opercularwärts* und *polarwärts* weiter, wobei die bis-

[1] Für Schicht *VI* fanden wir *keine* derartige Gesetzmäßigkeit innerhalb des frontalen Isocortex, was wohl damit zusammenhängt, daß sie im höchsten Maße *topischen* Einflüssen unterliegt.

herigen Komponenten beibehalten werden und nun auch die bis hierher verzögerte Granularisierung einsetzt, und den *intermediär-granulären* Feldergürtel der *paramotorischen* Zone aufbaut. Zugleich tritt hier der bis dahin ebenfalls verzögerte Abbau des *unistriären* Charakters in Richtung des *bistriären* in Erscheinung, indem es zur Übergangsstufe des *propeunistriären* Charakters kommt.

Wir sahen uns nun veranlaßt, die von der frontomotorischen Zone ausgehenden Gradationspfeile in eine *opercularwärtige* Gradation und eine *polwärtige* Gradation zu unterteilen, da letztere Richtung noch je eine zusätzliche *cyto-* und *myeloarchitektonische* Komponente in Form einer fortschreitenden *Zellverkleinerung* und *Markfaserabnahme* aufweist, die beide ihren extremen Endpunkt in den Feldern der *Pars orbitalis* der *frontopolaren* Zone besitzen, wobei das medialste dieser Felder, *1 V'*, das noch auf die frontomarginale Querwindung reicht, das zellkleinste darstellt, weswegen wir es als *parvocellulären Pol* der Frontalrinde bezeichnet haben. Die polwärtige Gradation bestimmt nun gemeinsam mit der *dorsomedianen* und *ventromedianen* Gradation — wie wir die *mediane Urgradation* untergliedert haben — den Charakter der gesamten *frontopolaren* Zone, indem es hier zur vollen Granularisierung und Externopyramidisierung kommt, ebenso wie der bistriäre und internodensiore Charakter hier erreicht wird. Zugleich schreiten eben Zellverkleinerung und Markfaserabnahme stufenweise bis zu den orbitopolaren Endpunkten fort.

Die Pars orbitalis der *frontopolaren* Zone wird aber in solchem Maße durch die *ventromediane* Gradation mitgestaltet, daß sie eine große Verwandtschaft mit den Feldern der *orbitomedianen* Zone besitzt, die ganz überwiegend von der gleichen Gradation bestimmt sind.

Die polwärtige Gradation ist nun, wie aus Abb. 58 hervorgeht, schon *intrazonal* in dem auf der ersten Frontalwindung gelegenen Teil der *frontomotorischen* Zone nachweisbar, indem die Felder polwärts ihre Gesamtfaserdichte etwas abbauen und die Magnocellularität ebenfalls etwas abgebaut wird.

Wir haben nun nachzutragen, daß die Gigantopyramidalis selbst (*42 V'*) *nicht* der dorsomedianen Gradation direkt unterliegt, da sie caudal in den postzentralen granulären Raum ragt; denn die agranulär-granuläre Zäsur des Gyrus cinguli verläuft schon einen Windungszug weiter oral. Dieses Feld mit seinen Riesenpyramiden erscheint damit als eine *nachträgliche caudalwärts* gerichtete Differenzierung, was nun in Übereinstimmung damit steht, daß hier die *phylogenetisch jüngere Einzelmotorik* ihre höchste Differenzierung erfahren hat, wie wir oben näher ausgeführt haben. Von FOERSTER und VOGT wurde dieses Feld noch als motorisches Primärfeld (für tonische Spezialbewegungen) bezeichnet, während die übrige Präzentralwindung das Sekundärfeld und die agranuläre F_1 das Tertiärfeld mit zunehmend größeren Bewegungskomplexen darstellte.

Von PENFIELD konnten nun noch im Anschluß an Reizergebnisse bei verschiedenen Tierarten, die von ADRIAN und WOOLSEY erzielt wurden (s. Abb. 71), beim Menschen eine *mediane motorische Repräsentation* und eine *sensomotorische* am *Fuß* der *Zentralregion* nachgewiesen werden (Abb. 72). Die *cinguläre* bis *dorsal paralimbische* Position der ersteren läßt sie im Strome unserer Urgradationen als eine *Urmotorik* erscheinen und die ventrale Repräsentation am Opercularrand als eine von der Insel her aufgebaute *Ursensomotorik*, für die die mangelhafte Trennung von Motorik und Sensorik entsprechend der hier schon bestehenden Granularisierung bezeichnend ist[1].

Wir möchten unsere Bemerkungen zur *polwärtigen* Gradation, von der aus wir auf die Differenzierungen innerhalb der frontomotorischen Rinde gekommen waren, noch in einem wesentlichen Punkte abrunden: Es ist nämlich nicht sicher, ob die polwärtige Gradation in bezug auf ihre zellverkleinernden und markfaserreduzierenden Komponenten eine *eigenständige* ist, oder nicht vielmehr ein etwas übersteigernder Spiegel von Wandlungen des *Proisocortex des Gyrus cinguli*, dessen ventraler Teil tatsächlich etwas *zellkleiner* und *markärmer* als der dorsale ist. So würde sich der von uns sogenannte *parvocelluläre Pol* des Feldes *1 V'* aus seiner unmittelbaren Nachbarschaft zur *ventralen paralimbischen Zone* erklären.

Daß es die polwärtige Gradation im übrigen als selbständige Entwicklungs- und Differenzierungsrichtung doch gibt, glauben wir aus der oben geschilderten, aus Abb. 52 hervorgehenden *Bogenform* der Windungen der *paramotorischen* Zone und dem *queren* Verlauf der darauf folgenden *frontopolaren* und *frontomarginalen Querwindungen* entnehmen zu können, entsprechend dem Grundsatz, daß die Furchen und Windungen senkrecht zu den Wachstums- und Differenzierungsrichtungen verlaufen, wie sie von den Gradationspfeilen verkörpert werden. (Abb. 31a u. b).

Von den übrigen Zonen hat die *paroperculare* Zone *(PoZ)* innerhalb der *opercularwärtigen* Gradation eine ähnliche Stellung wie die *frontopolare* innerhalb der *polwärtigen*. Bis auf die fehlende Parvocellularität und Markverarmung zeigt sie daher einen verwandten Bau.

Unter *frontopercularer* Zone haben wir schließlich den Feldergürtel der dritten Frontalwindung zusammengefaßt, in dem die *opercularwärtige* Gradation der von der Insel heraufkommenden *dorsalen insulären* Gradation begegnet, wobei *beider* Wirkungen kumulieren und die besonders großen *IIIc*-Pyramiden und den *unitostriären* Charakter dieser Zone erzeugen.

In der Pars orbitalis der frontopercularen Zone erweist sich das Gradationsprinzip als besonders fruchtbar, indem es das architektonisch so bemerkenswerte *Zentralfeld* dieser Zone, Feld *60 V'*, das regelmäßig an den Sulcus orbitalis transversus gebunden ist, in seinem extrem *externopyramidalen* und zugleich fast *verkörnelten* Bau dadurch erklärt, daß hier die Gradationen von medial, oral, lateral und schließlich von der basalen Riechrinde her kumulieren, wobei wir in der *Zonalschicht* von letzterer herangeführte Fasern des *Tract. olfactorius lateralis* wahrscheinlich machen konnten. Die Art des offenbar *sensorischen* Charakters dieses Feldes bedarf abgesehen davon noch der *neurophysiologischen* Aufklärung.

---

[1] Als Zeichen des höheren phylogenetischen Alters der paralimbischen Repräsentation (Urmotorik) und parinsulären Repräsentation (Ursensomotorik) gegenüber den klassischen Repräsentationen der Zentralregion muß auch ihre sehr viel geringere Ausdehnung gelten. Daß die Größe einer Repräsentation sich parallel zu ihrer Differenzierungshöhe verhält, zeigt u. a. die Corticalisation der Hand in der Primatenreihe, ebenso wie die von C. u. O. VOGT schon 1907 gefundene auffallende Größe der Schwanzrepräsentation bei den südamerikanischen Greifschwanzaffen. Die neueren Darstellungen der zusätzlichen Repräsentationen beim Menschen durch PENFIELD und JASPERS (1954) lassen dann noch die gröbere Gliederung und den relativ höheren Grad der Ipsilateralität derselben erkennen, und damit weitere Anzeichen ihres größeren evolutionären Alters gegenüber den klassischen Repräsentationen.

Die *caudalsten Orbitalfelder* tragen im übrigen in Form der mangelhaften Granularisierung, der geringen Schichtenbetonung und des cytoarchitektonischen Übergewichtes der *inneren* Hauptschicht die Zeichen der Verwandtschaft mit der *basalen Riechrinde* (Palaeocortex) unmittelbar, von wo aus die entsprechenden Gradationspfeile ausgehen (Abb. 57). Es sind in Übereinstimmung damit zugleich jene Felder, die sich im schroffen Gegensatz zur übrigen Orbitalrinde, die zum „basalen Neocortex" SPATZ' gehört, *nicht* an der Schädelbasis imprimieren (SMITH-AGREDA). Und das Fehlen der „Impressionsfähigkeit" (infolge Suppression oder Retraktion) ist nach SPATZ ein Merkmal phylogenetisch älterer Hirnteile, im Gegensatz zur „Prominenz" der jüngeren! In bezug auf die Verwandtschaft der caudalen Orbitalfelder mit der basalen Riechrinde ist ELISABETH BECK schon zu ganz ähnlichen Ergebnissen gekommen [*11*].

Die *orbitomediane Zone* ist schließlich von dem rasch granularisierenden ventralen Teil der *medianen* Gradation über die *ventrale paralimbische* Zone bestimmt und unterliegt zugleich in gewissem Maße einer Gradation von caudal her, insbesondere von der *Area adolfactoria*, die wir mit dem *Gyrus subcallosus* zur *präkommissuralen Zone* zusammenfaßten (Abb. 73).

Eine Stütze unserer *zonalen* Gliederung war uns in einigen Punkten die Flechsigsche, auf *myelogenetischer* Grundlage erwachsene Unterteilung der Großhirnrinde (Abb. 69a u. b), die zwar in ihren Einzelfeldern nicht den klarer umgrenzten *architektonischen Einheiten* entspricht, aber zur Darstellung von *überarealen* Ordnungen geeignet ist. So konnten wir zeigen, daß der Hauptwiderspruch zwischen der Vogtschen horizontal bestimmten Gliederung der Konvexität des Stirnhirns, die von uns bestätigt werden konnte, und derjenigen von BRODMANN und von v. ECONOMO u. KOSKINAS, die mehr vertikal bestimmt erscheinen, vor allem darauf beruht, daß das Feld im Winkel zwischen Sulcus frontalis superior und Sulcus praecentralis (*44 V'*) nicht als *dysgranulär* erkannt und daher zur *frontomotorischen* Zone gezählt wurde, während es bei uns wegen seines *dysgranulären* und zugleich *externopyramidalen* und *propeunistriären* Charakters Teil der *paramotorischen* Zone ist. Und diese Ordnung findet in Flechsigs Gliederung eine schöne Bestätigung, indem das in Frage stehende Territorium im Gegensatz zur gesamten *frontomotorischen* Zone *nicht* mehr zu seinen *Primordialfeldern* zählt.

Wie oben erwähnt, war diese Aussparung des caudalen Abschnittes der dorsalen F_2 (Feld *44 V'*) innerhalb des Flechsigschen Primordialgebietes insofern besonders bemerkenswert, als dieses an Gesamtfaserdichte den frontomotorischen Feldern der F_1 nicht nachsteht, und C. und O. VOGT im übrigen eine *quantitative* Parallele zwischen dem Eintritt der Myelogenese und dem definitiven Markfasergehalt nachweisen konnten.

Auf eine andere Ausnahme von dieser *quantitativen* Regel, die in diesem Zusammenhang eine neue Bedeutung gewinnt, hatte HOPF hingewiesen: Es handelt sich um die Felder zwischen dem Sulcus corporis callosi und der frontomotorischen Zone, also die Anteile des *Proisocortex* des *Gyrus cinguli* und der *dorsalen paralimbischen Zone*, aus denen die Gradationspfeile in die *frontomotorische Zone* aufsteigen. Beide Zonenanteile sind trotz der relativen Markfaserarmut auch noch zum myelogenetischen Primordialgebiet gehörig (Abb. 69b). Damit gewinnt aber die frontomotorische Zone, die den *agranulären* und *unistriären* Charakter *persistiert*, auch *myelogenetisch* eine Gemeinsamkeit mit jenen Territorien, mit denen wir einen Entwicklungszusammenhang auf Grund der *Gradationsordnung* dargestellt haben. Es ist dabei unwesentlich, daß diese *überzonale* Gliederung FLECHSIGS oral noch etwa die *dysgranulären* Felder *47 V'* (paramotorisch) und *47 l* (paralimbisch) umfaßt.

Zum myelogenetischen Primordialgebiet gehört im übrigen auch das Endigungsgebiet der *Striae olfactoriae medialis et lateralis* und an letzteres anschließend interessanterweise die von hier, d. h. von der basalen Riechrinde, durch Gradationspfeile mitbestimmte Pars *orbitalis* unserer *frontopercularen Zone*, was in bemerkenswertem Gegensatz zu den Konvexitätsanteilen dieser Zone steht, die von der *dorsalen* Insel mitbestimmt werden.

Der Entwicklungsgegensatz der frontomotorischen Zone und ihrer medianen Ursprungsgebiete als zum *myelogenetischen Primordialgebiet* gehörig und auch in unserer Gradationsordnung durch den Besitz von *persistierenden* Zügen charakterisiert, zur übrigen Konvexitätsrinde des Stirnhirns, die zum *myelogenetischen Terminalgebiet* gehört und zugleich voll *granularisiert* und *propeunistriär* bis *bistriär* oder *unitostriär* ist, kann nun noch durch das oben erwähnte Phänomen der *Hirnwärzchen* bestätigt werden. Diese Hirnwärzchen, auf die als einen Teil seiner *tertiären* Oberflächengestaltung JACOB [*53*] die Aufmerksamkeit gelenkt hatte, erschienen bei uns als das Ergebnis umschriebenen *Luxurierens* der *spätfetalen Wachstumszonen* der tertiären Oberflächengestaltung. Die Abb. 75, die der Bearbeitung dieser kleinen Abartigkeit der Hirnrinde durch MOREL u. WILDI an einem großen Untersuchungsgut entstammt, und die die Lokalisation von 25 Fällen ihres Vorkommens respektiv zu den beiden Hemisphären und ihren Hauptwindungen wiedergibt, erscheint etwa als eine *Umkehr* von FLECHSIGS *myelogenetischer* Karte, indem hier gerade die F_1 weitgehend von den Hirnwärzchen ausgespart ist. Dagegen findet sich das *Maximum* des Vorkommens dieser Entgleisung von Wachstumszonen der spätfetalen bis nachgeburtlichen tertiären Oberflächengestaltung bezeichnenderweise in der F_3, in der wir die *Gradationen* von *dorsal* und *insulär* als einem *Endgebiet* kumulieren sahen und die auch vergleichend-morphologisch als *späteste* Erwerbung in der *Primatenreihe* bekannt ist.

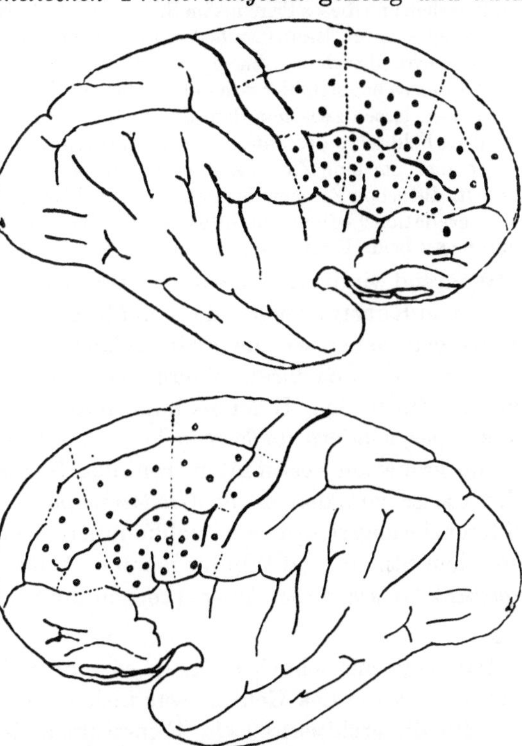

Abb. 75. Die Gesamtheit der an einer Serie von 25 Fällen gefundenen Hirnwärzchen entsprechend ihrer Lokalisation in die linke und rechte Hemisphäre eingezeichnet, nach MOREL u. WILDI (1952)

Wir berührten oben schon das verschiedene Verhältnis von BRODMANN und von v. ECONOMO u. KOSKINAS einerseits und von VOGT und seiner Schule andererseits zu den Feldergrenzen. Dieser Gegenstand hatte bekanntlich zu scharfen Auseinandersetzungen zwischen beiden Richtungen geführt. Wir möchten das Problem der *scharfen* oder *haarscharfen* Grenzen dadurch „entschärfen", daß wir statt dessen von der *Deutlichkeit* einer Grenze sprechen, und diese ist meistens zu bejahen, eben gerade auch, wenn die Grenze durch unsere Grenzphänomene gekennzeichnet ist. Auch wenn sich die Grenze in einem *architektonisch neutralen* Furchengrund befindet, ist sie bei der Gegenüberstellung der beiden Furchenwände deutlich genug, wenn sie sich auch nicht immer *linear* angeben läßt.

Daß der fehlende Nachweis von Furchengrenzen bei BRODMANN im Zusammenhang mit seinem noch weniger feinen architektonischen Vorgehen auch auf dem *Gradationsprinzip* beruhen kann, dafür hat die Mitarbeiterin von Prof. KLEIST, H. VITZTHUM, in Kenntnis unserer Herausarbeitung dieses Prinzips im Stirnhirn, ein Beispiel für den Parietallappen gegeben [*107*]: Es handelt sich um BRODMANNS Ausläufer seines postzentralen Feldes *2* im Bereich der *Interparietalfurche*, der dem „sensory band" SMITHS entspricht. *Cytoarchitektonisch* und *myelos architektonisch* hat sich hier von der Vogtschen Schule *regelmäßig* eine Grenze im *Furchengrund* nachweisen lassen zwischen dem dorsalen Feld *86 V'* des sogenannten *Interparietalläppchen*- und dem Feld *89 ip* des *unteren Parietalläppchens*. Das Suffix „ip" bedeutet aber schon, daß es sich hier um eine *Zwischenstufe* der größeren ventralen architektonischen Einheit *89 V'* handelt, die schon Zeichen des oberhalb der Interparietalfurche gelegenen Feldes *86 V'* trägt. Diese gradationsbedingte architektonische Verwandtschaft ist es nun offenbar gewesen, die BRODMANN beide Einheiten zu seinem *2*-Ausläufer hat verschmelzen lassen.

Während wir die rhinencephalen Grenzgebiete (rhinencephal im *morphologischen* Sinne von RETZIUS verstanden) im übrigen nur einer orientierenden Untersuchung unterzogen, haben wir die *Area adolfactoria*, die caudal die Endstätten des *Gyrus olfactorius medialis* birgt, einerg enaueren architektonischen Untersuchung zugeführt, die zu dem Ergebnis kam, daß sich hier die Felderdifferenzierung nicht *stufenweise*, sondern *fließend* in Form eines *Gradienten* vollzieht, ein Vorkommnis, das im gradationsbestimmten frontalen Isocortex nicht anzutreffen ist. Vielmehr wird dieser von den durch *Gradationspfeile* symbolisierten Entwicklungs- und Differenzierungsrichtungen vollkommen beherrscht und in seinem architektonischen Stufen- und Windungsbau so weitgehend erklärt, daß wir hier von einer *topistisch-topischen Gleichung* sprechen können.

Daß kein menschliches Organ so sehr Spiegel seines stammesgeschichtlichen Werdens ist wie das Gehirn, war bisher bereits bekannt. In welchem Maße das noch für die architektonische Feinstruktur der menschlichen Großhirnrinde gilt, und zwar in Verbindung mit dem grob morphologischen Windungsbild einschließlich der feineren tertiären Oberflächengestaltung desselben, war bisher unbekannt. Diese neue Erkenntnis, auf die vergleichende Morphologie und Neurophysiologie angewandt, verspricht weitergehende funktionelle Einsichten für die Großhirnrinde der Primaten und insbesondere des Menschen. Einige erste Anwendungen konnten in der Arbeit dargelegt werden.

Zusammenfassung

Es wurde unter Auseinandersetzung mit ihren Kritikern BOK, BAILEY und v. BONIN eine Einführung in die allgemeine Rindenarchitektonik gegeben, wie sie von den Arbeiten von BRODMANN, C. und O. VOGT sowie von v. ECONOMO u. KOSKINAS und deren Schülern repräsentiert wird.

Die angestrebte Synthese zwischen der Rindenarchitektonik und anderen neurologischen Forschungsrichtungen konnte in folgenden Punkten durchgeführt werden:

Es ergab sich eine vollständige Koinzidenz der cytoarchitektonisch und myeloarchitektonisch an Nachbarschnitten bestimmten Feldergrenzen und damit der architektonischen Einheiten.

Die Feldergrenzen stehen in engster Beziehung zu den Einsenkungen der Rindenoberfläche, einschließlich des feineren Oberflächenreliefs in Form von Mulden und Rinnen („tertiäre Oberflächengestaltung" H. JACOBS), so daß eine weitgehende Deckung des individuellen Windungs- und Feldermusters besteht.

Es konnte ein Zusammenhang der phyloontogenetischen Bildung der Windungen mit der Differenzierung architektonischer Felder nachgewiesen werden. Die Furchengründe sind dabei die Stätten, die ursprünglich Wachstumszonen bergen, von denen aus die Windungen aufgerichtet und zugleich differente architektonische Felder ausdifferenziert werden.

Im Erwachsenengehirn können am Boden der Feldergrenzen bildenden Mulden und Rinnen noch Zellverdichtungszonen, sog. „persistierende Zonen", als Überreste ehemaliger Wachstumszonen nachgewiesen werden. Ihnen entsprechen markarme, dysfibröse Zonen im myeloarchitektonischen Bild und limitrophe Zonen mit embryonalem Gefäßaufbau (PFEIFER) im angioarchitektonischen Bild.

Die vergleichend-morphologischen und entwicklungsgeschichtlichen Ergebnisse lassen den Schluß zu, daß es der Wachstumsdruck umschriebener Stellen der Hirnrinde ist, der zur Windungsbildung führt, und daß die Windungen senkrecht zu den Linien des Wachstumsdruckes entstehen. Auch die Hauptfurchen und -windungen des menschlichen Frontallappens sind das Ergebnis vorherrschender Linien vergleichend-morphologischen Wachstumsdruckes.

Darüber hinaus spiegelt auch der architektonische Feinaufbau des menschlichen Neocortex dessen vergleichend-morphologisches, von den *palaeo-* und *archicorticalen* Rändern ausgehendes Wachstum wider.

Und zwar besteht im neocorticalen Isocortex eine Stufenordnung der architektonischen Merkmale, die sich im Frontallappen median auf den vorderen Gyrus cinguli und die Area adolfactoria, orbital auf die basale Riechrinde, lateral auf die allocorticale basale Inselrinde und caudal auf das myelogenetische Primordialgebiet der motorischen Rinde zurückverfolgen läßt.

Jedes Feld des Frontallappens stellt einen Gradus, eine Zwischenstufe, innerhalb der von diesen Grenzgebieten ausgehenden architektonischen „*Gradationen*" (C. und O. VOGT) dar und ist in seinem Bau durch die Richtungen der Gradationen bestimmt. Das bedeutet zugleich, daß es keine „fließenden" architektonischen Übergänge zwischen isocorticalen Feldern gibt, sondern deutliche Grenzen mit stufenartiger Änderung des Felderbaues.

Da die *topische* Ordnung der Windungen und Teilwindungen und die gradationsbestimmte, *topistische* Ordnung der architektonischen Felder sich weitgehend decken, erscheint die Gestaltung der Frontalrinde des Menschen von einem *Windungsgradationsprinzip* bestimmt. Die Gradationen sind in den Felder- und Zonenkarten durch Pfeile symbolisiert.

Es lassen sich im Bereich des Stirnhirns drei Hauptgradationen unterscheiden, die von den rhinencephalen bzw. limbischen Grenzgebieten einerseits und vom motorischen Primärgebiet andererseits ihren Ausgang nehmen. Erstere sind die phylogenetisch älteren und stellen die beiden *Urgradationen* dar: eine vom Proisocortex des vorderen Gyrus cinguli ausgehende und eine von dem Proisocortex der dorsalen Inselrinde ausgehende. Der Proisocortex des Gyrus cinguli entwickelt sich im Anschluß an den *Archicortex* der „Taenia tecta“, während sich die Inselrinde im Anschluß an den *Palaeocortex* (basale Riechrinde) bildet.

Da die Gradationen, von phylogenetisch älteren Rinden ausgehend, die Gestaltung von phylogenetisch jüngeren Rinden bestimmen, sind sie zugleich als evolutionäre Differenzierungsrichtungen aufzufassen.

Die Gradationen bauen architektonisch verwandte „Feldergürtel“ (Zonen) auf und bestimmen zugleich das Windungsbild entsprechend dem Prinzip, daß die Furchen und Windungen senkrecht zu den Linien des Wachstumsdruckes entstehen.

Die beiden Urgradationen bewirken die Bildung des S. callosomarginalis, der ersten, zweiten und dritten Frontalwindung sowie die sagittale Untergliederung der zweiten durch den Sulcus frontalis medius.

Die dritte Hauptgradation, die ihren Ausgang von dem motorischen Primärgebiet nimmt und nach oral zielt, wird als „polwärtige Gradation“ bezeichnet. Ihr Einfluß auf das Windungsbild kommt, außer in der Bildung des S. praecentralis, besonders in der frontopolaren Zone zum Ausdruck, wo er zur Bildung frontopolarer Querwindungen führt.

Die sich von der dorsalen paralimbischen Zone *(PlZd)* aufbauende frontomotorische Zone *(FmZ)* gibt in ihrer Beschränkung auf die caudale erste Frontalwindung und die Präzentralwindung, unter Aussparung der caudalen zweiten Frontalwindung, der myeloarchitektonischen Felderung Vogts gegenüber der bisherigen cytoarchitektonischen Brodmanns und v. Economos recht. Der Fehler lag in der Einbeziehung eines dysgranulären Territoriums des caudalen Abschnittes der dorsalen zweiten Frontalwindung durch die genannten Cytoarchitektoniker. Die Aussparung dieses Territoriums entspricht den myelogenetischen Karten Flechsigs, wo dieses Territorium nicht mehr zum Primordialgebiet gehört.

Diese grundlegende Abweichung führte zu einer mehr vertikalen Anordnung auch des Intermediärfeldes *8* Brodmanns und *FC* v. Economos, das im übrigen etwa unserer paramotorischen Zone entspricht.

Unsere aus den Gradationen entwickelte zonale Gliederung stimmt in wesentlichen Zügen mit Vogts myeloarchitektonischer Felderkarte überein. Sie bestätigt durch die Zonengrenzen die grob morphologische Gliederung der Hauptfurchen des Stirnhirns.

Die durch die Gradationen bestimmte Felderordnung erlaubt auch gewisse *funktionelle* Hinweise: So besitzt das an den Sulcus orbitalis transversus gebundene Zentralfeld der Pars orbitalis unserer frontopercularen Zone (*60* Vogts), das zugleich Sammelpunkt der Gradationen ist, einen ausgesprochen sensorischen Charakter und empfängt wahrscheinlich durch seine Zonalschicht auch noch Fasern des Tractus olfactorius lateralis.

Für die caudale Orbitalrinde konnten wir den von El. Beck beschriebenen Einfluß der angrenzenden palaeocorticalen Riechrinde sowohl cyto- wie myeloarchitektonisch sichern. Es besteht hier ferner eine topische Übereinstimmung mit jenem Gebiet, das im Gegensatz zum oral angrenzenden „basalen Neocortex“ (im Sinne von Spatz) keine Impressiones gyrorum bewirkt, weil es sich von der Oberfläche „retrahiert“ hat. Beide Befunde sprechen für das phylogenetische Alter dieses orbito-caudalen Gebietes.

Weiter lassen sich in den Strom der Gradationen auch wesentliche neue neurophysiologische Befunde über motorische und sensomotorische Repräsentationen einordnen: So die im Anschluß an tierexperimentelle Reizergebnisse von ADRIAN und von WOOLSEY gefundene mediane „supplementäre" *motorische* Repräsentation PENFIELDs und die am Opercularrand der Zentralregion gefundene „sekundäre" *sensomotorische* Repräsentation PENFIELDs. Erstere erscheint, von der medianen vom Archicortex ausgehenden Urgradation stammesgeschichtlich früh differenziert, als einer *Urmotorik* entsprechend, letztere, von der insulären, vom Palaeocortex ausgehenden Urgradation stammesgeschichtlich früh differenziert, als einer *Ursensomotorik* entsprechend.

Die klassische motorische Repräsentation ist demgegenüber phylogenetisch jünger. Insbesondere läßt sich dem Verlauf der Gradationen entnehmen, daß die Area gigantopyramidalis die späteste Differenzierung innerhalb der motorischen Rinde darstellt, was in Übereinstimmung damit steht, daß hier die kontralateral repräsentierte Einzelmotorik ihren Ausgang nimmt, die sich gemeinsam mit der sensiblen Diskrimination der Postzentralwindung zuletzt entwickelt hat.

Für diese enge funktionelle Verzahnung beider hochentwickelten Rinden konnten architektonische Stigmata gefunden werden.

Literatur

[*1*] ADRIAN, E. D.: Double representation of the feet in the sensory cortex of the cat. J. Physiol. (Lond.) **98**, 16 (1940).

[*2*] — Afferent discharges to the cerebral cortex from peripheral sense organs. J. Physiol. (Lond.) **100**, 159 (1941).

[*3*] ALDAMA, J.: Cytoarchitektonik der Großhirnrinde eines 5jährigen und eines 1jährigen Kindes. Z. ges. Neurol. Psychiat. **130**, 532 (1930).

[*4*] ALTMANN, H. W.: Zur Morphologie der Wechselwirkung von Kern und Cytoplasma. Klin.Wschr. **33**, 306 (1955).

[*5*] — Über den Funktionsformwechsel des Kerns im exokrinen Gewebe des Pankreas. Z. Krebsforsch. **58**, 632 (1952).

[*6*] ANGULO Y GONZALEZ A. W.: Histogenesis of the monopolar neuroblast and the ventral longitudinal path in the albino rat. J. comp. Neurol. **71**, 325 (1939).

[*6a*] ARIËNS KAPPERS, C. U.: Die vergleichende Anatomie des Nervensystems der Wirbeltiere und des Menschen. Haarlem: De Erven F. Bohn 1920.

[*7*] BAILEY, P., and G. v. BONIN: The isocortex of man. Urbana: Univ. of Ill. Press 1951. (Illinois Monographs in Med. Sci. **6** Nr. 1, 2)

[*8*] BECK, ED.: Die myeloarchitektonische Felderung des in der Sylvischen Furche gelegenen Teiles des menschlichen Schläfenlappens. J. Psychol. Neurol. (Lpz.) **36**, 1 (1928).

[*9*] — Der myeloarchitektonische Bau des in der Sylvischen Furche gelegenen Teiles des Schläfenlappens beim Schimpansen (Troglodytes niger). J. Psychol. Neurol. (Lpz.) **38**, 309 (1929).

[*10*] — Homologie und anatomische Äquivalenz. Allg. Z. Psychiat. **110**, 201 (1939).

[*11*] BECK, ELISABETH: A cytoarchitectural investigation into the boundaries of cortical areas 13 and 14 in the human brain. J. Anat. (Lond.) **83**, 147 (1949).

[*12*] BOK, S. T.: Der Einfluß der in den Furchen und Windungen auftretenden Krümmungen der Großhirnrinde auf die Rindenarchitektur. Z. ges. Neurol. Psychiat. **121**, 682 (1929).

[*13*] — Histonomy of the cerebral cortex. Amsterdam-London-New-York-Princetown: Elsevier Publish. Comp. 1959.

[*14*] BONIN, G.v.: Essay on the cerebral cortex. Springfield (Ill). Ch. C. Thomas Publish. 1950.

[*15*] — Architecture of the precentral motor cortex and some adjacent areas. In BUCY [*21*].

[*16*] BORK-FETLKAMP, A. J.: zit. n. E. W. LE GROS CLARK [*23*].

[17] Brain, R., and E. B. Strauss: Recent Advances in Neurology and Neuropsychiatry. London: Churchill 1955.

[18] Brockhaus, H.: Die Cyto- und Myeloarchitektonik des Cortex claustralis und des Claustrum beim Menschen. J. Psychol. Neurol. (Lpz.) **49**, 249 (1940).

[19] Brodal, A.: The hippocampus and the sense of smell. Brain **70**, 179 (1947).

[20] Brodmann, K.: Vergleichende Lokalisationslehre der Großhirnrinde. Leipzig: Barth 1909.

[21] Bucy, P. Ch.: The precentral motor cortex. Urbana: Univ. Illinois Press 1949.

[22] Clara, M.: Das Nervensystem des Menschen. Leipzig: Barth 1953.

[23] Clark, E. W. le Gros: Deformation patterns in the cerebral cortex. In: Essays on growth and form presented to d'Arcy Wentworth Thompson. Oxford: Clarendon Press 1947.

[24] Clark, G., u. J. W. Ward: zit. n. P. Glees [41].

[25] Conolly, C. J.: The fissural pattern in the brain of negroes. Amer. J. phys. Anthr. **28**, 133 (1941).

[26] Creutzfeldt, O.: Neurophysiologische Grundlagen der elektrischen Reizung des Gehirns. Neurochirurgia **1**, 37 (1958).

[27] Crinis, M. de: Die Cytodendrogenese der menschlichen Großhirnrinde. Kon. Akad. Wetensch. Amsterdam, Proc. **35**, 197 (1932).

[28] McCulloch, W. S.: Cortico-cortical Connections in the Precentral Motor Cortex: in Bucy [21].

[29] Dusser de Barenne: zit. n. P. Glees [41].

[30] Eberstaller, O.: Das Stirnhirn. Wien-Leipzig: Urban & Schwarzenberg 1890.

[31] Economo, C. v.: Der Zellaufbau der Großhirnrinde und die progressive Cerebration. Ergebn. Psychol. **29**, 83 (1929).

[32] — Die Bedeutung der Hirnwindungen. Allg. Z. Psychiat. **84**, 123 (1926).

[33] — u. G. N. Koskinas: Die Cytoarchitektonik der Hirnrinde des erwachsenen Menschen. Wien-Berlin: Springer 1925.

[34] Edinger, L.: Vorlesungen über den Bau der nervösen Zentralorgane des Menschen und der Tiere. Leipzig: Vogel 1904.

[35] Feremutsch, K., u. E. Grünthal: Beiträge zur Entwicklungsgeschichte und normalen Anatomie des Gehirns. Basel: Karger 1952.

[36] Filimonoff, J. N.: Palaeocortex, Archicortex und Cortex intermedius, in S. A. Sarkissow et al. [93].

[37] Flechsig, P.: Anatomie des menschlichen Gehirns und Rückenmarks auf myelogenetischer Grundlage. Leipzig: Thieme 1920.

[38] Foerster, O.: Motorische Felder und Bahnen. Sensible cortikale Felder. Hdb. Neurol. von E. Bumke u. R. Foerster, Bd. 6, Teil 1. Berlin: Springer 1936.

[39] Fulton, J.: Physiologie des Nervensystems. Stuttgart: Enke 1952.

[40] Gerhardt, E.: Die Cytoarchitektonik des Isocortex parietalis beim Menschen. J. Psychol. Neurol. (Lpz.) **49**, 367 (1940).

[41] Glees, P.: Morphologie und Physiologie des Nervensystems. Stuttgart: Thieme 1957.

[42] Hassler, R.: Contribution morphologique à la physiologie des lobes frontaux. In: H. Ey et P. Marty: Anatomo-physiologie cérébrale et biologie **3**, 118, I. Congrès mondial de Psychiatrie 1950.

[43] — Über die anatomischen Grundlagen der Leukotomie. Fortschr. Neurol. Psychiat. 18, 351 (1950).

[44] Hervé, G.: La circonvolution de Broca. Paris: Delahaye et Lecrosnier 1888.

[45] Higeta, K.: Morphologische Untersuchungen des Gehirns bei den japanischen Zwillingsfeten. Okajimas Folia anat. Jap. **19**, 239 (1940).

[46] Hines, M.: The anterior border of the monkey's (Macaca mulatta) motor cortex and the production of spasticity. Amer. J. Physiol. **116**, 76 (1936).

[47] Hoeft, H.-J.: Klinisch-anatomischer Beitrag zur Kenntnis der Nachsprechaphasie (Leitungsaphasie). Dtsch. Z. Nervenheilk. **175**, 560 (1957).

[48] Hofer, H., A. H. Schultz u. D. Starck: Primatologia. Hdb. Primatenk. Basel-New York: Karger 1956.

[49] HOPF.: Die Myeloarchitektonik des Isocortex temporalis heim Menschen. J. Hirnforsch. **1**, 208 (1954).

[50] — Zur Frage der Konstanz und der Abgrenzbarkeit myeloarchitektionischer Rindenfelder. Dtsch. Z. Nervenheilk. **172**, 188 (1954).

[51] — Über die Verteilung myeloarchitektonischer Merkmale in der Stirnhirnrinde beim Menschen. J. Hirnforsch. **2**, 311 (1956).

[52] — Architektonische Untersuchungen an sensorischen Aphasien. J. Hirnforsch. **3**, 275 (1957).

[53] JACOB, H.: Faktoren bei der Entstehung der normalen und der entwicklungsgestörten Hirnrinde. Z. ges. Neurol. Psychiat. **155**, 1 (1936).

[54] — Die feinere Oberflächengestaltung der Hirnwindungen, die Hirnwarzenbildung und die Mikropolygyrie. Z. ges. Neurol. Psychiat. **170**, 54 (1940).

[55] — Die „Eigenform" des Menschenhirns und die Schädel-Hirnphysiognomie. Neue Erg. u. Probl. Zool. (Klatt-Festschrift) S. 327 (1950).

[56] JAKOB, CHR.: Vom Tierhirn zum Menschenhirn. München: Lehmann 1911.

[57] JELGERSMA, G.: Das Gehirn der Wassersäugetiere. Leipzig: Barth 1934.

[58] KAHLE, W.: Zur Entwicklung des menschlichen Zwischenhirnes. Dtsch. Z. Nervenheilk. **175**, 259 (1956).

[59] KARPLUS, J. P.: Variation und Vererbung am Zentralnervensystem des Menschen und einiger Säugetiere. Wien: Deuticke 1921.

[60] — Über Familienähnlichkeiten an den Großhirnfurchen des Menschen. Wien: Deuticke 1905.

[61] KLEIST, K.: Gehirnpathologie. Leipzig: Barth 1934.

[62] — Myeloarchitektonik und Pathologie des Scheitellappens. Arch. Psychiat. Nervenkr. **200**, 329 (1960).

[63] — Sensorische Aphasien und Amusien auf myeloarchitektonischer Grundlage. Stuttgart: Thieme 1956.

[64] KLÜVER H., and K. DE BARRERA: A method for the combined staining of cells and fibers in the nervous system. J. Neuropath. exp. Neurol. **12**, 400 (1953).

[65] KNAUER, A.: Die Myeloarchitektonik der Brocaschen Region. Zbl. Neurol. **28**, 1240 (1909).

[66] KREHT, H.: Cytoarchitektonik und motorisches Sprachzentrum. Z. mikr.-anat. Forsch. **39**, 351 (1936).

[66a] KUHLENBECK, H.: Die Grundbestandteile des Endhirns im Lichte der Bauplanlehre. Anat. Anz. **67**, 1 (1929).

[67] LORENTE DE NO, R.: Cortex cerebri: Architektur, intracortikale Verbindungen, motorische Projektionen; in J. FULTON: Physiologie des Nervensystems. Stuttgart: Enke 1952.

[68] MACLEAN, P. D.: The limbic system with respect to selfpreservation and the preservation of the species. J. nerv. ment. Dis. **127**, 1 (1958).

[69] — Contrasting functions of limbic and neocortical systems of the brain and their relevance to psychophysiological aspects of medicine. J. Med. **25**, 611 (1958).

[70] MARCHAND, F.: Über die normale Entwicklung und den Mangel des Balkens im menschlichen Gehirn. In: Abhandl. d. Königl. Sächs. Gesellschaft d. Wissensch., math.-phys. Kl. **31**, 369 (1909).

[71] MEYER, A., and E. BECK: Prefrontal Leucotomy and related Operations. Edinburgh-London: The William Ramsey Henderson Trust by Oliver & Boyd 1954.

[72] — — and T. MCLARDY: Prefrontal leucotomy: A neuro-anatomical report. Brain **70**, 18 (1947).

[73] MEYER, M., and A. C. ALLISON: Experimental investigations of the connections of the olfactorius tracts in the monkey. J. Neurol. Neurosurg. Psychiat. **12**, 274 (1949).

[74] MEYER, H. H.: Die Massen- und Oberflächenentwicklung des fetalen Gehirns. Virchows Arch. path. Anat. **300**, 202 (1937).

[75] MEYNERT, TH.: Der Bau der Großhirnrinde und seine örtlichen Verschiedenheiten, nebst einem pathologisch-anatomischen Corollarium. Vjschr. Psychiat. **1**, 77 (1867).

[76] MOREL, F., et E. WILDI: Dysgénésie nodulaire disséminée de l'écorce frontale. Rev. neurol. **87**, 251 (1952).

[77] NGOWYANG, G.: Die Cytoarchitektonik des menschlichen Stirnhirns. Nat. Res. Inst. Psychol. Sinica 7, 1 (1934).

[78] — Die Cytoarchitektonik der Felder des Gyrus rectus. J. Psychol. Neurol. (Lpz), **44**, 475 (1932).

[79] PAPEZ, J. W.: Visceral brain, its component parts and their connections. J. nerv. ment. Dis. **126**, 40 (1958).

[79a] PATZIG, B.: Erbbiologie und Erbpathologie des Gehirns. Hdb. d. Erbbiol. d. Menschen Bd. 5, S. 233—349. Berlin: Springer 1939.

[80] PENFIELD, W., and TH. RASMUSSEN: The Cerebral Cortex of Man. A Clinical Study of Localization of Function. New-York: Macmillan Company 1952.

[81] — and H. JASPER: Epilepsy and the functional anatomy of the human brain. London 1954; zit. n. RUSSEL, BRAIN and E. B. STRAUSS: Recent advances in Neurology and Neuropsychiatry. London 1955.

[82] PFEIFER, R. A.: Die angioarchitektonische areale Gliederung der Großhirnrinde. Leipzig: Thieme 1940.

[83] RETZIUS, G.: Das Menschenhirn. Stockholm: Kgl. Buchdruckerei P. A. Norstedt & Söner 1896.

[84] RIEGELE, L.: Die Cytoarchitektonik der Felder der Brocaschen Region. J. Psychol. Neurol. (Lpz.) **42**, 496 (1931).

[85] RÖSSLE, R.: Zur Frage der Ähnlichkeit des Windungsbildes an Gehirnen von Blutsverwandten, besonders von Zwillingen. S.-B. Preuß. Akad. Wiss. **14**, 146 (1937).

[86] ROSE, M.: Ontogenie des Zentralnervensystems und des Sympathicus. Phylogenie des Zentralnervensystems. Hdb. d. Neurol. v. BUMKE u. FOERSTER. Berlin: Springer 1935.

[87] — Die Inselrinde des Menschen und der Tiere. J. Psychol. Neurol. (Lpz.) **37**, 467 (1928).

[88] SANIDES, F.: Untersuchungen über die histologische Struktur des Mandelkerngebietes. J. Hirnforsch. **3**, 56 (1957).

[89] — Die Insulae terminales des Erwachsenengehirns des Menschen. J. Hirnforsch. **3**, 243 (1957).

[90] — Vergleichend-morphologische Untersuchungen an kleinen Nervenzellen und Gliazellen. J. Hirnforsch. **4**, 113 (1958).

[91] — Vorläufige Darstellung eines histologischen Phänomens an cytoarchitektonischen Feldergrenzen. J. Hirnforsch. **4**, 273 (1958).

[92] — Grenzerscheinungen an myeloarchitektonischen Feldergrenzen. Zugleich ein Beitrag zur Morphokinese der menschlichen Großhirnrinde. Dtsch. Z. Nervenheilk. **180**, 381 (1960).

[93] SARKISSOW, S. A., I. N. FILIMONOFF, E. P. KONONOWA, I. S. PREOBRASCHENSKAJA u. L. A. KUKUEW: Atlas der Cytoarchitektonik der Großhirnrinde des Menschen. Moskau 1955 (russisch).

[94] SCHMITT, W. K.: Beiträge zur Entwicklung des menschlichen Großhirns, I. Teil. Acta anat. (Basel) **30**, 739 (1957).

[95] SCHULZE, A. F.: Über die Zuordnung experimenteller und klinischer Befunde zu rindenarchitektonischen Einheiten. Psychiat. Neurol. med. Psychiol. (Lpz.) **12**, 297 (1960).

[96a] SMITH ELLIOT: New studies on the folding of the visual cortex and the significance of the occipital sulci in the human brain. J. Anat. (Lond.) **41**, 198 (1907).

[96b] — A new topographical survey of the human cerebral cortex. J. Anat. (Lond.) **41** 237 (1907).

[96c] — A preliminary note on the morphology of the corpus striatum and the origin of the neopallium. J. Anat. (Lond.) **53**, 271 (1919).

[97] SMITH-AGREDA, V.: Die Verteilung der Impressiones gyrorum am Endocranium des Menschen. Verh. anat. Ges. (Jena). 52. Vers. Münster 1954 S. 268.

[98] SOLCHER, H.: Zur Cytologie und Cytoarchitektonik des Praecentralgebietes. Dtsch. Z. Nervenheilk. **178**, 89 (1958).

[99] SPATZ, H.: Gehirn und Endocranium. Homo **5**, 49 (1954).

[100] — Die Evolution des Menschenhirns und ihre Bedeutung für die Sonderstellung des Menschen. Nachr. d. Gießener Hochschulges. 1955.

[101] — Die vergleichende Morphologie des Gehirns vor und nach L. EDINGER. Schr. d. wiss. Ges. J. W. Goethe-Univ. Frankfurt am Main, naturwiss. Reihe. Wiesbaden: Steiner 1959.

[101a] — Gedanken über die Zukunft des Menschenhirns. ERNST BENZ: Der Übermensch, S. 317—383. Zürich: Rhein-Verlag 1961.

[102] STENGEL, E.: Morphologische und cytoarchitektonische Studien über den Bau der unteren Frontalwindung bei Normalen und Taubstummen. Ihre individuellen und Seitenunterschiede. Z. ges. Neurol. Psychiat. **130**, 631 (1930).

[103] STEPHAN, H.: Die quantitative Zusammensetzung der Oberflächen des Allocortex bei Insektivoren und Primaten. In: D. B. TOWER and J. P. SCHADÉ: Structure and function of the cerebral cortex. Proc. II. Intern. Meet. of Neurobiol. Amsterdam: Elsevier 1960.

[104] STRASBURGER, E. H.: Vergleichende myeloarchitektonische Studien an der erweiterten Brocaschen Region des Menschen. J. Psychol. Neurol. (Lpz.) **48**, 477 (1937).

[105] — Die myeloarchitektonische Gliederung des Stirnhirns beim Menschen und Schimpansen. J. Psychol. Neurol. (Lpz.) **47**, 461 u. 565 (1957).

[106] SUGAR, CHUSID, and M. FRENCH: zit. n. G. v. BONIN in P. CH. BUCY [21].

[107] VITZTHUM H. GRÄFIN: Die Architektonik der Rinde des Scheitellappens. Psychiat. Neurol. med. Psychol. **12**, 325 (1960).

[108] VOGT, C., u. O. VOGT: Allgemeinere Ergebnisse unserer Hirnforschung. J. Psychol. Neurol. (Lpz.) **25**, 279 (1919).

[109] — — Die vergleichend-architektonische und die vergleichend-reizphysiologische Felderung der Großhirnrinde unter besonderer Berücksichtigung der menschlichen. Naturwissenschaften **14**, 1191 (1926).

[110] — — Lebensgeschichte, Funktion und Tätigkeitsregulierung des Nucleolus. Ärztl. Forsch. **1**, 7 u. 43 (1947).

[111] — — Weitere Ausführungen zum Arbeitsprogramm des Hirnforschungsinstitutes in Neustadt/Schwarzwald. J. Hirnforsch. **2**, 403 (1956).

[112] VOGT, O.: Die myeloarchitektonische Felderung des menschlichen Stirnhirns. J. Psychol. Neurol. (Lpz.) **15**, 221 (1910).

[113] — Die Myeloarchitektonik des Isocortex parietalis. J. Psychol. Neurol. (Lpz.) **18**, 379 (1912).

[114] WALKER, A. E.: A cytoarchitectural study of the prefrontal area of the macaque monkey. J. comp. Neurol. **73**, 59 (1940); zit. n. TH. C. RUCH and H. A. SHENKIN: The relation of area 13 on orbital surface of frontal lobes to hyperactivity in monkeys. J. Neurophysiol. **6**, 348 (1943).

[115] — Afferent connections in precentral motor cortex, in P. CH. BUCY [21].

[116] WELKER, W. I., and S. SEIDENSTEIN: Somatic sensory representations in the cerebral cortex of the racoon. J. comp. Neurol. **111**, 469 (1959).

[117] WOOLSEY, C. N.: Organization of somatic sensory and motor areas of the cerebral cortex. In H. F. HARLOW and C. N. WOOLSEY: Biological and biochemical bases of behaviour. New York: The University of Wisconsin Press 1958.

[118] — Some observations on brain fissuration in relation to cortical localization of function. In D. B. TOWER and I. P. SCHADÉ: Structure and function in the cerebral cortex. Proc. II. Intern. Meet. of Neurobiol. Amsterdam: Elsevier 1960.

Sachverzeichnis

Adaption, limitrophe 11 ff.
Adversivbewegungen 129
Afferenzen, thalamische 130, 144
Aktivierungssystem, unspezifisches 93
Allocortex 9, 77
Ammonshorn 107
Angulus 19
Aphasic arrest (aphasische Hemmung) 90, 137
Archicortex 8, 72, 167
Architektonik, allgemeine 8 ff.
— und Windungsbild 18 ff.
— — —. 3. Frontalwindung 141
Area adolfactoria 12, 73, 106 ff., 164 ff.
— praecommissuralis 12
Arhinencephalie 45 ff.
Axial sulci 46
Axon, corticofugales 12
—, intracorticales 12

Baillargersche Streifen 11
Balkenagenesie 44
Balkenmangel 44
Band der V-Pyramiden 83, 109, 125, 162
Bewegungen, s. a. Motorik
—, Adversiv- 129
—, gastrointestinale 126
Blickfeld 137
Blöckchenmethode 36
Brocasche Stelle 40
Brückenwindung 51

Cercopithecus-Gehirn 82
Claustrocortex 137
Cortex, allogenetischer 9
—, dorsalis 183
—, heterogenetischer 8
—, heterotypischer 8
—, homogenetischer 8
—, homotypischer 8
—, isogenetischer 9
Culmen (Kuppe) 19

Denervation 84, 137
Dendritisches Feld 14, 147
Diagonales Band 12
Doppelbuschzellen 14
Dysgénésie nodulaire 51, 189
Dysgranularität 83

Efferenzen 130
Einzelfasern, ultratangentiale 11, 156, 168
Einzelmotorik 129
Entwicklungsgeschichte der Hirnrinde 47
—, Prominenz (Spatz) 22, 188
—, Retraktion (Spatz) 22
Entwicklungsgeschichte der Hirnrinde, Suppression (Spatz) 22, 75, 188
Entwicklungsphasen der Großhirnrinde 48
Extremfeld, externopyramidales 105, 147
—, internopyramidales 119, 127

Faserverhalten, aequodensus 102
—, ascendent supraradiär 146
—, astriär 103
—, bistriär 102
—, descendent supraradiär 146, 168 ff.
—, externodensior 102
—, infraradiär 103, 168
—, internodensior 102
—, supraradiär 103
—, unistriär 102
Feld für tonische Spezialbewegungen
—, Primär- 129
—, Sekundär- 129
—, Tertiär- 129
Felder, Beschreibung 169 ff.
— —, cytoarchitektonische 169 ff.
— —, myeloarchitektonische 174 ff.
—, Differenzierung 135
—, Wachstum 135
Feldergürtel, mesocorticaler 138 ff.
—, paralimbischer 111 ff.
—, proisocorticaler 139 ff.
Felderkarte nach Brodmann 26
— — Economo und Koskinas 27
— — Hopf 121
— — Ngowyang 29
— — Sarkissow 32 ff.
— — Strasburger 30 ff.
— — Vogt 28

Felderkarte, cyto-myeloarchitektonische nach SANIDES 94 ff.
—, myelogenetische 117
— des Cercopethicus nach BRODMANN/VOGT 79 ff.
Fissura prima 165
Flachfeldcharakter 23
Fokale Differenzierung 12, 127
Frontallappen (s. a. Frontalrinde)
—, Grenze 66
Frontalrinde, Bauprinzipien 94 ff.
—, cyto-myeloarchitektonische Felderkarte 94 ff.
—, Horizontalgliederung 117
—, Physiologie 78 ff.
—, rhinencephale Grenzgebiete 71 ff.
—, Windungsbild 26 ff., 65 ff.
Fundus (Furchengrund) 19
Furche, Grund (Fundus) 19
Furche, Wand 19
Furchen, abortive 35
—, Primär- 43, 51
Furchenbindung topistischer Feldergrenzen 36, 40, 179

Gabelzellen 145
Glomerulusneigung 166
Golgibild 12 ff.
Gradation 97 ff.
—, dorsomediane 116
—, funktionelle 126
—, insuläre 125 ff., 141
—, opercularwärtige 124 ff., 133, 141
—, physiologische 131
—, polwärtige 113, 120, 126
—, Prinzip 34, 182
—, Richtungen 135
— und Hauptfurchen 153
—, ventromediane 149, 155
Gradient 99, 107, 150, 167
Grenzen, topistische 26 ff.
Grenzgebiete, rhinencephale 71 ff.
Grenzphänomen, architektonisches 24
—, cytoarchitektonisches 52 ff.
—, myeloarchitektonisches 52 ff.
Großhirnoberfläche, Krümmungen der 18 ff.
Grundfaserfilz 11
Grundschema, architektonisches nach BRODMANN und VOGT 8 ff.
—, Variationen des myeloarchitektonischen 102
Grundtypus, tectogenetischer 49 ff.
Gyrus ambiens 73
— fasciolaris 107
— olfactorius lateralis 77
— olfactorius medialis 12, 156, 167
— semilunaris 73
— subcallosus 12, 165

Hippocampus praecommissuralis 107, 165
Hirnwärzchen 51, 59 ff., 189
Histonomie (BOK) 19 ff.
—, Anordnungskonstanz 20 ff.
—, Volumenkonstanz 20 ff.
Homologie, Windungsbild 87
—, Verhältnisse 107, 167
Homunculus, motorischer 90
Horizontalzellen 14

Impressiones gyrorum (digitatae) 42
Insel 71 ff., 77, 137
—, allocorticaler Kern 138
—, Feldergürtel, mesocorticaler 138 ff.
—, Feldergürtel, proisocorticaler 139 ff.
— -gürtel 132
—, Hauptdifferenzierungsrichtungen 138
—, Rinde 137
Insel, Windungsbild 77
Isocortex 9
Isomorphe Krümmung (BOK) 24

Kaes-Bechterewscher Streifen 147
Koinzidenz der Schichten 15
Kombinationsfärbung nach KLÜVER u. DE BARRERA 16 ff.
Koniocortex 21
Komplexe Motorik 129

Limbisches System 72
Limen insulae 73
Limiting sulci 46
Lobus limbicus 72
Lokalisationslehre 27, 41
Luxol-Fast-Blue-Färbung 16

Mandelkern 74
Mastikation 91
Mastikationsfeld 89, 126, 140
Matrix, periventrikuläre 49
Mesocortex 77, 107
Migrationsperiode 49
Motorik 129
—, Adversivbewegungen 129
—, Einzel- 129
—, Komplexe 129
—, Primärfeld für tonische Spezialbewegungen 129
—, Sekundärfeld für tonische Spezialbewegungen 129
—, Tertiärfeld für tonische Spezialbewegungen 129
—, Willenskontrolle 126
Myelogenese 118

Neocortex 9
—, basaler (SPATZ) 188
—, parahippocampischer 183
—, parapiriformer 184

Neuronenketten 25
Neuronenkreise 130
Nucleus medialis dorsalis thalami 93
—, ventralis lateralis thalami 130
—, ventralis posterolateralis thalami 130

Oberflächengestaltung, primäre 50 ff.
—, sekundäre 50 ff.
—, tertiäre 50 ff.
Ontogenese der Rinde 49
Opercularisieren 70
Orbitalrinde 54, 67, 144 ff.
—, Zentralfeld 147 ff.

Palaeocortex 8, 72, 167
Parahippocampusrinde 183
Periarchicortex 73
Perikaryon 12
Plexus, afferenter 15, 18
Pol, parvocellulärer 114
Präfrontalrinde 78
Primärfissuren (Primärfurchen) 43, 51
Primärgebiete 22
—, motorische 64
—, sensorische 64
Primordialgebiet 117 ff.
Proisocortex 66, 107 ff.
—, archicorticaler 110, 183
—, palaeocorticaler 110, 183
Prominenz (SPATZ) 22, 188
Pyramidenzelltypen 13

Querwindung, frontomarginale 135, 187
—, frontopolare 68 ff., 135, 160, 187

Radiärfasern (Radii) 11
Regel von BAILLARGER-DARESTE 41 ff.
Regio insularis 183
— praecentralis 116
Reizergebnisse von C. u. O. VOGT 32, 80
—, beim Menschen von O. FOERSTER 81
—, sprachmotorische 91
Reizversuche 32, 80
Repräsentation, motorische beim Menschen 130
—, motorische und sensorische beim Affen 129
—, sekundär motorische 92, 131
—, — sensorische 131
—, supplementär motorische 92
Retraktion (SPATZ) 22
Rhinencephalon 71
Richtungen der Differenzierung 101
— des Wachstums 101
Riesenpyramiden 127
Rinde, agranulär motorische 16
—, allocorticale 107
Rinde, dysgranuläre 16
—, entorhinale 73
—, infraradiäre 11
—, Ontogenese der 49
—, parahippocampische 183
—, supraradiäre 11
—, verpyramidisierte motorische 145
—, verspindelte 145, 167
Rindenelemente, Anordnungskonstanz 20 ff.
—, Volumenkonstanz 20 ff.
Rindenmerkmale, cytoarchitektonische s. Zellordnung
—, myeloarchitektonische s. Faserverhalten

Salivation 91
Schluckbewegungen 126
Sekundärgebiete 64
Somatotopik 124, 133
Speech arrest (Redehemmung) 91
Spezialzellen, überschlanke 109
Spindelzellen 14
Spinnenzellen 14
Sternpyramiden 14
Sternzellen 14
Stirnhirn s. a. Frontalrinde
—, Bauprinzipien 99
—, Physiologie 78 ff.
Stria longitudinalis medialis 107
— olfactoria lateralis 72, 107, 139, 148
— — medialis 72
Strukturdifferenzen, omnilaminäre 25
Subregio infraradiata 108
Sulcus parolfactorius anterior 156, 165
— — medius 166
— — posterior 164
Suppression (SPATZ) 22, 75, 188
Suppressoreffekt 85
Suppressorfelder 85
Supraradiärfasern 169
Synapsen, axodendritische 13
—, axosomatische 13

Taenia tecta 167
Tangentialfasern 11
Thalamus, Associationskerne 92 ff.
—, corticale Schaltkerne 92 ff. s. a. Nucleus
Tiefenwindung 51
Totalfurchen 50
Tractus olfactorius lateralis s. Stria olfactoria lateralis
Tuberculum olfactorium 63, 73

Ultratangentialfasern 168
Urgradationen 102, 153 ff.
Urmotorik 129, 186
Ursensomotorik 132, 186

Verkörnelung 9
Verpyramidisierung 9
Vestigia hippocampi 73, 107
Vierwindungssystem, frontales 88
Vokalisation 90

Wachstumsdruck 43, 135
Wachstumszonen 59 ff., 180
Windungsbild 141, 26 ff., 65 ff.
— der Insel 76
— der Seekühe 42
— des Macacus rhesus 82
—, Homologie 87
—, Variabilität 38
—, Vererbbarkeit 38
Windungsbildung, entwicklungsmechanische Bedingungen 43
Windungsbildung, Phasen 40 ff.
Windungsformen, felderspezifische 40
Windungsgradationsprinzip 94 ff.
Windungstypen nach v. ECONOMO 40, 162

Zellordnung, agranulär 103
—, densogranulär 103
—, dysgranulär 103
—, externopyramidal 104
—, intermediär-granulär 103
—, internopyramidal 104
—, latogranulär 103
Zellverdichtungszonen 52
Zentralfeld der Orbitalrinde 147 ff.
Zone, dorsale paralimbische 105 ff.
—, dysfibröse 57
—, frontomotorische 116 ff.
—, frontoperculare 137 ff.
—, frontopolare 160 ff.
—, intermediär-granuläre 134
—, limitrophe (PFEIFER) 58
—, orbitomediane 158 ff.
—, paramotorische 133 ff.
—, paroperculare 151 ff.
—, persistierende 53, 57
—, praecommissurale 164 ff.
—, ventrale paralimbische 155 ff.
Zwillingsuntersuchungen 38 ff.

Tafelteil

Abbildungen R_1—R_{51}

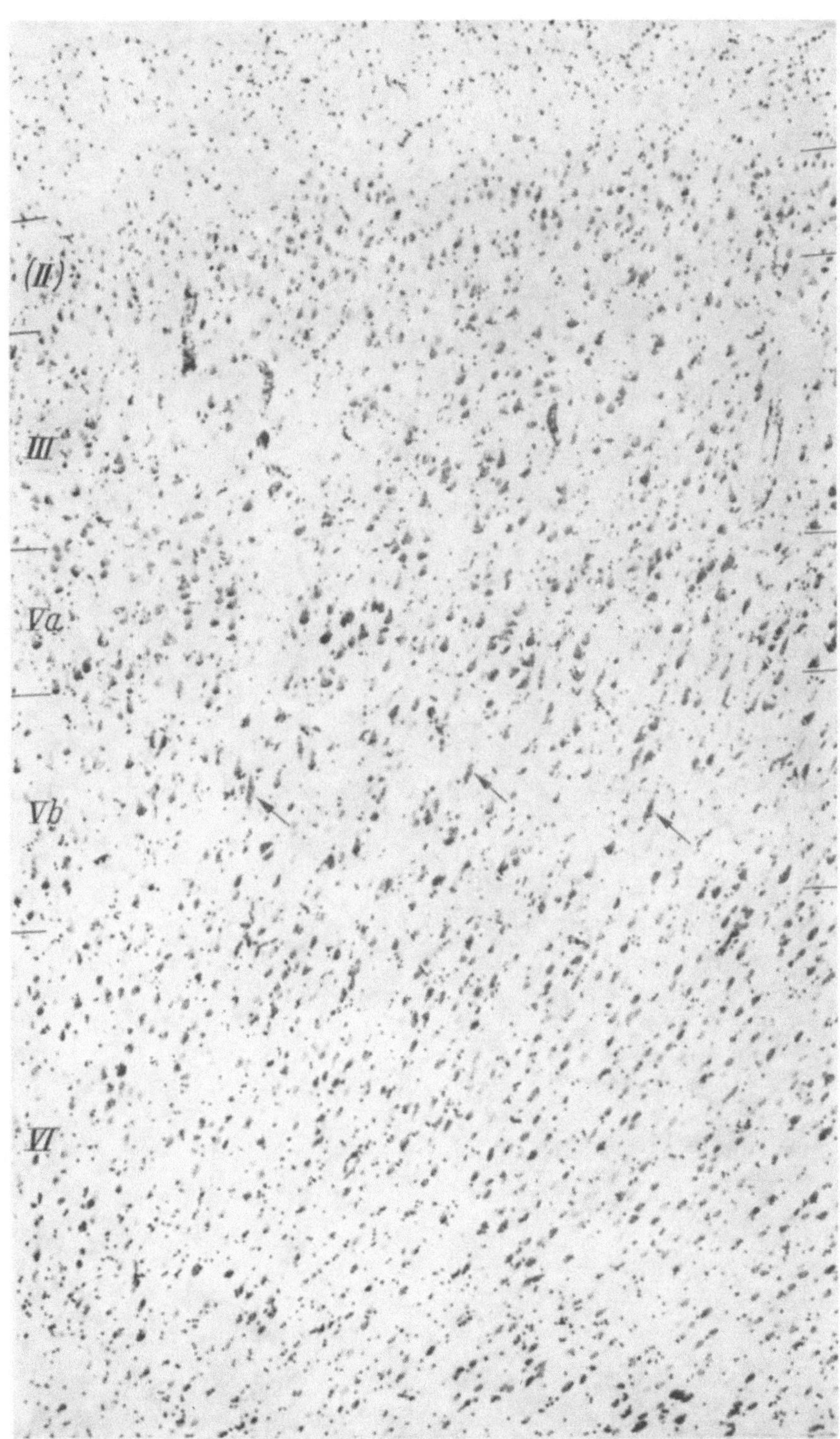
(II)
III
Va
Vb
VI

R 2

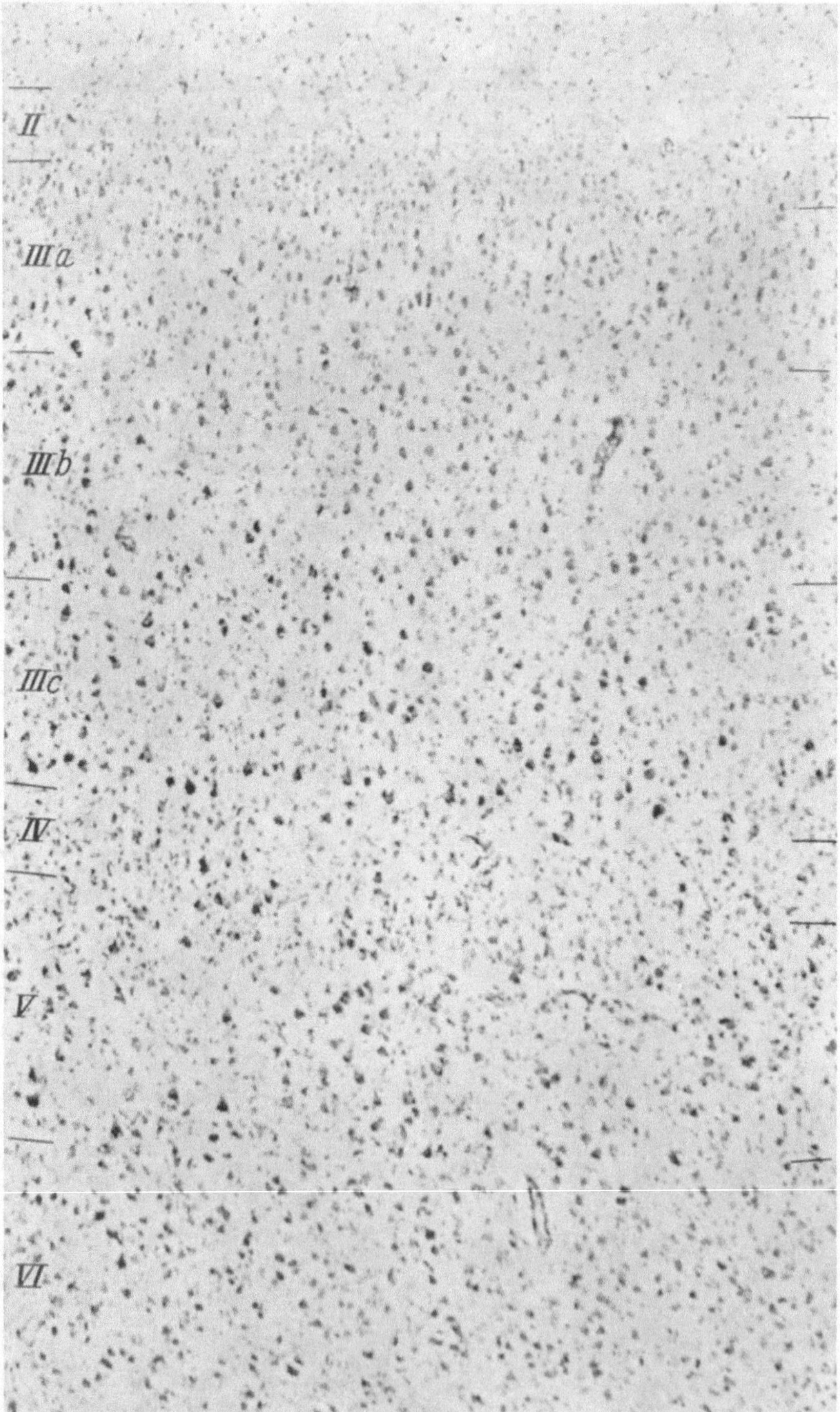

II

IIIa

IIIb

IIIc

IV

V

VI

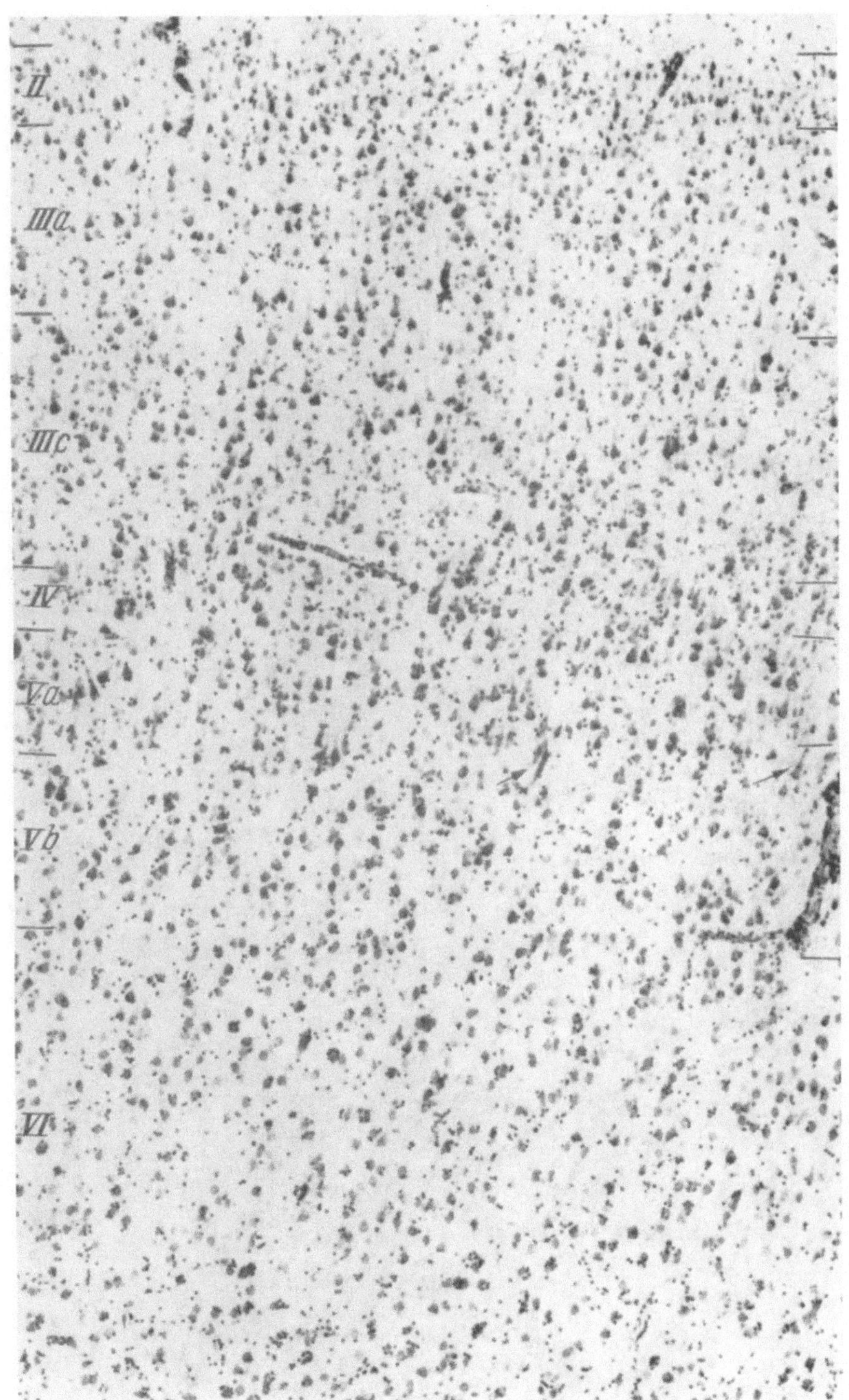
II
IIIa
IIIc
IV
Va
Vb
VI

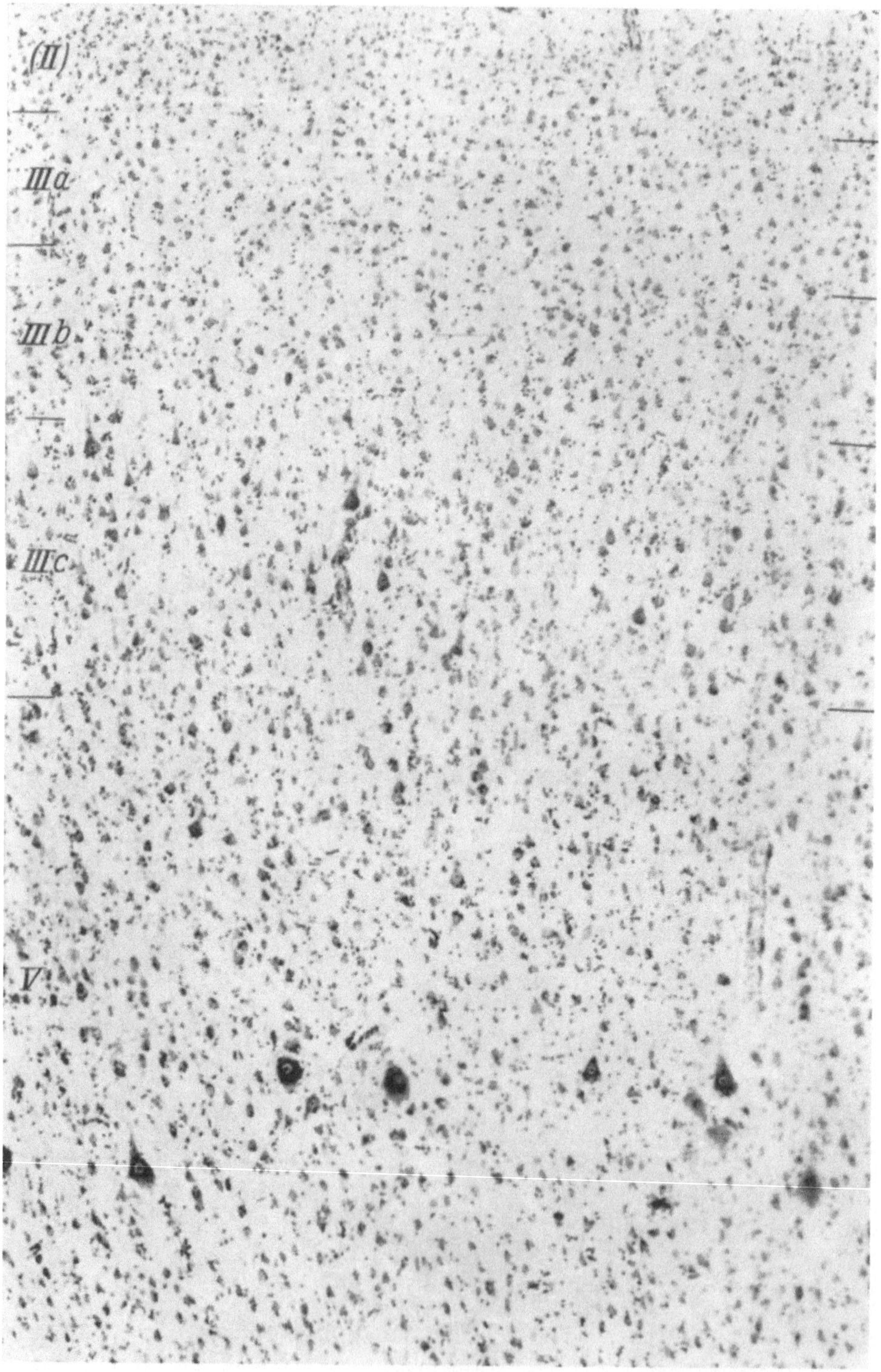

R 4

(II)

IIIa

IIIb

IIIc

V

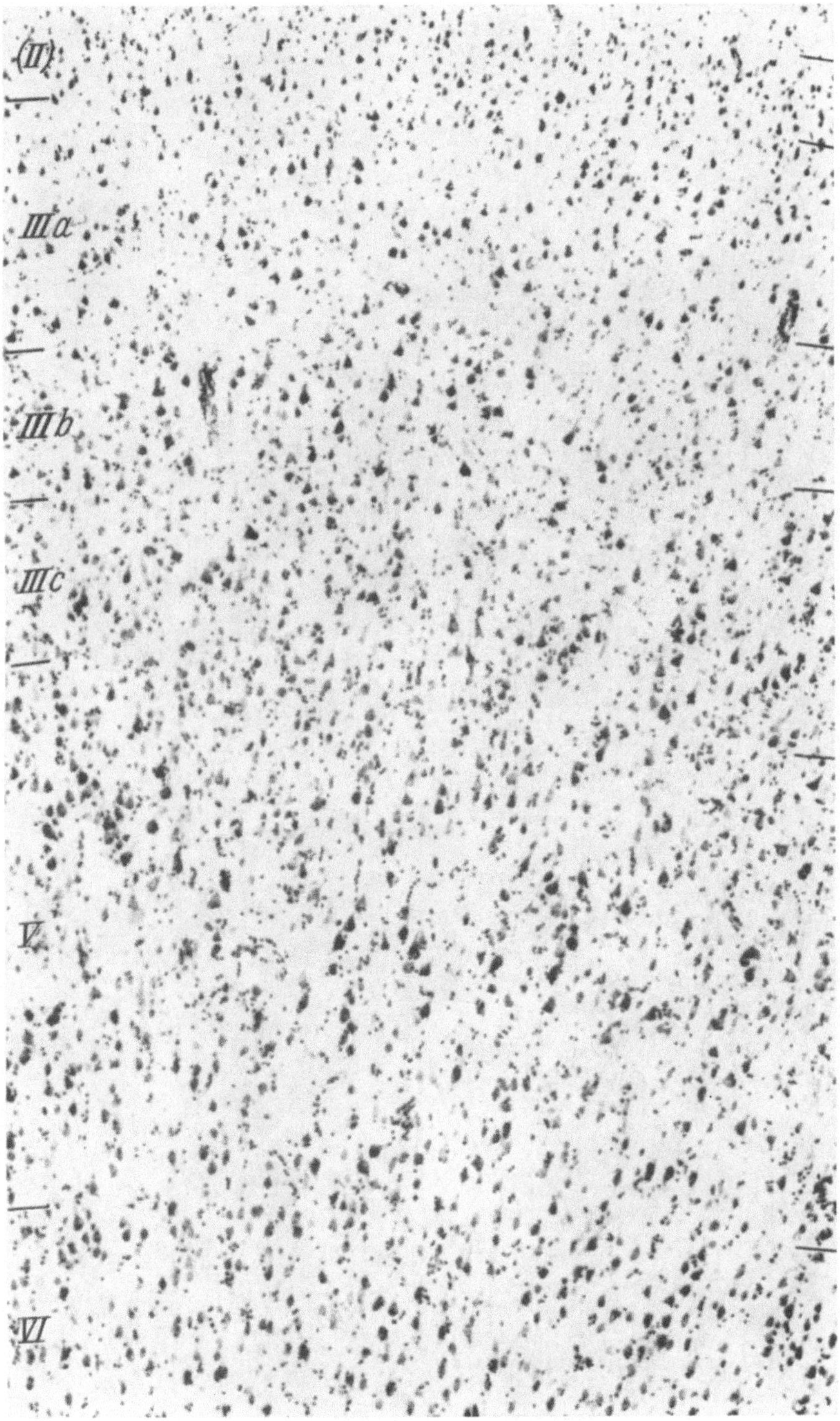

(II)

IIIa

IIIb

IIIc

V

VI

R 6

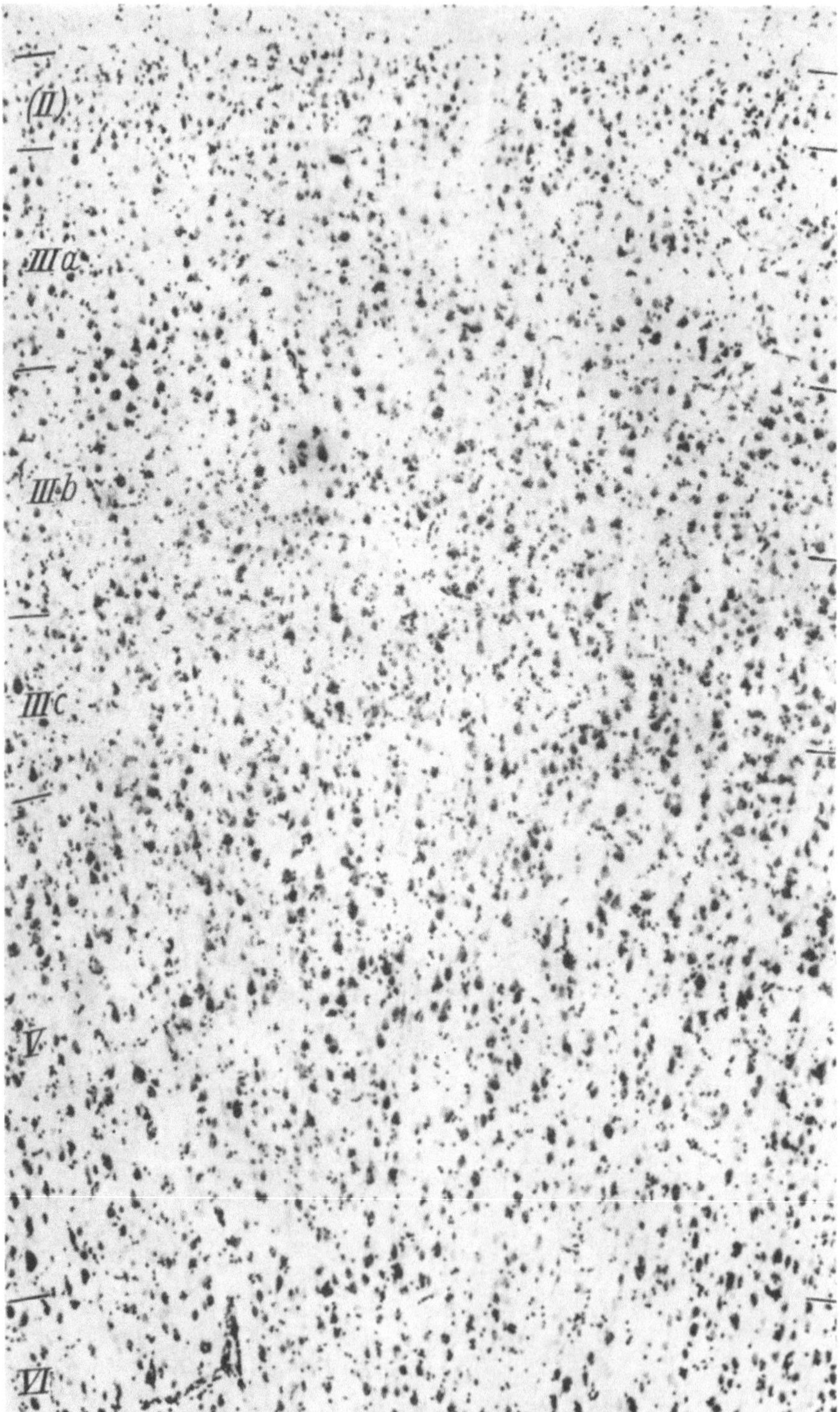

(II)

IIIa

IIIb

IIIc

V

VI

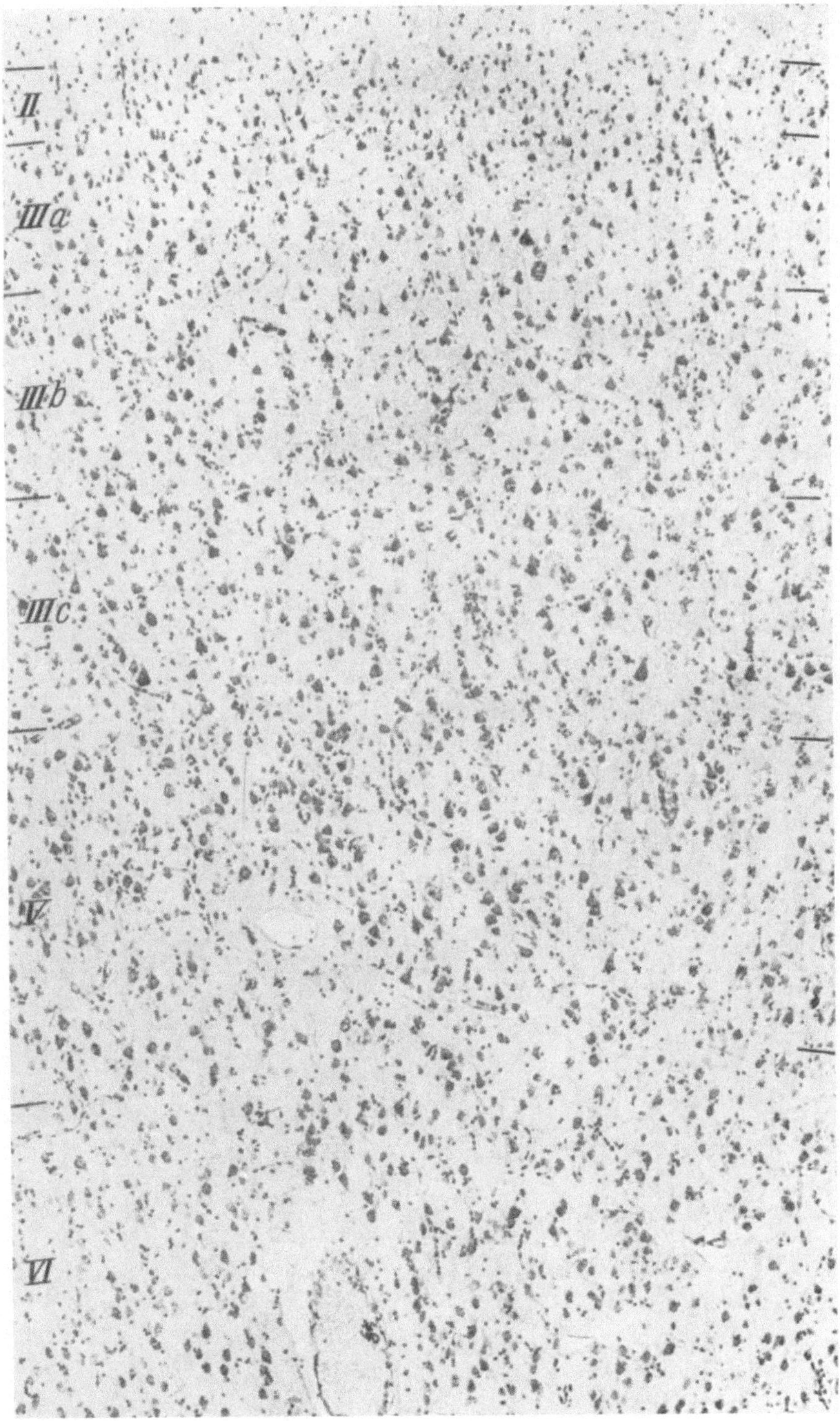

R 7

II

IIIa

IIIb

IIIc

V

VI

R 8

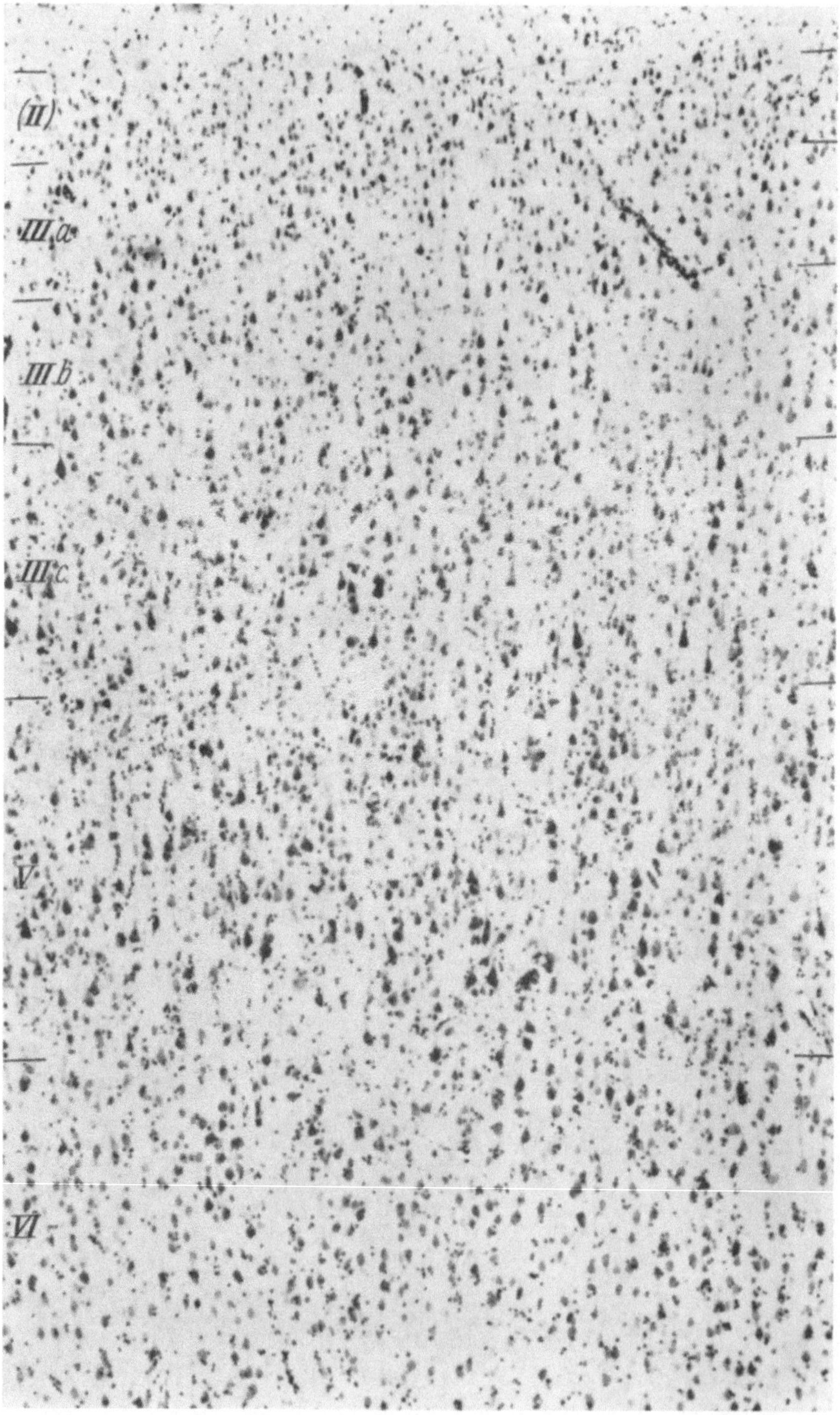

(II)

III a

III b

III c

V

VI

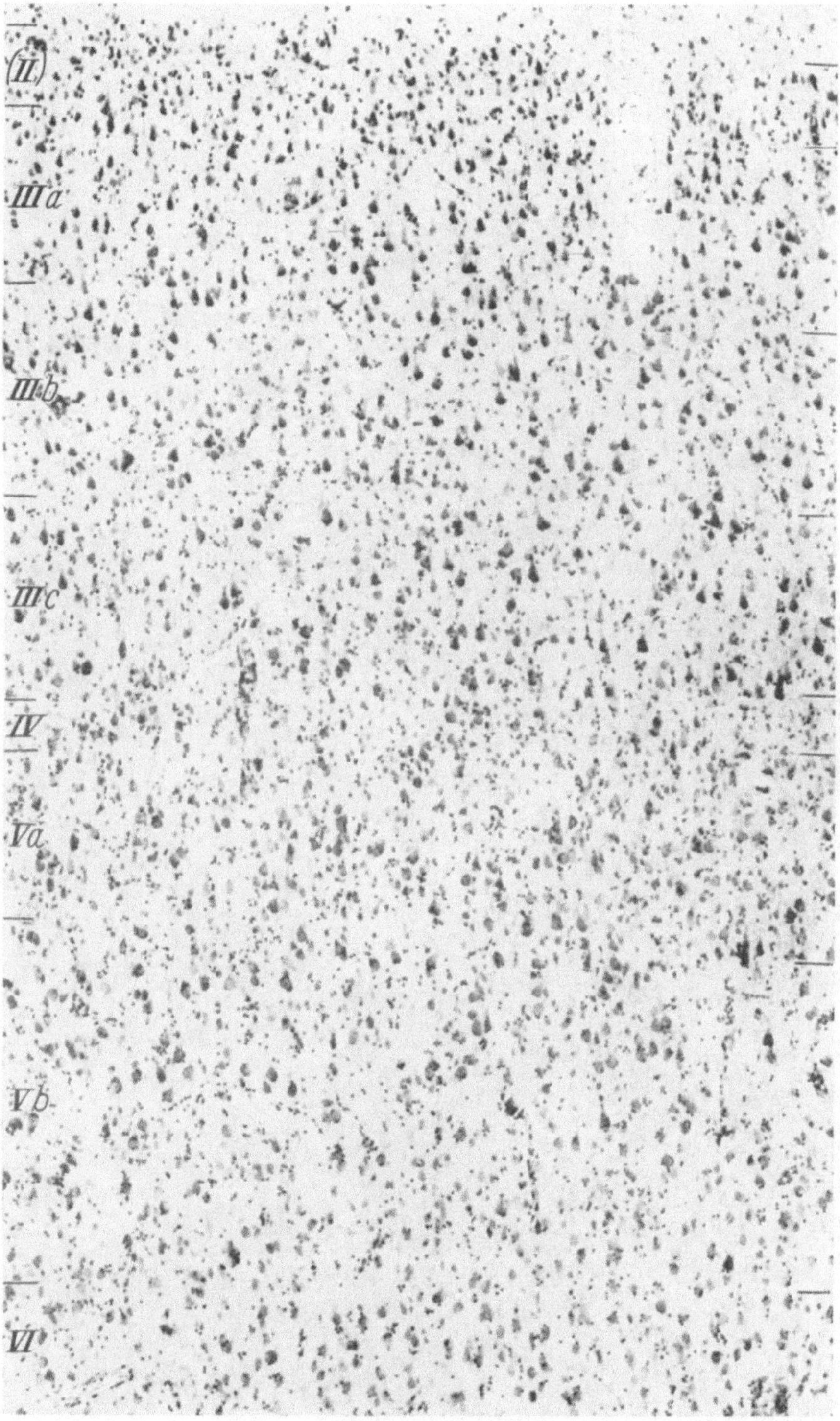

(II)

IIIa

IIIb

IIIc

IV

Va

Vb

VI

R 10

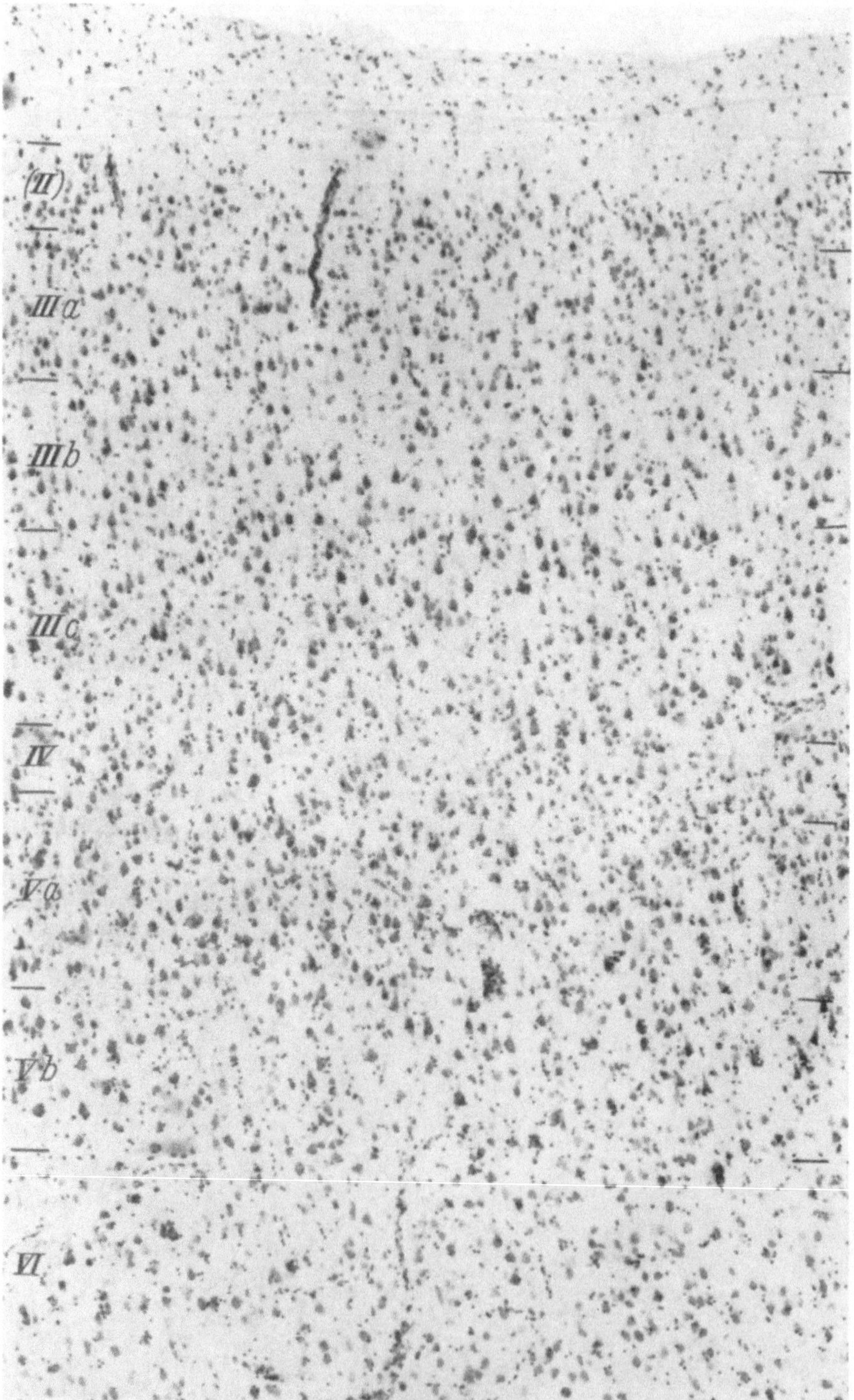

(II)

IIIa

IIIb

IIIc

IV

Va

Vb

VI

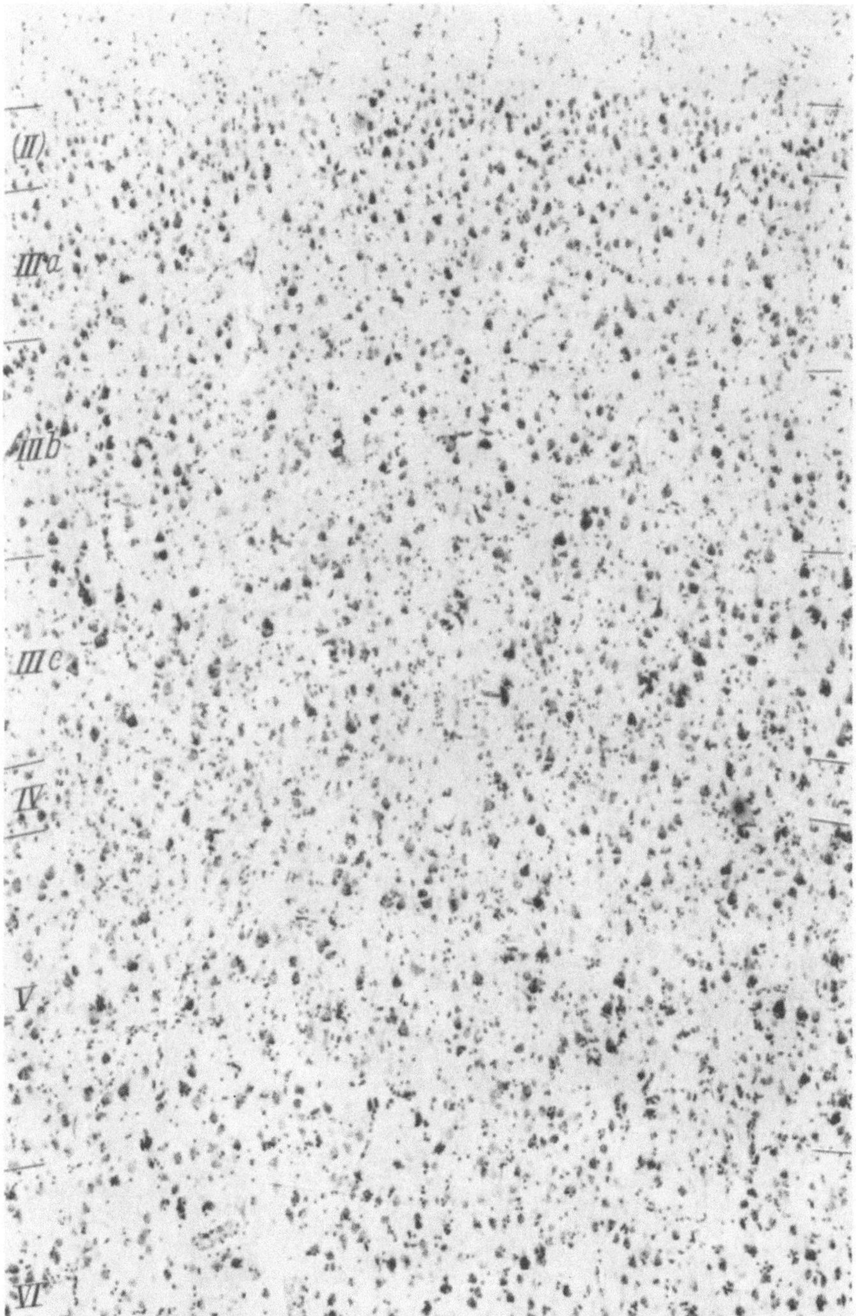

R 11

(II)

IIIa

IIIb

IIIc

IV

V

VI

R 12

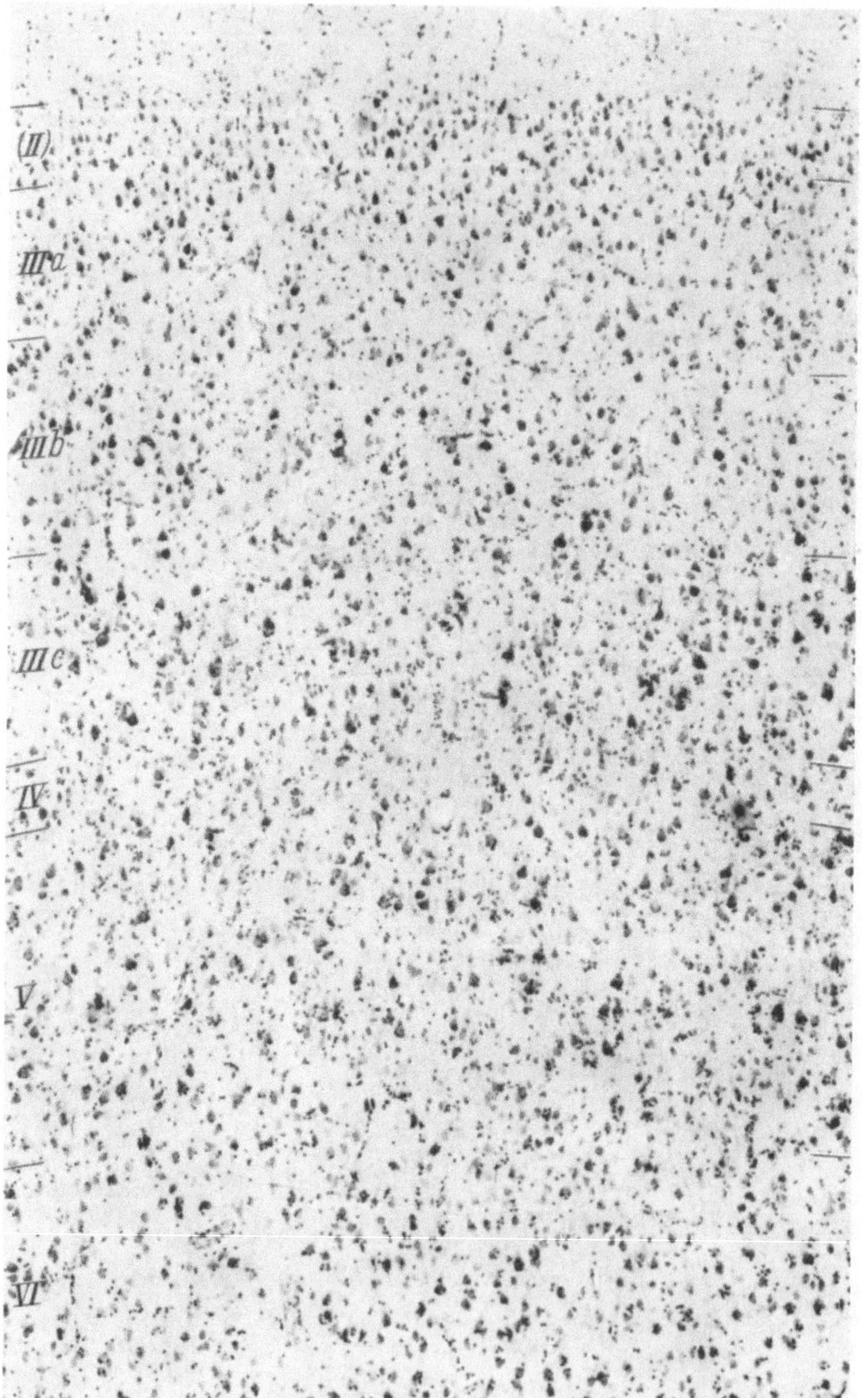

(II)

IIIa

IIIb

IIIc

IV

V

VI

II

IIIa

IIIb

IIIc

IV

V

VI

R 14

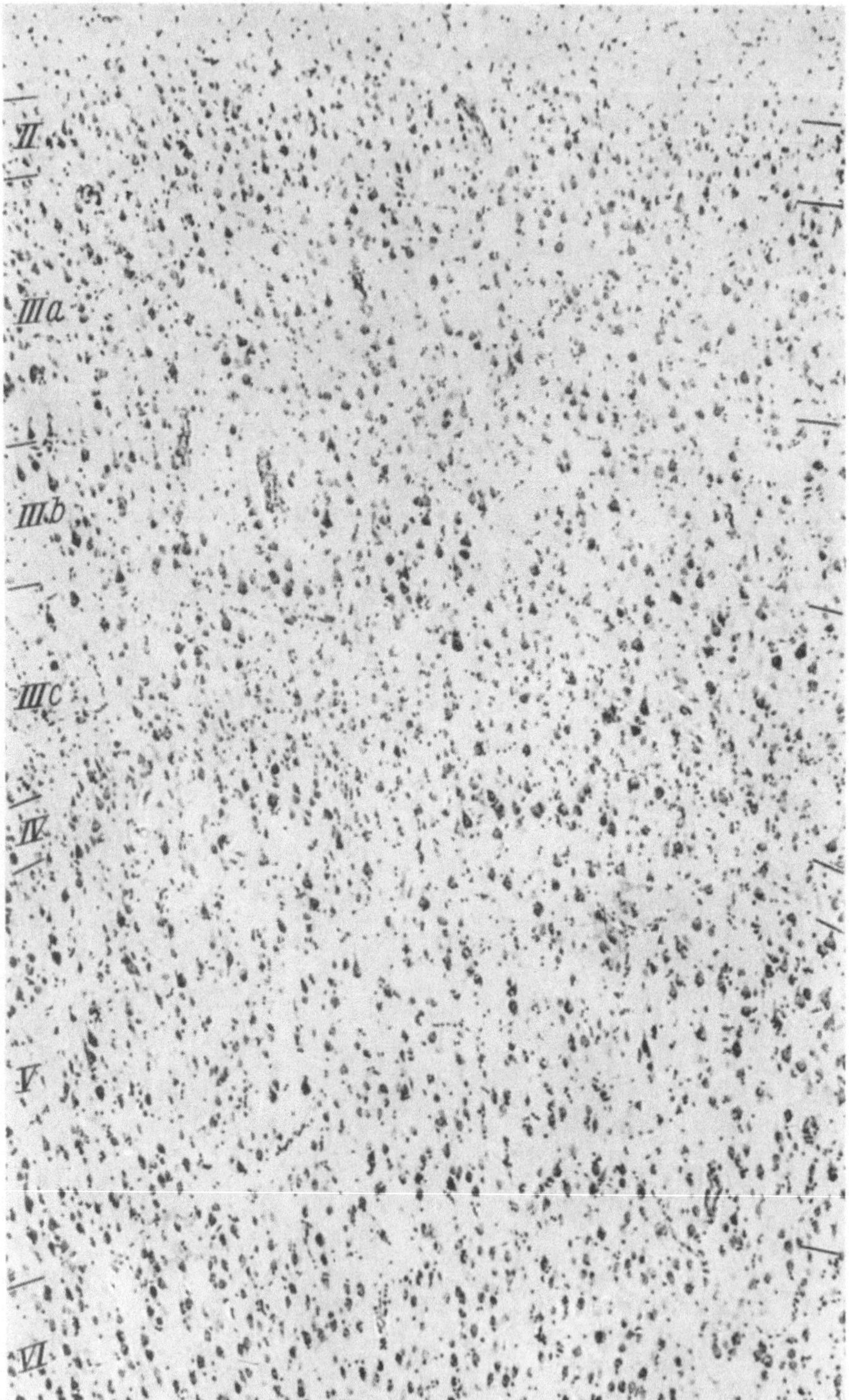

II

IIIa

IIIb

IIIc

IV

V

VI

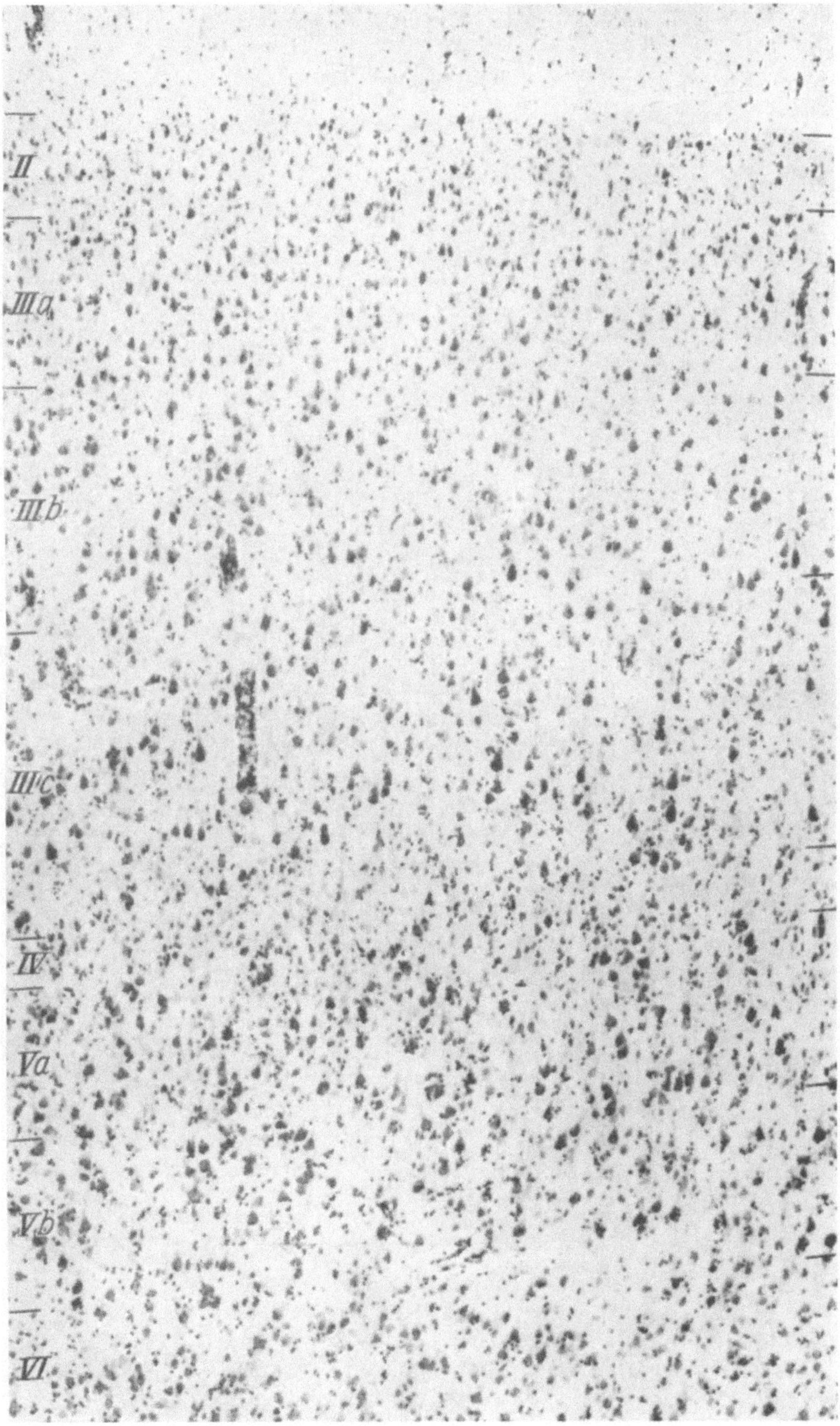

R 15

II

IIIa

IIIb

IIIc

IV

Va

Vb

VI

R 16

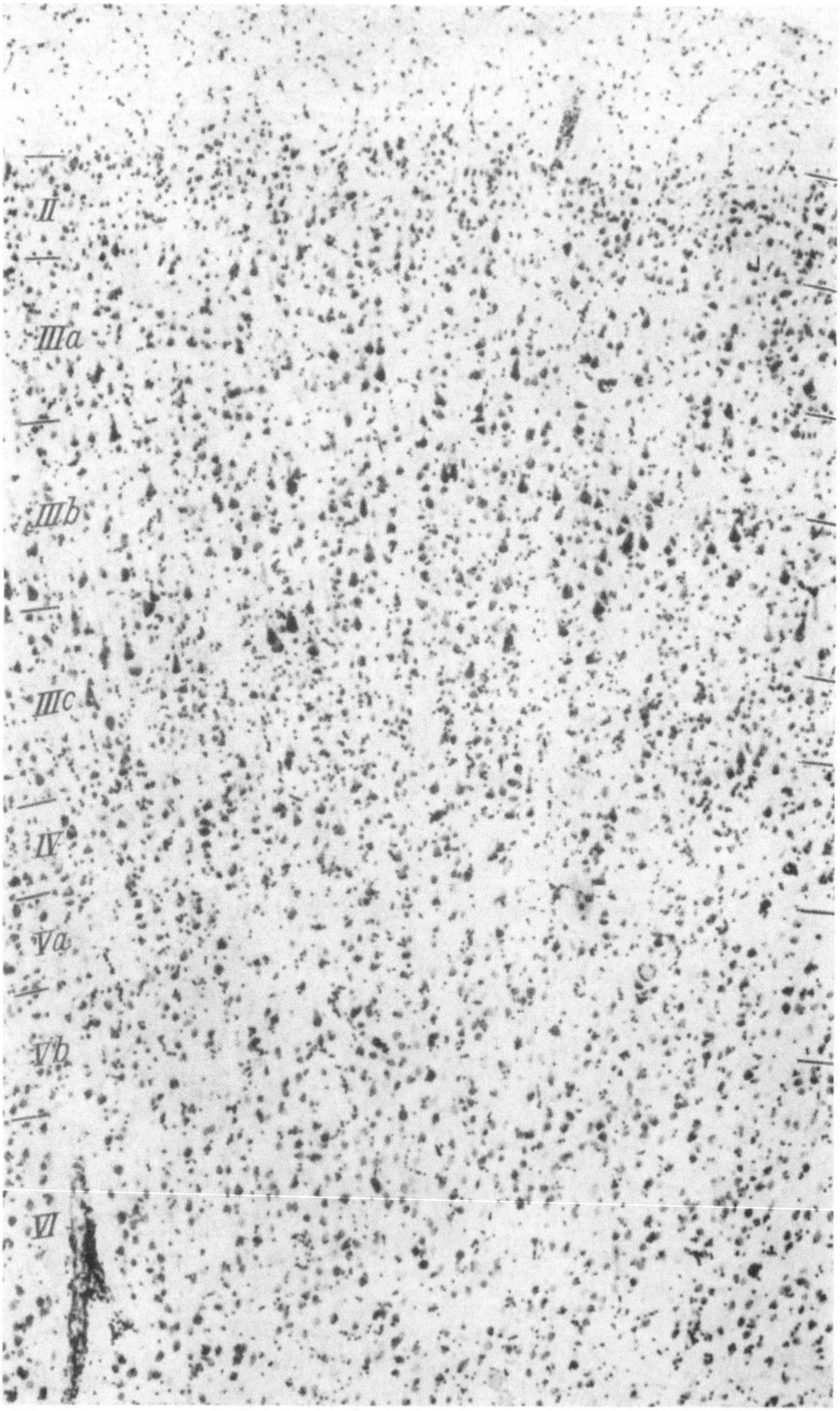

II

IIIa

IIIb

IIIc

IV

Va

Vb

VI

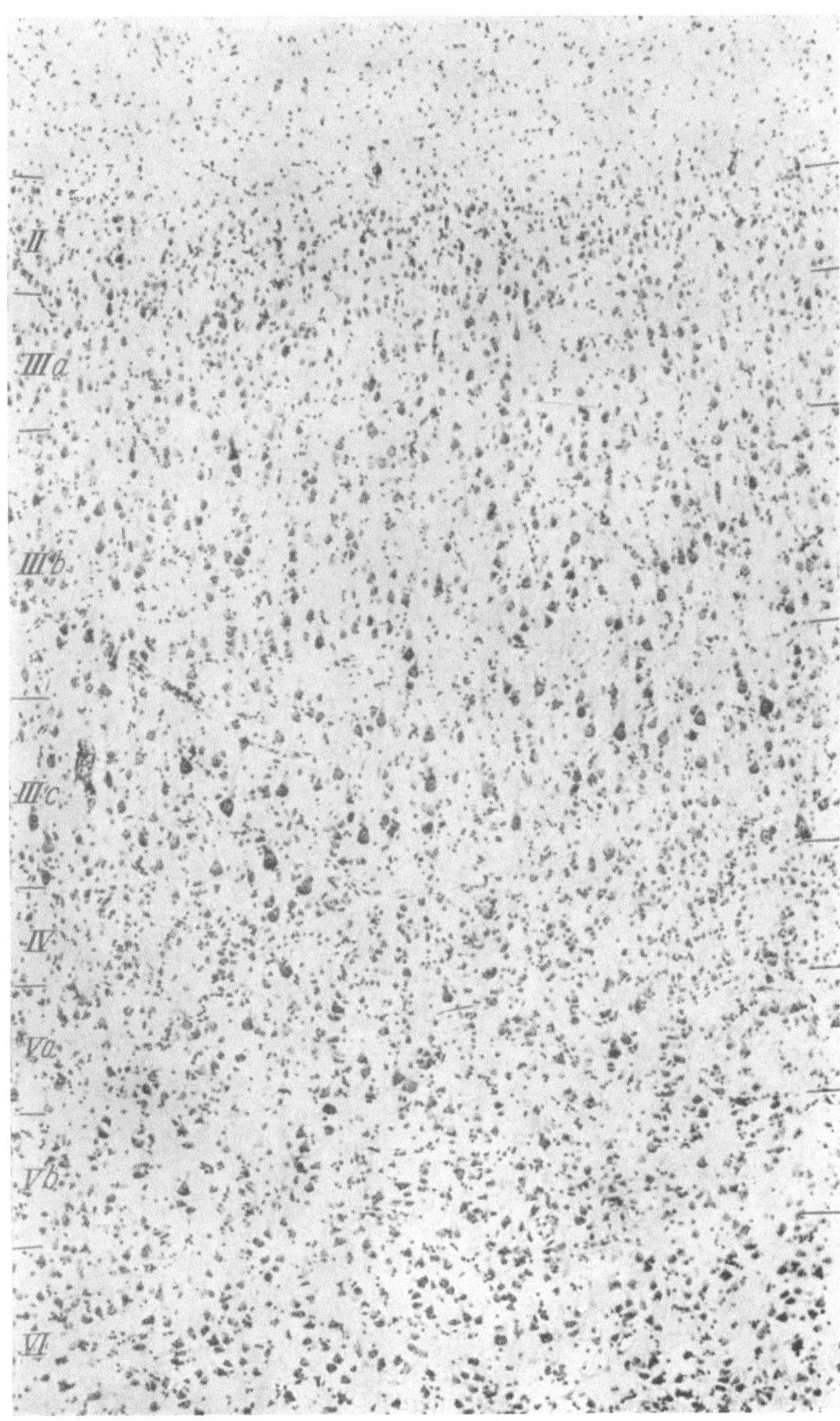
II
IIIa
IIIb
IIIc
IV
Va
Vb
VI

R 18

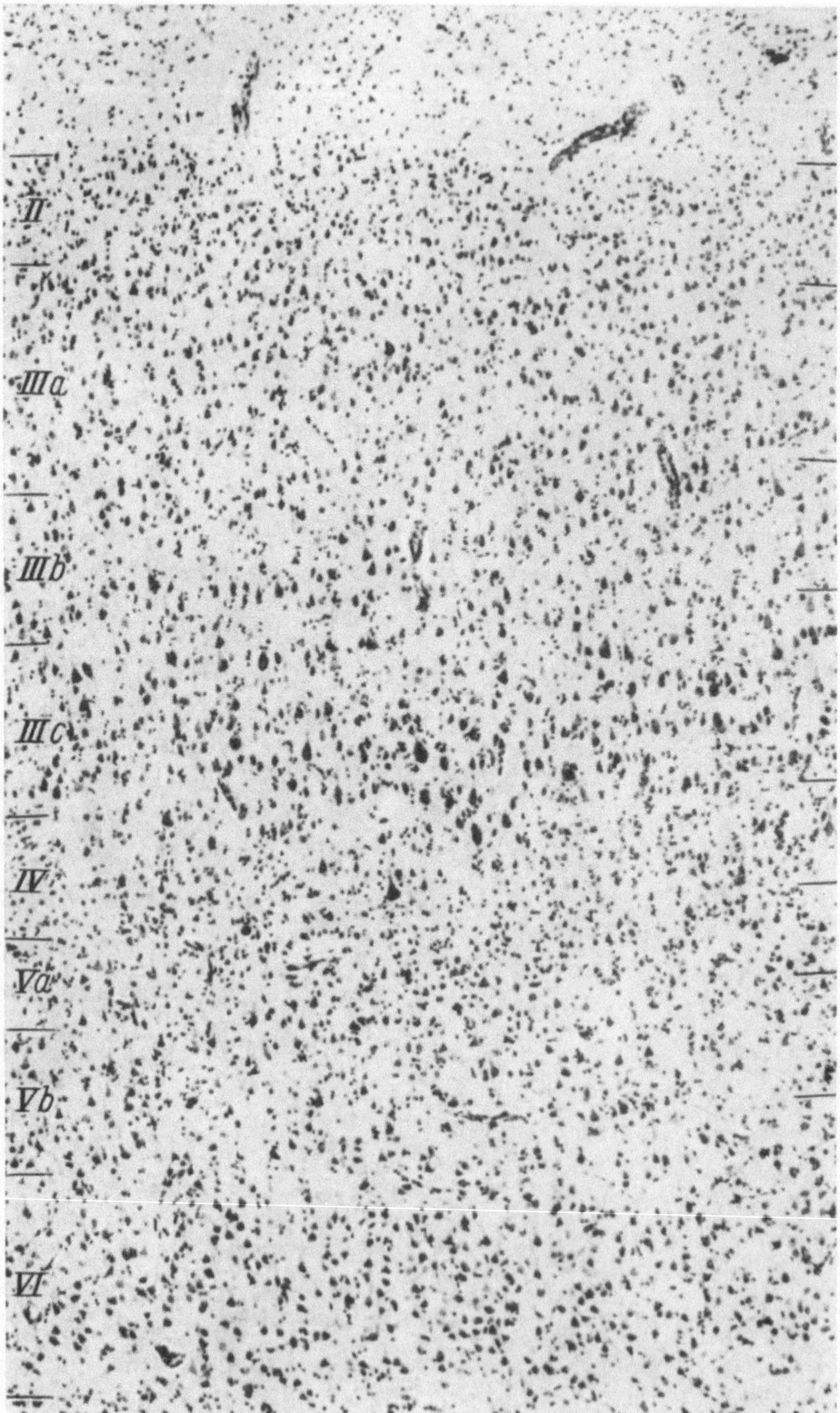

II

IIIa

IIIb

IIIc

IV

Va

Vb

VI

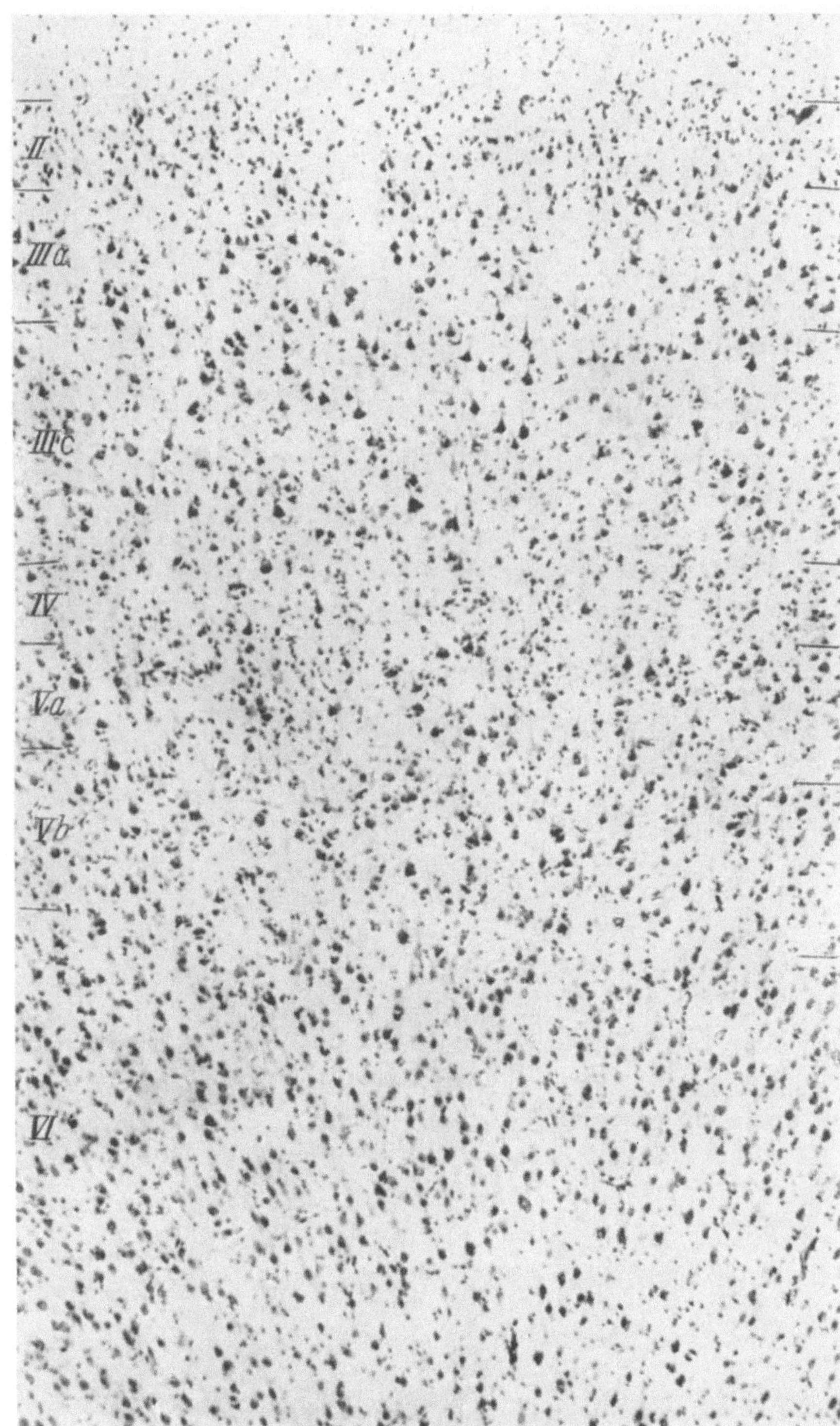
II
IIIa
IIIc
IV
Va
Vb
VI

R 20

II

IIIa

IIIc

IV

Va

Vb

VI

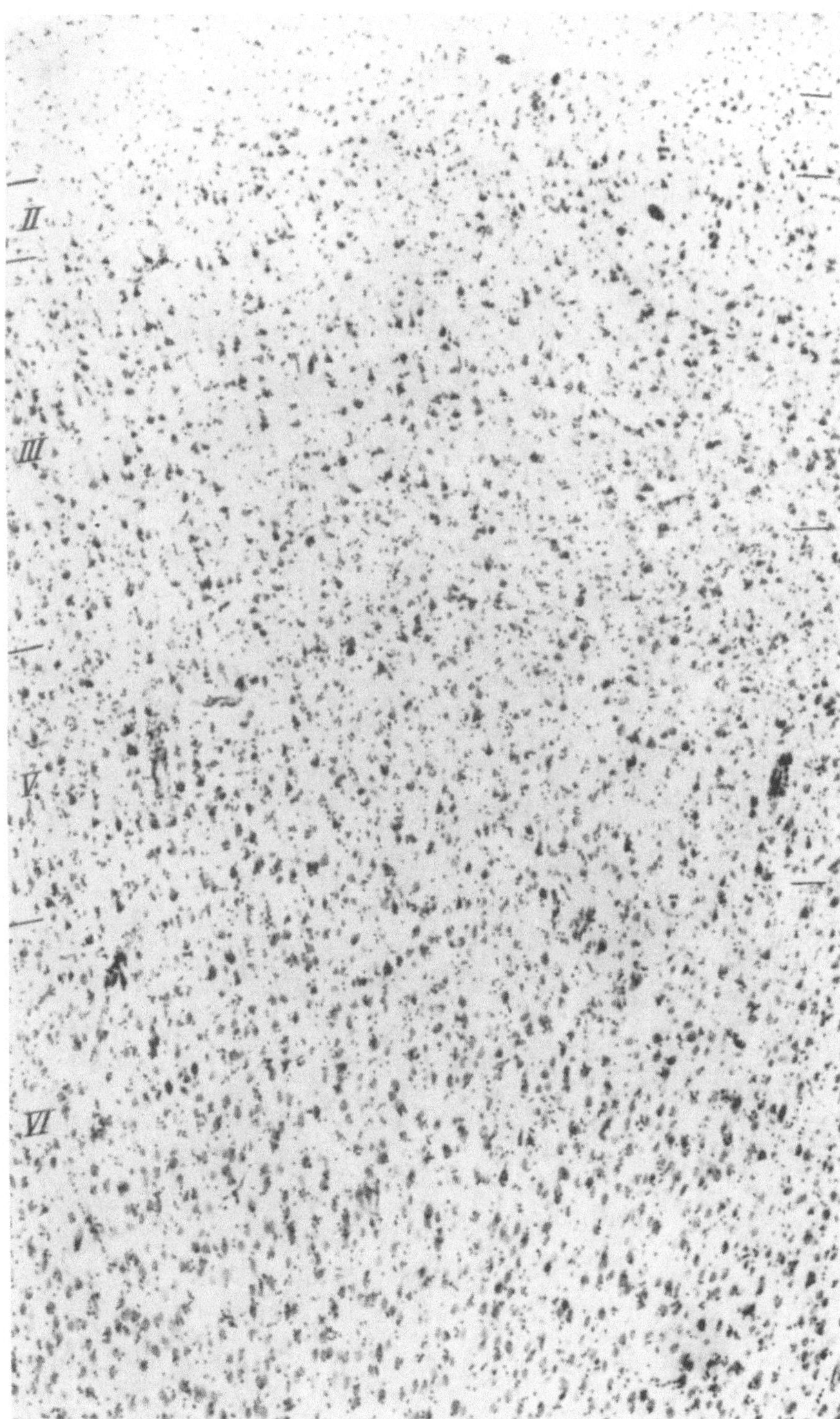

II
III
V
VI

R 22

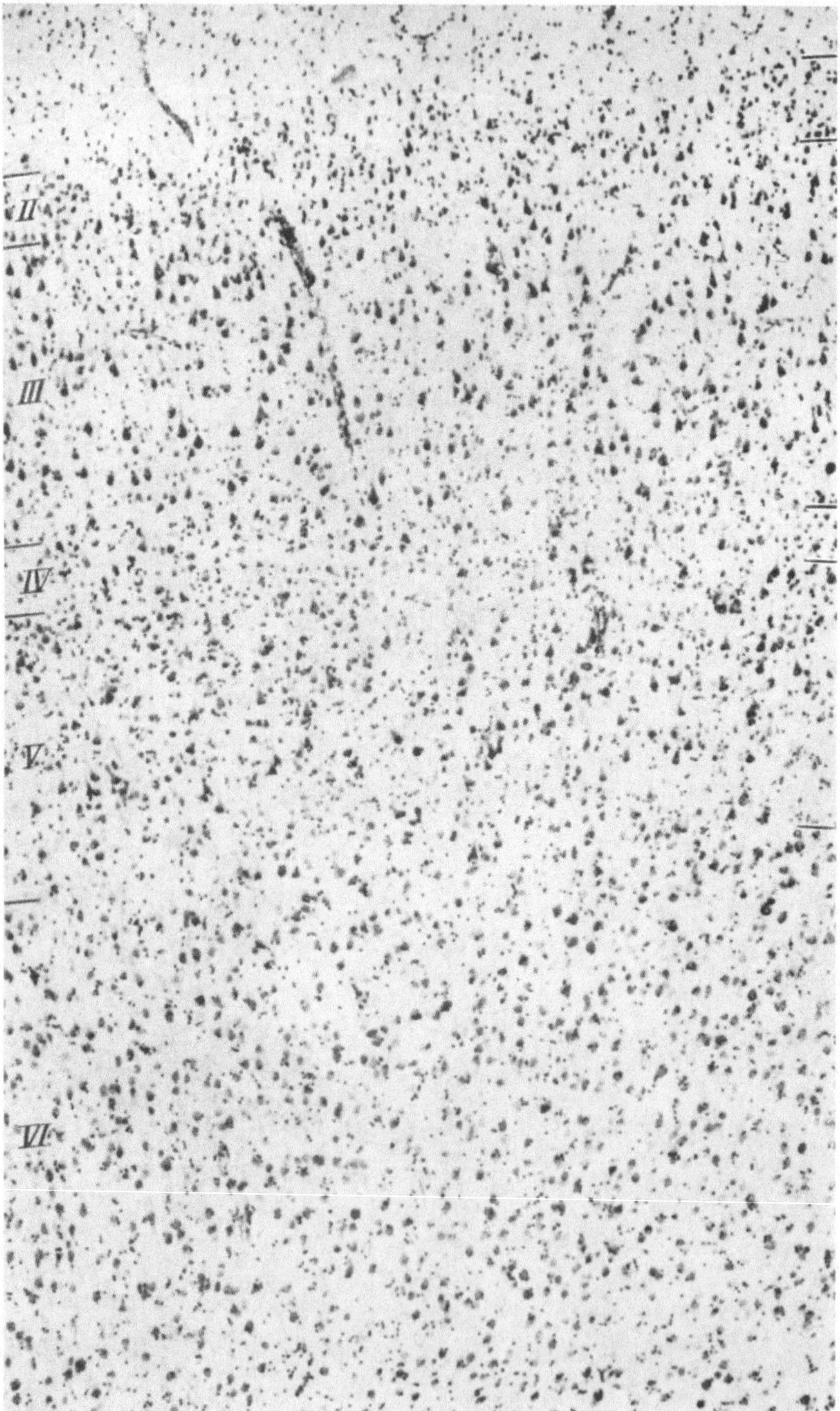

II

III

IV

V

VI

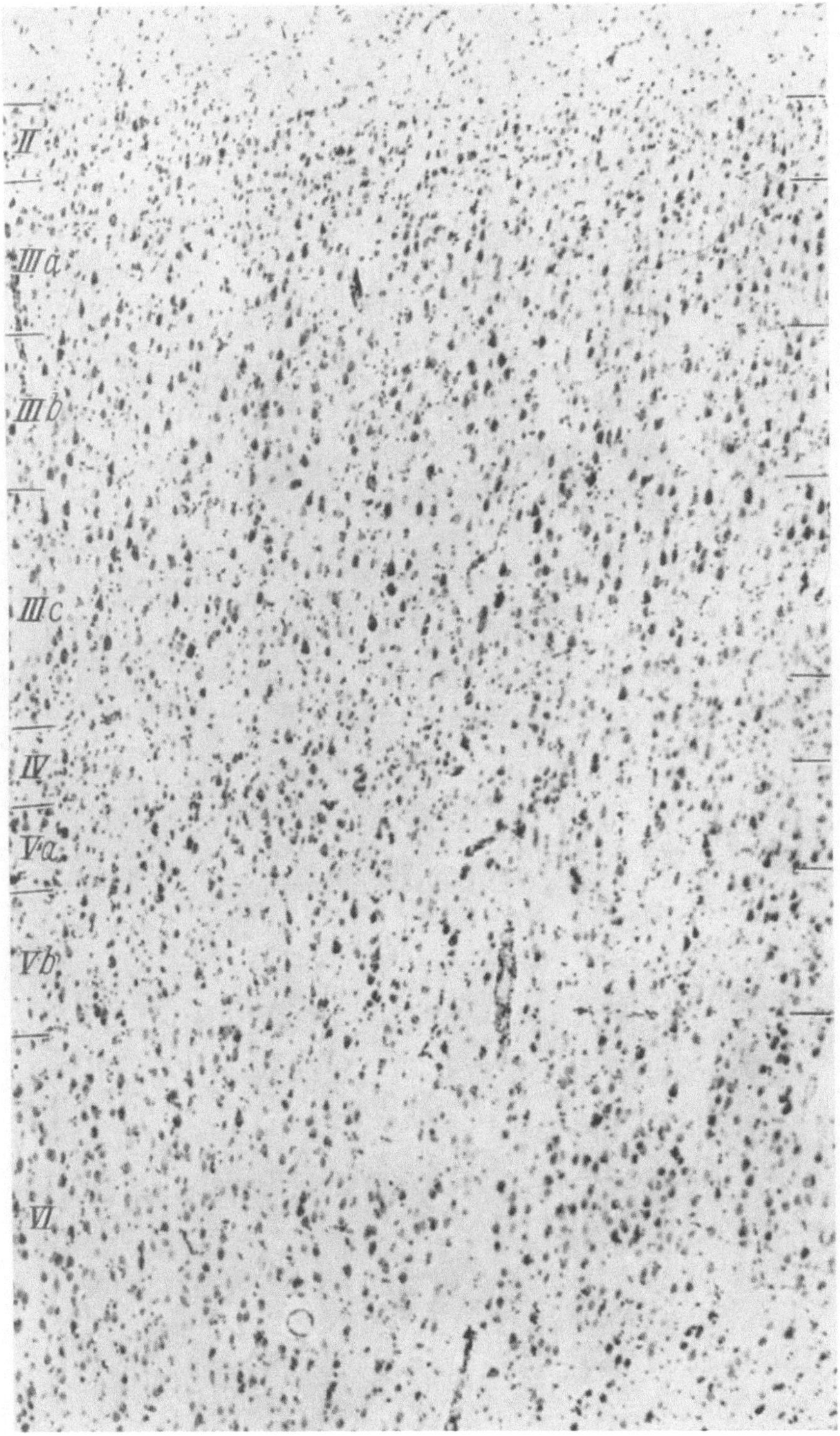

II

III a

III b

III c

IV

V a

V b

VI

R 24

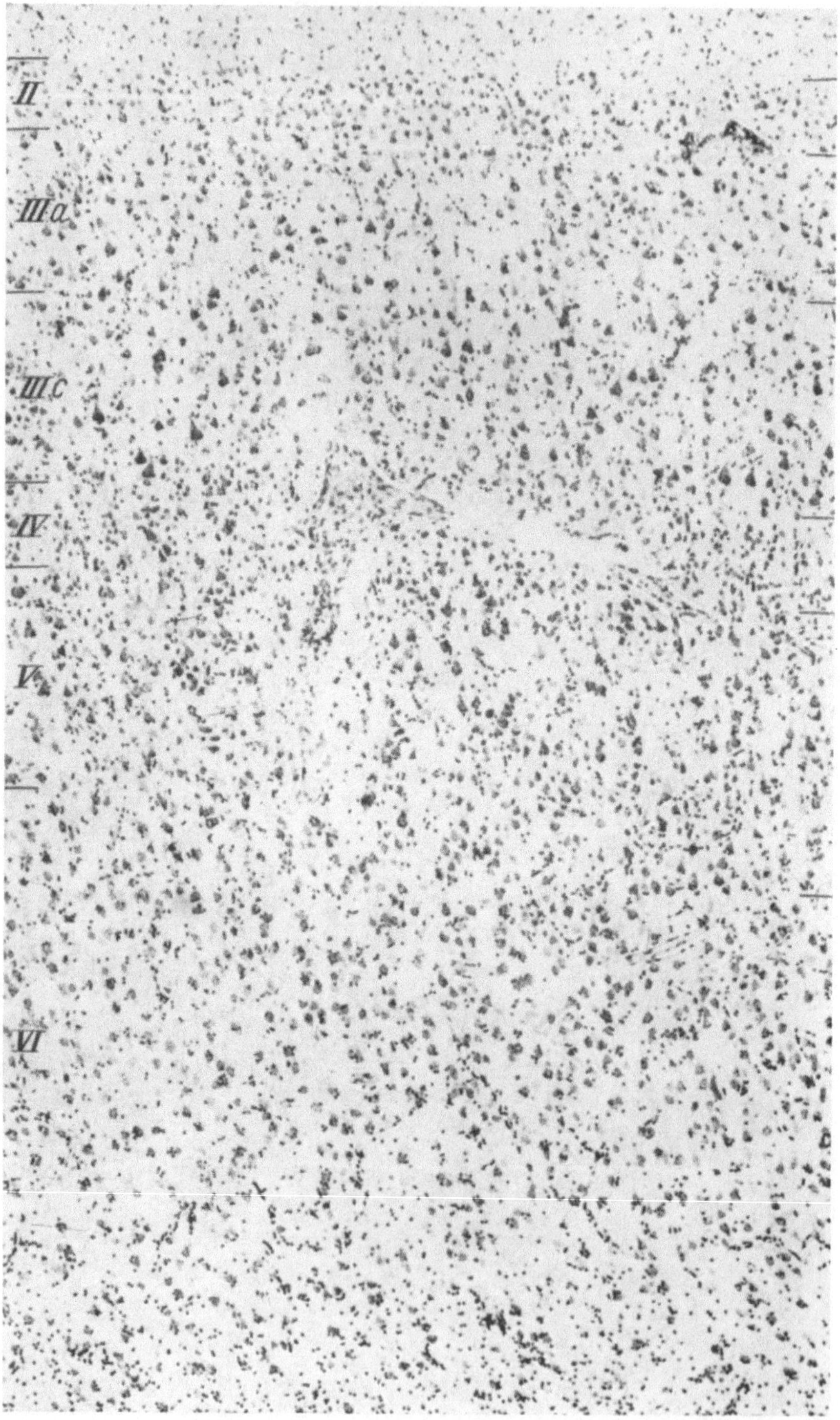

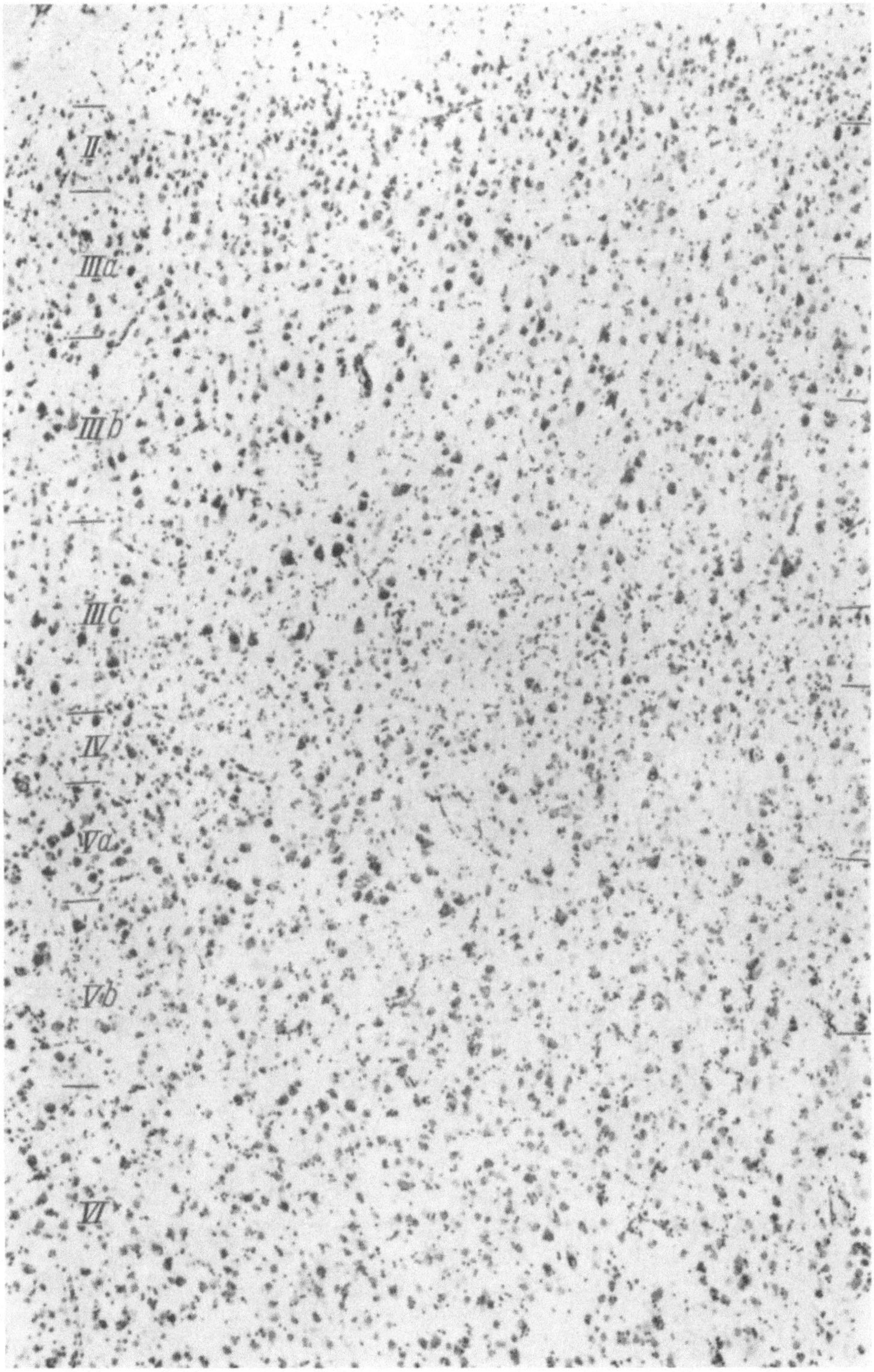
II
IIIa
IIIb
IIIc
IV
Va
Vb
VI

R 26

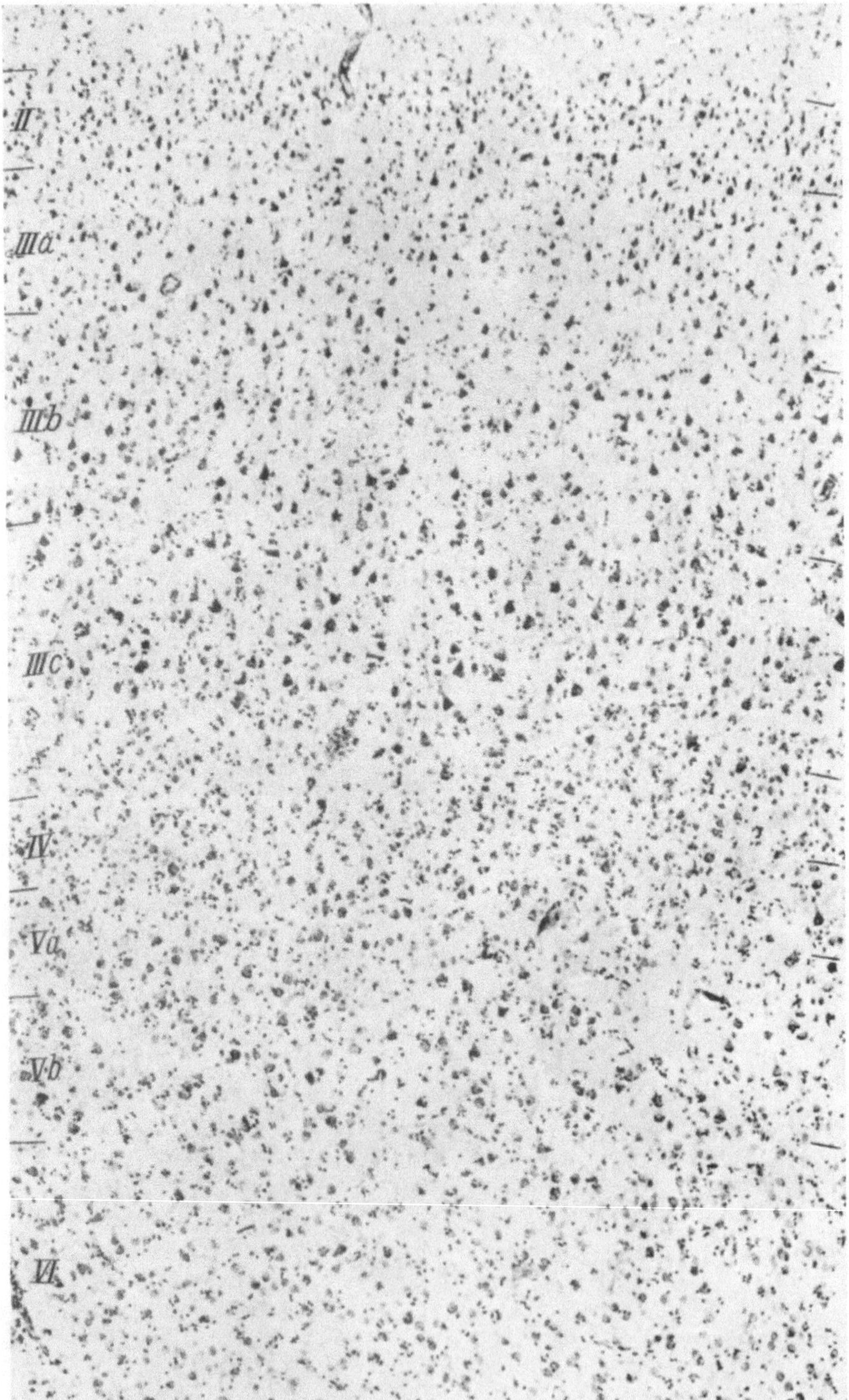

II

IIIa

IIIb

IIIc

IV

Va

Vb

VI

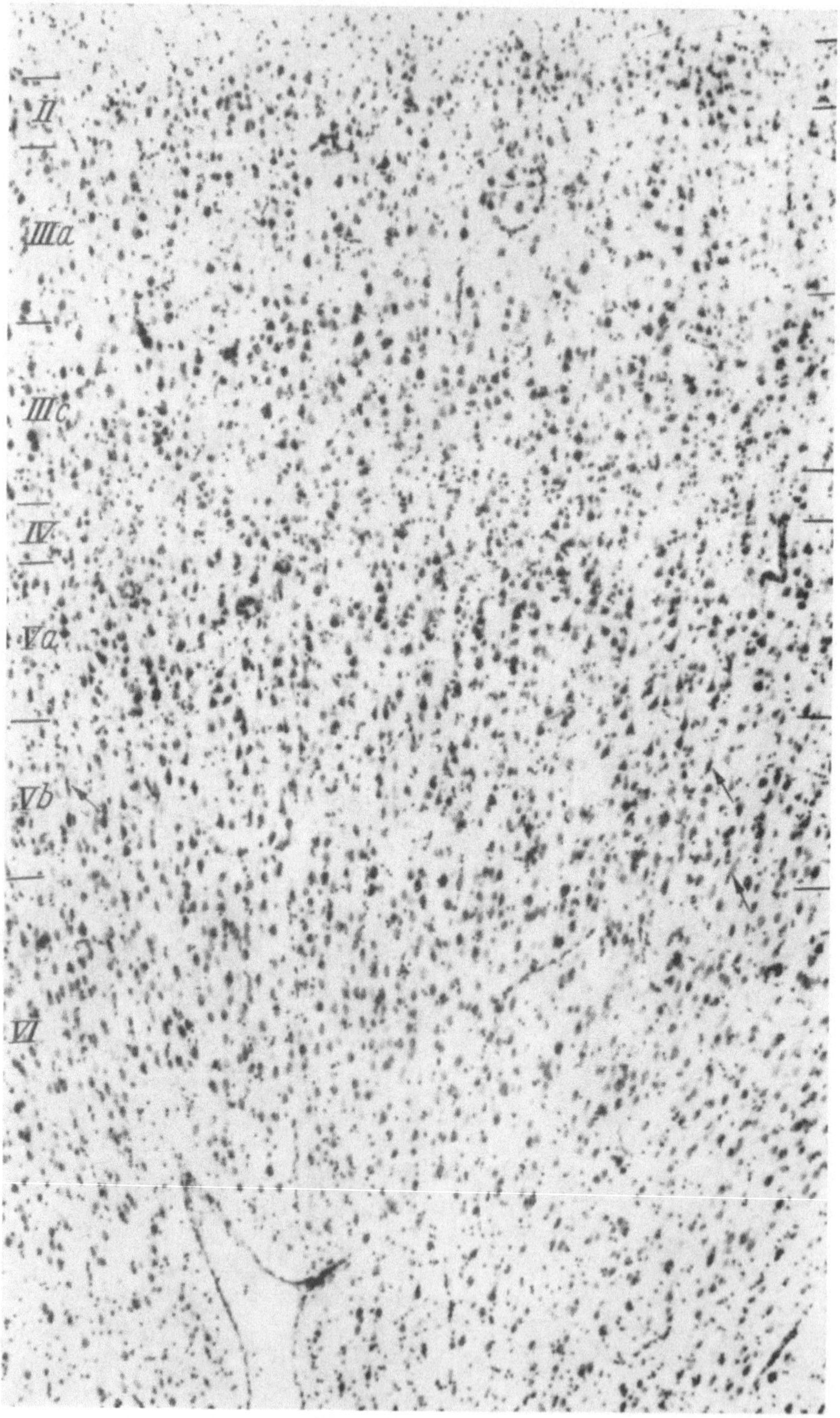

R 28

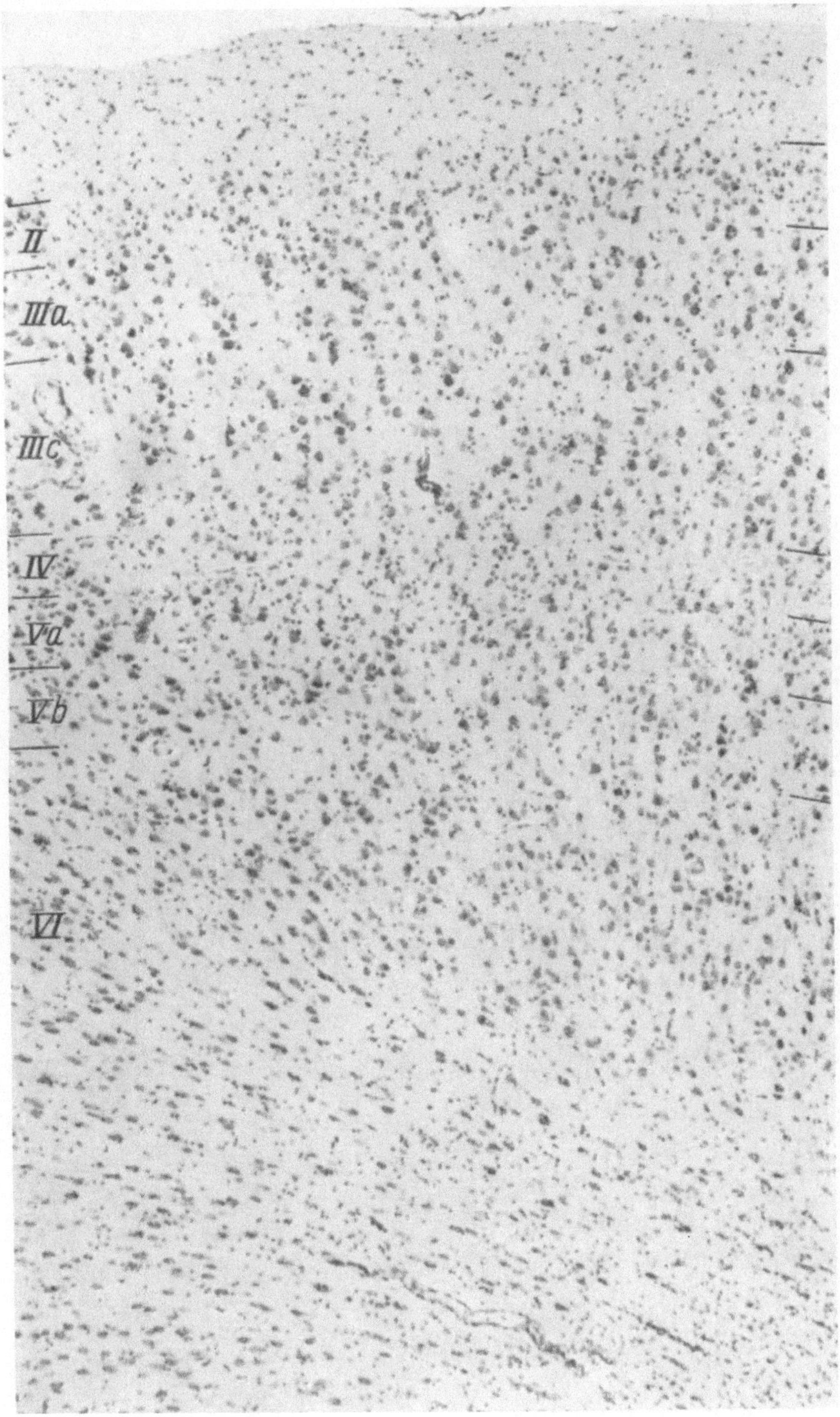

II
IIIa
IIIc
IV
Va
Vb
VI

R 30

II

IIIa

IIIc

IV

Va

Vb

VI

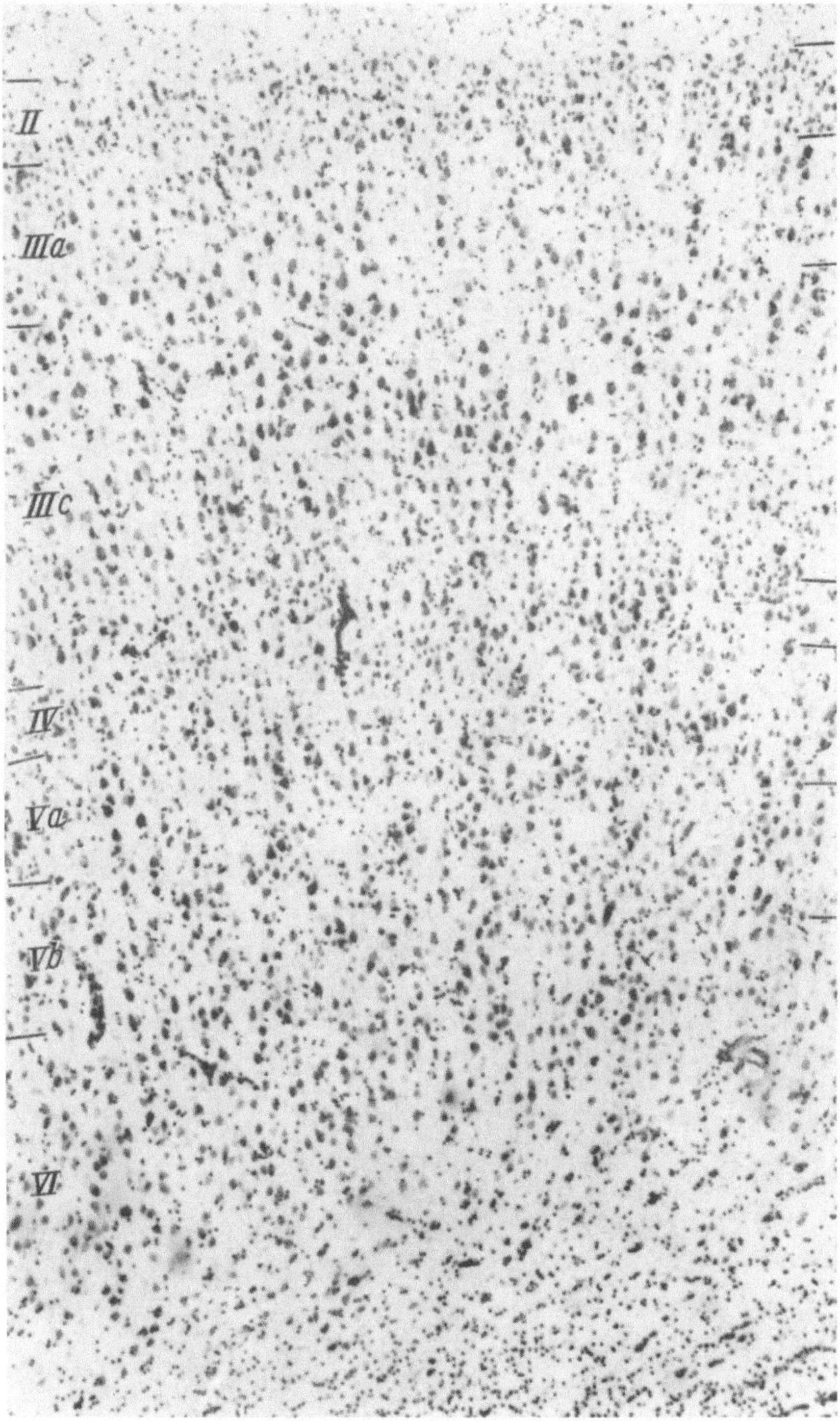

II

IIIa

IIIc

IV

Va

Vb

VI

R 32

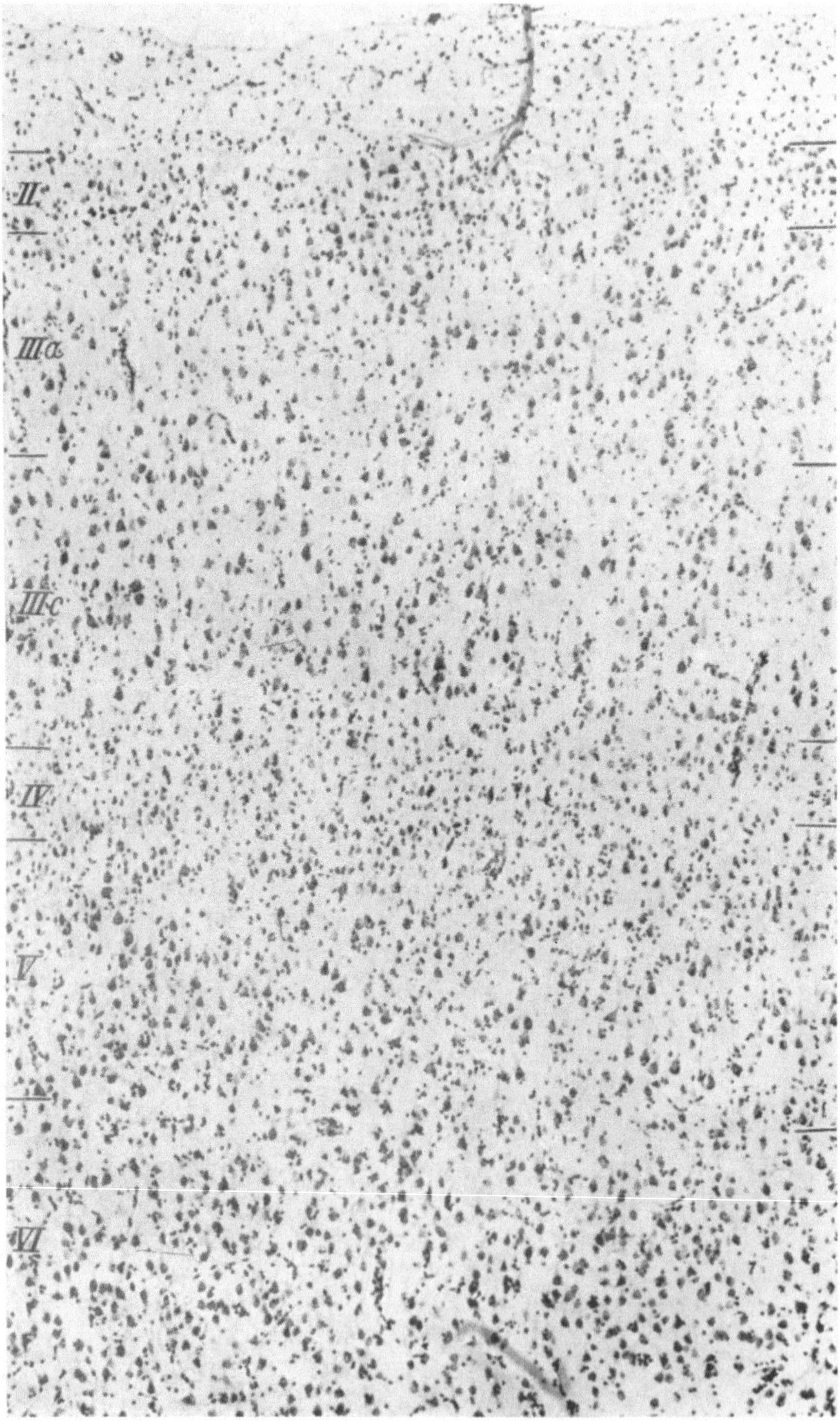

II

IIIa

IIIc

IV

V

VI

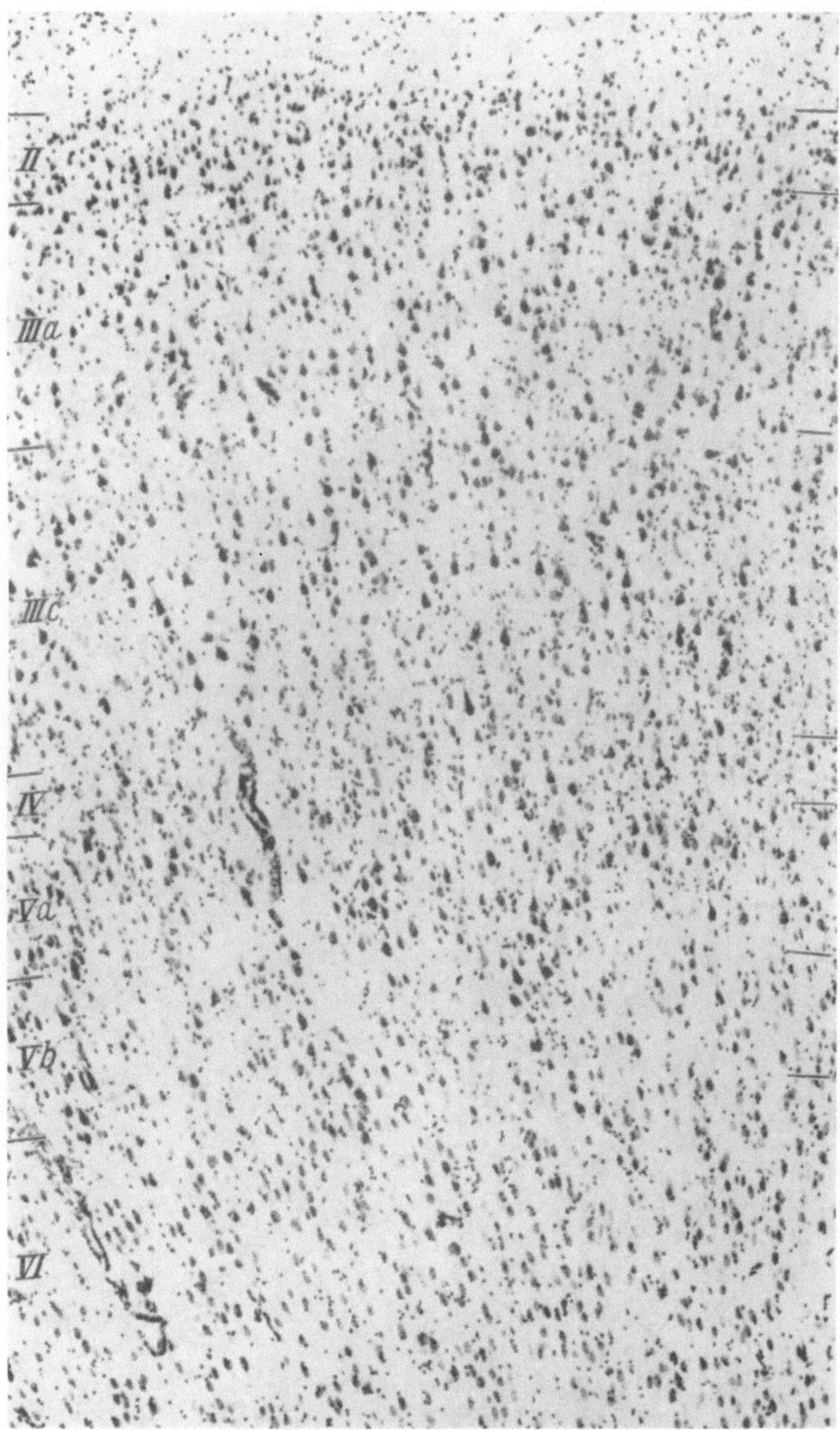
II
IIIa
IIIc
IV
Va
Vb
VI

R 34

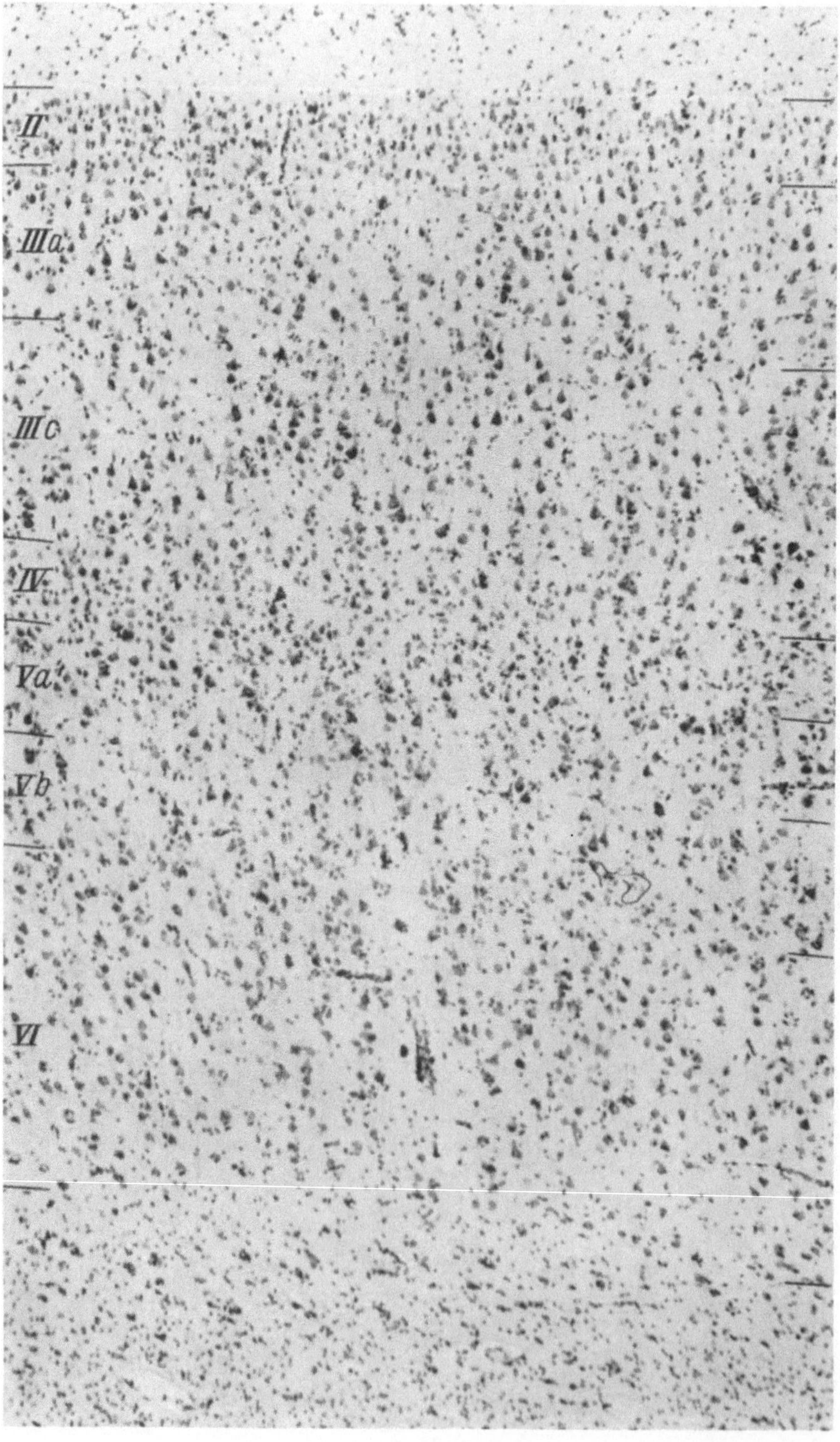

II

IIIa

IIIc

IV

Va

Vb

VI

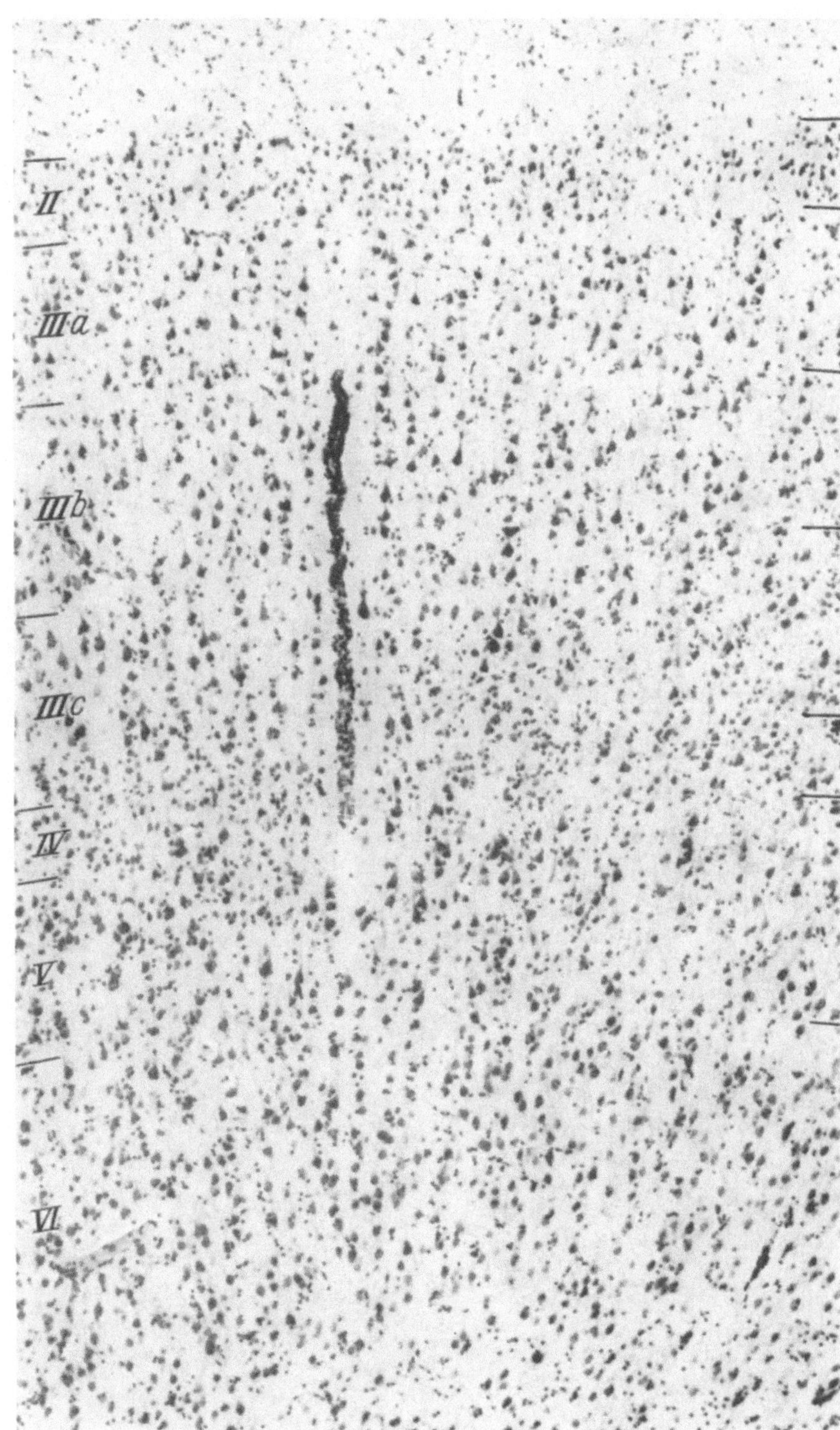
II
IIIa
IIIb
IIIc
IV
V
VI

R 36

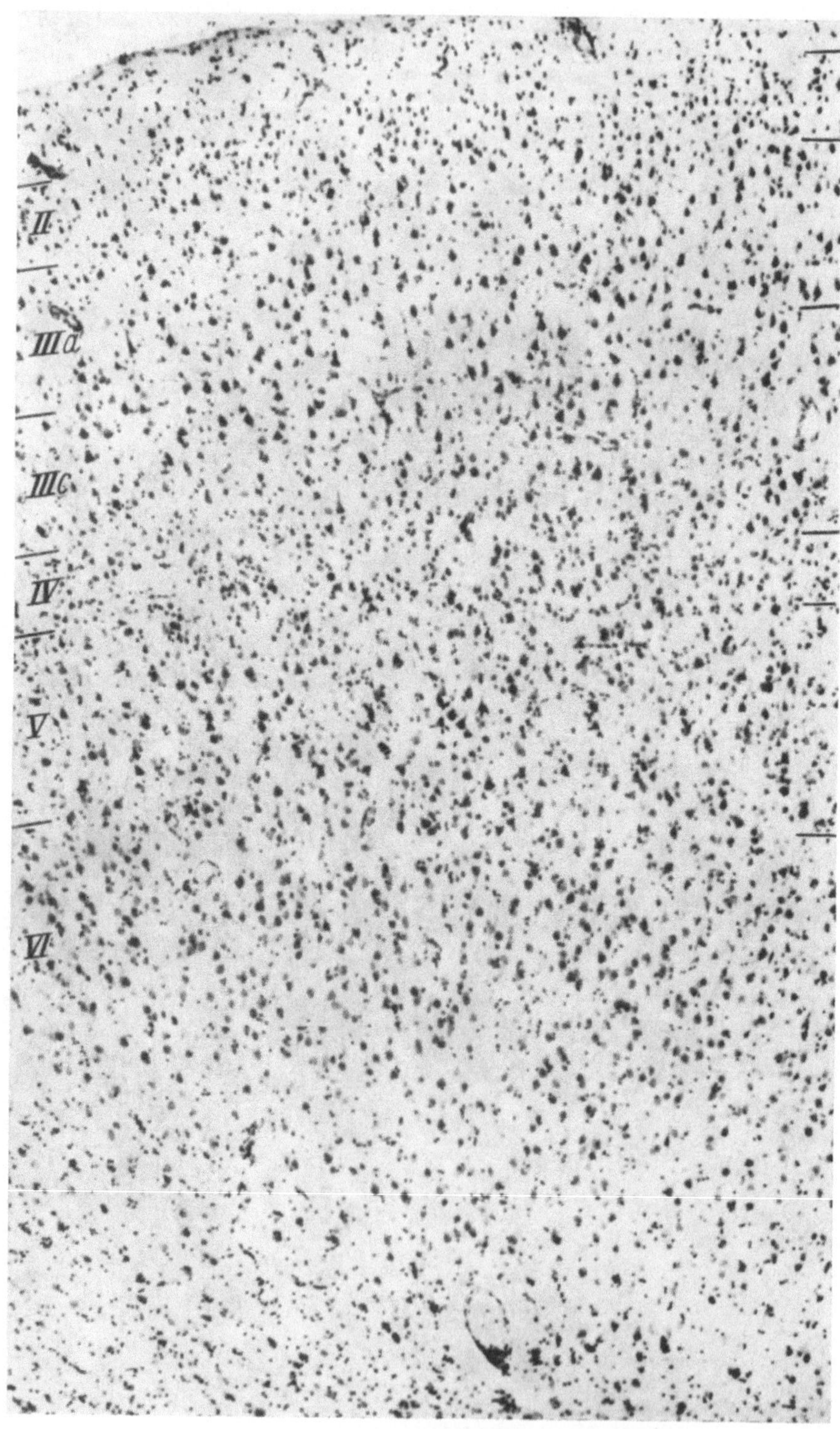

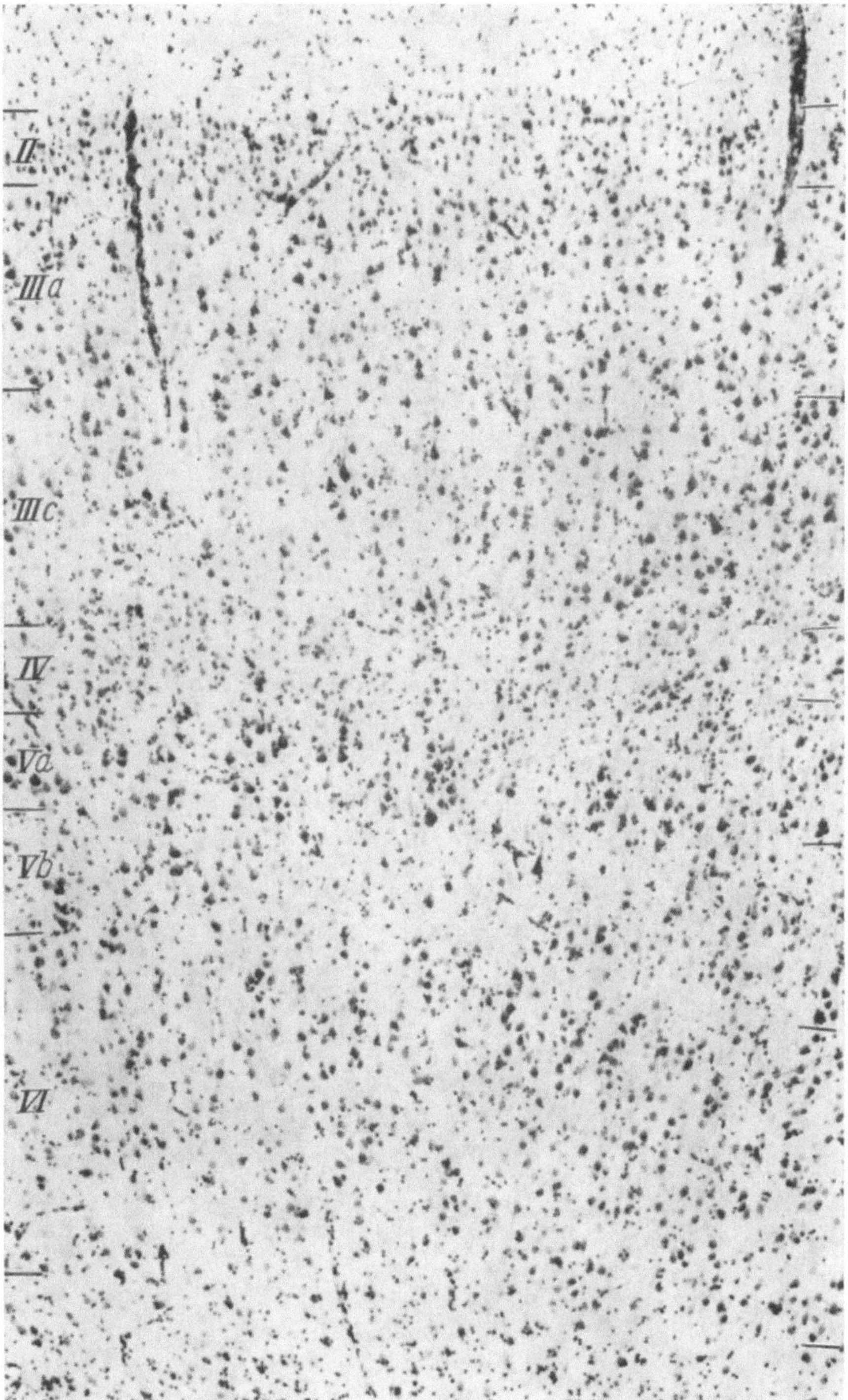

R 37

II

IIIa

IIIc

IV

Va

Vb

VI

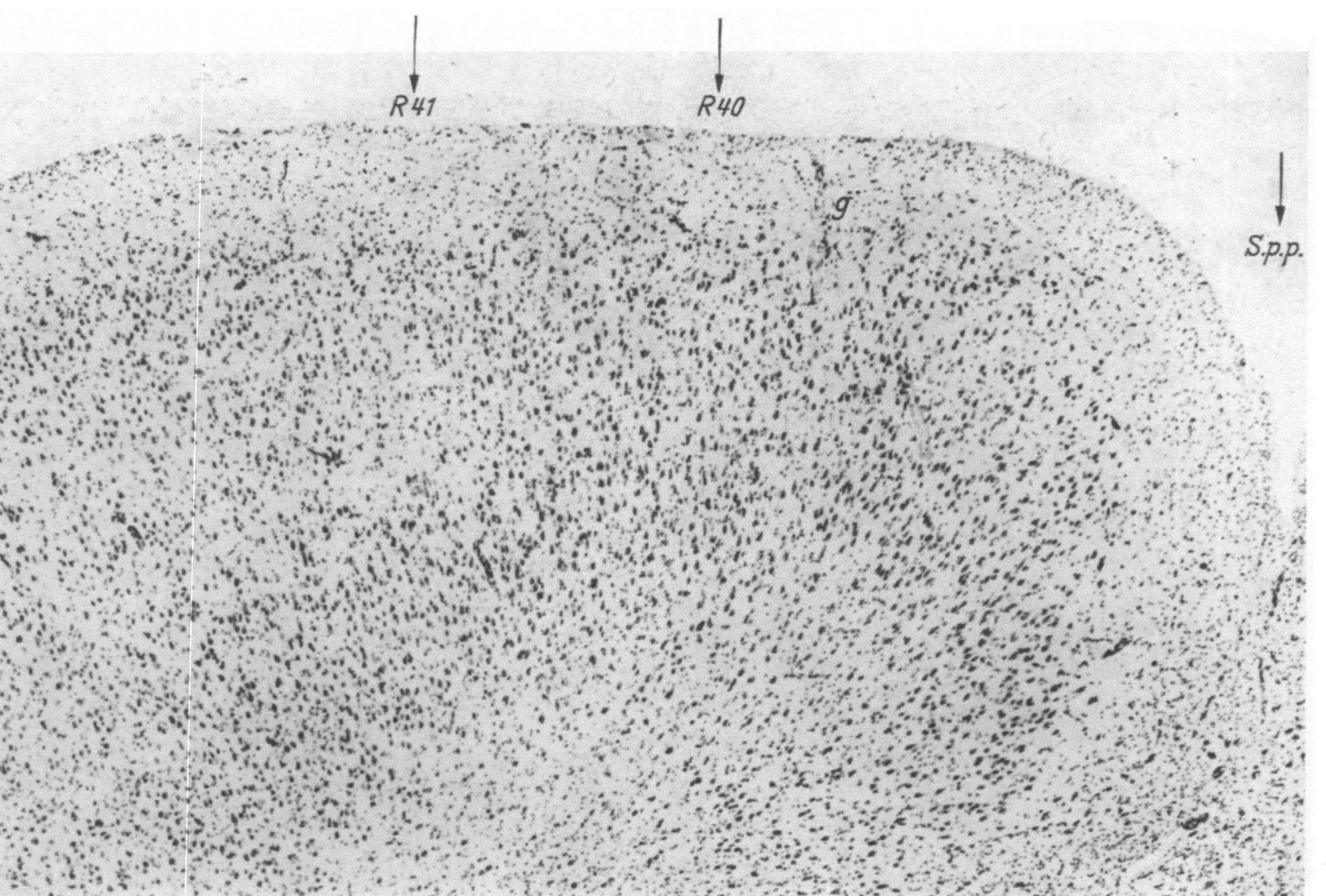

R 38. Horizontalschnitt durch die präkommissurale Zone von Gehirn A 66. Vergr. 50 : 1. Die Pfeile R 40 und R 41 bezeichnen die Stellen, die den in der Vergr. 80 : 1 wiedergegebenen Abb. R 40 und R 41 der Frontalschnittserie A 58 etwa entsprechen. g = Gefäß, S. p. p. = Sulc. parolfactorius post,

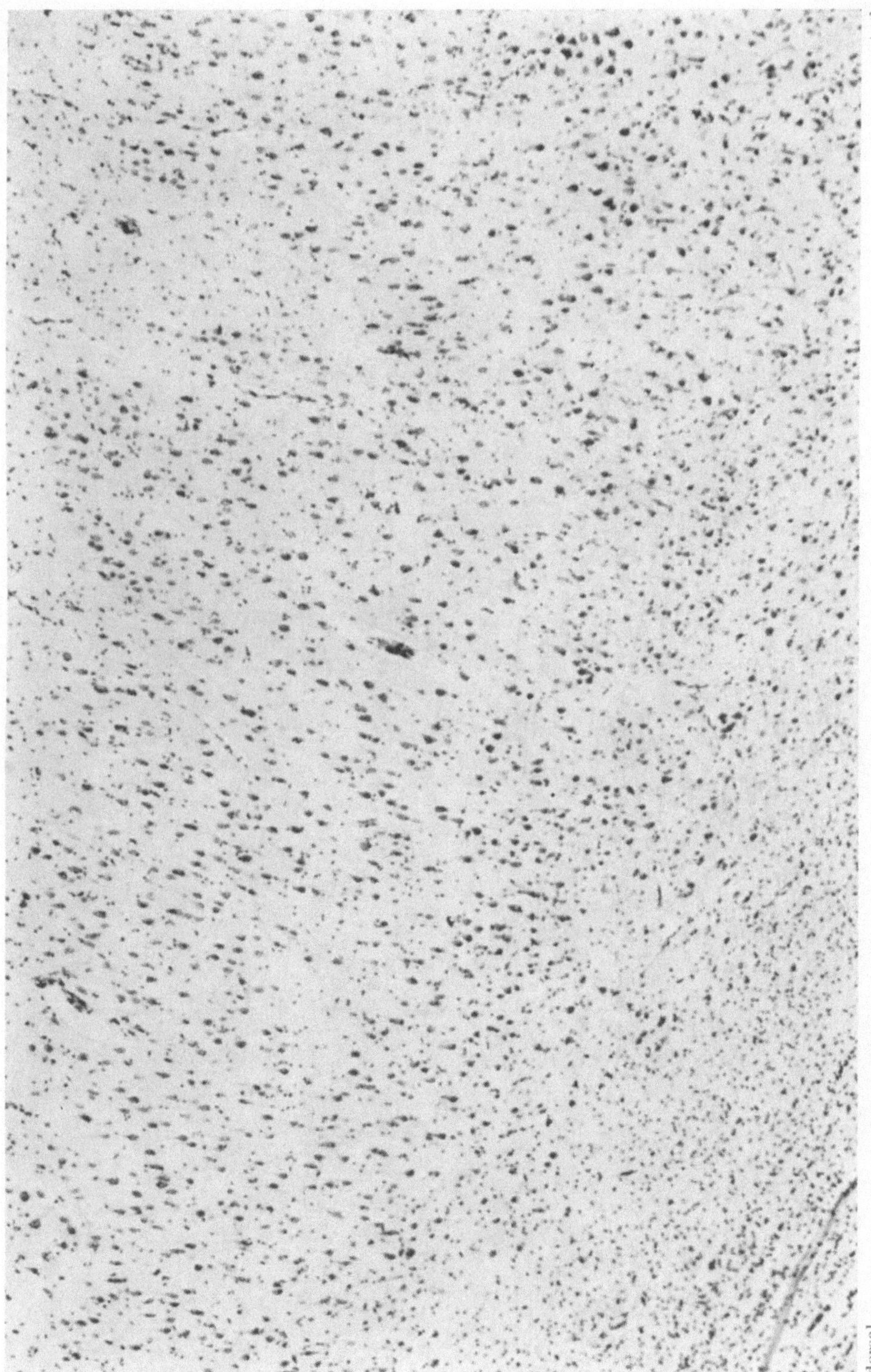
ventral
dorsal

R 40

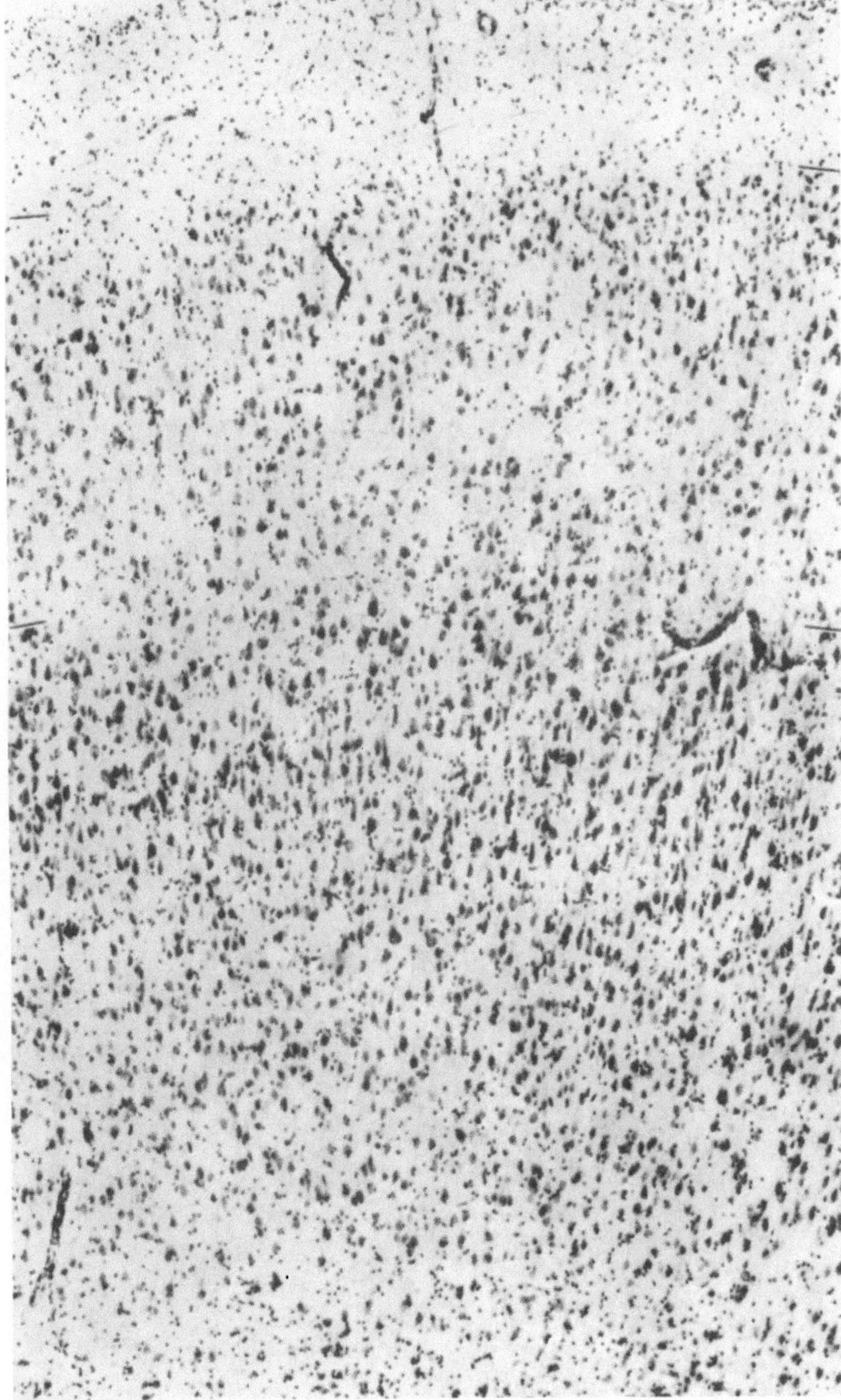

R 42

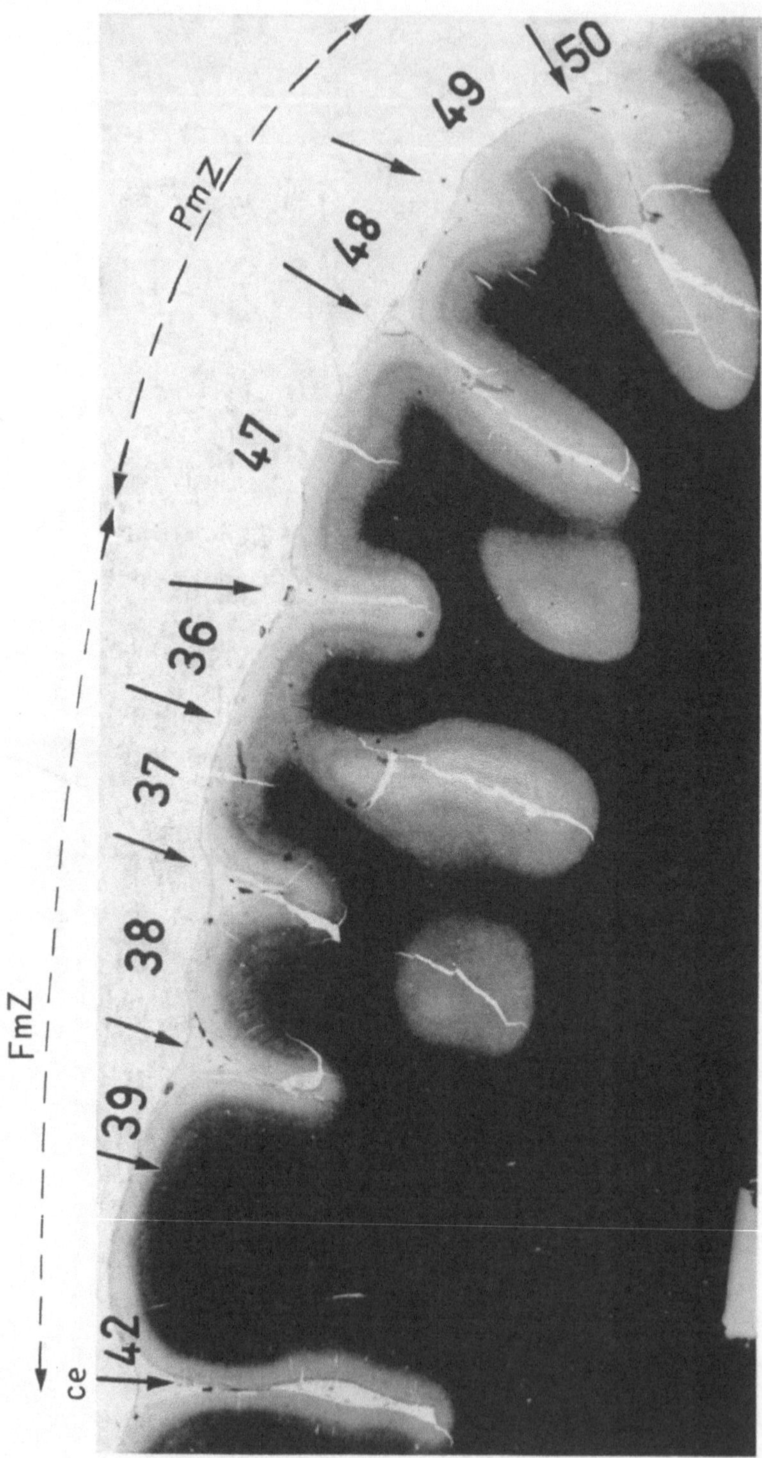

R 42. Sagittalschnitt durch die frontomotorische Zone (FmZ) und die paramotorische Zone (PmZ) in Höhe der oberen Frontalwindung. ce = Sulc. centralis
Vergr. 2,5 : 1

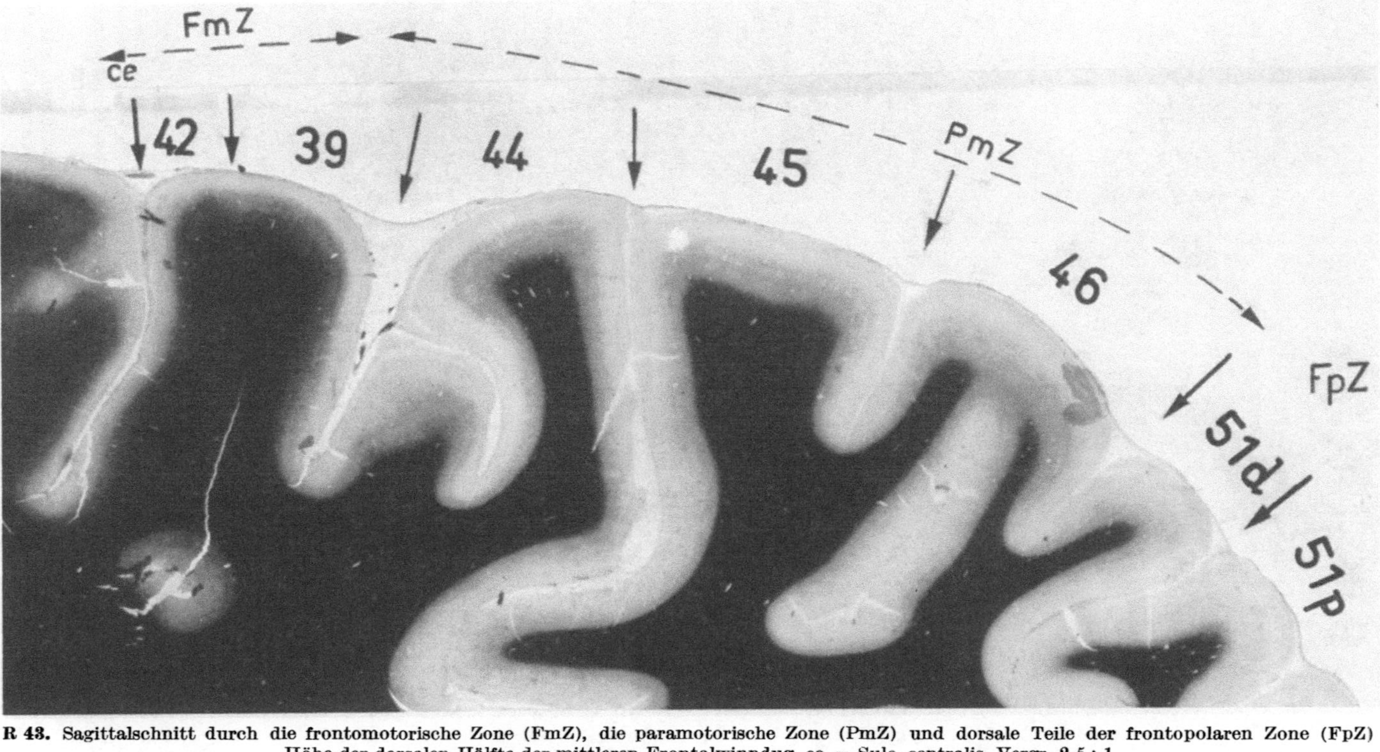

R 43. Sagittalschnitt durch die frontomotorische Zone (FmZ), die paramotorische Zone (PmZ) und dorsale Teile der frontopolaren Zone (FpZ) in Höhe der dorsalen Hälfte der mittleren Frontalwinndug. ce = Sulc. centralis. Vergr. 2,5 : 1

R 44

R 45

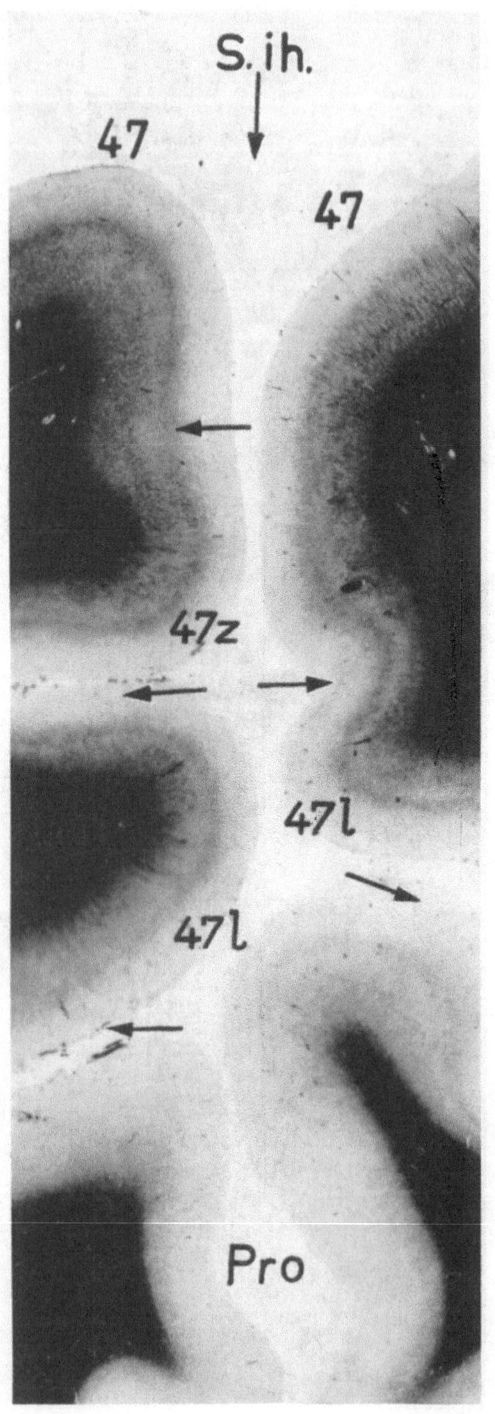

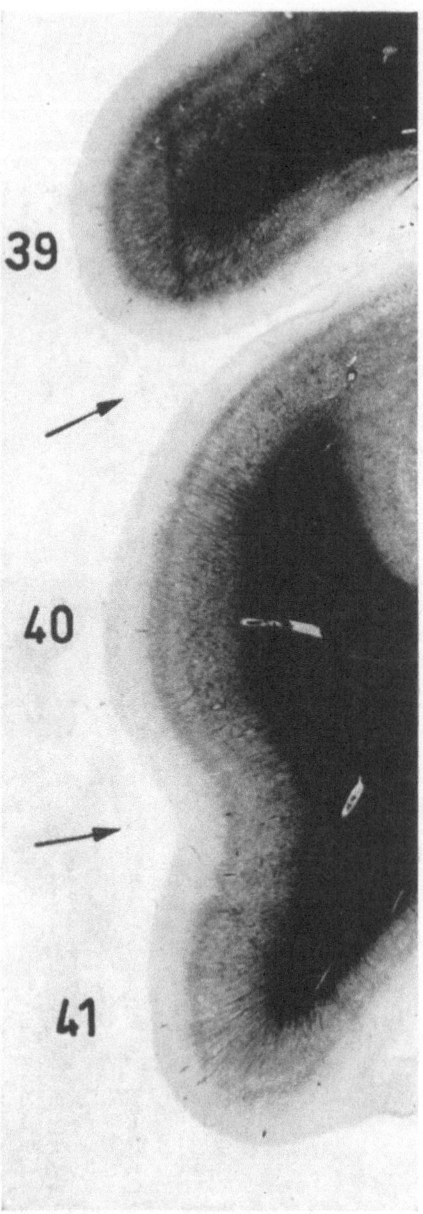

R 44. Frontalschnitt durch den Sulc. interhemisphaericus (S.ih.) mit Teilen der medianen Rinde beider Hemisphären. Pro = Proisocortex. Vergr. 5 : 1

R 45. Frontalschnitt durch einen ventralen Ausschnitt der Präcentralwindung. Vergr. 5 : 1

R 46

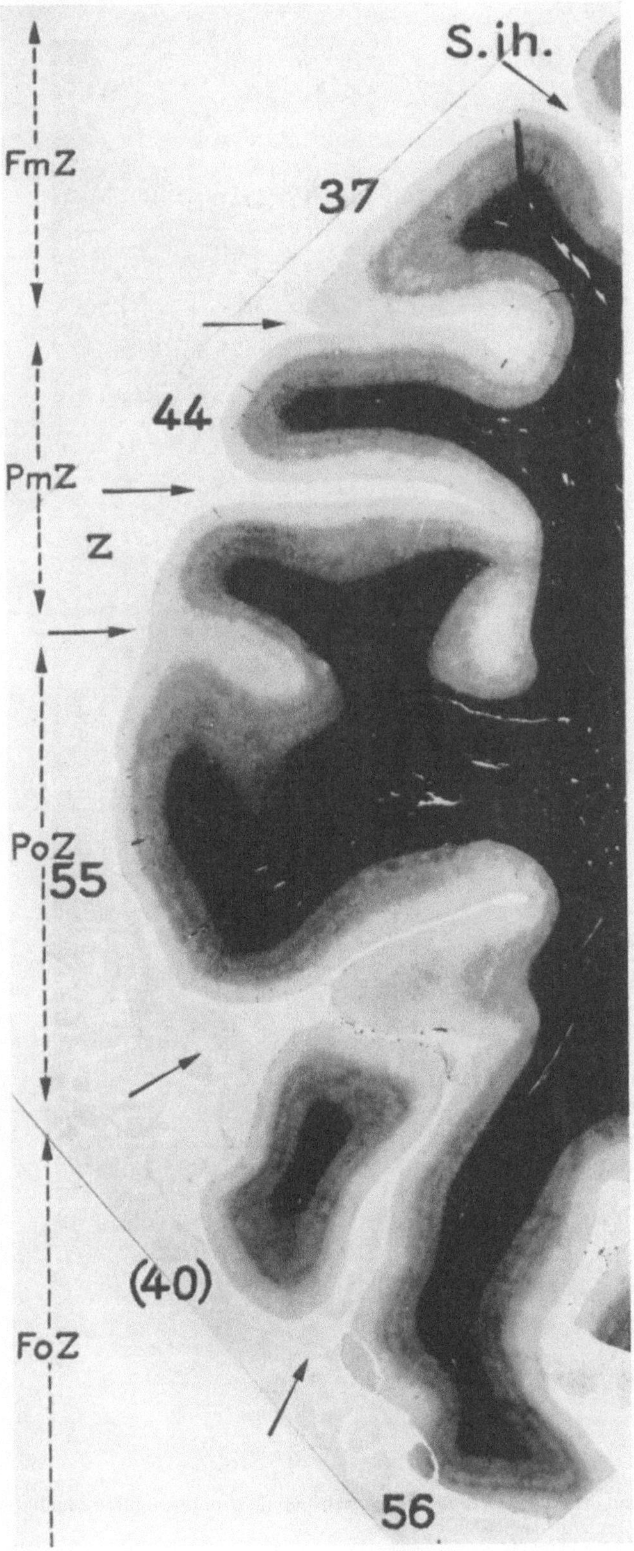

R 47

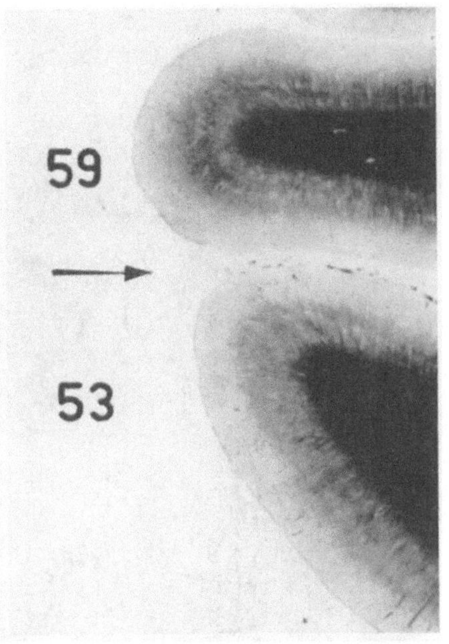

R 48

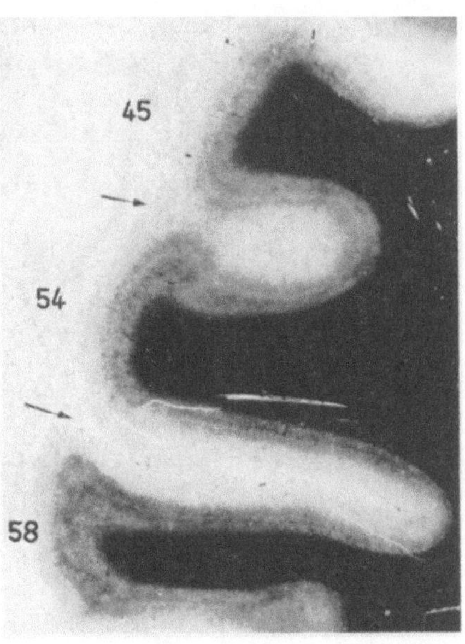

R 46. Frontalschnitt durch die obere Frontalwindung mit der frontomotorischen Zone (FmZ). die mittlere Frontalwindung mit der paramotorischen Zone (PmZ) und der paropercularen Zone (PoZ) und die untere Frontalwindung mit der frontopercularen Zone (FoZ). S. ih. = Sulc. interhemisphaericus, Vergr. 2,5 : 1

R 47. Frontalschnitt durch die vordere untere Frontalwindung. Vergr. 5 : 1

R 48. Frontalschnitt durch die mittlere und untere Frontalwindung in Höhe der Pars triangularis. Vergr. 2,5 : 1

R 49

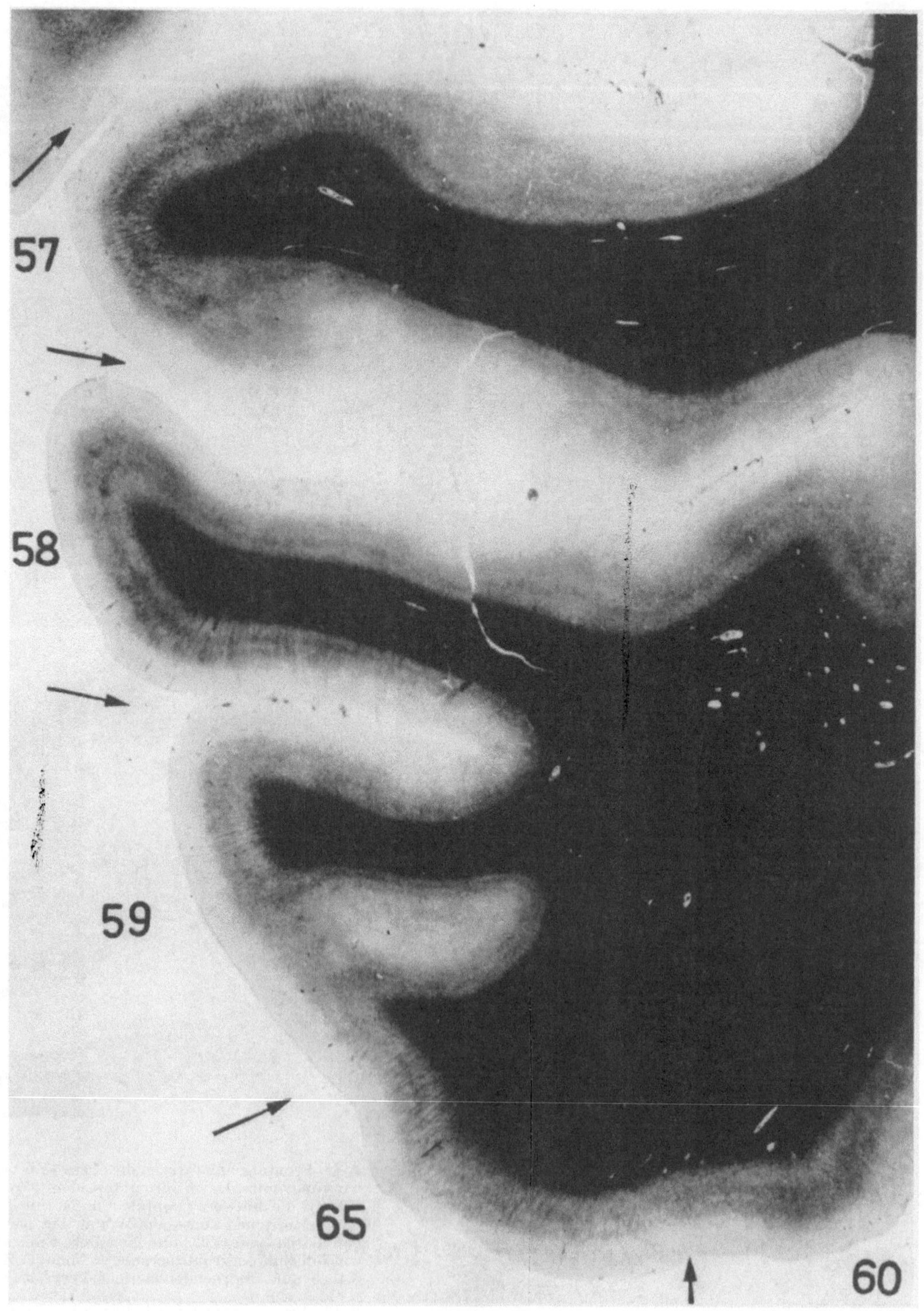

R 49. Frontalschnitt durch Konvexitätsanteile und orbitale Anteile der 3. Frontalwindung (frontoperculare Zone). Vergr. 5 : 1

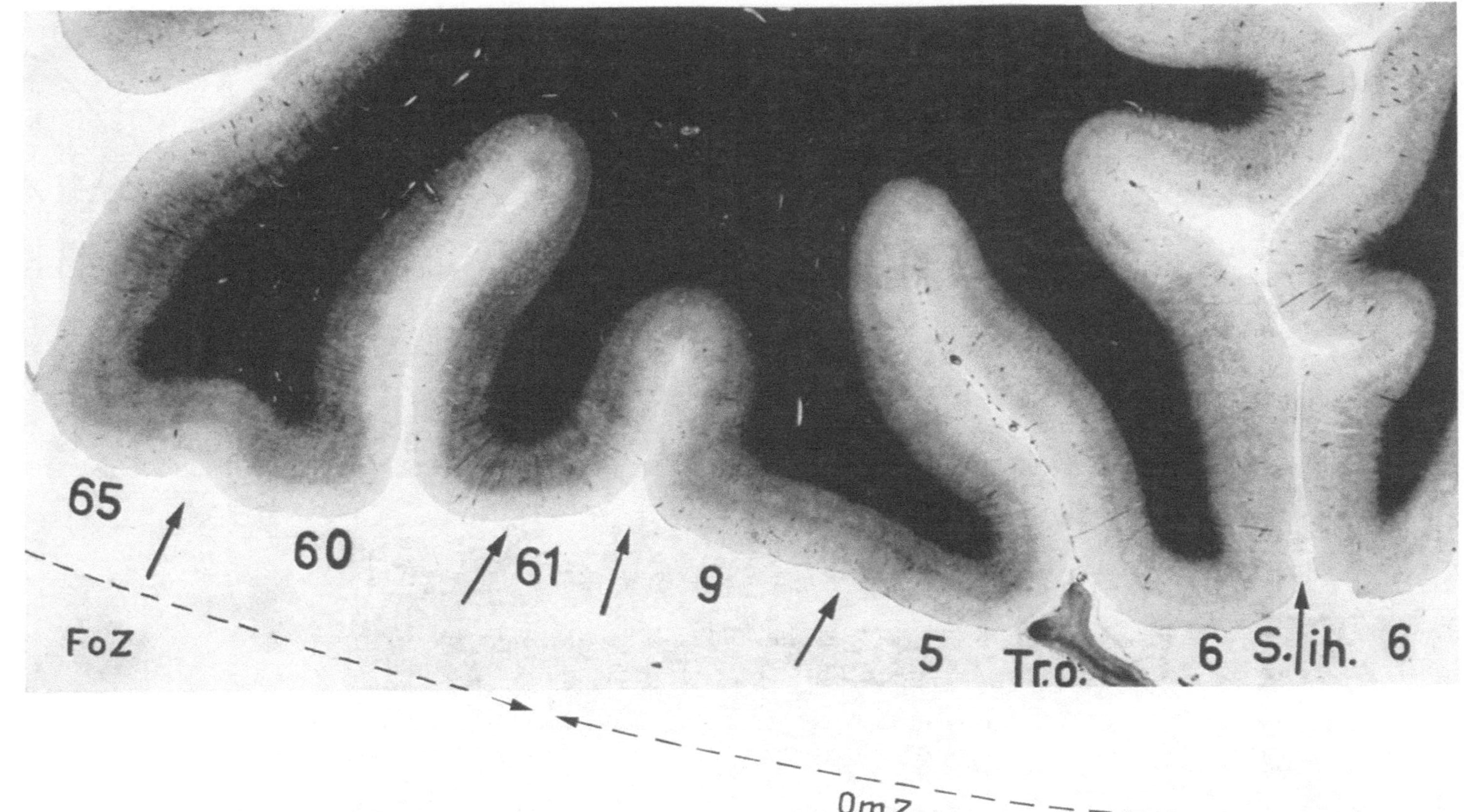

R 50. Frontalschnitt durch die Pars orbitalis der frontopercularen Zone (FoZ) und die orbitomediane Zone (OmZ). S.ih. = Sulc. interhemisphaericus, Tr.o. = Tract. olf. Vergr. 5 : 1

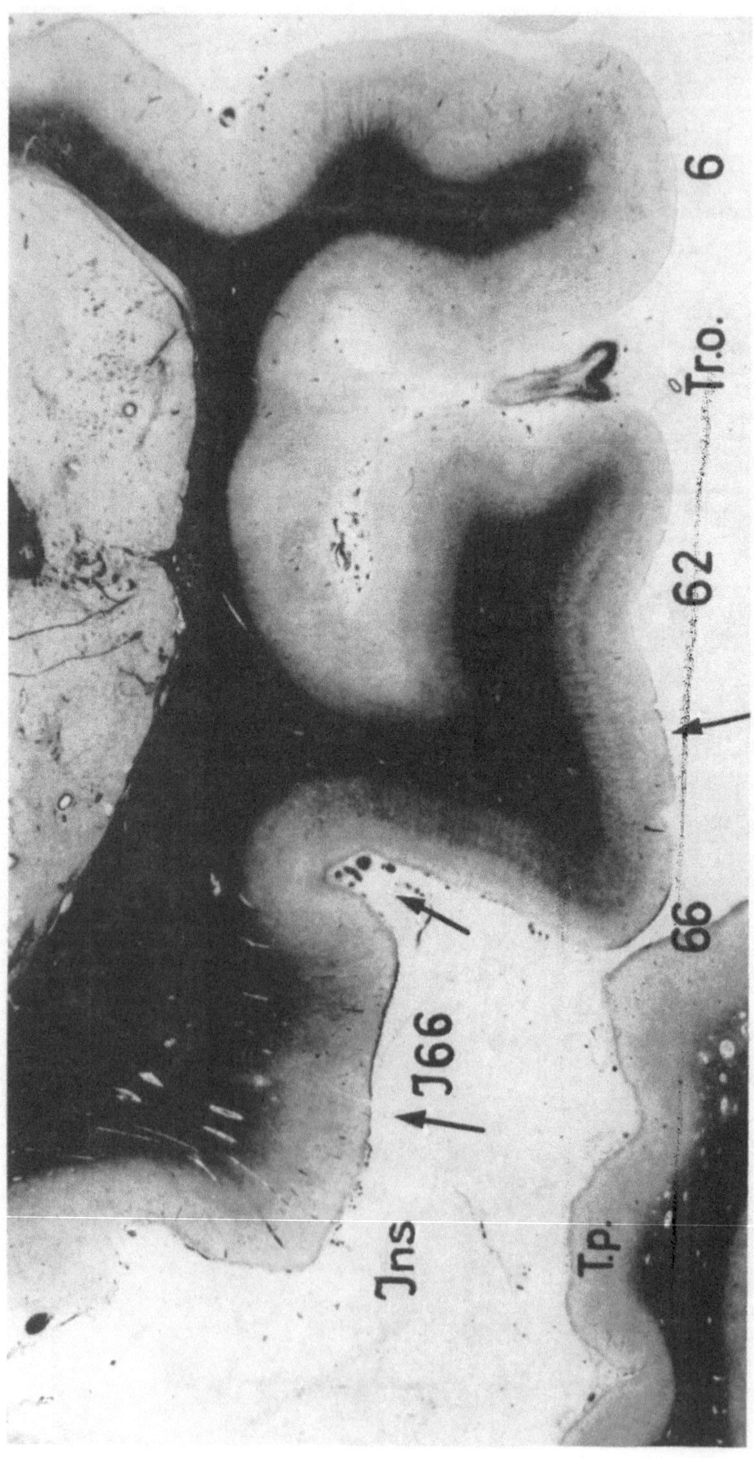

R 51. Frontalschnitt durch die caudale Orbitalrinde und die Insel (Ins). T. p. = Temporalpol, Tr. o. = Tract. olf. Vergr. 5 : 1